普通高等教育临床医学专业 5+3 "十四五"规划教材

供临床医学、预防医学、口腔医学
医学影像学、医学检验学等专业用

中 医 学

（第3版）

Chinese Medicine

主　编　孙　冰　林海燕
副主编　唐汉庆　李湘奇　张　丽　郭建恩
编　委　（按姓氏笔画排序）

于晓飞（滨州医学院）

王　姣（沈阳医学院）

王海霞（潍坊医学院）

史　瑞（内蒙古医科大学）

毕连宝（内蒙古医科大学附属医院）

毕桂芝（首都医科大学燕京医学院）

闫川慧（山西中医药大学）

孙　冰（济宁医学院）

孙　闵（济宁医学院）

李克明（右江民族医学院）

李湘奇（山东第一医科大学）

连紫宇（长治医学院附属和平医院）

谷雨明（潍坊医学院）

张　丽（济宁医学院）

林海燕（滨州医学院）

郝　青（滨州医学院）

徐信杰（山东第一医科大学）

高占华（承德医学院）

郭建恩（承德医学院）

唐汉庆（右江民族医学院）

宰风雷（长治医学院附属和平医院）

蔡华珠（福建中医药大学）

秘书　孙　闵　郝　青

江苏凤凰科学技术出版社 · 南京

凤凰医学
Phoenix MedPub

图书在版编目（CIP）数据

中医学 / 孙冰，林海燕主编. —3 版. —南京：
江苏凤凰科学技术出版社，2023.7
普通高等教育临床医学专业 5＋3"十四五"规划教材
ISBN 978 - 7 - 5713 - 3617 - 2

Ⅰ.①中… Ⅱ.①孙… ②林… Ⅲ.①中医学—医学
院校—教材 Ⅳ.①R2

中国国家版本馆 CIP 数据核字（2023）第 105740 号

普通高等教育临床医学专业 5＋3"十四五"规划教材

中医学

主　　　编	孙　冰　林海燕
责 任 编 辑	钱新艳
责 任 校 对	仲　敏
责 任 监 制	刘文洋

出 版 发 行	江苏凤凰科学技术出版社
出版社地址	南京市湖南路 1 号 A 楼，邮编：210009
出版社网址	http://www.pspress.cn
照　　　排	南京紫藤制版印务中心
印　　　刷	扬州市文丰印刷制品有限公司

开　　　本	880 mm×1 230 mm　1/16
印　　　张	26.75
字　　　数	720 000
版　　　次	2013 年 8 月第 1 版　2023 年 7 月第 3 版
印　　　次	2023 年 7 月第 5 次印刷

标 准 书 号	ISBN 978 - 7 - 5713 - 3617 - 2
定　　　价	75.00 元

图书如有印装质量问题，可随时向我社印务部联系调换。

修订说明

"普通高等教育临床医学专业5+3系列教材"自2013年第1版出版至今走过了10年的历程。在这些年的使用实践中,这套教材得到了广大地方医学院校师生的普遍认可,对推进我国医学教育的健康发展、保证教学质量发挥了重要作用。它紧扣教学目标,紧密结合教学实际,深入浅出,结构合理,贴近临床,精编、精选、实用,老师好教,学生好学;尤其突出医学职业教育的特点,在减轻学生学习负担的基础上,注重临床应用,注重实用性,帮助医学生们通过执业医师资格考试,为规培和考研做好衔接。

教材建设是精品课程建设的重要组成部分,是提高高等教育质量的重要措施。为贯彻落实《国务院办公厅关于加快医学教育创新发展的指导意见》(国办发〔2020〕34号)、《普通高等学校教材管理办法》(教材〔2019〕3号)、《普通高等学校本科专业类教学质量国家标准》《高等学校课程思政建设指导纲要》等文件精神,提升教育水平和培养质量,推进新医科建设,凤凰出版传媒集团、江苏凤凰科学技术出版社在总结汲取上一版教材成功经验的基础上,再次组织全国从事一线教学、科研、临床工作的专家、学者、教授们,对本套教材进行了全面修订,推出这套全新版"普通高等教育临床医学专业5+3'十四五'规划教材"。

其修订和编写特点如下:

1. 突出5+3临床医学专业教材特色。本套教材紧扣5+3临床医学专业的培养目标和专业认证标准,根据"四证"(本科毕业证、执业医师资格证、住院医师规范化培训证和硕士研究生毕业证)考核要求,紧密结合教、学、临床实践工作编写,由浅入深、知识全面、结构合理、系统完整。全套教材充分突出了5+3临床医学专业知识体系,渗透了5+3临床医学专业人文精神,注重体现素质教育和创新能力与实践能力的培养,反映了5+3临床医学专业教学核心思想和特点。

2. 体现教材的延续性。本套教材仍然坚持"三基"(基础理论、基本知识、基本技能)、"五性"(思想性、科学性、先进性、启发性、实用性)、"三特定"(特定的对象、特定的要求、特定的限制)的原则要求。同时强调内容的合理安排,深浅适宜,适应5+3本科教学的需求。部分教材还编写了配套的实验及学习指导用书。

3. 体现当代临床医学先进发展成果的开放性。本套教材汲取了国内外最新版本相关经典教材的新内容,借鉴了国际先进教材的优点,结合了我国现行临床实践的实际情况和要求,并加以创造性地利用,反映了当今医学科学发展的新成果。

4. 强调临床应用性。为加快专业学位教育与住院医师规范化培训的紧密衔接,教材加强了基础与临床的联系,深化学生对所学知识的理解,实现"早临床、多临床、反复临床"的理念。

5. 在教材修订工作中,全面贯彻党的二十大精神。将"立德树人"的关键要素贯彻教材编写全过程,围绕解决"培养什么人、怎样培养人、为谁培养人"这一根本问题展开修订。结合专业自身特点,本套教材内容有机融入医学人文等课程思政亮点,注重培养医学生救死扶伤的大爱情怀。

6. "纸""数"融合,实现教材立体化建设。为进一步适应"互联网+医学教育"发展趋势,丰富数字教学资源,部分教材根据教学实际制作了配套的数字内容,在相应知识点处设置二维码,学生通过手机终端扫描二维码即可自学和拓展知识面。

7. 兼顾教学内容的包容性。本套教材的编者来自全国几乎所有省份,教材的编写兼顾了不同类型学校和地区的教学要求,内容涵盖了执业医师资格考试的基本理论大纲的知识点,可供全国不同地区不同层次的学校使用。

本套教材的修订出版,得到了全国各地医学院校的大力支持,编委均来自各学科教学一线教师,具有丰富的临床、教学、科研和写作经验。相信本套教材的出版,必将对我国临床医学专业 5+3 教学改革和专业人才培养起到积极的推动作用。

第 3 版前言

高等教育临床医学专业本科设置《中医学》课程，是中国医学教育的一大特色。中医学具有独特的理论体系和卓越的诊疗效果，是中华民族具有原创性和实践性的医学学科，是我国医学科学不可或缺的组成部分，凝聚着中华民族的博大智慧，是中国传统文化的精髓。

在国家教育部高教司关于教材设计等文件精神指导下，按照教育部临床医学专业认证工作委员会最新出台的《本科医学教育标准——临床医学专业（2022 年版）》的基本要求，为适应临床医学本科教育新时代人才培养目标，突出医学本科"厚基础、强技能、重人文、求创新"等教育特色，全面深化普通高等学校教育改革，推进新医科建设，使学生能够掌握中医药学的基本特点和基本内容，以及中医诊疗的基本原则和方法，开阔视野，启发思维，促进中西医结合与创新，我们依据普通高等教育临床医学专业 5＋3"十四五"规划教材编写指导思想提出的"在保持第 2 版教材优点的前提下，注重创新性和板块优化"的思路，在《中医学》（第 2 版）教材的基础上进行了修订，增加了各章节知识点导图，更新了"现代相关研究"内容，"知识链接"注重融入中医经典及中国传统文化的相关知识。

教材分为"基础中医学"（上篇）和"临床中医学"（下篇）两部分，上篇包括绪论、中医学的哲学观、中医学的人体观、中医学的疾病观、诊法、辨证、防治原则与治法、中药与方剂；下篇包括针灸与推拿、内科常见病证及其他常见病证。

本教材的主要编写特点：① 针对西医院校医学生，坚持"以学生为中心""继承与创新相结合"的指导思想，在保持中医学理论完整性、系统性的同时，注重理论与临床实践相结合，突出中医学的学习方法并扩展了现代中医学的创新成果，在每章（或节）前后分别设有导学（学习内容、重点及要求）、本章重点知识导图（新增）、知识链接、现代相关研究、思考题等，方便学生学习和记忆。② 绪论部分设有"中西医学的比较""中医学的学科优势与国内外发展前景"等内容，有利于学生对中医学学科的整体把握和对中西医结合的了解与思考。③ 第七章防治原则与治法中增加了"中医临床思维模式"一节，并附案例分析，以强化培养西医学生的中医临床思维能力。④ 第八章"中药与方剂"优化整合了中药学与方剂学知识，是本教材的创新，可促进教学改革，便于学生更高效地掌握和应用。⑤ 将第九章改为"针灸与推拿"，进一步充实推拿疗法内容并单列一节，突出中医适宜技术的传承。

本次修订，我们召开了 2 次编写会，多次进行编委之间的互审修改，以及主编、副主编的两轮交叉审稿，并得到编委所在 12 所院校的大力支持，本教材凝结了全体编写人员的辛勤劳动。在此，谨向所有支持本教材编写的各院校以及全体编写人员表示诚挚的谢意！

本教材的编写虽经反复审查，仍难免有疏漏之处，敬请各位专家学者和广大师生提出宝贵意见，以便再次修订时改进和提高。

孙 冰
2023 年 4 月

目 录

上篇 基础中医学

下篇　临床中医学

上篇

基础中医学

第一章
绪 论

学习内容：中医理论体系的形成和发展；中医预防学说的论述和措施；中医学的学科优势；中医思维方法的特点；中医理论体系的基本特点；中医学人文精神对于构建和谐医患关系的启迪和意义；中医学、西医学各自的特点、优势与互补。

学习重点：中医理论体系的形成和发展；中医思维方法的特点；中医理论体系的基本特点。

学习要求：

1. 掌握中医理论体系的基本特点和中医思维方法的特点。

2. 熟悉中医理论体系的形成、发展，中医预防学说的论述和措施。

3. 了解中医学、西医学各自的特点、优势与互补；了解中医学人文精神与大医精诚的实质。

中医学是发祥于中国古代的研究人体生命、健康、疾病的科学，是具有独特的理论体系、丰富的诊疗经验、卓越的诊疗效果和科学的思维方法的传统医学科学。它孕育于中国传统文化土壤之中，是我国优秀传统文化的重要组成部分，同时也是以自然科学为主体、多学科知识相交融的综合性科学。全国科学技术名词审定委员会公布的《中医药学名词》中指出：中医学（traditional Chinese medicine）是"以中医药理论与实践经验为主体，研究人类生命活动中健康与疾病转化规律及其预防、诊断、治疗、康复和保健的综合性科学"。中医学历经数千年，为我国的卫生保健事业和中华民族的繁衍昌盛做出了巨大贡献。至今，它仍以特有的理论体系和卓越的诊疗效果，独立于世界传统医学之林，在世界医学科学中占有重要地位。

第一节 中医学的历史源流

中医学同其他自然科学一样，是随着人类社会发展而逐步产生发展起来的。中医学历史悠久，源远流长，古代劳动人民为了自身的生存和发展，长期与疾病作斗争，并从中积累了丰富的医疗卫生经验，为中医学理论体系的形成奠定了实践基础；古代自然科学的发展，如天文、地理、历法、气象、农业等多学科知识的交融，为中医学理论体系的形成奠定了自然科学基础；古代唯物主义哲学思想的渗透和影响，如气一元论和阴阳、五行学说等，成为中医学的说理工具，是中医学理论体系形成的哲学基础。我国人民在长期的医疗实践活动中，从感性认识逐渐形成了医疗理性认识，并经过反复验证，不断更新、创造和发展，形成了中华民族特有的传统医药理论体系，成为人类文明史的重要组成部分。

中医学理论体系的形成与发展大致经历了以下 5 个历史阶段。

一、先秦、秦汉时期

先秦至汉代是中医学理论体系的萌芽和奠基阶段。古代哲学的朴素唯物辩证法思想向医学渗透，使医学从唯心论的神学（巫术）中解脱出来，当时盛行的阴阳五行学说、精气学说对医学理论的形成起到了巨大推动作用。在此期间，相继问世的《黄帝内经》《难经》《伤寒杂病论》和《神农本草经》四大医学典籍,是中医学理论体系形成的标志。其中,《黄帝内经》奠定了中医学理论体系的基础,《难经》进一步补充和发展了《黄帝内经》的理论,《神农本草经》奠定了中药学理论体系的基础,《伤寒杂病论》奠定了中医学辨证论治理论体系和方剂学的基础。

《黄帝内经》,简称《内经》,是我国现存医书中最早的典籍之一,大约成书于战国至秦汉时期,托名黄帝而作,总结了秦汉以前的医学成就,其内容博大精深,论述系统精辟。《内经》包括《素问》和《灵枢》两部分,各9卷81篇,合计18卷162篇。《素问》主要论述人体脏腑、经络的生理和病理状况,同时也系统阐述了病因、病机、病证、诊法、治疗原则等方面的内容。《灵枢》则重点论述有关针刺刺法、经络腧穴、针具以及治疗原则等内容。中医学的基本精神和主要内容,如整体观念、阴阳五行、五运六气、天人关系、形神关系、预防养生、藏象经络、病因病机、诊法治则、针灸、汤液以及行医规范和医德要求等,在《素问》和《灵枢》中均进行了广泛的阐述,奠定了中医学的理论基础。历代著名医家在理论和实践方面的创新和建树,大多与《内经》有着密切的渊源关系。

《难经》原名《黄帝八十一难经》,该书以问答解疑的形式,对《内经》所涉及的81个难点和疑点问题进行解释阐发,对人体的结构、生理病理、诊断和治疗法则等诸多内容逐一论述,内容简要,辨析精微,更以脉诊、脏腑、针灸为重点,进一步完善了《内经》的理论体系,被称为《内经》之辅翼,在中医理论和诊断学上颇有贡献。

《神农本草经》成书于汉代,为后人托神农名而著,是我国现存最早的药物学专著。本书收载了365味中药,创立了最早的药物分类法,即依据养生、治疗和有毒无毒的标准,分为上、中、下三品:上品能补身养命,中品能养性补虚,下品专用以祛病。该书系统地总结了汉代以前的药学成就,言简意赅地论述了君臣佐使、七情和合、四气五味等中药学理论,中药采集、加工炮制的方法和优劣、真伪的鉴别,以及临床用药的基本指导思想,为中药学理论体系的形成和发展奠定了基础。

《伤寒杂病论》是东汉末年张仲景所著,原书因战乱散失不全,后经晋代王叔和和宋代林亿等整理,分为《伤寒论》和《金匮要略》两书。《伤寒杂病论》理、法、方、药俱备,建立了系统的六经辨证理论体系,代表了临床医学的发展和辨证论治原则的确立,对后世产生了极为深远的影响。传世的《伤寒论》载方113首,《金匮要略》载方262首,组方严谨科学,疗效确凿,被后世称为"经方",至今仍广泛应用。《伤寒杂病论》为方剂学的形成和发展奠定了基础,故历来被誉为"方书之祖"。历代有关注释、阐发此书的著作竟达三四百种之多。

二、魏、晋、隋、唐时期

魏晋至唐代是中医学理论体系的充实时期,这期间丰富的医疗理论和技术、众多的名医名著使中医学理论体系不断充实和系统化。其中代表性的名医名作有:晋代王叔和编撰了我国现存最早的脉学专著《脉经》,将脉象分为24种,确立了寸口诊脉法,首创"三部九候"、脏腑分候原则,在诊脉的理论和方法上都更详细全面。王叔和还将已散乱的《伤寒杂病论》加以汇集、整理、补充,编为《金匮玉函经》,使得该书得以保存。晋代皇甫谧编撰了我国现存第一部针灸学专著《针灸甲乙经》,详细记载了经络腧穴、针灸治疗等内容,最早将针灸学理论与腧穴学相结合,丰富和充实了针灸治疗学。东晋葛洪所著《肘后备急方》是早期的方剂专著,简、便、效、廉是其显著特点,为民间所乐用。晋末刘涓子编撰了我国现存最早的中医外科专著《刘涓子鬼遗方》,载有内服、外用方剂140余首。隋朝巢元方编撰了我国第一部病因病机证候学专著《诸病源候论》,论述了内、外、妇、儿、五官等各种疾病的病因、病机、证候,对临床有很大的指导意义。唐代孙思邈编撰了《千金方》(分为《备急千金要方》和《千金翼方》),为综合类医学巨著,书中首篇即列"大医精诚""大医习业"论医德,全书载方5 300余首,除详述方剂的分类和应用外,还发展了脏腑辨证理论,使辨证论治理论体系的内容更加丰富和系统化。唐代在显庆四年(公元659年)朝廷颁布了由李勣、苏敬等主持编写的《新修本草》(又称《唐本草》),这是我国政府颁布的第一部药典,也是世界上最早的药典,全书载药 844 种,并附有药物图谱及文字说明,这种图文对照的编写方法开创了世界药学著作的先例,对后世药学的发展具有深远的影响。此时期的其他著作如唐代王焘的《外台秘要》等,汇集历代名方和一些海外传来的方剂,使汉唐时期的许多名方得以传世,是现代研究唐以前方剂的重要资料。

三、宋、金、元时期

宋代及金、元时期是中医学理论体系的发展时期。受中国当时学术文化领域百家争鸣的影响,以及政府对医药的关注,促进了中医学发展,各专科日趋成熟,专科体系相继确立,并形成了不同的学术流派,中医学理论体系有了创新性、突破性的进展。

宋代陈无择著《三因极一病证方论》,提出了"三因学说",将疾病的病因划分为"内因、外因和不内外因"三种,使中医病因学说进一步系统化、理论化,为后世病因著述所遵循。钱乙所著的《小儿药证直诀》是我国现存最早的儿科学专著,它丰富了脏腑辨证的内容,为中医儿科的奠基之作。唐慎微的《经史证类备急本草》研究整理了大量经史文献中有关药学的资料,对所收载的资料原文照录并注明出处,具有很高的学术价值和文献价值。宋慈编撰的《洗冤集录》是我国最早的法医学专著,该书先后被译为朝鲜、日本、法、荷兰、英、德、俄等多种文字,成为各国审理死伤案件的重要参考书。王惟一著《铜人腧穴针灸图经》一书,并奉旨铸造针灸铜人两座,为后世针灸医学发展奠定了基础。陈自明著《妇人大全良方》,其内容丰富,可谓集宋以前妇产科学之大成,它的流传为促进中医妇科学的发展做出了重要贡献。

国家药局的设立是北宋的一大创举,也是我国乃至世界药学史上的重大事件。药局的产生促进了药材检验、成药生产的发展,《太平惠民和剂局方》既是宋朝官府药局的成药配方集成,也是我国历史上第一部由政府编制的成药药典。

金元时期,各医家的创新和学术争鸣,活跃了当时的学术空气,丰富了医学理论,涌现出许多学术流派,其中最著名的学派代表人物当推被后世誉为"金元四大家"的刘完素、张从正、李杲、朱震亨。刘完素突出的学术思想是"火热论",认为"六气皆能化火""五志过极皆能生火",治病喜用寒凉药物,被后人称为"寒凉派";张从正认为人体发病是邪气侵犯的结果,强调"邪留则正伤,邪去则正安",故治病以祛邪为首务,善用汗、吐、下三法,被后人称为"攻邪派"或"攻下派";李杲提出了"内伤脾胃,百病由生"的观点,治病强调以调补脾胃为主,被后世称为"补土派";朱震亨善治杂病,倡导"相火论"和"阳常有余,阴常不足"的观点,强调人体阴气、元精之重要,治病以滋阴降火为主,被后世称为"滋阴派"。这四位医家的学术观点大大丰富了中医学的理论体系,充实了临床辨证论治的内容,对后世医家启发较大,极大地推动了中医理论的创新和发展。同时,这一时期还有许多医家著作,进一步丰富了我国的医药宝库,如金代成无己所撰的《注解伤寒论》《伤寒明理论》为现存全面注解《伤寒论》最早的著作,《伤寒明理论》也是第一次按照君臣佐使的组方原则分析方剂的医书;元代杜本在《敖氏验舌法》的基础上,增补成《敖氏伤寒金镜录》,将各种舌象绘成 36 种图谱,成为我国现存第一部图文并茂的验舌专书,对舌诊的发展起了承前启后的作用;元代危亦林著《世医得效方》,专门论述正骨和金镞科,即骨伤科,从而分立了外科和伤科;元代忽思慧所著的《饮膳正要》是饮食疗法的专著,记录了许多回、蒙民族的食疗方药和有关膳食的烹饪方法,有较高的实用参考价值。

四、明清时期

明清是中医理论体系进一步深化发展、各种流派综合汇通的时期,这一时期较以往提高了对人体和疾病的认识水平,在中医学理论上有了创新和突破。药物学、方剂学、温病学的发展和成就尤为突出。这一时期涌现出了大批集成性著作(全书、丛书、类书),如《证治准绳》《医学纲目》《景岳全书》《张氏医通》《医宗金鉴》等。

明代李时珍的《本草纲目》，是中医药学史上影响深远的医药学巨著。全书 52 卷，收载药物 1 892 种，其中新增药物 374 种，附图 1 100 余幅，附方 11 000 余首。系统地记述了各种药物知识，提出了当时最先进的药物分类法，分为 16 纲 60 类，这是中古时代最完备的分类系统，纠正了以前本草书中的错误，辑录了大量古代文献，全面总结了中国 16 世纪以前本草学的成就，丰富了世界科学的宝库。《本草纲目》在植物、动物、矿物、农学、气象等自然科学的许多方面均有重要贡献，出版后相继被译为多种文字流传于国外，在国内外产生了极其深远的影响。这一时期方剂学的发展主要表现为内容丰富和对理、法、方、药的研究与论述上的著述众多。如明初朱橚等编著的《普济方》，是我国现存最大的一部方书，全书 168 卷 2 175 类，载方 61 739 首，图 239 幅，保存了大量的古代医学文献，可谓集 15 世纪以前方书之大成。吴琨的《医方考》、汪昂的《医方集解》、吴仪洛的《成方切用》等，这些医书对方剂临床应用均具有较大价值。

这一历史时期，温病学说无论在理论上或具体治疗措施上都有重大创新和发展。温病学说逐渐趋于成熟，突破了伤寒学说的束缚，从而形成了独立的温病学体系，对后世传染病的诊治做出了突出贡献。明初王履明确提出"温病不得混称伤寒"，因而将温病从伤寒学说中区分出来。明末吴有性著成《温疫论》一书，创立"戾气"学说。突破了原有病因学的范畴，对温病病因提出了独特的创见，并就温病的病因、侵入途径、证候、传变、治疗等方面，与伤寒进行了比较和区别。《温疫论》问世后，不少医家对温病进一步进行临床实践和理论探讨，对温病学说作了不同程度的补充。其中的代表医家医著有：叶天士的《温热论》创立了卫、气、营、血辨证，薛雪的《湿热条辨》对湿热之辨证论治有进一步发挥，吴鞠通的《温病条辨》创立了三焦辨证。明清时期的温病学家，对温病在理论上和医疗实践上的发展，使温病在理、法、方、药上自成体系，阐明了温热病发生发展的规律，形成了比较系统而完整的温病学说，为丰富和发展中医学做出了贡献。

明清时期在内、外、妇、儿、五官、针灸各临床学科，还有不少新的成就，其中具有代表性的著作简介见表 1-1。

表 1-1　明清时期临床学科其他代表性著作

书名	作者	概要
《内科摘要》	薛己	中医内科著作；重视脾肾，为李东垣脾胃学说的倡导者
《医学正传》	虞抟	中医综合性著作；证治以朱丹溪学术经验为本
《明医杂著》	王纶	中医综合性著作；学宗丹溪、东垣，参以作者临证经验
《类证治裁》	林佩琴	中医综合性著作；特点是理论联系实际
《医林改错》	王清任	中医解剖学具有革新意义著作；创活血化瘀理论及方剂
《外科正宗》	陈实功	外科专著；列症最详，论治最精
《外科枢要》	薛己	外科专著；创立伤科内治法，并以气血立论
《女科证治准绳》	王肯堂	中医妇产科专著；资料丰富的妇产科著作
《济阴纲目》	武之望	中医妇产科专著；后世视为妇产科的重要参考书
《傅青主女科》	傅山	中医妇产科权威性著作；理法谨严，对后世影响大
《万密斋医书十种》	万全	中医儿科专著；108 卷，70 余万字，内容丰富实用
《幼幼集成》	陈复正	中医儿科专著；对儿科常见病证治进行了系统的归纳
《审视瑶函》	傅仁宇	中医眼科专著；现存康熙以来几十种清刻本
《针灸大成》	杨继洲	中医针灸专著；全面总结了明以前历代医家有关针灸的学术经验和成就，是一部集大成的著作

明清时期不少医家对明清以前的医学文献进行整理汇编,其中有代表性的医学全书、类书、丛书简介如下(表1-2)。

表1-2 明清时期代表性医学文献丛书

书名	作者	概要
《古今医统大全》	徐春甫	医学全书;共100卷,包括基础理论和临床各科
《景岳全书》	张景岳	中医综合性医书;对临床各科及中医理论论述均较全面
《古今图书集成·医部全录》	蒋廷锡等	是《古今图书集成》中的一部分,由清政府组织编写;共520卷,收载了历代著名医药文献及医家事迹
《古今医统正脉全书》	王肯堂等	共汇集了44种医书,内辑许多较重要的著作
《汪石山医书》	汪机	个人医学丛书
《沈氏尊生书》	沈金鳌	综合性医学丛书;共72卷
《徐灵胎医书八种》	徐灵胎	个人医学丛书

明清时期不少医家对古医籍进行研究、整理和考证,其中有代表性的著作简介如下(表1-3)。

表1-3 明清时期代表性古医籍考证注释丛书

书名	作者	概要
《黄帝内经素问注证发微》和《黄帝内经灵枢注证发微》	马莳	前者为《素问》主要注本之一,后者为《灵枢》第一个注本
《黄帝内经素问灵枢集注》	张志聪等	为近代流行较广的一种《内经》全注本
《内经知要》	李中梓	抓住《内经》重点,删繁从简,进行类分,便于学习
《素问灵枢类纂约注》	汪昂	易于诵读,学习方便,流传甚广
《图注八十一难经》	张世贤	医经著作;增绘图表,使每难一图,注文通俗
《伤寒论条辨》	方有执	医经著作;分类明确,重点突出,对后世启发较大
《伤寒来苏集》	柯琴	医经著作;历代注疏《伤寒论》的上乘之作
《伤寒贯珠集》	尤怡	医经著作;以六经为纲,治法为目,以方类证
《金匮要略心典》	尤怡	医经著作;阐发仲景奥义,成为注本中的范本
《订正金匮要略》	吴谦	医经著作;逐条订正,是学习《金匮》的重要参考书
《金匮要略浅注》	陈修园	医经著作;对陈书予以补缺正误,并加以发挥

五、近代和现代

1840年鸦片战争以后,西方科技和医学大量传入中国,中西医学出现大碰撞,传统的中医学受到了猛烈冲击,晚清至民国时期,中医学的发展处于坎坷之中,有人对中医提出质疑,要否定中医、限制中医,甚至试图立法来废除中医。然而,由于中医学自身的医疗价值和一大批仁人志士的奋力抗争,中医学得以生存并持续发展,从早期的中西医争论逐渐走上中西医汇通再到提倡中西医结合的道路。如王宏翰是近代医学史上第一个接受西医学的医家,著有《医学原始》,他认为西人所倡水、风(气)、火、土四元素说,与我国五行之说颇相似,便将此与太极阴阳沟通,并从西医胎生学的角度来阐发中医的命门学说。著有《重庆堂随笔》的王学权和著有《医读真传》的陈定泰,都是较早接受西方医学的医家,可谓开中西医汇通派之先河。唐宗海是中西医汇通派较早期的代表,著有《中西医汇通医书五种》,他提倡"中西医汇通"之说,认为中西医各有所长,各有所短,中西医原理相通,并力图用西医来印证中医,从而证明中医并非不科学。朱沛文编撰的《中西医脏腑图象合纂》,试图将中西医各取其是,加以汇通。20世纪初叶,中西医汇通派不断增多,影响也逐渐扩大,其中以恽铁樵、张锡纯等人影响较大。恽铁樵一生著书25种,统名《药庵医学丛书》,对中西医都进行过比较系统、全面的研究,他说:

"今日中西医皆立于同等地位。"又说:"西医之生理以解剖,《内经》之生理以气化。"同时,他还提出,研究医学不应以《内经》为止境,并强调西医学有先进之处,"必须吸收西医长","与之化合"。张锡钝在天津曾开办国医函授学校,一生从事临床和中西医汇通工作,著有《医学衷中参西录》一书,共 30 卷,总结了他多年的临床经验。他认为中医之理多包括西医之理,于是他从医理、临床各科病症,以及治疗用药各方面,均大胆地引用中西医理互相印证,临床上大胆并用中西药物,并不断观察疗效,对后人有较大的影响。同时各医家对前人的学术成果和典籍进行考证和收集整理,如 20 世纪 30 年代曹炳章的《中国医学大成》,即为一部集古今中医学大成的巨著。

中华人民共和国成立以来,党和政府大力提倡中西医结合、中西医并重,用现代科技手段对中医药学进行研究并取得许多有意义的成果,推动了中医学的发展。1954 年,毛泽东主席指出"中国对世界上的大贡献,中医是其中的一项"。他在 1958 年关于"西学中"班的总结报告上批示:"中国医药是一个伟大的宝库,应当努力发掘,加以提高。"1982 年,国家把"发展现代医药和传统医药"正式载入宪法,使中医学的发展有了法律保障。1986 年,成立国家中医药管理局,加强了国家对中医药事业的领导。1996 年,全国卫生工作会议明确强调"中西医并重"是新时期卫生工作方针。2003 年,《中华人民共和国中医药条例》颁布实施,中医药发展步入标准化建设。2007 年 10 月,党的十七大报告提出要坚持"中西医并重"和"扶持中医药和民族医药事业发展"。2009 年 4 月发布了《国务院关于扶持和促进中医药事业发展的若干意见》,极大地促进了中医药事业的发展。2016 年 2 月,国务院印发了《中医药发展战略规划纲要(2016—2030 年)》。2017 年 7 月《中华人民共和国中医药法》正式实施,这是中医药发展史上具有里程碑意义的大事,必将产生深远的国内国际影响,预示着中医药事业即将迎来一次新的腾飞。

第二节 中医学理论体系的基本特点

中医学具有完整的理论体系,在这一独特理论体系中,有 3 个基本特点:一是整体观念,二是辨证论治,三是恒动观念。

一、整体观念

整体观念,是中医学关于人体自身的完整性及人与自然、社会环境的统一性认识。中医学的整体观念始终贯穿在养生、防病、诊断、治疗的过程中,体现了中医学的生命观和方法论,是中医学理论体系最基本、最重要的特点之一。

(一)人体是一个有机的整体

中医学认为,人体是一个有机整体,构成人体的各部分之间,在结构上是不可分割的,在功能上是相互协调、相互为用的,在病理上是相互影响的,主要有"五脏一体"与"形神一体"的特点。

1. 五脏一体 中医学认为,人体是一个由心为主宰,以五脏为中心的有机整体。人体结构是多层次的,包括五脏(心、肝、脾、肺、肾)、六腑(胆、胃、大肠、小肠、膀胱、三焦)、五体(皮、脉、肉、筋、骨)、官窍(眼、鼻、口、舌、耳、前阴、后阴)等。五脏、六腑、五体、官窍都有其特定的功能,但又通过"经络"系统的沟通联络,形成了一个结构完全、统一的整体。在这个整体中,以五脏为核心,形成一脏、一腑、一体、一窍的五个生理系统。例如,心、小肠、脉、舌构成心系统;肝、胆、筋、目构成肝系统;脾、胃、肉、口(唇)构成脾系统;肺、大肠、皮、鼻构成肺系统;肾、膀胱、骨、耳及二阴构成肾系统。主导某一系统的内脏,都有各自不同的功能,但也并非各行其是,而是五脏(包括六腑)之间在功能上密切配合、协调统一,共同维持着人体复杂的生理活动。这种以五脏为中心,在组织结构及功能活动上相统一的观点,即为"五脏一体观"。

2. 形神一体 "形"是广义的,包括构成人体的脏腑、经络、形体组织、官窍,以及分布、贮藏、运行于其中的精、气、血、津液等物质。神的含义亦有广义与狭义之分：广义之神是指整个人体的生命活动及其外在表现；狭义之神则是指人的精神意识、思维活动。形是神的载体，神是形的生命体现。神不能离开形而单独存在，形存则神存，形健则神旺，形弱则神衰。形与神在生理上相互为用，病理上必然相互影响。例如，肝火旺盛者，可见神烦易怒；反之，愤怒、抑郁的情绪也会影响肝的疏泄功能而致肝气郁滞等。形与神的结合与统一，即为"形神一体观。"

（二）人与外界环境的统一性

中医学的整体观念强调人体内外环境的整体和谐、协调和统一，注重人与外界环境的统一性。所谓外界环境是指人类赖以存在的自然环境和社会环境。

1. 人与自然环境的统一性　人与自然有着统一的本原和属性，人类是自然界的产物，又在自然界中生存，人禀天地之气而生存。正如《素问·宝命全形论》所言："人生于地，悬命于天，天地合气，命之曰人。"生命是自然发展到一定阶段的必然产物，而自然界为人类的生存提供了必要条件，故《素问·六节脏象论》曰："天食人以五气，地食人以五味。"这种对人与自然息息相关的认识，即是"天人合一"的整体观。

自然环境主要包括季节气候和地理环境，即为古人所谓"天地"。"人与天地相应"，人的生理活动随着自然界的运动和自然条件的变化而发生相应的变化。"人之常数"亦即"天之常数"（《素问·血气形志》）。一年四季气候呈现春温、夏热、秋燥、冬寒的节律性变化，因而人体也就相应地发生了适应性的变化，如脉象出现"春弦、夏洪、秋毛、冬石"的年节律变化。不但有"年节律""月节律"，而且还有"日节律"。如人体的阳气，随着昼夜阳气的朝始生、午最盛、夕始弱、夜半衰的波动而出现规律性的波动，故曰："阳气者，一日而主外，平旦人气生，日中而阳气隆，日西而阳气已虚，气门乃闭。"（《素问·生气通天论》）在病理上，"百病者，多以旦慧昼安，夕加夜甚"（《灵枢·顺气一日为四时》）。人类适应自然环境的能力是有一定限度的，如果气候剧变，超过了人体调节功能的一定限度，或者机体的调节功能失常，不能对自然变化作出适应性调节时，人体就会发生疾病。有些季节性的多发病或时令性的流行病有着明显的季节倾向，如"春善病鼽衄，仲夏善病胸胁，长夏善病洞泄寒中，秋善病风疟，冬善病痹厥"（《素问·金匮真言论》）。

地域环境的不同，在一定程度上也影响人的生理活动和脏腑功能。一般而言，东南地处低洼多湿热，人体腠理多疏松，体格多瘦削；西北地处高原多燥寒，人体腠理多致密，体格多壮实。一旦易地而居，环境突然改变，常常初期会感到不太适应，有的甚至会因此而发病，即所谓"水土不服"。可见，自然环境不同，形成了生理上、体质上的不同特点，因而不同地区的发病情况也不尽一致。

2. 人与社会环境的统一性　人既有自然属性，又有社会属性。人生活在社会环境之中，社会生态变迁与人的身心健康和疾病的发生有着密切关系。社会角色、地位的不同，以及社会环境的变动，不仅影响人的心身功能，而且疾病谱的构成也不尽相同。"大抵富贵之人多劳心，贫贱之人多劳力；劳心则中虚而筋柔骨脆，劳力则中实而骨劲筋强；膏粱自奉者脏腑恒娇，藜藿苟充者脏腑恒固"（《医宗必读》）。太平之世多长寿，大灾之后必有大疫，这是朴素的社会医学思想。随着科学的发展，社会的进步，社会环境的变迁，对人的脏腑功能的影响也在发生变化。现代社会的"多科技综合征""抑郁症""慢性疲劳综合征"等的发生与社会因素有着密切关系。

总之，中医学从"天人合一"的整体观念出发，强调研究医学应上知天文，下知地理，中知人事，治病宜不失人情，"不知天地人者，不可以为医"（《医学源流论》）。

（三）整体观念的应用

中医学的整体观念，对于观察和探索人体及人体与外界环境的关系和临床诊治疾病，具有重要的指导意义。

1. 整体观念与病理　病理上的整体观，主要表现在脏腑病变的相互影响和传变方面。例如心与小肠互为表里，开窍于舌。心火炽盛，上炎至舌，则见舌尖红或糜烂赤痛；下移小肠，则见尿频急涩痛，甚则尿血。同时,脏与脏、脏与腑、腑与腑之间,也可以通过经络而相互影响,发生疾病的传变。例如,肺与大肠相表里,大肠燥热,大便秘结,可以影响肺气肃降而见咳喘。此外,由于五脏系统之间也是相互沟通联系的,所以,某一系统的病变还可以通过经络相互影响。例如,肝的疏泄功能失常,不仅出现两肋胀满、急躁易怒等肝本身病变的症状,还会影响脾的运化功能而出现食欲下降、腹痛、腹泻;也会影响肺气的宣发肃降而见咳喘、胸闷等。

2. **整体观念与诊断**　中医临床诊察疾病,其主要理论根据是"有诸内,必形诸于外",故"视其外应,以知其内脏,则知所病"。这就决定了中医学可以通过望、闻、问、切,观察五官、形体、色脉等外在的异常表现,由表及里推断和了解内脏之病变,从而做出正确的诊断以作治疗的根据。如舌体通过经络直接或间接地与五脏相通,人体内部脏腑的虚实、气血的盛衰、津液的盈亏,以及疾病的轻重顺逆,都可通过经络而呈现于舌,所以察舌可以测知内脏的功能状态。例如,舌尖红,多属心火上炎;舌边青紫,多为肝血瘀滞;舌中苔厚腻,多为脾胃有食积等。

3. **整体观念与治疗**　中医学的一个重要治则就是"三因制宜"。在立法处方时,要综合考虑天时、地理和个体的差异,从整体分析,才能确定一个最优的治疗方案。例如,对同一个外感风寒表实证患者,要考虑其个体所处的自然环境是南方或北方、患病之时间、男女老幼及体质之区别等因素,才能确定处方用药。此外,由于人体是一个有机整体,在治疗时更要注意探求病变局部与整体病变的内在联系,并在此基础上确立适当的治疗原则和方法。例如,在临床上常用清心泻小肠火的方法治疗口舌糜烂,用清肝火的方法治疗暴发火眼,用清胃火的方法治疗实火牙痛,用宣肺的方法治疗感冒咳嗽,用补肾的方法治疗脱发、耳聋等,这些都是整体观念在治疗上的体现。

总之,中医学理论体系阐述人体的生理功能和病理变化,以及疾病的诊断和治疗,都始终贯穿着"整体观念"这一学术理念。

二、辨证论治

辨证论治是中医认识疾病和治疗疾病的基本原则,是中医学对疾病的一种特殊的研究和处理方法。辨证论治强调以人为本,突出了个性化的中医思路,已成为中医最具特色的诊断和治疗方法。

（一）病、证和症的概念及联系

1. **病**　即疾病,是在病因作用下,正邪斗争、阴阳失调所引起具有自身特定规律的病变的全过程。一般都有一定的病理演变规律,有特定的症状和不同阶段相关的证候。例如,温热病以发热、口渴、舌红、脉数为临床特征,病变全过程有卫分证、气分证、营分证、血分证不同阶段的演变。

2. **证**　是疾病发展过程中某一阶段的病理概括,是对疾病在发展和演变过程中特定阶段本质的反映。它以一组相关的症状和体征为依据,不同程度地提示病因、病位、病性、病势等,是中医确定治法、处方用药的依据。如风寒袭肺证,提示病因为风寒,病位在肺,病性为寒证、实证,因为风寒侵袭肺脏而使肺失宣降,所以常有咳嗽、咳白痰,台苔薄白、脉浮等临床表现。

3. **症**　即症状和体征,是患者的主观感受及疾病在患者身上的外部特征表现。症状,如恶寒、发热、恶心、胸闷等主观感受;体征,如面红、舌淡、脉弦等客观表现。症是判断病、证的重要依据,但由于同一个症,或由不同的病因所导致,其病机不尽相同,故不能作为治疗的依据。

病、证和症三者既有区别又有联系,病从整体上把握疾病发展过程的根本规律;证主要揭示疾病当前阶段的主要矛盾,更全面详细地揭示了疾病的本质;症则是构成病和证的基本要素。在一种具体疾病中,不同的发展阶段可能有不同的病理变化,即不同的证,这就是"同病异证"。而在不同的疾病,由于在疾病发展的某一个阶段具有相同的病理变化,即具有相同的证,这就是"异病同证"。中医在诊断和治疗疾病的过程中,既强调辨证论治,又讲究辨证与辨病相结合。

（二）辨证论治的基本内容

辨证论治,包括辨证和论治两个过程。辨证的目的是为了论治,故辨证是治疗的前提和依据;论治则是治疗的手段和方法,辨证和论治是疾病诊治过程中不可分割的两方面。

1. 辨证 是在中医理论指导下,运用望、问、闻、切四诊所搜集的临床资料(包括症状和体征)进行分析、综合,以辨识疾病的病因、病位、性质及病机,并探讨邪正之间的关系,最终将其概括为某种性质的证。所以辨证就是要在分别探求病因、分辨病性、明确病位的基础上,综合分析患者的个体差异、生活环境及发病季节等,最终作出确切诊断。

(1)辨病因 是探求发病的根本原因。一般可通过问诊,直接询问发病时的内外致病因素,如湿痹多因久居湿地、淋雨涉水所致,泄泻多因饮食不洁、过食生冷所致,肝气郁结多因情志不畅、肝失疏泄所致等。但有些病因不能直接获得,需要通过审症求因,即从对病情资料的分析来探求病证之因。如外感病,病因是风寒或是风热,只有对临床表现进行分析后才可以确定;又如气滞、瘀血、食积、痰饮等病理产物作为继发性病因,也是通过审症而求得。

(2)辨病位 是确定病证发生在人体的部位。病因作用于人体而发病时,一般总是有一定的病变部位,如脏腑、经络、五官九窍、四肢百骸以及气血津液等都可能成为病位。病位并不等同于个别症状发生的部位,而是运用中医整体观和脏腑经络理论,分析综合一切临床资料后作出的疾病整体定位。病位不仅要落实在脏腑等具体部位上,而且应该结合其具体病理变化来探求之。如心气虚证、脾阳虚证等,其中心、脾均属病位。另外,病证传变的层次也可视作病位,如表与里是病位,卫、气、营、血也是病位等。

(3)辨病性 是分清病证的基本性质。病证的发生,根本在于邪正斗争引起的阴阳失调,故病性总体表现为阴阳的偏盛偏衰和邪正的力量对比,具体体现在寒、热、虚、实四种属性上,如阳盛则热、阴盛则寒,阳虚则寒、阴虚则热;邪气盛则实,精气夺则虚等。对病证属性的定性,除寒与热、虚与实之外,同时要注意它们之间的错杂与真假。

(4)辨病势 是辨别病情的轻重、缓急,预测病证发展趋势。病势主要取决于患者正气和病邪在体内斗争的力量对比及其激烈程度。具体而言,一般表证病轻,里证病重;外感病证病势急,内伤杂病病势缓;体质强而感邪重者病势急,体质弱而感邪轻者病势缓;体质强或感邪轻者病较轻,体质弱或感邪重者病较重;感邪轻浅者预后较好,感邪深重者预后较差;正气胜邪者病向愈,病邪胜正者病恶化;治疗调养得当者病愈,反之则病当加重或内传。

(5)辨证名 是确定辨证的最后结论。实际上,证名就是以病机命名的证候,因此证名诊断,就是用规范性术语高度概括疾病现阶段的病机类型。证名诊断,必须建立在辨病因、辨病性、辨病位、辨病势的基础上,结合病因辨证、气血津液辨证、脏腑辨证、六经辨证、三焦及卫气营血辨证等来分析。例如,风热犯肺证,病因为风热,病位在肺,病性为热,病机为风热犯肺。辨证不但要观察分析现证,同时还要了解过去的发病与表现,更要预测未来的变化。证名要求术语规范,可参照国家标准"中医临床诊疗术语"。

2. 论治 又称为"施治",即根据辨证的结果,确定相应的治疗方法。论治必须遵循一定的原则。就药物治疗而言,在辨证与辨病的基础上确定治法,掌握"治病求本"的原则,进行遣方用药。

(1)方据法成,法以证立 在论治时,除针对病证进行正治反治外,更应注意其标本缓急。论治首先是着眼于证的分辨,由于一种病在不同的阶段可出现不同的证,在不同阶段,针对不同证进行治疗,即"同病异治";不同的病在其发展过程中可出现相同的证,则可采用相同的治疗,此即"异病同治"。之所以"同病异治",除一种病在不同阶段所呈现的证按证治疗外,还应考虑患者的体质、季节、地域及年龄的不同,其治法亦各异,在选方和用药时,要有整体观念,做到"三因制宜",体现中医学个体化治疗特色。之所以"异病同治",是由于不同的病在其发展过程中出现相同的证,或虽然病证不同,但其病机相同,亦可采用同一治法。如脱肛和子宫脱垂,是不同的病证,但其病机都属于中气下陷所致,因而都可用补益中气的方法治疗。由此可知,论治不是着眼于病的异同,而主要是着眼于"证"的区别。即所谓"证同治亦同""证异治亦异",这是因为"证"的概念中实质上已包含着病因、病位、病性、病势等病机要素的缘故。

（2）辨证与辨病相结合 辨病与辨证都是中医认识疾病的临床思维过程。中医学虽以"辨证论治"为诊疗特点，但临床中医诊断要求证名和病名的双重诊断。辨证与辨病相结合，是提高临床诊治水平的重要途径。辨病可以获得对疾病的整体本质和全过程病变规律的认识，辨证又可以获得对疾病中不同阶段病机特点的具体认识。在辨病的基础上进一步辨证，既有全局观念和整体认识，又有灵活机动性和阶段性认识。辨病有助于提高辨证的准确性，重点在全过程；辨证又有助于辨病的个体化，重点在现阶段。对病的治疗有专方专药，其针对性强；对证的治疗为辨证论治，其灵活性强。因此，辨病与辨证相互补充，不可偏废。

（三）辨证论治的主要方法体系

中医辨证论治的主要方法体系内容丰富，概括有八纲辨证、病因辨证、气血津液辨证、脏腑辨证、六经辨证、卫气营血辨证、三焦辨证、经络辨证等，每一种辨证方法都有其特点，临床可灵活综合运用（详见本书第六章）。

三、恒动观念

恒动观念也是中医理论体系的一大基本特点。中医理论认为，一切物质，包括整个自然界，都处于永恒而无休止的运动之中，"动而不息"是自然界的根本规律，运动是物质的存在形式及其固有属性。自然界的各种现象，包括生命活动、健康、疾病等都是物质运动的表现形式，运动是绝对的、永恒的，不是一成不变、静止、僵化的。恒动一词与《易经》之"易"的概念一样，表示"变化、运动"之意。

（一）恒动观念的哲学基础

1. 精气学说与恒动观 中医精气学说认为，气是构成世间万物的精微物质，气始终是处于运动和变化中，生生不息，是人体各种生理功能的重要推动力量。"升降出入"是气的基本运动形式，"气机"是气运动变化的表述，气的亏损不足或气的运动变化异常都会影响人体的生理功能而出现病理变化，因此恒动观念在精气学说中用于阐明生命的恒动并指导正确认识人体的病理变化。

2. 阴阳学说与恒动观 古人认为，阴阳二气交感而化生万物，正如《素问·阴阳应象大论》提到："阴阳者，天地之道也，万物之纲纪，变化之父母，生杀之本始，神明之府也。"阴阳两方始终处于运动变化状态，双方的消长平衡是客观存在的，且阴阳双方彼此消长是产生病理变化的重要原因，但由于变化不息，阴阳可以再重新达到平衡并维持这种平衡，阴阳平衡意味着人体处于健康状态。因此，恒动观念在阴阳学说中主要以阴阳双方的变化阐述人体的生理和病理状态。

3. 五行学说与恒动观 五行学说将世间万物按照金、木、水、火、土五种物质的特质分类，运用五行之间的生克制化特点说明事物之间的普遍联系。中医学运用五行学说将人体分为五个脏腑系统，应用五行生克制化特点描述人体始终处于动态平衡的生理机制，而采用五行之间的乘侮关系来阐述人体的病理机制。因此，恒动观念在五行学说中主要以五行特性及变化阐述人体的生理和病理状态。

（二）恒动观念的表现方式

恒动观念在中医学中的应用主要体现于对人体生理和病理的动态考察中。其概括起来有三方面：首先，在恒动观念下阐述人体各脏腑系统、气血津液的动态联系，包括生理或病理联系，各种病理变化都有其特点；其次，在说明某些周期性的生理和病理变化时，常以年、月、日等为时间段进行动态描述；最后，在对某一疾病的发生、发展的全过程进行考察时导入动态思维。

（三）恒动观念的临床意义

1. 病理上的恒动观 中医学以"动"的观念，从病因作用于机体，到疾病的发生、发展、转归，对整个疾病的全过程进行动态观察，发现疾病的病机也处于不停的发展变化之中。《素问·热论》指出："伤寒一日，巨阳受之，……二日，阳明受之，……三日，少阳受之，……四日，太阴受之，……五日，少阴受之，……六日，厥阴受之。"说明了伤寒病变化发展的一般规律，以及疾病动态进展的阶段性。张仲景在《伤寒论》中创立了六经辨证论治体系,疾病病位的从表到里,从这一经传到另外一经,疾病之间的传变都是动态变化的。例如,尽管六经病发病的表现形式各式各样,其传变方式有直中、合病和并病等,但每一种发病形式、发生发展以及传变的过程就是运动和变化的过程,表现为自身特有的恒动特点,体现了其在辨证中以动态变化的观点对待疾病发展的思想。这就是病理上的恒动观。

2. 疾病防治的恒动观 疾病过程是一个不断运动变化的过程。一切病理变化,都是阴阳矛盾运动失去平衡协调,阴阳偏盛偏衰的结果。治病必求其本,治疗应以扶正祛邪、调整阴阳的动态平衡为基本原则,体现了运用对立统一的运动观点指导临床治疗的特点。中医学主张,未病先防,既病防变,病后防复的思想,就是运用运动的观点处理健康和疾病的矛盾,以调节人体的阴阳偏盛偏衰而使之处于生理活动的动态平衡。因此,不断地把握患者出现的新情况、新变化,细心分析,随时调整治法及方药,才不致贻误病情。

3. 辨证论治的恒动观 中医理论发展了丰富的辨证论治方法体系,每一种辨证体系都各有特点,但都蕴含了恒动观的动态思维内容,反映了中医辨证论治的恒动性,体现了中医学理论和实践的特色。恒动观念贯穿中医辨证的色脉诊断、遣方用药等环节,融合于辨证的时间和空间环境,覆盖了辨证的病、脉、证、治每一个阶段。这样,作为中医理论体系三个基本特点的整体观念、辨证论治和恒动观念高度统一在中医学的诊疗过程中。

总之,恒动观念贯穿于中医学的理论体系,动态思维在中医养生、预防保健、辨证治疗、预后康复中均起着指导作用。

第三节 中医学的预防学说及措施

(一)中医学的预防学说

经典著作《内经》中包含有丰富的中医预防学说,即"治未病"思想。治未病是中医药学的核心理念之一,也是中医预防保健的重要理论基础和准则。《内经》中直接提到"治未病"的有三处,如《素问·四气调神大论》指出:"是故圣人不治已病治未病,不治已乱治未乱,此之谓也。夫病已成而后药之,乱已成而后治之,譬如渴而穿井,斗而铸锥,不亦晚乎?"这段话从正反两方面强调治未病的重要性,已成为预防医学的座右铭。《素问·刺热》又说:"病虽未发,见赤色者刺之,名曰治未病。"此处所谓"未发",实际上是已经有先兆小疾存在,医者要善于观察疾病表现,力争在疾病初期及时采取应对措施防范或治疗疾病,体现了既病防变的思想。《灵枢·逆顺》再论道:"上工治未病,不治已病,此之谓也。"再次强调在疾病发作之先,把握时机,予以治疗,从而达到"治未病"的目的。

其后历代医家对"治未病"都极为重视。汉代张仲景在《金匮要略·脏腑经络先后病脉证》中指出:"夫治未病者,见肝之病,知肝传脾,当先实脾。"说明预防疾病的重要性,告诫医者注意防止疾病传变、病势发展。唐代孙思邈提出了"上医医未病之病,中医医欲病之病,下医医已病之病",科学地将疾病分为"未病""欲病""已病"三个层次,反复告诫人们要"消未起之患,治病之疾,医之于无事之前"。元代朱丹溪进一步指出:"与其求疗于有疾之后,不若摄养于无疾之先。盖疾成而后药者,徒劳而已。是故已病而不治,所以为医家之法,未病而先治,所以明摄生之理。夫如是,则思患而预防之者,何患之有哉?"提出了治未病的重要性以及养生防病的措施。

综上所述,中医"治未病"的预防学说主要包含了三个层面含义,第一未病先防,第二既病防变,第三病愈防复。

(二)中医学的预防措施

1. 未病先防 疾病的发生是人体内正邪相争,导致阴阳失调的结果,故养生保健,增强体质,扶助正气,提高人体的抗邪能力,是预防疾病的关键。"治未病"主要有以下预防措施:

（1）避邪气　《内经》指出："虚邪贼风,避之有时""避其毒气"。"虚邪贼风"是指自然界一切不正常的气候变化和对人体有害的外来致病因素;"毒气"是指疫病邪毒及一切对人体有损害的物理、化学、生物等致病因素,一般都具有传染性,且来势凶猛,危害大,使人防不胜防。因此,避免接触这些致病因素就成为重要的预防措施,具体有隔离法、消毒法或做好居住环境卫生工作等方法,如在暑天注意防暑降温,在冬季注意防寒保暖等,力争避免外界致病因素的侵袭。

（2）调精神　《素问·上古天真论》说："恬淡虚无,真气从之,精神内守,病安从来?"中医学认为,人体的精神情志活动与发病及病情变化有紧密的联系,调整精神状态可以让人体更好地融入自然界,增强人体的适应能力,对于疾病的预防有很大的好处。通过人体的精神调摄,提高人体的抗病能力,增强正气,减少疾病发生,体现了"正气存内,邪不可干"的含义。持续强烈的精神刺激可以造成气机紊乱,因此在《素问·举痛论》有"怒则气上,喜则气缓,悲则气消,恐则气下,惊则气乱,劳则气耗,思则气结"的论述,强调保持精神愉快、心情舒畅对于气机畅达、气血平和的重要性。

（3）健形体　《素问·宣明五气篇》指出："久视伤血,久卧伤气,久坐伤肉,久立伤骨,久行伤筋,是谓五劳所伤。"长期过度劳累或过度安逸,会损伤相关的组织器官产生种种病证。因此,适当的运动有助于气血运行、舒筋活络,达到增强体质、防病强身的目的。我国古代医家创造了许多行之有效的健身运动,如五禽戏、气功、太极拳、八段锦、易筋经等,尤其是太极拳、各种养生气功等,老少皆宜,直至今日仍然是人们喜爱的传统运动,只要坚持锻炼,持之以恒,就会收到防病健身的效果。

（4）顺四时　即中医的"四时养生",是预防疾病的基本原则之一。中医学重视人的起居生活,认为养成和季节、气候变化相适应的起居习惯,则身体健康而长寿。也正如《素问·四气调神大论》所言:"春三月,此为发陈。天地俱生,万物以荣,夜卧早起,广步于庭,被发缓形,以使志生,……夏三月,此为蕃秀。天地气交,万物华实,夜卧早起,无厌于日,使志勿怒,……秋三月,此谓容平。天气以急,地气以明,早卧早起,与鸡俱兴,使志安宁,……冬三月,此为闭藏。水冰地坼,勿扰乎阳,早卧晚起,必待日光,使志若伏若匿,若有私意,若已有得,去寒就温,无泄皮肤,使气极夺。"强调春、夏、秋、冬每个季节都有其特点,人体的起居应顺应季节特点,保持情志活动及日常行为与季节同步以利于养生防病,充分体现了中医学"天人相应"的整体观。

（5）摄饮食　重视饮食养生也是中医学预防思想的一个方面,"药补不如食补"从侧面说明了合理、健康的饮食有时能起到药物不能起到的作用。《素问·藏气法时论》指出："五谷为养,五果为助,五畜为益,五菜为充,气味合而服之,以补精益气。"强调合理的饮食结构和饮食方式对于保持健康、预防疾病的重要性。《金匮要略》也指出："凡饮食滋味以养于生,食之有妨,反能为害,……若得宜则益体,害则成疾。"如果没有一个健康的饮食,就会造成对身体的危害。健康饮食主要做到三点:第一,饮食全面,不挑食、偏食;第二,定时饮食,饥饱失常、暴饮暴食都是不可取的;第三,要注意饮食安全和禁忌,避免食物引起的疾病或不适。

（6）药物防病　应用药物预防疾病也是中医一项重要措施,具体方法有佩戴香囊、药枕、药物洗浴、服药等。在《素问·刺法论遗篇》中提到"小金丹方……和气咽之,服十粒,无疫干也",指出服用小金丹方可以预防流行病。其他如在端午节喝雄黄酒,挂艾叶、香茅等预防疾病。此外,可根据不同的人群和体质类型,辨证使用药物调理脏腑,疏通经络,协调阴阳,以防疾病的发生。

2. 既病防变　是指在疾病发生之后,积极采取治疗措施,争取早期诊断,早期治疗,把疾病消灭在萌芽状态,以防止疾病的蔓延和传变。《难经·七十七难》说："所谓上工治未病者,见肝之病,则知肝当传之与脾,故先实其脾气,无令得受肝之邪,故曰治未病焉。中工者,见肝之病,不晓相传,但一心治肝,故曰治已病也。"既病防变也强调早期治疗,正如《素问·阴阳应象大论》所言："邪风之至,疾如风雨,故善治者治皮毛,其次治肌肤,其次治筋脉,其次治六腑,其次治五脏。"阻断疾病的继续发展,治疗容易收效。

3.病愈防复 是指疾病初愈后,人体阴阳平衡虽已恢复但尚不巩固,机体功能还没有完全恢复,此时不注意调摄,有可能使疾病复发,甚者加重。故在此期,需要适当考虑用药物巩固疗效,生活上要注意合理饮食,起居有节,劳逸结合,避免外邪侵犯和七情过极,戒房劳等,以防止疾病的复发。

第四节 中医学的认知和思维方法

中医学受到传统文化的深刻影响,产生和形成了植根于传统文化特有的科学认知和思维方法。了解和掌握中医学特有的认知和思维方法,是学习和理解中医学基础理论的必要手段和途径。中医学用得较多的认知和思维方法主要有:司外揣内、援物比类、整体研究和中和思维等。

一、司外揣内

司外揣内出自《灵枢·外揣》,又称"以表知里",是指通过观察和分析事物的外在表象,推测和判断事物内部的变化及其所处状态的认知和思维方法。由于事物是一个有机的整体,内外之间有着密切联系,一切事物内在的变化通过某种方式都可以在外部表现出来,即古人所谓"有诸内,必形诸外"。司外揣内的思维实质是整体观念的哲学思想在思维方法上的具体运用。中医学关于人体病理生理的认识多来源于此种认知和思维方法,比如"藏象"学说的理论就是借助这种思维方法建立起来的。"藏"是藏于体内的脏,"象"则是脏腑表现在外的生理或病理现象。通过观察和分析这些藏于体内的脏腑所表现于外的生理或病理现象,运用"司外揣内"的认知和思维方法,就能察知脏腑的功能状态或病理变化。以肺脏为例,其藏于胸廓之内,司呼吸是其生理功能,临床出现咳嗽、气喘等症状,就可以推断出是肺的功能出现了病变。正如《素问·阴阳应象大论》所言:"以我知彼,以表知里。以观过与不及之理。见微得过,用之不殆。"充分说明了"司外揣内"是中医诊断疾病必须应用的思维方法,在中医诊疗中有着独特作用。

司外揣内的思维方法与现代控制论的"黑箱"方法有相似之处。"黑箱"指由于条件的限制,内部构造和机理不能直接观察的事物或系统。黑箱方法也称"黑箱系统辨识法",是指通过观测外部输入黑箱的信息和黑箱输出的信息的变化关系,来探索黑箱的内部构造和机理的方法。黑箱方法注重整体和功能,兼有抽象方法和模型方法的特征。司外揣内对人体生理病理的研究,具有剖解人体方法所没有的优越性。当然,司外揣内没有打开黑箱,不了解内部情况,对许多细节的了解失之笼统,也具有一定的局限性。

二、援物比类

援物比类最早见于《素问·示从容论》,亦称"取象比类",是指通过运用形象思维,将两个或两类事物进行比较并发现它们在某方面的相似或类同之处,从而据此推断它们在其他方面也有可能相似或相同。《素问·示从容论》提到"援物比类,化之冥冥""不引此类,是知不明也",说明援物比类是中医学认知和思维的重要方法。援物比类的思维方法贯穿于《内经》以阴阳五行学说为中心的中医基础理论论证过程之中,在中医的病因病机解释、疾病诊疗方面广泛应用,对中医基础理论的构建发挥了极其重要的作用。比如人体脏腑的五行归属,就是把脏腑功能特性与五行各自特性进行比类而确定的。以肝为例,五脏中肝主疏泄,喜条达恶抑郁,与五行中木的"木曰曲直"特征相似,故将肝归属五行之木。以此类推,心属火、脾属土、肺属金、肾属水,从而形成了人体以五脏为中心的五大生理病理系统。

援物比类的思维方法在后世中医学发展过程中,又创立了"提壶揭盖""釜底抽薪""增水行舟"等经典有效的治法。以"提壶揭盖"为例,水壶如果盖着盖子,其中的水就难以倒出,如果把壶盖打开,则可水流如注。根据这一现象,中医学认为在人体内,肺的位置最高,就像一个盖子,肺气郁闭,则易致下焦不通,从而产生水肿、小便不利甚至大便闭塞之症,因此可用宣开肺气之法治疗此类病症。

同一性为比类结论提供了逻辑依据,然而事物之间存在着同一性的同时,还存在着一定的差异性,因此援物比类的思维方法也存在局限性。对相关比类结论还需具体分析,避免盲目信赖和接受。

三、整体合参

中国古代传统思维从"气一元论"出发,把复杂宏大的客观世界归结为"一"的境界,强调世界复杂万变,但归根结底是由"一"演变而来的,从而把天、地、人三者联系起来,作为一个整体来认识,形成了整体联系、整体合参的思维特点。中医学将人和自然界看作一个统一的整体,继承和强调整体联系、整体合参的思维方法,提倡"天人合一"。如中医学在诊疗疾病时,不仅重视体内各脏腑之间的功能联系及其相互影响、人体自身内部和外界自然环境的和谐统一,同时还注重从整体上分析和审察疾病的传变发展规律;在探索人体健康和疾病相互转化规律时,不仅对人体的形态结构、生理功能及病理变化进行认真地探索,而且对其周围的自然环境和社会环境也进行细致地观察,并将多方面的观察结果综合起来,加以分析,从而得出正确的结论。

整体合参思维在中医全部的理论和实践中,均被作为一个基本的思维尺度和一个隐含的思维前提,体现了中医学特有的思维方法的特点。

四、中和思维

"中和"是在总结上古先贤的思想基础上发展而来,首见于《礼记·中庸》:"喜怒哀乐之未发,谓之中。发而中节,谓之和。中也者,天下之大本也;和也者,天下之达道也。致中和,天地位焉,万物育焉。"中,即不偏不倚,无太过、无不及的平衡状态;和,是对一切有内在联系的事物进行协调,使之达到和谐状态的过程。中和,是指建立在结合物自身适度状态下的和谐状态,包含着平衡与和谐两层意思。达到中和,宇宙万物则各安其位,各得其所。

中和思想的核心是平衡与和谐,这种平衡与和谐的思想贯穿在中医学理论体系的各个方面。中医学认为,天地阴阳的中和之气是万物化生的基础,阴阳的交感和合是万物化生的根源,阴阳之气"中和"是机体健康的关键。如《素问·宝命全形论》曰:"天地合气,命之曰人";孙思邈指出:"人者禀受天地中和之气";张介宾也说:"阴阳二气,最不宜偏。不偏则气和而生万物,偏则气乖而杀物"(《类经扶翼·求正录》)。中和思维以其深刻的哲学内涵影响着中医学生命观的形成,对当时中医认识生命起源及生命活动起到指导性作用。阴阳五行学说所阐述的"阴阳和""阴平阳秘""五行生克制化"的生理机制,正是中和思想的突出体现。若体内阴阳的相对平衡被打破,出现阴阳的平衡失调,则人体由生理状态转为病理状态。针对疾病过程中出现的阴阳平衡失调,治疗原则是"损其有余,补其不足",即所谓"谨察阴阳所在而调之,以平为期"(《素问·至真要大论》)。人体要保持其内外环境的平衡与和谐,生命活动才能进行下去。中和这种哲学思想正好反映了中医学这种本质的内在要求,因而中和思想成为中医学的重要思维方式。

第五节 中西医学的比较

中国传统文化的土壤孕育了中医学,西方文化的土壤成就了西方医学。不同的文化背景造成了两种医学体系的差异,但两者目的相同,目标一致,共同为人类的健康做出了伟大的贡献。

一、中西医发展历史的比较

医学知识的积累是随着时间的推移而不断增加的。人类在长期对自然规律的观察和总结中,逐渐形成了自然哲学的基本知识和理论。将这些哲学的基本理论与医学实践经验相结合,从而促进和加快了医学理论体系的形成。这种具有自然哲学基本理论知识的医学才可称为真正意义的医学,它有别于以往感性认识支配下的早期医学。

最初的自然哲学医学理论体系分别在世界几个古代文化发源地形成,其中以古印度、古希腊和中国最为典型。在古代印度的医学理论中,以"三元质学说"为哲学指导思想;在古希腊以"四体液学说"为其医学哲学指导思想;而在中国,则以阴阳五行和气学说为中医的哲学基础。

中国历史上著名的医师扁鹊和西方医学之父希波克拉底大约生活在同一时代(约在公元前 5 世纪)。经典医学著作《希波克拉底文集》与《内经》两者也大约成书于同一时代(约在公元前 3 世纪),这两部著作被视为自然哲学医学的开山之作,其历史地位的重要性不言而喻。巧合的是,随着历史的发展,大约在公元 2 世纪,在相距万里之遥的东西方,几乎同时出现了两位伟大的医学家及其著作。在中国,出现了被后人尊称为医圣的张仲景和他的著作《伤寒论》;而在西方,则是在解剖学方面颇有建树的名医盖伦和他的著作《人体各部位的作用》。这些卓越的医学家有力推动了东西方医学的发展。

在进入中世纪,这一长达 13 个世纪、被西方医学称之为发展的黑暗时期,由于宗教压制,西方医学的发展受到限制,几乎陷入停滞。直到文艺复兴时期,西方医学才从中世纪的黑暗中走出来,摆脱了教会的控制,在解剖学、病理学、生理学和药物学等方面取得重大成果和新的发现,为近现代西方医学的发展奠定了基础,并在随后的发展进程中不断借助日新月异的科学技术手段,获得了长足的进步,逐渐发展成了现代医学。

中医学自汉代以来,在张仲景等医学名家开辟的医学之路上继续大踏步前进,在内、外、妇、儿、针灸、温病等多门学科出现了一大批的名医名家和理论创新,积累了丰富的临床实践经验,形成了独具特色的理论体系,进入了各家学说、百花齐放、百家争鸣的繁荣发展阶段。

二、中西医人体观的比较

西方医学注重人的形体,其医学基础知识建立在解剖学、组织学、生理学、病理学等基础学科上,长于将结构和功能结合起来阐述医学原理,直观可见且容易让人接受和理解。中医学对人体的形体构成没有西医那样深入和细致,尽管在《内经》中言"若夫八尺之士,皮肉在此,外可度量切循而得之,其死可解剖而视之",相类似的论述在有关五脏六腑、肌肉骨节、毛发肌肤等都可见,但中医学更注重研究在结构基础上的功能表现,即"气化",重视从宏观上把握人体的整体状况。中医的五脏六腑学说相当于人体不同的功能单位,强调的是功能而非解剖实体。因此,将中医的五脏六腑等同于西医解剖学上的实质器官或组织是不恰当的。西医通过尸体解剖,对人的形体结构和功能有深入的了解;而中医则通过对活人的望闻问切,来对人的功能状态进行了解。从这个意义上说,西医面对的是疾病和肉体,西医看病看的是人的"病";中医面对的是活生生的人,中医看病看的是病的"人"。这种差别,从临床诊断和治疗手段上也可以反映出来。

三、中西医疾病观的比较

中西医对人体生理和病理认识的侧重点不一样,从而形成了不同的疾病观,并由此形成了不同的诊治疾病的方式和手段。中医重视人体功能性病变,注重辨证论治;西医重视结构性病变,发展了以解剖知识为基础的疾病认识观。中医注重证,西医注重病。从诊断依据的逻辑性看,西医的诊断是明确而又证据确凿的,因为西医诊断是建立在把疾病当作一个客观研究实体的基础上;而中医则是在考察了患者的综合情况后,将患者作为研究对象,以临床疗效作为检验标准而非以实验室或病理解剖等检查作为依据。在两种不同疾病观指导下的诊断模式,就产生了不同的治疗思想。西医的诊断有利于实施针对性的治疗,如对于炎症,采用抗生素杀灭或抑制病原体;对于肿瘤,可以手术切除;对于坏死的组织或器官,采取去除或置换等。西医的治疗针对性强,多属于截断性疗法、对抗性疗法。中医认为,人之所以患病是因为在病因作用下,导致了人体阴阳气血失调和邪正的盛衰,因此在治疗上注重进行调节性治疗,纠正病变机体的失衡状态,恢复阴阳平衡。通过辨证施治、采取多种疗法,促进和激发机体自身的抗病和修复能力,"补不足,泻有余",去除病因、调和平衡。例如,中医治疗炎症,尽管所用药物的杀菌或抑菌效能远不如抗生素,但侧重纠正机体感染后的功能失调状态,通过辨证施治来调整机体的内环境,扶正以祛邪,最终使机体恢复内环境的稳定或创造一个不适合致病因子生存的内环境而取得良好的治疗效果。

四、中西医整体观的比较

西医学的整体观是还原论的体现。德国细胞病理学家魏尔啸(Rudolf Virchow)指出:"机体的生命不是别的,就是联合在机体内的一个个的细胞的生命总和。细胞本身和与其他连接的区域是病理过程发生的处所。"打个比喻,人体就像一台机器,这台机器由许多部分组成,我们可以将其拆卸为不同的零部件,然后对这些零部件进行分析研究,最后再组装回原来的机器,即整体是部分的总和。这种还原论的整体观念有力地促进了西医学的快速发展;但在某种程度上,它却忽略了整体运动规律与局部运动规律之间存在的明显差异和联系,容易将整体和局部的关系简单化,从而给人一种"头痛医头、脚痛医脚"的印象。

中医的整体观念认为整体并非简单的部分的总和,整体具有比部分总和更多的功能和作用,即"1+1>2"。这一点从中药的复方配伍上就可得到很好的体现。根据中药的性味归经理论和君臣佐使配伍原则组成一个方剂,其中的各味药物,尽管都有各自的药效特点,但当这些药物综合在一起,所起的作用就并非是简单的作用相加,而是大大高于单味药所起的效用。有研究表明,中药复方是通过多环节、多靶点来起效的。

五、中西医方法论的比较

在希波克拉底时代,西方医学仍然是自然哲学医学,在认识论上与中医学非常相似,其基本方法是对自然界、人体及疾病在宏观层面上进行观察,具有抽象性、模糊性和可量化性弱的特点。到了文艺复兴时期,伴着解剖学、生理学、病理学等学科的出现以及实验仪器和技术的进展,西方医学采用了以分析见长的还原论的方法论体系,从宏观到微观,从拿解剖刀到实验室的仪器检查分析,层层深入,对人体生理病理、药物药理及疾病现象等作出了精确解释,取得了令人瞩目的成就,使西方医学发展成了主流医学。

中医学的方法论属于系统论体系,系统论方法在本质上属于宏观的观察方法。与西医学的还原论方法体系相比,中医学在针对整体宏观、功能状态或是非精确的定性研究中比较有效。但是,如果以还原论方法体系研究中医学,在很多研究中就容易出现阴性结果,甚至得出不科学的偏颇结论。例如,中医的阴、阳、虚、实、寒、热、风、火等概念,无法归属于具体的细胞、组织或器官,很难进行量化,造成研究和表述的困难。这种方法论上的差异,也使得两种医学体系各有所长,各具特色。

第六节　中医学人文精神与大医精诚

人文精神是一种普遍的人类自我关怀,表现为对人的尊严、价值、命运的维护、追求和关切,是人类文化的价值取向和道德伦理意识。从某种意义上说,人之所以是万物之灵,就在于有人文,有自己独特的精神文化。中医学是一门科学技术,也是一种文化,蕴含着丰富的人文精神和哲学思想。中医学人文精神的核心即是"仁"。"医乃仁术"是中医学给医学所下的定义。汉代以后人们称医术为"仁术"，称医家为"仁义之士"。"仁"即"仁爱"，是对患者的恻隐之心、怜爱之情。中医学人文精神就是尊重患者的生命，尊重患者的生命价值，关怀患者，同情患者，给患者以亲人般的人道之爱，是人道主义精神的体现。

"文化"一词来源于《易传》："观乎人文，以化成天下。"在中国古代，医学和易学联系紧密，有医易同源之说。中医学不仅包含了防病治病的医学知识，还蕴含了天文、地理、哲学、文学、社会伦理学等人文科学内容，可以说，中医学是蕴含了朴素哲学观、自然科学知识和社会科学知识的科学，这门科学承载着中国传统文化包含的宽泛的人文精神内容。现代医学模式已经从生物医学模式转变为生物—心理—社会医学模式，在这种新的医学模式下，要求医师不但会看病，而且要会看人。因为疾病的发生不仅有身体的因素，还有心理的因素、社会的因素。重视社会心理对疾病的影响，将医学人文精神融入医疗实践，必将有助于在医生和患者之间建立和谐的医患关系和良好的医疗环境，从而有助于疾病的治疗和患者的康复。

在我国古代医学家中，以医德著称并最早系统专篇论述医德的，首推唐代著名医药学家孙思邈（581—682 年）。孙思邈倡导医德，强调医乃仁术，认为"人命至重，有贵千金，一方济之，德逾于此"（《备急千金要方·序》）。"为仁人能爱人"贯穿于孙思邈医德思想的始终。特别是其著作《大医精诚》被称为中华医学宝典中最典范的一部医德著作，其中蕴涵着深刻的中国医学人文思想与精神，被誉为"东方的希波克拉底誓言"，充分体现了"以人为本"的医德观。

孙思邈在《大医精诚》中指出："若有疾厄求救者，不得问其贵贱贫富，长幼妍媸，怨亲善友，华夷愚智，普同一等，皆如至亲之想。"即对所有患者一视同仁，不分贫富，不论长幼，都要像对自己的亲人一样，同样施以深切的同情与救助。这种博爱的思想，是对患者最好的关爱和尊重，是中医学人文精神中"以人为本"的最佳体现。孙思邈还说："凡大医治病，必当安神定志无欲无求，先发大慈恻隐之心，誓愿普救含灵之苦……"对待患者应"见彼苦恼，若己有之"，这道出了"仁爱之心"是医者首要必备的品质，是行医救人的前提。孙思邈认为，对待患者应"深心凄怆，勿避险巇，昼夜寒暑，饥渴疲劳，一心赴救，无作功夫形迹之心"，医生的天职是救死扶伤，不可借故拒绝患者治疗。同时指出，为医者不得"自逞俊快，邀射名誉"，亦不得"恃己所长，经略财物"；更不得"瞻前顾后，自惜生命"；如果没有忘我的献身精神，见病不治，则是"含灵巨贼"。

孙思邈在《大医精诚》中强调以德治学，精研医理。先教导为医做人的道理，再强调治病救人的本领。要求医者要有精湛的医术，认为医道是"至精至微之事"，习医之人必须"博极医源，精勤不倦"。孙思邈在《论大医习业》中指出，学医，除了应当通读谙熟《内经》等医学典籍及本草方书之外，还必须"精熟"《周易》、五经、三史、庄老诸子百家之学，要涉猎群书，知仁义之道，通古今之史，才能博学济世。"若能具而学之，则于医道无所滞碍，而尽善尽美者矣。"在这里，孙思邈实际上把精研医术看成是医德高尚的一种表现，仁与术是融为一体的，即医德高尚与医术精湛是有机结合、密不可分的。

《大医精诚》是对中医学丰富的人文精神的高度概括和提炼，其内涵可概括如下。

1. 医德基础，持身正直　持身正直是医德思想基础。中医学强调人的重要品格之一是为人正直，在中医学有关人文修养的论述中，把能为人祛病健身视为神圣的工作，而将此项工作作为谋财敛财的手段则是不道德的。"医者，父母心。"作为医者，更看重内心为他人解忧除难而带来的满足和幸福感，这样的医家必定受到群众的尊敬，是社会道德的模范践行者。

2. 医德原则，仁术爱人　中医学传统医德思想推崇"医乃仁术"，行医目的在于为民解厄除疾，这一医德思想流传至今。孟子"仁者爱人""民为贵"的思想在中医学理论中得到了体现。"仁"不仅包含了医家仁爱、仁慈的品格修养内容，也蕴含着医者救死扶伤的仁义道德观。因此，中医学提倡医家遵从"仁术爱人"原则。

3. 以德治学，精研医理　《大医精诚》强调医德修养，也注重医技的学习和提高，将医术的提高和医德修养的提高结合起来,倡导以德治学,精研医理,认为要解救"含灵之苦",必须有"苍生大医"的高尚医德和高明医术,将精研医理、治学态度严谨视作良好医德的重要组成之一。

4. 德行合一,尊重生命　中医历代名医名家均以高尚的医德思想指导自己的医疗行为,做到德艺双馨、德行合一。在诊病过程中,他们对患者关心入微、不分贫富、一视同仁;对于不能救治的患者,也如实以告,体现了对患者生命的尊重。此外,各位医家之间也相互尊重,以谦和慎言作为处理同道之间的道德原则。名医大家的这种道德操守,充分体现了仁慈为本、持家修身、虚怀若谷、淡泊名利的精神品格,使这一群体在社会上始终具有良好的声誉,是对高尚人文精神的极好诠释,值得后人学习。

第七节　中医学的学科优势与国内外发展前景

目前,虽然现代医学已经成为主流医学,但并不能解决所有的疾病和健康问题。中医学独特的理论体系和丰富的临床经验历经两千多年的历史,地位无可替代,而且近年来不断被重新认识,在新的历史时期更加突显优势。中医学的学科优势是中医学拥有长久生命力的重要条件,除"整体观念""辨证论治""恒动观念"等基本特点外,还存在一些不同于其他医学的特色与优势,迸发着无穷的生命力,展现出良好的发展前景。

一、中医学的学科优势

(一)独特的养生保健体系

中医学历来重视疾病的预防,历经数千年的探索和实践,形成了一套独特的养生保健理论体系,成为中华民族文化生活中的重要组成部分。早在《黄帝内经》中就强调"治未病",记载了大量关于"保精、养气、御神"等养生保健的理论和方法,历代医著中均不乏养生保健方面的著述,更有诸如导引、五禽戏、八段锦、太极拳等强身、防病、益寿之功法流传,以及食疗、药膳、中药、针灸、推拿、拔罐、刮痧等保健、康复方法,形成了丰富且行之有效的养生保健体系。这些"绿色"而"自然"的疗法,具有简、效、廉、便等特点,为人类增强体质、预防保健起到了巨大作用。

在现代社会,随着经济的发展及人民生活水平的提高,人们对健康的要求愈来愈高,不仅要求不患疾病,而且要求不断提高生命质量和延长寿命,人口老龄化趋势亦属必然,因此对养生保健的需求越来越大。现代医学主要是针对疾病的直接病因或病灶进行治疗,建立的是"截断式""对抗式"治疗理念和模式,因而其更适应针对器质性疾病进行治疗,对尚未形成疾病的"亚健康"状态,往往因无法明确疾病诊断而束手无策,或仅能做简单的对症治疗,以致无力截断"亚健康"状态的继续发展。而中医学则有系统而科学的预防保健理论和方法,通过对人体的整体调节,使机体恢复自身的平衡与协调,对"亚健康"等状态具有良好的效果。更确切地说,无论从维护健康、干预亚健康到防止疾病的发展、传变和愈后复发,中医药都具有明显的优势。

(二)整体调节的治疗方法

中医治疗疾病主要有两种方法,一是应用中药方剂治疗,二是采用针灸推拿等外治方法治疗疾病,也可两者联合施治。与西医学对抗疗法不同,中医治疗的目的在于提高人体的综合抗病能力和机体恢复能力,维护机体的整体功能动态平衡。其中无论是单味中药还是复方方剂,均同时存在多种有效成分及作用部位(即多靶点、多环节、多途径协调),具有多重药理作用,可以发挥综合性调节治疗的效果。而且通过辨证论治原则及科学的组方原则所组成的复方方剂,具有比单味药更优越的整体调节功能,从而更有力地纠正机体的各种不平衡状态,可有效地治疗复杂性疑难疾病。针灸推拿疗法是尚未被现代医学充分认识的独特而有效的方法,以针灸、推拿为主的非药物疗法,是对人体体表经络及腧穴施以一定的手法,以通调卫气营血,调整经络、脏腑功能而达到对人体整体调节治疗疾病的目的。因此，与西医相比，中医更长于治疗多系统、多器官、多组织的综合病变，精神神经、内分泌、免疫系统疾患，以及功能性、原因不明的病症等，常能取得临床痊愈、症情缓解、控制发作等较为满意的疗效。而上述疾病在现代人类疾病谱和死亡谱中占有较大比例，现代医学对这些疾病却往往缺乏有效的治疗手段。当然中医治疗的优势病种也并非一切均优，而是有所侧重。如糖尿病治疗，中药降糖并不占优势，但对其并发症则有较好的防治措施；肿瘤治疗，中药也并不是以杀灭肿瘤细胞为主，而是从整体提高人体的综合抗病能力与自我修复能力为主，提高生活质量，延长存活期，减少放化疗的不良反应。

（三）个体化诊疗模式

除了强调整体调节，中医学同时还强调注重不同患病个体的差异。与西医"治病"不同，中医学的诊治对象不是病，而是患病的个人。即使患同一疾病，由于体质、年龄、性别、生活环境、精神状态等种种差异，不同的患者常表现出不同的临床症状、病机特点、疾病的发展和转归情况。所以，中医在临床中特别重视每个患者的个体特征，坚持"以人为本"的个体化诊疗原则，要求诊断、治疗和防病时，均应依据每个患者生理、病理的个体特征区别对待。中医学所强调的"辨证论治"及"三因制宜"的治疗原则，实已蕴含"个体化诊疗"的思想。中医历来多习用中药汤剂治病，一个主要原因就是汤剂便于随"证"加减，以贯彻"个体化治疗"法则。虽然西医学也在尝试从传统的疾病模式化治疗方式向患者个体化治疗方式转变，但由于自身学科特点，其个体化治疗的灵活性和实现程度的优势则远不及中医学。

（四）丰富的中药宝库

中药方剂是中医治疗疾病的主要方式。中药绝大多数来源于自然界，大多数药性平和，毒副作用小，而且通过药物配伍可起到增效减毒的作用，具有安全有效的特点。此外，许多中药具有养生保健的作用，可以有效地调理虚弱、增强体质、延缓衰老等。相对而言，化学合成药物的毒副作用明显，常可形成"药源性疾病""药源性公害"等严重问题，且化学合成药物开发难度大，耗资大，使得人们把防病治病和健康需求的目光又重新转向了天然药物，更瞄向了具有悠久历史的中药。近年来，全球中草药研究和开发生产及产业化已成为热点，推动了世界性植物原料的开发热潮。世界各国实践已证明，天然传统药物历来就是创新药物研究开发的重要源泉。一些天然药物活性成分，如麻黄素、紫杉醇等本身已经开发成为新药，有的则作为先导化合物，经过结构修饰或结构改造，发展成为重要的合成药物。结合中医学的宝贵经验，从中药、天然药物出发研究开发创新药物已被证明是一条捷径。正如中国药学家诺贝尔生理学或医学奖获得者屠呦呦所说："中国医药学是一个伟大的宝藏，青蒿素正是从这一宝藏中发掘出来的。"

总之，中医学在医学模式、临床诊疗、养生保健等方面存在诸多学科优势，这是中医学历经千年而不衰，在现代社会中依然大放异彩的基础。在未来的发展中，利用现代科技手段，进一步发掘和提高中医学优势，在理论和实践上不断获得突破，特别是对临床优势病种进行重点、系统的开拓研究，将使中医学更好地为世界人民的健康保健事业服务。

二、中医学国内外发展前景

（一）国内发展前景

中医药除在常见病、多发病、疑难杂症的防治中贡献力量外，在重大以及新型冠状病毒肺炎疫情防治和突发公共事件医疗救治中也发挥了重要作用。中医、中西医结合治疗传染性非典型肺炎的疗效得到了世界卫生组织的肯定。中医治疗甲型 H1N1 流感取得了良好的效果，其成果引起了国际社会的关注。同时，中医药在防治艾滋病、手足口病、人感染 H7N9 禽流感等传染病，以及四川汶川特大地震、甘肃舟曲特大泥石流等突发公共事件的医疗救治中，都发挥了独特作用。我国政府一直十分重视中医药事业的发展，尤其是近年来更加重视中医药的传承与发展，多措并举培养中青年名医，中医药总体规模不断扩大，发展水平和服务能力逐步提高，基本建立起覆盖城乡的中医医疗服务体系和中医预防保健服务体系。2016 年 12 月 6 日，国务院发表《中国的中医药》白皮书，标志着中医药发展上升为国家战略，中医药事业进入新的历史发展时期。

2016 年 2 月 26 日，国务院发布了《中医药发展战略规划纲要（2016—2030 年）》，明确了未来十五年我国中医药在养生保健、健康养老、防病治病及中医药创新等方面的发展目标和工作重点，提出到 2020 年实现人人基本享有中医药服务，到 2030 年中医药治理体系和治理能力现代化水平显著提升，中医药服务领域实现全覆盖，在治未病中的主导作用、在重大疾病治疗中的协同作用、在疾病康复中的核心作用得到充分发挥；推动建立融入中医药内容的社区健康管理模式，开展高危人群中医药健康干预。这必将加快现代中医药事业的进一步健康发展。同年 12 月 25 日，《中华人民共和国中医药法》通过，明确了中医药的地位作用以及发展中医药的基本方针和基本原则等内容，将党和国家关于发展中医药的方针政策用法律形式固定下来，将人民群众对于中医药的期盼和要求用法律形式体现出来，为中医药事业发展提供了法律保障，对中医药行业发展具有里程碑的意义。

我国的中西医结合事业也获得了长足发展，中西医结合已成为具有中国特色的新型医学模式，与中医、西医共同作为我国医药卫生事业的"三驾马车"。目前中西医结合在辨病与辨证相结合治疗恶性肿瘤、急腹症、血液病、病毒感染、肛肠病、骨折、中小面积烧伤、血栓闭塞性脉管炎等疾病，以及中西医结合基础理论研究、中药新药研发等方面均取得了重大成绩，备受世界医学界瞩目。中西医结合大大促进了中医现代化的进程。

（二）国外发展前景

中医药学是中华文明的优秀遗产，是中华民族的宝贵财富。数千年来，中医药学不仅服务于华夏子孙，也惠及国外越来越多的国家和地区的民众。早在公元前 1 世纪，中医药就传到了朝鲜、日本和中国的远近邻国。中医药学传入欧洲的时间应该不晚于明代。大约在 18 世纪中期，中医药传入了美国。随着中医药在常见病、多发病、慢性病及疑难病症、重大传染病防治中的作用得到进一步彰显，得到国内外社会的广泛欢迎和认可。1972 年，美国掀起了"针灸热"；1996 年，美国批准针灸作为治疗方法，之后国外数度出现了"中医热""针灸热""中药热"。据不完全统计，1987—2005 年，我国已为 130 多个国家和地区培养了 54 700 余名来华学习中医药的人员。截至 2008 年初，国外中医医疗机构有 5 万多家，针灸师超过 10 万人，注册中医师超过 2 万名，每年约 30％的当地人、超过 70％的华人接受过中医药医疗保健服务。世界卫生组织（WHO）在亚洲设立的 15 个"传统医学合作中心"中有 13 个与中医药有关，其中 7 个设在中国。2006 年召开的世界传统医学政府论坛上，WHO 和东盟力促传统医学纳入国家医疗体系。目前，世界各国政府日渐意识到中医药学的重要性，积极推动中医药学在本国的发展，许多国家开展了中医药教育。截至 2016 年底，中医药已经传播到 183 个国家和地区，已经有 67 个国家的政府正式承认中医药的合法地位，54 个国家制定了传统医学相关法案，92 个国家颁布了草药相关法案。

近年来，国外一些医药学术机构已开始重视中药的研究。例如，在日本，许多汉方药企业建立的汉方研究机构从事汉方药物研究，建立了药材生产基地；在英国，Phynova 公司以中草药为基础，开展抗感染和抗肿瘤研究；意大利开展中医药治疗肿瘤、糖尿病的研究，估计有 170 多家大型国际制药公司在从事包括中药在内的传统药物的研究开发工作；美国 NIH 和艾滋病防治中心分别对 300 余种中草药进行筛选和有效成分研究，从植物药中寻找抗癌活性成分，取得了较多成果。以植物药为例，仅西方国家就有 40 家植物药研究机构，500 多个研究项目。与此同时，国际上申请中药与其他植物药的专利数量亦在迅速上升。

总之，在当今世界人们渴望"返璞归真""回归大自然"的呼声中，伴随全球的保健热，面对化学药品的"药害"及疾病谱的变化等问题，中医学已走出国门走向世界，并呈现出良好的发展前景。相信随着进一步地深入研究和发掘，中医学将对世界人民的健康事业做出更大的贡献。

本章重点知识导图

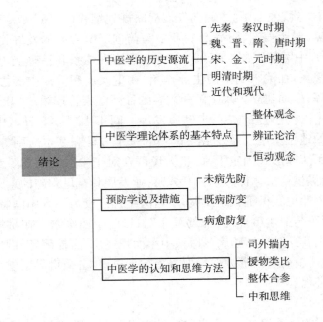

知识链接

医圣张仲景出生在南阳一个官宦家庭，从小笃实好学。他在《伤寒杂病论》序言中说："生而知之者上，学则亚之，多闻博识，知之次也。余宿尚方术，请事斯语。"他清醒地认识到，自己并非"生而知之"的天才，从医这条路要有所成就，只能比常人加倍努力和刻苦钻研。10岁那年，张仲景拜同郡张伯祖为师学习医术。因其非常认真刻苦，张伯祖将自己毕生所学倾囊相授。后来张仲景承袭了家门，被州郡举为孝廉，当上了长沙太守。虽身居要职，他还是希望能用自己的医术为百姓解除病痛。于是他让衙役贴出安民告示，择定每月初一和十五两天大开衙门，让有病的百姓进来，他端端正正地坐在大堂上挨个地仔细为群众诊治。这就是"坐堂医"的由来。

现代相关研究

对《灵枢·本藏》的现代研究表明，健康内涵包括三个方面的内容：第一，血气和，即躯体功能正常；第二，志意和，即精神心理活动正常；第三，寒温和，即与外界环境相适应。与世界卫生组织定义的健康新概念一致，它体现了中医经典的精深。{杨志敏.论《黄帝内经》"和态健康观"[J].中国中医基础医学杂志，2016，22(10)：1285-1287}

中医文化是中国古代哲学、人文科学、古代天文地理和早期医学等方面知识的有机结合。医学生人文素质教育为国内外医学教育界所重视，将中医文化与医学院校人文素质教育结合起来，有助于提高医学生的综合素质。{贾爱明，张红，胡文梅.中医文化融入医学院校人文素质教育探讨[J].医学与社会，2011，24(4)：92-93}

中西医结合在防治疾病、保障公众健康方面有了很大的进步，表现在医疗机构数量及服务人数和从业人数的增长、中西医结合临床优势不断得到体现、中西医结合研究取得许多成果等方面，显示出了强大的生命力。

思考题

1. 中医学的四大经典著作有哪些？中医学的理论体系的形成和发展经历了哪些历史时期？
2. 中医学预防疾病体现在哪些方面？有哪些具体措施？
3. 何谓"金元四大家"？
4. 中医学理论体系的基本特点有哪些？
5. 中医学思维方法的特点有哪些？
6. 加强医学人文修养有何意义？

（唐汉庆　蔡华珠　王　姣　史　瑞）

第二章
中医学的哲学观

学习内容：中国古代哲学气的基本概念；气一元论的基本内容；阴阳的基本概念；事物阴阳属性的特点；阴阳学说的基本内容；阴阳学说在中医学的应用；五行的基本概念、特性；事物的五行归类；五行学说的基本内容；五行学说在中医学的应用。

学习重点：气的基本概念；气一元论的基本内容；阴阳的基本概念；阴阳学说的基本内容；五行的基本概念、特性；五行学说的基本内容。

学习要求：

1. 掌握气的基本概念；气一元论的基本内容；阴阳的基本概念；阴阳学说的基本内容；五行的基本概念、特性；五行学说的基本内容。

2. 熟悉事物阴阳属性的特点；阴阳学说和五行学说在中医学的应用。

3. 了解气一元论、阴阳学说和五行学说的起源和形成。

哲学作为一门连接自然科学和社会科学的学科，是人们在对各种自然现象和社会现象进行分析总结基础上形成的对于世界一般规律的概括性认识。中医学产生于生产力不发达的古代，由于当时人们对于自然界的许多现象无法给予恰当的解释，特别是对于人体的生理和病理现象，无法通过现代技术手段去验证和阐释，不得不更多地借助中国古代哲学的知识进行分析和解释，从而使中国古代哲学的知识渗透于中医学的各个领域。可以说，中国古代哲学对中医学理论的形成影响极大，要学习中医基础理论，就必须了解中国古代哲学。中医学的中国古代哲学基础包括气一元论、阴阳学说和五行学说。

第一节　气一元论

气一元论是研究气的内涵及其运动，并用以阐释宇宙万物的构成本原及其发展变化的古代哲学思想。对气的认识，经历了从单纯的气体认识，到气一元论的升华认识和思想过程。精气学说是气一元论的早期概念。精的概念，首见于《老子·二十一章》："道之为物……窈兮冥兮，其中有精；其精甚真，其中有信。"道即气，气是物质，精是气的精华。精气学说以气为世界万物的本原，形成了气一元论的雏形，而成书于这一时期的中医学经典著作《内经》，正是借助精气学说的影响来构建独特的理论体系，为中医学的产生和发展奠定了理论基础。随着时代的发展，古代哲学家对精气学说又有进一步的认识和改进，东汉时期著名的哲学家王充的"元气学说"，将化生天地万物本原的"气"称为"元气"，同时代的中医学著作《难经》受古代哲学的影响，第一次使用"原（元）气"，以此比作人之生命的根本。宋代张载的《正蒙》等著作，提出"太虚即气"的学说。明清方以智、顾炎武、王夫之等思想家进一步将精气归结为"气一元论"，使气纳入中国古代哲学的范畴。

一、古代哲学气与气一元论的基本概念

中国古代哲学家认为，气是存在于宇宙之中无形而运动不息的极精微物质，是构成宇宙万物的本

原,宇宙万物的发生和发展与变化需要气的运动作为推动力,这为中医学理论体系的形成奠定了坚实的理论基础。

气一元论简称"气论",是古人认识和阐释物质世界的构成及其运动变化规律的宇宙观。"气"字最早在甲骨文中出现,最初表示"气体、云气"等具体的事物。古人通过对生命现象及自然界气的变化及运动的观察,并结合客观事物的运动、变化规律,认为气是一种客观存在,是不断运动、活力很强、无形可见的精微物质。

中医学气概念的形成受到精气学说的渗透和影响。"精"是极其精微的气,所以叫"精气"。精气一词首见于《易传·系辞上》:"精气为物,游魂为变,是故鬼神之情状,与天地相似,故不违。"即认为精气是存在于天地之间的不断运动变化的、无形可见的极微小物质,是世间万物的构成本体,是人体生命的本原。《管子·内业》也提到:"精也者,气之精者也。"指出精气是气中的精华部分,是维持人体生命活动的基本物质。在中国古代哲学中,精气也被认为是构成宇宙万物的直接物质材料。例如,在《公羊传·解诂》中指出:"元者,气也。无形以起,有形以分,造起天地,天地之始也。"《管子·内业》也说:"凡物之精,此则为生,下生五谷,上为列星……是故此气,杲乎如登于天,杳乎如入于渊,淖乎如在于海,卒乎如在于己。"气以不同物质形式存在,可分为有形和无形,气处于弥散和凝聚两种状态,《素问·六节藏象论》称"气合而有形,因变以正名",有形和无形是气的两种不同状态,其有形部分是构成世间万物的本原性物质原料,正是气的运动变化,产生世界多种有形物质,因而命名为不同的名称。

中医学理论体系,源于中国古代哲学,中医学理论体系的奠基之作《内经》正是汲取了气一元论思想,把气看作宇宙乃至生命的本原,《素问·宝命全形论》说:"天地合气,命之曰人",以气说明生命本质,以气的运动变化阐释人体生命活动,以及疾病的发生发展、诊断和治疗,认为气运行不息,推动和调控着人体内的新陈代谢,维系着人体的生命进程。从而构建中医学气的理论体系,并使气一元论思想和理论不断发展,广泛应用于中医学理论体系的基础和临床实践。

二、气一元论的基本内容

(一)气的物质属性

气,最基本的特性是物质属性,世界万物皆由气构成。《易传·系辞上》言"精气为物",天地山川、人禽草木、日月水火皆由气构成。《论衡·言毒》说:"万物之生,皆禀元气",世界上的所有物质皆由元气构成,是人体最根本、最重要的气。《论衡·自然》说:"天地合气,万物自生,犹夫妇合气,子自生矣。"阐释了人体之气来源于先天之精所化生的先天之气以及水谷之精化生的水谷之气和自然界的清气。《论衡·论死》说:"人未生,在元气之中;既死,复归元气""死而精气灭",人由气生,死后复归成气。

中医学理论体系以气的物质属性解释生命活动,《灵枢·决气》说:"人有精、气、津、液、血、脉,余意以为一气耳。"说明人体气的物质属性,气是人体内活力很强运行不息的极精微物质,是构成人体和维系人体生命活动的基本物质之一。因此,中医学以气的物质属性来阐明人体的生命和病理现象。

(二)气是万物的本原

气一元论认为,天地万物皆由气组成,气的弥散和凝聚构成有形的万物,气的运动推动着宇宙万物的更新和发展变化。

气是构成天地万物的本原,《公羊传解诂·隐公元年》说:"元者,气也。无形以起,有形以分,造起天地,天地之始也。"气的弥散和凝聚推动和调控宇宙万物发生发展和变化,推动和调控人体生命活动,《庄子·至乐》说:"气变而有形,形变而有生。"《庄子·知北游》曰:"通天下一气耳。"古代的哲学家把气作为天地万物的本原,气演变为世界万物,充分肯定气一元论的哲学观和唯物观。

人作为天地中有灵性的动物,同样来源于气的化生。《管子·业内》曰:"人之生也,天出其精,地出其形,合此以为人。"天地精气化生为人,即气中的精华部分化生为人,如《淮南子·精神训》言:"烦气为虫,精气为人。"中医学参照古代哲学"气一元论"的观点,来认识生命的本原,探究生命的本质,如《灵枢·天年》说:"人之始生,何气筑为基,何立而为楯……以母为基,以父为楯。"说明人来源于父母之气,先天之气是人体生命活动的原动力。《素问·六节藏象论》说:"五气入鼻,藏于心肺,上使五色修明,音声能彰。五味入口,藏于肠胃,味有所藏,以养五气,气和而生,津液相成,神乃自生。天食人以五气,地食人以五味,设或人体一刻无气、七日绝谷,则生命危殆。"说明自然之气与人体之气相互贯通,自然之气参与人体之气的生成,并且不断吐故纳新,促进人体代谢活动。而水谷之气是人体之气的主要来源,水谷之气匮乏,影响一身之气的生成。中医学把气当作人之根本,把气一元论作为中医学理论体系的基石。

（三）气的运动是万物变化的根源

气是万物的本原,气有运动的特性,气以其运行不息的特点激发和调控机体的新陈代谢,推动生命的进程。《正蒙·太和》说:"气坱然太虚,升降飞扬,未尝止息……为风雨,为雪霜,万品之流形,山川之融结,糟粕煨烬。"说明气的升降聚散等运动变化构造了五彩缤纷的自然物质世界。

气的运动称为气机,气的运动而产生的变化称为气化,升、降、出、入、聚、散是气运动变化的基本形式,升与降、出与入、聚与散既对立统一,又相互协调,广泛存在于机体内部,保持世界万物的平衡状态。《素问·六微旨大论》说:"升降出入,无器不有。""出入废,则神机化灭;升降息,则气立孤危。故非出入,则无以生、长、壮、老、已;非升降,则无以生、长、化、收、藏。"北宋张载说:"太虚不能无气,气不能不聚为万物,万物不能不散而为太虚。"古代人以气的运动解释说明天地的形成和万物的变化,人的生老病死也是气运动变化的结果,也就是说,人体的整个生命过程都离不开气的升降出入运动。《正蒙·太和》云:"由太虚,有天之名;由气化,有道之名。"气化后,有其形,是指气化后形成万物,各有其不同的形态。《二程遗书·第五》说:"万物之始皆气化;既形然后以形相禅,有形化。"古代人把世界万物归于气化的结果,气化产生形体,形体可以复归于气,实际上,气化就是体内物质新陈代谢的过程,是物质转化和能量转化的过程,可以解释"气一元论"。

《内经》借"气化"的概念,说明天地万物化生的过程,继以衍生人体"精、气、血、津、液、脉"等有形之物和各自的代谢及其相互转化,是气化的基本形式,以此阐明人体生理、病理之过程,为中医学的理论发展和创新奠定了基础。

（四）气是天地万物相互联系的中介

气是天地万物的本原物质,天地万物之间又充斥着无形之气,无形与有形之间又以气的形式进行着不断交换。因此,气是天地万物之间相互联系、相互作用的中介物质。

万物之间以气为中介相互联系、相互感应并传递信息。如《吕氏春秋·应同》说:"类同则召,气同则合,声比则应。"又如乐器的共振共鸣、磁石吸铁,日月吸引海水形成潮汐、四季与树木的变化等,皆通过事物之间的"气"相互感应而出现。《灵枢·岁露论》说:"人与天地相参也,与日月相应也。"天地之间万物的变化与人的生理息息相通,即所谓"生气通天",日月、昼夜、季节、气候等变化对人的生理与病理过程具有重要的影响,正是通过气的中介作用,使人与天地万物息息相应。同理,人体内各脏腑、经络、官窍等组织也是通过气来传递信息,相互感应、相互联系、相互影响,如"心气通于舌""肝气通于目"等。总而言之,气对于人体具有十分重要的作用,它既是构成人体的基本物质之一,又是推动和调控脏腑机能活动的动力,从而起到维系生命进程的作用。

综上,气一元论源于中国古代哲学,气是宇宙万物的本原,气的运动变化推动宇宙万物的发生、发展和变化。中医学借助气的哲学理论,经过历代中医学家丰富发展气一元论,来阐释人体生命的活动原理,认识健康与疾病,指导诊断与治疗,成为中医学重要的哲学理论基础。

气一元论在中医学中的具体应用,参见本书第三章中的"精、气、血、津、液、神"部分。

三、气一元论在中医学中的运用

气一元论在中医学中的运用主要有以下几方面。

（一）构建天人合一整体观

中医学认为，人是天地自然的产物，"天地合气，命之曰人"（《素问·宝命全形论》）；而人是万物之灵，"天覆地载，万物悉备，莫贵于人"（《素问·宝命全形论》）。中医学以"气"为媒介将人与天地联系起来，认为天、地、人均本原于气而相参相应，正如《素问·宝命全形论》云："人以天地之气生，四时之法成。"《灵枢·岁露论》亦认为："人与天地相参也，与日月相应也。"气一元论被广泛应用于中医学，形成了天人合一的整体观念，将人体置于一个不断演变、相互影响的宏观动态系统之中来研究。中医学运用气一元论的思想，从时间、空间、自然环境、社会环境等方面综合研究人体的生命与健康，指导疾病的诊治与养生康复等，从而构建中医学天人合一的整体观。

（二）阐释人体生命活动

气是维持生命活动的基本物质，气的运动变化及其伴随发生的能量转化过程称为"气化"。"味归形，形归气，气归精，精归化；精食气，形食味，化生精，气生形。味伤形，气伤精，精化为气，气伤于味"（《素问·阴阳应象大论》），就是中医学对气化过程的概括。气化为形、形化为气的形气转化过程，包括气、精、血、津、液等物质的生成、转化、利用和排泄过程。"天食人以五气，地食人以五味"（《素问·六节脏象论》），是说人体必须不断地从周围环境摄取生命活动所必需的物质，否则生命就无法维持。故曰："平人不食饮七日而死者，水谷精气津液皆尽故也"（《灵枢·平人绝谷》）。人体的脏腑经络、周身组织都在不同的角度、范围和深度上参与了气化的过程，并从中获取其需要的营养物质和能量，排出无用或有害的代谢产物。人体的气化运动是永恒的，存在于生命过程的始终，没有气化就没有生命。由此可见，气化运动是生命的基本特征，其本质就是机体内部阴阳消长、转化的矛盾运动。

（三）解释人体疾病变化

中医学将致病因素称为"邪气"，如《素问·举痛论》说："百病生于气也。"邪气大致分为外感和内伤两种。这些邪气可以伤经、伤络、伤脏、伤腑，或在表，或在里，皆由气机失常所导致。自然界气候的异常变化或人体抗病能力下降时，邪气则侵袭人体，称为"六淫"之气；具有强烈传染性和致病性的邪气，称为"疠气"，是引起疾病的外感病因。正所谓"邪之所凑，其气必虚"（《素问·评热病论》）。情志内伤、饮食劳逸所伤等，是引起疾病的内伤病因，导致脏腑阴阳气血功能失常。气的失常变化多端，可因气的生成不足发为气虚；也可因气的运动失常而表现为气机失调，发为气滞、气逆、气陷、气闭、气脱等。

（四）指导疾病的诊疗

1. 诊断方面　望、闻、问、切四诊无一不与气密切相关。"有诸内者形诸外"（《丹溪心法》），审察五脏之病形，可知真气之虚实。正气的盛衰可以从面色、形态、声音、神志、脉象等方面表现出来，其中以神志和脉象尤为重要。神气的存亡是生命活动的标志，而神以精气为物质基础，是脏腑气血盛衰的外露征象。故曰："神者，正气也"（《四诊抉微》）；"神气者，元气也。元气完固，则精神昌盛无待言也。若元气微虚，则神气微去；元气大虚，则神气全去，神去则机息矣"（《景岳全书·传忠录·虚实篇》）。故望气色又可知内脏盛衰、气血虚实、邪气深浅等。"寸口者，脉之大会"（《难经·一难》）；"脉气流经，经气归于肺，肺朝百脉……气归于权衡。权衡以平，气口成寸，以决死生"（《素问·经脉别论》）。故气之盛衰可从寸口脉上反映出来。人之元气为脉之根本，故曰："脉有根本，人有元气，故知不死"《难经·十四难》）。中医在诊断中审查"胃气"的情况，是决定疾病顺逆、生死的关键，故曰"有胃气则生，无胃气则死"。

2. 治疗方面　中医学认为，疾病的发生取决于邪气和正气的矛盾斗争，而正气的盛衰在发病上居主导地位。故曰："正气存内，邪不可干"，"邪之所凑，其气必虚"。因此，疾病的治疗原则不外乎扶正和祛邪。祛邪可以扶正,扶正也可以祛邪。"气者,人之根本也"(《难经》)。治疗的目的为疏其血气,令其和平。气得其和为正气,失其和为邪气。治气重点在于"调",取调和之意,不仅是指用理气药来调畅气机,还指通过各种治疗方法来调整脏腑的阴阳,使机体重新建立气血阴阳、升降出入的动态平衡,即"谨察阴阳之所在而调之,以平为期"。

（五）判断疾病的预后

应用气一元论,可以从形气关系来判断疾病的轻重、顺逆和预后,是中医诊断学中的重要内容。形以寓气,气以充形,"形气相得,谓之可治","形气相失,谓之难治"(《素问・玉机真脏论》)。若"形盛脉细,少气不足以息者危。形瘦脉大,胸中多气者死。……形肉已脱,九候虽调,犹死"(《素问・三部九候论》)。所以,元气是疾病顺逆的根本。

中医学根据"形神合一"的观点,强调望神色以决死生。"血气者,人之神"(《素问・八正冲明论》),"夫色之变化,以应四时之脉………以合于神明也","治之要极,无失色脉"(《素问・移精变气论》)。"见其色而不得其脉,反得其相胜之脉,则死矣;得其相生之脉,则病已矣"(《灵枢・邪气脏腑病形》)。得神者昌,失神者亡。脉气主要是指胃气,是判断预后的主要依据。"度事上下,脉事因格,是以形弱气虚死;形气有余,脉气不足死;脉气有余,形气不足生"(《素问・方盛衰论》)。

综上所述,气一元论渗透融汇到中医学理论中,作为重要的认识论和思维方法,全方位地阐释了中医的科学性,构建了整体观的哲学基础,用以阐释人体生命的活动原理,认识人体健康与疾病变化,形成健康的观念和养生之道,并指导疾病的诊断与防治。

第二节　阴阳学说

阴阳学说属于中国古代哲学范畴,也是中医学基础理论的哲学基础之一。阴阳学说作为一种认识自然界和人类社会的世界观和方法论,不仅包含哲学的意义,更重要的是与医学内容相互融合,形成了中医学独特的阴阳学说,贯穿于中医学的各个领域,从中医基础理论到临床辨证论治、从药性理论到方药配伍等,阴阳学说都发挥了重要的指导作用。

阴阳学说的起源和发展经历了较长时间,先秦时期是阴阳学说的发轫时期,阴阳的概念始于《易经》,以后的学者经常运用阴阳学说来解释自然界的许多现象,如《管子・形势解》中提到:"春者,阳气始上,故万物生。夏者,阳气毕上,故万物长。秋者,阴气始下,故万物收。冬者,阴气毕下,故万物藏。故春夏生长,秋冬收藏,四时之节也。"

阴阳学说认为,世间万物无论是有形实体还是无形之物,都普遍存在联系并且处于永不停息的运动之中,各个事物之间的变化和联系离不开阴阳的变化,阴阳的变化决定着事物的发展和变化。阴阳学说是一种哲学思想,一种认识世界和社会现象的方法论和世界观,其将自然界处于矛盾运动中的各种事物高度概括为阴和阳两个对立的范畴,并以阴阳的运动变化来描述自然界的运动和发展变化。阴阳学说的观点贯穿并渗透在中医学脏腑学说、经络学说、病因病机论、诊法和治则、养生和保健等各个方面。

一、阴阳的概念

（一）阴阳的基本概念

阴阳是对自然界中相互关联的事物或现象对立双方属性的概括,是自然界事物发展变化的根本规律。

在《说文解字》里有记载:"阴,暗也,水之南,山之北也。阳,高明也。"表明阴阳的最初含义是日光的向背。向着阳光则为阳,背着阳光则为阴。向着阳光就具有光明和温暖的特性,背着阳光则具有黑暗和寒冷的特性,就以光明和黑暗、温暖和寒冷分阴阳属性。在长期的生产实践中,人们观察到许多两极对立的现象,如水火、日月、昼夜、动静、升降、出入、内外、雌雄等,于是将阴阳本义加以扩张和引申,并用阴阳对这些事物或现象加以概括。因此,阴阳是中国古代哲学的一对范畴,是抽象的而不是针对某一具体事物的哲学概念。

（二）阴阳的基本特征

阴阳既可以表示同一事物内部对立的两个方面,也可以表示自然界两种或两类相互对立而又相反相成的事物或现象的属性。例如,以同一事物内部对立的两个方面为例,如人体内部的气血,脏与腑,中药气味的阴阳属性"阳为气,阴为味"。以两种不同事物或现象为例,如天与地、日与月、水与火、寒与热等。正如《素问·六节藏象论》说:"天为阳,地为阴,日为阳,月为阴。"《素问·阴阳应象大论》也说:"天地者,万物之上下也,阴阳者,血气之男女也,水火者,阴阳之征兆也。"对自然界的事物都予以阴阳属性的规定和划分。

一般地说,具有兴奋、运动、上升、外向、温暖、光明等特性的属于阳;相反,具有抑制、静止、下降、内向、寒冷、黑暗等特性的属于阴。例如,清气上升聚而成天故属阳,浊气下降聚而成地故属阴;水性寒、向下流动故属阴,火性热、炎上故属阳。如果以变化过程为例,则从无形之气化为有形之质属于阴,从有形之质化为无形之气为阳。如果以功能为例,具有推动、温暖、兴奋等作用的事物归属阳,具有阻碍、抑制、滋润等作用的事物归属阴。

（三）阴阳的属性特点

1. 普遍性 阴阳学说宏观上阐述了世间万物的统一性和整体性,反映了事物间的矛盾制约关系,正如张景岳所说:"道者,阴阳之理也;阴阳者,一分为二也。"指出阴阳是世间事物一分为二、对立统一的整体关系。这种关系具有普遍性,是从许多具体事物的矛盾中抽象出来的,不能用来专指某一个事物,这即是事物阴阳属性的普遍性。如《素问·五运行大论》中说:"是明道也,此天地之阴阳也。夫数之可数者,人中之阴阳也,然所合,数之可得者也。夫阴阳者,数之可十,推之可百,数之可千,推之可万。天地阴阳者,不以数推,以象之谓也。"说明阴阳是从许多具体事物的矛盾中找到的具有共同规律的属性,能够反映世间万物的普遍联系。由于存在事物阴阳属性的普遍性,使研究或推知更为复杂的未知事物有了依据。

2. 相对性 事物阴阳属性的相对性是指由于事物或现象所处的特定环境、功能和运动变化趋势发生了改变,使原来已确定为属阴或属阳的属性随之发生了改变。事物阴阳属性的相对性表现在阴阳的无限可分性和阴阳的相互转化性两个方面。

阴阳的无限可分性即阴阳之中复有阴阳,对于确定为属阴或属阳的事物,还可以在一定的前提条件下,在更高或更深层次上进行阴或阳属性的划分。例如,在《素问·金匮真言论》中说:"阴中有阴,阳中有阳。平旦至日中,天之阳,阳中之阳也;日中至黄昏,天之阳,阳中之阴也;合夜至鸡鸣,天之阴,阴中之阴也;鸡鸣至平旦,天之阴,阴中之阳也。"任何一种事物,其内部还可以再分为阴和阳两个方面,而分为阴或阳的任何一方,仍然可以继续分为阴和阳。因此,随着对事物认识的逐渐深入,对事物的阴阳属性划分自然随之逐步递进。中医学对阴阳的划分是从解释和解决医学问题的实际需要出发,阴阳的无限可分特性被用来指导临床的辨证治疗。故《素问·阴阳离合论》将阴阳的无限可分性表述为:"阴阳者,数之可十,推之可百;数之可千,推之可万;万之大,不可胜数,然其要一也。"

阴阳的相对性还表现在事物的阴阳属性在一定条件下可以相互转化。当事物的比较层次和所处的时空发生变化时,事物的阴阳属性则发生改变,如脏与腑比较,由于脏藏精,"藏而不泄"属阴,腑"传化物而不藏"属阳;然而当人体六腑与在外的四肢及躯壳相比较,则属阴。在事物发展的过程中,可以出现阴转化为阳,或阳转化为阴,这也是事物阴阳相对性的一种表现形式。例如,对于自然界的日月气候变化,蕴含了阴阳属性的转化,在《内经》中做了很多的总结和论述,如《灵枢·论疾诊尺》中说:"四时之变,寒暑之胜,重阴必阳,重阳必阴;故阴主寒,阳主热,故寒甚则热,热甚则寒,故曰寒生热,热生寒,此阴阳之变也。"说明事物的阴阳属性会在一定的条件下发生转变。

二、阴阳学说的基本内容

阴阳学说的基本内容主要有阴阳对立制约、阴阳互根互用、阴阳相互消长、阴阳相互转化和阴阳交感五个方面。

1. 阴阳对立制约 阴阳，就其属性而言是相互对立的，阴阳对立是普遍存在的，如上与下、左与右、水与火、动与静、昼与夜、寒与热等。阴阳对立的双方又相互制约，如水属阴，火属阳，水可灭火，火可使水蒸腾化作气；热水属阳，寒冰属阴，热水可以溶解寒冰，寒冰可以降低热水的温度。这些都是阴阳对立制约的现象和表现。鉴于此，中医在认识人体生理病理、解释生命运动规律，以及进行临床诊疗时，始终从矛盾的两个方面去分析把握，从而获得整体观念下对健康与疾病的正确认识。健康状态就是阴阳达成的动态平衡状态，疾病的产生是阴阳平衡失调的结果。因此，在诊疗疾病时，先要四诊合参，辨明阴阳；而治疗的目的是调整阴阳，恢复阴阳平衡的正常生理状态。正如张景岳在《类经附翼·医易》中所说："动极者镇之以静，阴亢者胜之以阳。"

2. 阴阳互根互用 阴阳互根，是指自然界一切事物或现象中相互对立的阴阳两个方面，相互植根于对方，形成相互依存、互为根本的关系。它反映了阴和阳的任何一方都不能离开另一方而单独存在，任何一方都要以对方的存在为自己存在的前提或条件。例如，内为阴，外为阳，没有内，也就无所谓外；上为阳，下为阴，没有上，也就无所谓下。阴阳的这种相互依存关系称为阴阳互根，表明了阴阳二者的不可分离性。

阴阳互用，是指在阴阳互根的基础上，阴阳双方形成的相互资生、促进和助长的关系。《素问·阴阳应象大论》中明确指出："阴在内，阳之守也；阳在外，阴之使也。"说明阴精为阳气的物质基础，阳气在外，是阴精的化生；阴精在内，是阳气的根本。《素问·阴阳应象大论》又云："故清阳为天，浊阴为地。地气上为云，天气下为雨；雨出地气，云出天气。"则是用云雨的化生说明阴阳互用的机制。

3. 阴阳相互消长 阴阳消长，指的是事物的阴阳双方不是一成不变的，而是始终发生着此消彼长的变化，是阴阳运动变化的一种形式。

阴阳消长的类型概括有 4 种，即阴长阳消、阴消阳长、阴阳同长和阴阳同消。前两种类型涉及阴阳对立制约关系，后两种涉及阴阳互根互用关系。

阴阳相互消长的观点反映了阴阳消长是阴阳运动变化的过程，表明了阴阳之间的相互作用始终是在动态变化中发展这一规律，这和中医学的恒动观念是一致的。导致阴阳消长的原理是阴阳对立制约和阴阳互根互用。如果阴阳双方的消长变化在一定的范围、一定的时空环境中保持稳定，没有超出一定的限度，称为阴阳的"平衡"。如果消长超出了限度，则认为平衡被打破，在自然界则发生灾害（如水灾、旱灾、高热、酷寒等），在人体则出现寒证、热证、虚证等病证。

4. 阴阳相互转化 是指事物中阴阳对立的双方，在一定条件下，其总体属性可向其相反的方向转变。即原来属于阳的事物可以转化为属于阴的事物，而原来属于阴的事物则可以转化为属于阳的事物。例如，热证可以转化为寒证，寒证也可以转化为热证等。

阴阳相互转化的机制和阴阳对立制约、阴阳互根互用、阴阳相互消长都有联系，概括来说，以阴阳互根互用为先决条件，以阴阳对立制约为动力，以阴阳相互消长为转化过程，以阴阳总体属性的变化为结果。

阴阳相互转化需要一定的先决条件，当对立双方的某一方发展到了极点，就有了向其相反方向转化的可能，《内经》有"重阴必阳，重阳必阴""寒极生热，热极生寒""寒甚则热，热甚则寒"等表述。阴阳相互转化的形式有渐变和骤变两种。例如，一年四季的寒凉温热气候更迭，一天当中的昼夜轮替等属于渐变的形式；而临床所见的高热患者突然出现体温下降、四肢厥冷等临床表现则属于骤变的形式。

5. 阴阳交感 "交感"即交泰、感应之意。阴阳交感，是指阴阳二气在运动变化中相互感应而交合并达到和谐的过程，反映了阴阳双方总是处于不断发生联系、相互影响的状态。最早明确提出阴阳二气感应的论点见于《易传》，如《易传·咸》提出："天地感而万物化生。"说明阴阳二气交感是万物化生的原动力和根本条件，如果阴阳二气不相交合感应，则自然界的新事物或新个体就不会产生。

《内经》对天地阴阳二气的交合感应有较多论述。如《素问·六微旨大论》曰："气之升降，天地之更用也……天气下降，气流于地，地气上升，气腾于天，故高下相召，升降相因，而变作矣。"认为天地阴阳二气相互交合感应是自然界万物发生变化的根本原因。

综上所述，阴阳的对立制约、互根互用、相互消长、相互转化和阴阳交感之间是互相联系的。阴阳对立制约和互根互用是阴阳学说的根本，阴阳对立制约使事物保持动态平衡，阴阳互根互用表明阴阳双方相互依存、相互为用、不可分离的特性；阴阳消长表明了阴阳双方力量对比的变化过程，而阴阳转化是阴阳消长的结果，阴阳交感则反映了阴阳双方总是处于不断发生联系、相互影响的状态。

三、阴阳学说在中医学的应用

阴阳学说在中医学的应用主要有以下几方面。

（一）说明人体的组织结构

阴阳交感而化生万物。因此，人体是一个由阴阳结合而成的有机整体，中医学划分人体组织结构阴阳的依据主要有：第一，根据人体的解剖部位。例如，就上下部位而言，上部为阳，下部为阴；就体内与体外而言，则体内为阴，体外为阳；就躯干的背侧和腹侧而言，背侧为阳，腹侧为阴；就四肢的内侧和外侧而言，内侧为阴，外侧为阳等；第二，根据每个组织结构的不同形态特征和功能特点划分其阴阳属性。例如，以脏与腑为例，脏具有藏精的作用，有"藏而不泻""满而不能实"的功能形态特点，故属于阴；腑多为中空器官，具有"泻而不藏""实而不满"的功能形态特点，因此属于阳。

另外，由于阴阳的无限可分性，同一部位或同一脏腑也有阴阳之分，表现为阴阳之中再分阴阳。例如，心可分为心阴和心阳，脾可分为脾阴和脾阳，胃可分为胃阴和胃阳等。

人体的经络也分阴阳，其中正经十二经脉（如手足三阴三阳经脉），阳经循行于四肢的外侧，阴经循行于四肢的内侧；奇经八脉中的蹻脉和维脉，根据其循行人体部位的不同，如循行人体内侧者称为阴蹻或阴维，循行人体外侧者称为阳蹻或阳维。督脉，行于背部正中，对全身的阳经起到调控作用，称为"阳脉之海"；任脉行于腹侧正中，加强阴脉之间的联系，调节阴经的气血，称为"阴脉之海"。

综上，人体的脏腑、经络等组织结构，根据其大体解剖部位、形态功能特点等都可以划分阴阳属性，并在此基础上借以说明其对立统一关系。

（二）概括人体的生理功能

人体的正常生命活动是阴阳两个方面保持着平衡协调关系的结果。如脾阳升清，胃气下降，清阳上升，外发腠理，外达四肢；浊阴下降，内走五脏，内归六腑等情形均属于阴阳升降出入的运动，人体保持这种运动的平衡，生理活动才得以进行，否则就可能出现病理情况。

人生活在物质世界，人的生理活动有其物质基础，没有物质其运动就失去生理功能的基础，而生理功能的作用之一就是促进物质的更新，或称之为新陈代谢。从这个意义上说，功能和物质可以区分阴阳属性，功能属阳，物质属阴。而对于物质，也可以再分阴阳。例如，具有化生血液、濡养经脉肌肉骨骼作用的营气称为"营阴"；具有卫护肌表、温煦机体作用的卫气称为"卫阳"。因此，人体的生理功能可以用阴阳的概念进行描述，阴阳平衡则人体的生理功能正常，阴阳失衡则会引起病变甚至失去生命，正如《素问·生气通天论》所言："阴平阳秘，精神乃治，阴阳离决，精气乃绝。"

（三）阐述人体的病理变化

人体内阴阳消长保持平衡状态是人体正常生命活动得以进行的前提条件，如果阴阳失衡则会引起人体病理变化。因此，疾病发生的基本机制之一就是阴阳失去相对的平衡，从而出现偏胜或偏衰的结果。

疾病的发生、发展、转化或传变及预后涉及两个因素，即人体的正气（或谓之抗邪防御能力）和侵犯人体的邪气。正气一般指人体的功能状态及抵御各种病邪的能力,具体表现为对自然环境的适应能力和修复受损组织、恢复组织功能的自身康复能力。邪气则是对一切致病因素的统称。正气和邪气也可以用阴和阳进行属性概括。例如,正气有阳气和阴气之分,邪气也有阳邪和阴邪之分,风、寒、暑、湿、燥、热六种病邪,称为六淫,其中寒湿属于阴邪,风、暑、燥、热则属于阳邪。人体疾病的发生与发展、转归及预后,取决于正气和邪气相互斗争的结果,而正气和邪气的斗争会引起人体的阴阳偏盛或偏衰,因此人体的病理变化可以用阴阳的偏盛或偏衰进行描述。

1. 阴阳偏盛　盛指邪气盛实,阴阳偏盛是由于阴邪或阳邪盛实而表现出来的实证,这种情况下,属于阴或阳的任何一方高于正常水平。其结果正如《素问·阴阳应象大论》所言:"阴胜则阳病,阳胜则阴病,阳胜则热,阴胜则寒。"

"阴胜则阳病,阴胜则寒",是由于阴邪的力量超出了正常水平,阴邪亢盛,侵袭人体。阴邪的特性是寒,容易损伤人体阳气。例如,临证见寒邪侵袭人体,人体表现出一派寒象,如形寒肢冷、面色苍白、脘腹冷痛、便溏溲清、舌质淡苔白、脉沉迟等实寒证表现。如果阴邪的力量增强,则对阳气的损害作用加大,就会出现"阴盛阳衰"之证。例如,寒邪侵犯人体日久,力量增强,人体阳气受损严重,寒邪亢盛,人体就会有四肢厥冷、蜷缩、脉细微等严重表现。

"阳胜则阴病,阳胜则热",是由于阳邪的力量超出了正常水平,阳邪亢盛,侵袭人体。阳邪的特性是热,容易损伤人体阴津。例如,临证见温热之邪侵袭人体,人体表现出一派热象,如高热、烦躁、面赤红、口渴、脉数大等实热证表现,即"阳胜则热"。由于热邪属阳,容易损耗人体阴津,使人体肌肤失去滋润,有口干舌燥、舌红少津的表现,即"阳胜伤阴"之证。

2. 阴阳偏衰　衰指虚弱、衰退,阴阳偏衰是由于阴气或阳气虚弱而表现出来的虚证,这种情况下,属于阴或阳的任何一方低于正常水平。其结果正如《素问·调经论》所言:"阳虚则外寒,阴虚则内热。"

"阳虚则外寒",阳虚是指人体阳气虚弱,由于阴阳相互制约,阴或阳的任何一方如果力量不足,无力制约对方,则会引起对方相对的偏盛。阳虚不能制约阴,则阴相对偏盛,阴的特性是寒,在人体,可有畏寒肢冷、面色苍白、自汗、脉微等"阳虚外寒"的虚寒证表现。

"阴虚则内热",人体的阴气有制约阳气的作用,阴虚不能制约阳气,则阳气相对偏盛,阳的特性是热,在人体,可有潮热、盗汗、口干舌燥、脉细数等"阴虚内热"的虚热证表现。

需要指出的是,阴阳偏盛所导致的病证是实证,正如《素问·通评虚实论》所说:"邪气盛则实。"阴邪偏盛导致实寒证,阳邪偏盛导致实热证。阴阳偏衰所形成的病证是虚证,正如《素问·通评虚实论》所说:"精气夺则虚。"阴虚则出现虚热证,阳虚则出现虚寒证。此外,由于阴阳的互根互用,当阴阳偏衰达到某一程度时,就会出现阴损及阳或阳损及阴的阴阳互损的情形。所谓阴损及阳,指阴虚发展到一定程度,不能生阳,从而出现阳虚的情形;所谓阳损及阴,指阳虚发展到一定程度,不能生阴,从而出现阴虚的情形。阴损及阳或阳损及阴继续发展,最终会导致"阴阳俱虚"之证。

（四）用于疾病的诊断和治疗

尽管疾病的表现各有不同、变化多端,但用阴阳属性加以概括和解释,则能起到执简驭繁、提纲挈领的作用。

1. 作为疾病诊断的总纲　《素问·阴阳应象大论》说:"善诊者,察色按脉,先别阴阳。"对阴阳在疾病诊断中的地位和应用给予了高度的评价。在具体应用中,首先,将阴阳作为阴阳、寒热、表里、虚实八纲辨证的总纲,热、表、实属阳;寒、里、虚属阴。其次,在望、闻、问、切四诊法中辨明阴阳。例如,在望诊中,辨别色泽的阴阳,色泽鲜明属阳,色泽晦暗属阴,黄、赤色属阳,青、白、黑属阴。

2. 用于疾病的治疗　由于疾病的发生是阴阳失衡所致,因此治疗疾病必须补偏救弊,调整阴阳的偏盛或偏衰,促使阴阳恢复平衡。阴阳学说用于指导疾病的治疗,主要包含三方面的内容:第一,确定治则和治法;第二,概括药物性味功能;第三,阴阳学说基本内容的临证应用。

（1）确定治则和治法　阴阳偏盛所导致的病证是实证,对于实证的治则是"实则泻之",即损其有余。具体而言,对于阳盛的实热证,宜用寒凉药以制其阳,此即"热者寒之"的治法。对于阴盛的寒实证,宜用温热药以制其阴,即"寒者热之"的治法。

阴阳偏衰所形成的病证是虚证,对于虚证的治则是"虚则补之",即补其不足。具体而言,对于阴虚不能制阳的虚热证,用"滋阴壮水"法;对于阳虚不能制阴的虚寒证,用"益火扶阳"法;对于阴阳两虚则采用"阴阳并补"法。

（2）概括药物性味功能　药物的性能主要由其性、味和升降浮沉等特性决定,而性、味和升降浮沉特性又可以用阴阳进行概括,用以指导临床用药。"性"指的是药性,药有寒、凉、温、热四性,也称为药的"四气"。"味"指的是药具有酸、苦、甘、辛、咸五味。升降浮沉指的是药物发挥作用的趋势,升是上升、向上;降是下降、向下;浮是向外、向表;沉是向内、向里。如寒凉、滋润的药物属阴,温热、燥烈的药物属阳;酸、苦、咸属阴,辛、甘属阳;具有沉降作用的药物属阴,具有升浮特性的药物属阳。

（3）阴阳学说基本内容的临证应用　其概括有以下三方面的内容。

1）阴阳交感关系的临证应用:阴阳交感是阴阳二气在运动之中进行互相交流、相互感应的过程,人体内部阴阳之气的交感变化对于维系人体各个脏腑之间正常生理活动具有重要意义。例如,心藏君火,属阳,肾为水脏,属阴,心火需要肾水的滋润制约,肾水需要借助心火的蒸腾。因此,心火与肾水要不断地进行交流感应以达到水火既济的阴阳平衡状态,如果心火旺盛,肾水不足,水火不济,阴阳失衡,人体就会有病变,称为"心肾不交"证,治法就应根据病机,辨证采用交通心肾之法。

2）阴阳互根互用关系的临证应用:阴阳双方具有互为根本、相互为用的关系,对确立治疗方法和辨证用药有指导作用。例如,对于阳虚不能制阴的虚寒证,用"益火扶阳"法而效果不明显时,考虑采用"阴中求阳"的方法,即在应用补阳药的同时加用益气滋阴之品,这样比单纯应用补阳药更容易奏效。

3）阴阳消长和转化关系的临证应用:阴阳的相互转化是在阴阳对立双方在消长基础上所发生的,是阴阳消长运动发展到一定程度时阴阳属性的改变,正所谓"重阴必阳""重阳必阴"。临床上,必须注意病证阴阳属性的转变,才能获得对疾病变化的正确认识。例如,从表证转变为里证,证的阴阳属性发生了改变,就需要分析其阴阳转化的机制,找到病机变化的原因,洞察病机,才能做到随证而治。

（五）指导疾病的预防

"治未病"是中医学预防思想的体现之一。阴阳学说认为,人体的发病是阴阳失衡的结果,据此思维,顺应自然界的阴阳变化,使人体阴阳与天地阴阳变化保持同步和协调,对于减少疾病的发生、延年益寿具有重要意义。如《素问·四气调神大论》所言:"所以圣人春夏养阳,秋冬养阴,以从其根。"强调了要遵循四时阴阳的变化规律进行养生保健和预防疾病。

第三节　五行学说

五行学说属于中国古代哲学范畴,也是中医学的哲学基础之一。五行学说是以自然界木、火、土、金、水五种物质的特性及其相互之间的关系来认识和解释世界、探究自然规律的一种世界观和方法论。五行学说被引入中医学领域后,内涵有了扩展,成为中医理论体系的重要理论基础。

五行学说认为,自然界是物质的,由木、火、土、金、水五种基本物质组成,物质世界的无限多样性是木、火、土、金、水五种基本物质相互作用而化生。因此,借助援物比类的思维方法,世间万物都可以根据五行的功能特性进行归类。从这个意义上说,五行学说首先是从宏观角度认识和归类事物的一种方法,将事物归之于五行之下;其次是用于说明世间万物相互间联系的规律。

一、五行的概念

（一）五行的基本概念

"五"，是指木、火、土、金、水五种物质，又称"五材""五运"，高度概括了五行的物质性。"行"，有运行、行进、行动之义。五行是指木、火、土、金、水五种物质及其运动变化。

（二）五行的特性

对于五行中每一行的功能特性，是中国先民在生产劳动和生活中对木、火、土、金、水五种物质作用特点的观察和思考基础上，通过抽象的比类思维对每一行的共性进行理性的归纳和总结而得到，是认识事物五行归属的标准和依据。《尚书·洪范》中说："水曰润下，火曰炎上，木曰曲直，金曰从革，土爰稼穑。润下作咸，炎上作苦，曲直作酸，从革作辛，稼穑作甘。"对五行各自的特性作了概括。

1. 木的特性　"木曰曲直"，"曲"为屈曲、弯曲之义，"直"指伸直之义，"木曰曲直"表示树木或枝条具有既能弯曲也能伸直的生长特性。因此，凡是具有生机、兴发、条达、舒畅等特性或功能特点的事物都归属于木。

2. 火的特性　"火曰炎上"，"炎"是燃烧旺盛之义，"上"是指燃烧时的火苗向上，"火曰炎上"表示火燃烧时具有向上、上升的特点。因此，凡是具有温暖、上升趋势功能特点或性质的事物都归属于火。

3. 土的特性　"土爰稼穑"，"爰"通"曰"，即"称为"之义；"稼"原指种植谷物，后泛指一切农业劳动；"穑"指收割谷物；"稼穑"指人类从事农业生产劳动，而土地是进行耕种的基本保障物质，没有了土地，庄稼就失去了生长的根本。因此，有"土载四行""土为万物之母"的说法，引申为凡是具有承载、孕育、培植等特性或功能特点的事物都归属于土。

4. 金的特性　"金曰从革"，"金"泛指一切金属，"革"指变革、改变之义，由于自然界现成的金属稀少，必须经过采挖金属矿石、冶炼、锻造等工序才能获得金属器具，从金属矿石制成器具或用具本身就是一个变革的过程，所以说"金曰从革"。金属制品质地沉重，在古代，除用做农耕器械外，多用来打造兵器，用于战争杀戮。因此，凡是具有沉降、肃杀、收敛、禁制等特性或功能特点的事物都归属于金。

5. 水的特性　"水曰润下"，"润"为湿润、滋润、濡养之义；"下"为向下、趋下之义，即"水往低处流"。"水曰润下"表示水具有滋润向下运动的特性。因此，将具有滋润、濡养、寒凉、封藏等性质或功能特点的物质归属于水。

（三）事物的五行归类

1. 五行归类方法

（1）取象比类法　"取象"指根据事物的外部形象表现。例如形态、功能、性质等找到能体现事物本质特点的特有征象。"比类"，即比较和归类，就是将每一行的抽象特性或功能特点作为参考标准，再与被考察对象所具有的特有征象进行比较，最终确定其五行归属。例如：事物的特有征象与金的特性或功能特点类似，则将事物属性归入金；事物的特有征象与水的特性或功能特点类似，则将事物属性归入水等。

（2）推演络绎法　指通过已知的某些事物的五行归属进行推理演绎，从而归纳其他相关的事物，最终确定这些事物的五行归属。例如，按照中医学理论，脾属于土，在腑合胃，主运化腐熟水谷，主肌肉，其华在唇，开窍于口，因此通过演绎，将胃、肌肉、唇、口也归属土。

2. 中医学对事物属性的五行归类　《内经》将自然界的各种事物和现象和人体的脏腑组织、经络、生理及病理现象进行了最广泛的联系，采用取象比类法和演绎法，根据五行作为五种功能属性的特点，将人体生理器官分为肝、心、脾、肺、肾五大功能系统，构建了藏象学说；同时将人体器官系统、情志以及自然界的时间、空间、季节气候、声音等各种因素归为五类，分别与五脏发生联系，从而将人体生理活动和自然界的事物和现象相联系，使五行、五脏及自然界事物和现象组成了五行系统。人体及自然界五行归属见表2-1。

表2-1 人体及自然界五行归属

五行	木	火	土	金	水
人体					
五脏	肝	心	脾	肺	肾
五腑	胆	小肠	胃	大肠	膀胱
五官	目	舌	口	鼻	耳
五体	筋	脉	肉	皮	骨
五志	怒	喜	思	悲	恐
五声	呼	笑	歌	哭	呻
五动	握	忧	哕	咳	栗
自然界					
五音	角	徵	宫	商	羽
五味	酸	苦	甘	辛	咸
五色	青	赤	黄	白	黑
五化	生	长	化	收	藏
五气	风	暑	湿	燥	寒
五方	东	南	中	西	北
五季	春	夏	长夏	秋	冬

二、五行学说的基本内容

五行学说运用五行的抽象特性归纳事物的属性,并通过事物五行属性之间的生克乘侮规律来解释自然界各种事物或现象间的联系,其主要内容有:五行相生与相克,五行相乘与相侮,五行制化与胜复,五行的母子相及。

（一）五行相生与相克

五行相生与相克,是指木、火、土、金、水相互之间存在着联系,处于运动变化之中,包含着"相生""相克"的秩序性,使归属每一行的事物之间保持着动态平衡。相生和相克规律是五行之间正常关系的规律表现。

1. 五行相生 "相生"是指相互资生、助长、促进对方的意思,五行相生是指五行之间按照一定的次序,存在的递相资生、助长、促进的关系。五行相生关系是:木生火,火生土,土生金,金生水,水生木。

在五行相生关系中,每一行都具有"我生"和"生我"两方面的关系,每一行都不能孤立存在。其中,"生我"者为母,"我生"者为子,以木为例,由于木生火,"我生"者为子,因此火是木之子;对于火来讲,由于木生火,"生我"者为母,故木是火之母。木和火构成了母子关系。

2. 五行相克 "克"指克制、约束、抑制,五行相克指木、火、土、金、水按照一定的次序存在的递相克制、约束、抑制的关系。五行的相克关系是:木克土,土克水,水克火,火克金,金克木。

在五行相克关系中,每一行都具有"我克"和"克我"两方面的关系,"我克"者为"我所胜","克我"者为"我所不胜"。例如,以火为例,由于火克金,"我克"者为金,即金为火"所胜";由于水克火,故"克我"者为水,水为火"所不胜"。《内经》将五行相克关系称为"所胜"或"所不胜"关系。五行生克如图2-1所示。

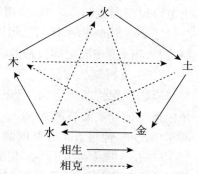

相生 ——→
相克 ·······▶

图2-1 五行生克示意图

（二）五行相乘与相侮

五行相乘与相侮属于五行之间的反常克制关系。在《素问·五运行大论》有记载："气有余,则制己所胜而侮所不胜;其不及,则己所不胜侮而乘之,己所胜轻而侮之。"说明相乘和相侮属于太过或不及的反常现象。在《素问·六节藏象论》也有:"未至而至,此谓太过,则薄所不胜,而乘所胜也……至而不至,此谓不及。"因此,五行的相乘与相侮都有太过和不及两种情况。

1. 五行相乘　"乘"即欺凌之义,五行相乘指五行中某一行对其所胜一行的过度制约现象。五行相乘的次序和五行相克的次序相同,即木乘土,土乘水,水乘火,火乘金,金乘木。导致五行相乘的原因有太过和不及两种情况。

由于太过导致的相乘,是指五行中某一行力量过于亢盛,对其所胜的一行进行超过正常限度的克制,引起其所胜一行的衰弱,造成五行之间生克关系的反常。例如,木克土是正常的生克关系,如果木气过于亢盛,对土克伐太过,土本身虽属正常,但也难以经受木气的过度克制,结果是导致了土的衰弱,称为"木乘土"。

由于不及导致的相乘,是指五行中某一行力量不及,难以承受其所不胜一行的正常限度内的克制,最终导致自身力量变得更加虚弱。例如,木克土,尽管木力量仍然处于正常水平,但由于土力量衰弱,承受不起木对其的正常限度内的克制,最终导致土力量的更加衰弱,称为"土虚木乘"。

2. 五行相侮　"侮"即欺侮之义,五行相侮指五行中某一行对其所不胜一行的反向克制现象,故"侮"也称为"反侮"或"反克"。五行相侮的次序是木侮金,金侮火,火侮水,水侮土,土侮木。导致五行相侮的原因也有太过和不及两种情况。

由于太过导致的相侮,是指五行中某一行力量过于亢盛,使其所不胜的一行不仅不能克制它,反而受到它的反向克制。例如,正常情况下,金克木,但木气过于亢盛,金不但不能克制木,反而受到木的反向克制,称为"木侮金"。

由于不及导致的相侮,是指五行中某一行力量过于衰弱,不仅不能克制其所胜的一行,反而受到其所胜一行的反向克制。例如,正常情况下,金克木,木克土,由于木的力量过于衰弱,此时,不但金来乘木,而且,土还反向克制木,称之为"土侮木"。五行乘侮如图 2-2 所示。

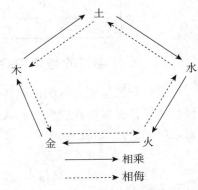

图 2-2　五行乘侮示意图

需要指出的是,五行相乘与相侮是五行之间正常的生克关系遭到破坏后出现的反常相克现象,导致的原因是两者均有太过和不及两种情况。相乘是按照五行相克次序出现,相侮是逆五行相克次序而出现,是反向的克制。相乘与相侮密切相关,发生相乘时也发生相侮,发生相侮时也可发生相乘。例如,如果木气过于亢盛,可以乘土,同时也可以反向克制金;如果木气过于衰弱,则金可以乘木,同时土也可以反向克制木。因此,相乘与相侮关系密切,是一个问题的两个方面。

还要指出的是,尽管相克和相乘在次序上相同,但两者还是有分别的,相克是五行之间正常的相互克制关系,相乘是五行之间反常的相互克制关系。对人体而言,前者属于生理现象,后者多为病理状态。

（三）五行制化与胜复

事物能保持循环运动的动态平衡并进行各项生理活动,这与五行系统的调节机制有关。五行系统的调节途径主要有两条:第一,在通常情况下,通过相生相克规律起作用的五行制化调节;第二,在异常情况下,通过五行胜复的调节。五行制化与胜复主要针对五行系统本身自我调节能力而进行。

1. 五行制化调节　"制"指克制、制约之意;"化"指变化、化生。五行制化是指五行之间相互制约、相互化生并保持协调平衡发展的关系,适用于在正常情况下,针对由于相生相克规律共同作用而产生的效应的调节。

首先,五行的相生规律说明了五行之间按照木生火、火生土、土生金、金生水、水生木的次序而相互资生、助长和促进。这种相生关系,使事物的生化和发展获得了动力。其次,五行的相克规律从另一方面说明了五行之间按照木克土、土克水、水克火、火克金、金克木的次序而相互制约、约束。由于相克的存在,事物的生化和发展才得以在有制约的情况下保持动态平衡,而不至于有超出限度、亢盛为害的危险。

五行相生相克规律适用于人体生理活动方面,用以说明和解释人体五脏生理活动上的化生和制约关系。例如,五行相生关系中,木生火,主要指肝木条达之性有助于心主血脉的功能,此外,肝藏血用以养心,对心阳有滋养作用;火生土,是指心火(君火)对脾阳有温煦作用,使脾阳升清而运化功能得以实现;土生金,是指脾土运化水谷精微充养肺气,使肺主气功能得以正常发挥;金生水,是指肺通调水道,输布津液,资生肾水;水生木,是指肾所藏之肾精可以滋养肝阴和肝血,肝肾同源,故精血可以互化。因此,五行相生规律主要用于说明人体五脏在生理活动中的相互资生、促进的关系。这种相互资生、促进的作用对于五脏保持正常的生理活动必不可少。

五行学说运用动态观点分析事物,"行"本身就意味着"运行""运动""变动"之义,五行学说从开始就注重分析事物的矛盾作用和事物的运动和变化。人们很早就认识到人体和天地自然界万物一样都是处于循环运动中。例如,心推动血液在脉管中循环流动,阴阳二气在人体的循环交接等。循环运动对于人体保持平衡是一种重要的形式,五行学说作为一种世界观和方法论,对于阐释天地自然界的这种循环运动平衡的规律性是非常合适的。在《素问·六节脏象论》中就高度概括了这种循环运动的平衡性:"五运相袭而皆治之,终期之日,周而复始,时立气布,如环无端。"说明五行的循环运动是永不停止的。五行不同归属的事物存在相生相克的关系,这些关系表现为"生我者""我生者""克我者""我克者",因此在整体上表现出动态均势,这是维持平衡的前提条件,而这样的平衡是运动的而非静止的,并且是循环的,为事物的正常运动创造了条件。

2. 五行胜复调节　上述的五行制化调节适用于在正常情况下,针对由于相生相克规律共同作用而产生的效应的调节,正常情况是指人体不受任何外界因素或内在因素影响的生理功能保持平衡的状态,但在现实生活中,这样的状态是比较难得的。事实上,人是同时具有社会属性和自然属性的,因此必然受到来自自然环境和社会环境诸多因素的影响。但人体在受到外界诸多因素的影响出现反常情况时仍能保持自身内外环境的稳定,这一点用正常情况下的五行制化调节进行解释显然不合适,因此在中医学理论中用五行胜复调节进行解释。

五行胜复是指在五行系统中由于胜气的出现,必然遭到复气的报复压抑,从而使五行之间恢复动态平衡的过程。五行胜复调节机制适用于在五行系统出现反常情况,在局部发生不平衡情形,通过相胜等关系发挥调节效应,最终达到纠正五行系统中出现的暂时性的偏胜偏衰、恢复平衡的目的。五行胜复调节是在一定限度和范围内的自我调节。

五行系统在运动变化中并非都处于五行制化调节机制的适用范围内,五行中的任何一行在某些因素的影响下都有可能出现亢盛或不及的情况,从而使正常的制化机制失效,所说的亢盛或不及情况,则指五行之间的相乘、相侮反常情况。因此,五行胜复调节机制针对此类情况。

对于五行胜复调节的具体过程,以木为例,假设某种因素致使木气太过,此时的木气就是胜气,由于木过度克制土,导致土气的衰弱,土气的衰弱其结果是减弱了对水的制约,水因而偏盛,加强对火的制约,火因此偏衰而削弱了对金的制约力量,金因此而偏盛从而对木气进行克伐,结果使太过的木气归于正常。假设某种因素使木气不及,则会受到金的过度克伐,但木气偏衰会削弱对土的制约,土因此变强,结果引起对水的制约加强,使水偏衰,水偏衰引起对火的制约能力降低,从而引起火气偏盛,火气偏盛则制约了金的力量,金力量的偏衰则减弱了对木的克伐力度,使不及的木气得以恢复正常状态,最终使五行系统维持平衡。

需要指出的是,五行胜复调节适用于人体反常状态,但反常状态并不意味着人体已经处于病理状态。就人体而言,尽管脏腑功能出现暂时性的太过或不及,但只要在一定的范围和限度内,通过五行胜复调节仍然可以恢复常态,就不会发生疾病,只有当五行制化调节和五行胜复调节都不能起效而恢复人体五行系统的平衡时,才可能引起生理功能异常而发生疾病。

（四）五行的母子相及

"及"有累及、连累之意,五行的母子相及包括母病及子和子病及母两种情况,均属于五行之间相生关系反常的表现。

母病及子,是指五行中的某一行,如果发生异常,则会影响子行,结果导致母子均发生异常。例如,土生金,土为母,金为子,如果作为母行的土不足,无力资生作为子行的金,则金也渐变衰弱,最终母子俱衰,对此,临证采用"培土生金"法。

子病及母,是指五行中的某一行,如果发生异常,则会影响母行,结果导致母子均发生异常。例如,木生火,木为母,火为子,如果作为子的一行火太旺盛,则会消耗母的一行木太多,导致木的枯竭,最终母子俱衰。此种情况也称为"子耗母气"。

三、五行学说在中医学的应用

《内经》将五行学说应用于医学,融合了哲学理论知识与医学知识,形成了中医学的五行学说,将自然界的各种事物和现象及人体的脏腑组织、经络、生理及病理现象进行了最广泛的联系,采用取象比类法和演绎法,根据五行中五种功能属性的特点,构建了藏象学说,用以阐释人体脏腑组织在生理病理方面的复杂联系并用于疾病的诊断和治疗。

（一）说明五脏的生理功能和关系

中医学的五行学说,将人体的五脏心、肝、脾、肺、肾分别归属于五行,然后以五行的特性来分析五脏的生理功能。例如,火,其性温热、向上,而心阳具有温通血脉之功,两者其性相似,故心属火;木有条达、生发、舒畅特性,肝喜条达而恶抑郁,有疏通气滞、调畅气机的功能,故肝属木;土,承载、孕育和化生万物,脾运化水谷精微物质以供养全身,为气血生化之源,与土性相类似,故脾属土;金,具有清肃、收敛特性,肺有清肃之性,以肃降为功能特点,故属金;水,其性向下、滋润、收藏,肾为水脏,具有封藏阴精作用,故肾属水。

人体是一个统一的整体,人体中各个脏腑系统的活动是相互联系而不是孤立静止的,人体五脏的五行特性一方面用以说明每一行脏腑系统的生理功能,另一方面运用五行生克制化规律说明人体脏腑系统之间的内在联系。例如,以五行相生规律为例,肝属木、心属火,木生火,肝血可以养心;又如,以五行相克规律为例,水克火,肾水滋润心火,防止心火亢盛。

（二）说明五脏的病理传变

五脏的病理传变是指在病理状态下,各个脏腑系统之间的相互影响,包括相生关系的传变和相克关系的传变两类。

1. 相生关系的传变　分为"母病及子"和"子病及母"两种情况。

（1）"母病及子"　指疾病顺着五行（脏）相生次序传变,即由母脏发展至子脏。例如,火生土,心属火,脾属土,心为母脏,脾为子脏,心阳虚衰不能温运脾阳,母脏病变累及子脏,称为"火不生土"证。

（2）"子病及母"　指疾病逆着五行（脏）相生次序传变,即由子脏波及母脏。例如,金生水,肺属金,肾属水,肺为母脏,肾为子脏,肾病及肺,即子病及母,如果肾不纳气,可以导致肺呼吸表浅。

2. 相克关系的传变　分为"相乘"和"相侮"两种情况。

（1）"相乘"　指克伐太过。导致相乘的原因,分为太过和不及两种情形。以木克土为例,肝属木,脾属土,如果肝木亢盛,对脾土克制过度,就会出现"木旺乘土"证,可有胸胁苦满、脘腹胀痛等临床表现。如果脾土虚弱,不能耐受肝木的克伐,称为"土虚木乘"证,可有纳呆嗳气、腹痛泄泻等临床表现。前者属于实证,后者属于虚证。

（2）"相侮"　指反侮即反向克制而为病。导致相侮的原因也分为太过和不及两种情形。对于太过情形,如金克木,由于肝木亢盛,肺金受到反向克制,称为"木火刑金"证,可有急躁易怒、咳逆上气等临床表现。对于不及情形,如土克水,由于脾土衰弱,无力克制肾水,反而受到肾水的反向克制,导致肾水泛滥,称为"土虚水侮"证,临床有全身水肿的表现。

（三）指导诊断疾病

《灵枢·本脏》说:"视其外应,以知其内藏,则知所病矣。"说明通过观察和分析内藏(通"脏")反映于外部的变化特征,就可以获知病变的情况。人体的脏腑系统将五脏及五色、五音、五体、五味、五志、五脉等分别归属于五行,每一行事物存在某种特定联系。因此,五行学说可应用于疾病的诊断。例如,见面色红赤、口苦、脉洪数等可诊断为心火亢盛证;又如脾虚之人,面带青色,是为木乘土之象等。

五行学说还可用于对疾病病情的推断和预后。例如,《医宗金鉴·四诊心法》说:"肝青心赤,脾脏色黄,肺白肾黑,五脏之常。脏色为主,时色为客。春青夏赤,秋白冬黑,长夏四季,色黄常则。客胜主善,主胜客恶。"说明结合色诊和脉诊,对判断病情有参考价值。例如,肝病见青色,得弦脉,为色脉相符,是病顺之象,若肝病不见弦脉,反有肺之浮脉,为相克之脉即金克木,为病逆,预后不良等。

（四）指导临床治疗

指导临床治疗包括按照五行相生规律确立治则和治法以及按照五行相克规律确立治则和治法两方面内容。

1. 按照五行相生规律确立治则和治法

（1）治则　如《难经·六十九难》所言:"虚者补之,实者泻之,……虚者补其母,实者泻其子。"因此,基本治疗原则是"虚则补其母"和"实则泻其子",前者简称"补母",后者简称"泻子"。

"补母"即除补益本脏外,还需补其母脏来治疗母子两脏俱虚或子脏虚弱之证。例如,水生木,肾为母脏,肝为子脏,以补肾水为主,借此涵养肝木。

"泻子"即除泻其本脏外,还需泻其子脏以治疗母子两脏俱实或母脏邪实之证。例如,木生火,肝为母脏,心为子脏,通过泻心火达到泻肝火的目的。

（2）治法　临床常用的治疗方法有以下几种。

1）滋水涵木法:滋肾阴以养肝阴,亦以制约肝阳亢盛的方法。

2）濡木生火法:补肝血以养心血的一种治法。

3）益火补土法:温心阳以助脾阳,命门学说提出后,指温肾阳以补脾阳。

4）培土生金法:补脾气以益肺气的一种治法。

5）金水互生法:补益肺肾之阴的一种治法。

2. 按照五行相克规律确立治则和治法

（1）治则　五行相克规律异常而表现的相乘和相侮现象,究其原因,相乘和相侮都有"太过"和"不及"两方面原因,"太过"者力量亢盛,采取抑制治则;"不及"者力量虚弱,采取扶助治则。通过"抑强"和"扶弱"以恢复平衡。

（2）治法　临床常用的治疗方法有以下几种。

1）抑木扶土法:也称疏肝健脾法、调和肝脾法、平肝和胃法,即疏肝、平肝以恢复脾运化功能的一种治法。

2）培土制水法:也称敦土利水法,即健脾、补脾、利水,以防止肾水泛滥的一种治法。

3）佐金平木法:滋补肺阴与清泻肝火并用的一种治法。

4）泻南补北法:心属火,南方炎热,其性亦属火;肾属水,北方寒冷,其性属水。清泻心火辅以滋养肾水称为泻南火补北水,简称泻南补北法。

总之,五行生克规律对于临床治疗有指导意义,但需要指出的是,正如五行的生克乘侮不足以解释所有的生理、病理现象和联系,五行生克规律也不能应用于所有的疾病诊治,必须依据具体病情进行辨证论治。

本章重点知识导图

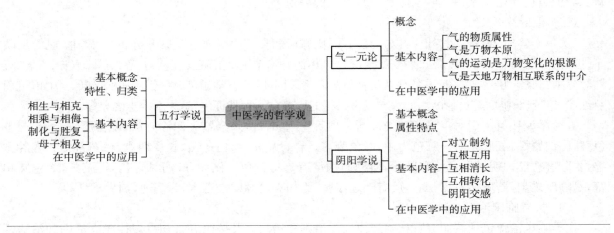

知识链接

玻尔是丹麦皇家科学院院士,原子结构学说之父、量子物理学的奠基人之一,荣获 1922 年诺贝尔物理学奖。关于光是波动性还是粒子性的争论从牛顿时代开始就一直没有停止。最终,玻尔提出互补原理平息了上述争论。互补原理认为:波动性与粒子性不会在同一次测量中出现,所以二者在描述微观粒子时是互斥的。就像一枚硬币,有正面也有反面,无论用什么相机拍照,也只能拍到一面。正反面相互排斥,却又缺一不可。玻尔的互补原理受到中医学阴阳理论的启发,玻尔曾到中国访问和讲学,当他看到太极图时大加赞叹,认为基本粒子原理、波粒二象性等原理均可用太极图作为基本模式来阐释。玻尔的荣誉徽章上就采用了太极图的元素,还在族徽上方刻下一句拉丁文箴言:Contraria Sunt Complementa(对立即互补),蕴含了太极图背后的中医学阴阳理论内容。

现代相关研究

现代研究表明,阴阳是物质运动状态或构成成分相对于机体组织系统最佳有序状态正负偏离的哲学表达,阴阳是有其物质基础的,构成成分增加或运动状态的频率或强度加大,属于阳,反之则属阴。阴阳正负偏离不超过破坏系统有序的阈值。{赵国求,童忠良.阴阳平衡与现代科学物质观[J].浙江中医学院学报,2003,27(6):4-6}

《内经》基于中国古代哲学基础所表达的医学理念对于现代医学模式的转换具有重要的借鉴意义,研究结果表明,《内经》建立了"生物-心理-社会-生态-时间"的医学模式,和当代医学模式发展有吻合趋势,便于理解和推广。{田丙坤,刑玉瑞.《黄帝内经》医学模式研究[J].中医杂志,2012,53(9):723-724}

思考题

1. 气的基本概念是什么？气一元论的基本内容有哪些？
2. 阴阳的基本概念是什么？阴阳学说的基本内容有哪些？
3. 五行的基本概念是什么？五行各有何特性？五行学说的基本内容有哪些？
4. 按照五行相生规律确立的治则和治法有哪些？按照五行相克规律确立的治则和治法有哪些？

(唐汉庆 王 姣 史 瑞 蔡华珠)

第三章
中医学的人体观

学习内容：藏象的基本概念，藏象学说的主要内容、特点，五脏、六腑、奇恒之腑理论体系；五脏的主要功能和系统连属，六腑和奇恒之腑的主要功能，脏腑间的相互关系；精、气、血、津液、神的概念、功能及相互关系；中医体质的概念、分类及体质学说的应用。

学习重点：五脏、六腑、奇恒之腑的生理功能及相互联系；精、气、血、津液、神的概念、功能及相互关系。

学习要求：

1. 掌握藏象的基本概念；五脏、六腑、奇恒之腑的生理功能及相互联系；掌握精、气、血、津液、神的概念、功能及相互关系。

2. 熟悉气的生成、分类，血的生成，津液的生成；影响人类体质形成的主要因素；中医体质的概念、分类及体质学说的应用。

3. 了解构成体质的主要因素，中医学体质分类的基本原则。

中医学的人体观是中医对人机体的解剖结构、生理规律的认识。中医学人体观主要包括藏象学说，脏腑，精、气、血、津液、神以及体质几方面的内容。本章主要对藏象学说，五脏、六腑、奇恒之腑各自的生理功能及相互联系，精、气、血、津液、神的生理功能及相互联系，中医体质学说进行论述。

第一节　藏象学说概论

一、藏象的基本概念

"藏象"首见于《素问·六节藏象论》，指藏于体内的脏腑表现于外的生理现象和病理表现。藏，指藏于体内的脏腑。象，是征象或形象，取其脏腑虽存于机体之内，但其生理、病理方面都有征象表现于外的含义。明代著名医家张介宾在《类经·藏象类》中提到："象，形象也。脏居于内，形见于外，故曰藏象。"

二、藏象学说的主要内容

历代医家通过长期的临床观察与实践，综合了古代解剖学知识、人体的生理病理现象以及对疾病的治疗，总结出藏象学说。藏象学说是以脏腑为基础，研究人体脏腑结构、功能及相互关系的学说，是中医理论体系的核心部分。

三、藏象学说的特点

藏象学说的特点体现在以五脏为中心的整体观。它从整体的角度对脏与腑、五脏与形体诸窍、五脏的生理功能与精神情志表现、五脏与自然界等的关系进行观察与归纳，强调的是人体内部自身的整体性以及人体与自然界的和谐性。

1. 脏与腑是一个整体　心与小肠、肝与胆、脾与胃、肺与大肠、肾与膀胱、心包与三焦通过经络相联系，形成里与表、阴与阳的关系，在生理功能的发挥上有着非常密切的联系，在病理过程中相互影响。如脾气健运，则出现胃受纳、腐熟水谷及将腐熟后的残渣下排的功能正常，可表现出食欲好，消化吸收正常，大、小便正常，人体精神状态好，身体健康；脾失健运，则胃的生理功能降低，可出现食欲下降，腹部胀，食后腹胀明显，甚至痛，拒按，嗳腐吞酸、恶心、呕吐、口臭，大便不畅，或便溏，舌暗，苔厚腻，脉滑等表现。

2. 五脏与形体诸窍构成一个整体　在藏象学说中形体诸窍主要指的是五体、九窍。五体，即皮、（肌）肉、筋、骨、脉。九窍，即目、鼻、耳、口、舌、前后阴。如心其充在脉，开窍于舌；肝其充在筋，开窍于目；脾其充在肌，开窍于口；肺其充在皮，开窍于鼻；肾其充在骨，开窍于耳及前后阴。如脾气健运，运化功能正常，则食欲好，食入的饮食水谷经脾胃充分运化形成水谷精微物质，肌肉得到充分濡养，肌肉健壮有力，面色红润有光泽，唇色红润，舌淡红，苔薄白，脉从容和缓有力；脾失健运，运化失司，气血生化乏源，可出现食欲下降，肌肉失养，肌肉消瘦，四肢无力，甚至肌肉萎软，唇色淡白，口淡或口腻或口甜，舌淡白或暗，苔厚腻，脉虚。

3. 五脏的生理功能与精神情志表现密切相关　五脏生理功能正常可体现在精神状态及情志方面表达正常；反之当精神情志异常时，同样可以影响五脏生理功能的正常发挥。如心藏神、在志为喜，肝藏魂、在志为怒，脾藏意、在志为思，肺藏魄、在志为忧，肾藏志、在志为恐。如脾气健运，运化功能正常，食入之水谷化生为水谷精微物质，水谷精微充养全身，精神活动得以正常，则注意力集中，记忆力好，思维敏捷；脾失健运，水谷精微物质生化乏源，全身脏腑失养，可出现注意力下降，记忆力减退，思维迟钝甚至智力下降；思虑过度也可反过来导致脾胃运化功能失调，出现消化吸收功能障碍，腹胀、腹痛、食欲下降、恶心、呕吐、口臭、肠鸣矢气、大便少，或便溏，舌暗，苔厚腻，脉滑等表现。

4. 五脏与自然界之间、人体内环境与外环境之间是相关联的　五脏之间不仅相互作用保证机体内环境的平衡，还与自然界四时阴阳相通应，达到机体内、外环境间的平衡与稳定。如心应夏，肝应春，脾应长夏，肺应秋，肾应冬。如脾为湿土之脏，脾可化湿，长夏季节多湿，湿邪困脾，脾失健运，运化水湿的功能降低，会造成水湿内停，内湿作为病理产物又反过来影响脾的运化功能，内湿与外湿共同影响脾的功能的正常发挥。

藏象学说中所指的脏腑并不单纯是一个解剖学概念，它更多的是指一个系统的生理功能，它可能包括若干个西医人体解剖学中的脏器，在生理功能方面可能是西医理论中几个脏器的生理功能概括。例如心脏，它除了既代表解剖学上的实体外，还包括一部分神经系统，尤其是大脑方面的某些功能。藏象学说是中医理论体系的核心内容，具有广泛的指导意义，在中医理论体系中占有十分重要的地位。

四、五脏、六腑与奇恒之腑

五脏，是心、肝、脾、肺、肾的合称。五脏多为实质性脏器，其生理功能是"藏精气"，即化生及贮藏气、血、精、津液；其生理特点是藏而不泻，满而不实。《素问·五脏别论》中指出："所谓五脏者，藏精气而不泻也，故满而不能实。"在脏腑中，五脏是生命活动的中心。

六腑，是胆、胃、小肠、大肠、膀胱、三焦的合称。六腑多为中空有腔的脏器，其生理功能是"传化物"，即受纳、腐熟水谷饮食物，传导、排泄糟粕；其生理特点是泻而不藏，实而不满。《素问·五脏别论》中指出："六腑者，传化物而不藏也，故实而不能满也。"实指的是水谷饮食物充盈，虚指的是水谷饮食物排空。

奇恒之腑，是脑、髓、骨、脉、胆、女子胞的合称。奇恒之腑在形态上与六腑相似，多为中空型脏器，在功能上与五脏相仿，主要是贮藏人体精气，特点是藏而不泻。

五脏、六腑、奇恒之腑的区别见表 3-1。

表 3-1　五脏、六腑、奇恒之腑的区别

	五脏	六腑	奇恒之腑
形态	实质性脏器	中空的管腔型脏器	中空脏器
生理特点	藏精气,藏而不泻,满而不实	传化物,泻而不藏,实而不满	藏而不泻

第二节　脏　腑

一、五脏的主要生理功能和系统连属

(一)心

心,位于胸腔左侧,横膈之上,两肺中间偏下方,外有心包护卫。心,五行属火,为阳中之阳。心与小肠相表里,在体合脉,其华在面,开窍于舌,与四时之夏相应,有"君主之官"的称号。心主血脉,心藏神。

1. 心的主要生理功能

(1)心主血脉　是指心气具有推动并调节血液在脉管中循行,使血液输布、濡养全身的作用。心不仅能推动血液运行,向机体提供必要的营养物质,还能够将由水谷精微物质与肺吸入之清气共同形成的精华部分不断注入脉管中,来制造和产生更多的血液,保证血液濡养功能的正常发挥。生理上,心气充沛,心主血脉功能正常,血液运行正常。心气推动血液在脉管中运行正常,则可发挥血液濡养全身的作用,可见面色红润有光泽,舌淡红,口唇红润,脉从容和缓有力;心气虚,心主血脉功能异常,推动血液运行无力,可见心悸,怔忡,胸闷,神疲乏力,面色苍白无华,舌淡白或暗,脉弱。

(2)心藏神　神分为广义的神和狭义的神。广义的神,指的是对生命活动外在表现的高度概括。狭义的神,指的是人的精神、意识、思维、情感活动。"心藏神"中的"神"指的是狭义的神。心藏神功能正常,则精神振作,意识清楚,思维敏捷;心藏神功能异常,可出现精神萎靡不振,意识模糊,昏迷不醒,思维迟钝。

2. 心的系统连属

(1)在体合脉　脉管与心相连,全身的血脉都属于心。心气旺盛,则血脉充盈,全身得到濡养,人体正常生命活动得到维持;心气衰弱,血脉亏虚,全身失于濡养,人体生命活动得不到正常维持,脏腑功能紊乱,可出现脉弱;心阳虚,血脉失于温养,可出现脉沉迟无力,或细微,或结代;心脉痹阻,血不能对全身起到濡养作用,可出现脉细涩,或弦,或结代,或沉紧,或滑。

(2)其华在面　华,指健康的色泽。心的生理功能正常与否可通过面部的颜色与光泽体现出来。心气、心血充足,则面部红润,有光泽;心气、心血虚,可出现面部苍白,无光泽。

(3)开窍于舌　舌是心的外候,心舌之间通过经络连属,心的生理功能正常与否可通过舌的色泽,味觉及舌的活动度体现出来。心气、心血充足,则舌淡红、润泽,味觉灵敏,活动自如,语言流利,口齿清晰。病理上,心火上炎,可出现舌(尖)红,苔黄,偏干,舌上生疮;心阳虚,可出现舌淡白,胖嫩,苔白;心血瘀阻,可出现舌暗红或暗紫,舌上有瘀点、瘀斑,舌下脉络曲张。

(4)在志为喜　心的生理功能在精神情志方面与喜有关。喜则气缓。心的生理功能正常,则人的心情愉悦、舒畅;过度的喜则反过来影响心的生理功能的正常发挥,导致心气涣散。

(5)在液为汗　心与汗有着密切的关系,心的生理功能正常,则汗液的排泄正常,有利于机体排泄代谢产物,保持机体正常温度的恒定。汗液的异常排泄多与心有关。心气虚,气不能固摄津液,可出现自汗;心阴虚,虚热鼓动津液外泄,可出现盗汗;心阳虚,卫外不顾,可出现冷汗淋漓。反之,汗液排泄过多,气随液脱,可导致心气亏虚甚至心阳暴脱,可出现四肢厥冷,呼吸微弱,意识模糊,昏迷不醒。

附：

心 包 络

心包络是心的外膜,具有保护心脏的作用。当邪气欲侵袭心脏时,首先侵袭心包络,即所谓的"代心受邪",其临床表现多为神志的异常。热陷心包,可出现高热、神昏、谵语;痰浊蒙蔽心包,可出现神昏,意识障碍。

(二)肺

肺为华盖,位于胸腔内,在人体脏腑中位置最高。由于肺叶娇嫩,易被邪气侵袭,故又称为"娇脏"。肺,五行属金,为阳中之阴。肺与大肠相表里,在体合皮,其华在毛,开窍于鼻,与四时之秋相应,有"相傅之官"的称号。肺主气、司呼吸,主宣发、肃降,主通调水道,朝百脉、主治节。

1. 肺的主要生理功能

(1)肺主气、司呼吸　指肺具有主一身之气及调节呼吸的作用。

1)主气:肺不仅参与气的生成,还调节气的运动。肺对宗气的形成尤为重要。肺通过吐故纳新将自然界的清气吸入,肺吸入之自然界清气与脾运化生成之水谷精微物质的轻清部分在肺汇合,形成宗气。

2)司呼吸:调节气的升、降、出、入的运动。肺的生理功能正常,则气机正常。肺的生理功能失常,可出现咳嗽、气喘、声音低弱、胸闷、头晕。

(2)肺主宣发、肃降　宣发,指肺气具有向上、向外布散的作用。肃降,指肺气具有向下、肃清、清洁的作用。

1)主宣发:包括宣发卫气、排出浊气、宣散水谷精微物质和水液三个方面。

2)主肃降:包括吸入自然界的清气,将水谷精微物质和水液布散全身,将机体代谢产生的浊液向下输送到肾和膀胱,保持呼吸道清洁四个方面。

宣发与肃降在生理上相辅相成,可保证人体正常的新陈代谢,保证机体气机运动的顺畅及机体生理功能的正常发挥;宣发或肃降功能失调,可出现气喘、胸闷、鼻塞、咳嗽、咳痰、头晕目眩、少汗或无汗、少尿或无尿、水肿等。

(3)肺主通调水道　肺具有通畅、调节水液运行、排泄的作用。肺参与水液代谢,除了通过宣发作用,将水液布散到全身和皮肤,以排汗的形式将水液排泄到体外,还通过肃降作用,将水液向下输送到肾和膀胱、大肠,以排尿、排便的形式将水液排出体外。肺的通调水道功能正常,则水液排泄正常,不会有病理性水液停留在体内;肺的通调水道功能失常,可出现排汗减少或无汗,小便短少、色黄,大便干结,水肿,舌胖大有齿痕,脉滑。

(4)肺朝百脉、主治节

1)朝百脉:指全身血脉汇聚于肺,通过肺的吐故纳新实现机体内外清气、浊气的交换,并将含有清气的血液输布全身。

2)主治节:指肺对全身的生理功能具有治理调节的作用。肺主治节主要体现在治理调节呼吸运动,全身气机,血液运动,水液代谢方面。肺朝百脉、主治节的功能正常,则呼吸顺畅,神清气爽,血液运行通畅,面色红润有光泽,大小便正常;肺的生理功能失常,可出现气喘,头晕目眩,咳嗽,脸色苍白或暗,小便不利,大便干结,身体水肿,心悸,胸闷,唇青舌紫等。

2. 肺的系统连属

(1)在体合皮　皮肤是机体抵御外邪的屏障,是散热、呼吸、出汗的通道。肺的生理功能正常,水谷精微物质及津液得以输布到全身皮肤,则皮肤红润有光泽,不紧绷,对外邪的侵袭有良好的抵御作用;肺的生理功能异常,可出现皮肤苍白或黄,无光泽,腠理疏松,易感冒。

(2)其华在毛　毛是皮肤的毫毛以及汗腺,是机体出汗、散热、呼吸的重要通道。肺的生理功能正常,则水谷精微物质及津液得以正常濡养滋润毫毛及汗腺,毫毛有光泽,汗腺分泌正常,汗液排泄正常,体温恒定;肺的生理功能异常,可出现毫毛无光泽,排汗不畅,体温升高。

(3)开窍于鼻 鼻是肺与外界进行气体交换以及产生嗅觉的重要器官。肺的生理功能正常,则气体交换顺畅,嗅觉灵敏;风寒袭肺,可出现流清涕,打喷嚏,鼻塞;风热犯肺,可出现鼻塞,流黄浊涕,打喷嚏,喉痛;燥邪伤肺,可出现鼻腔干燥,甚至鼻出血。

(4)在志为悲 肺的生理功能在精神情志方面与悲有关。悲是一种不良的情志。悲则气消。过度的悲伤可致肺的各种生理功能失调;反之,肺的生理功能失调,抵御外界不良刺激的耐受性降低,易出现悲伤情绪。

(5)在液为涕 涕是鼻腔中分泌的一种黏液,具有润泽鼻腔的作用。肺的生理功能正常,则鼻腔湿润,呼吸顺畅;风寒袭肺,可出现流清涕、打喷嚏,鼻塞;风热犯肺,可出现鼻塞,流黄浊涕,打喷嚏;燥邪伤肺,可出现鼻腔干燥,甚至鼻出血。

(三)脾

脾,位于腹腔内、左膈之下。脾,五行属土,为阴中之至阴。脾与胃相表里,在体合肌,其华在唇,开窍于口,与四时之长夏相应,有"仓廪之官"的称号。脾主运化,主统血,主升清。

1. 脾的主要生理功能

(1)脾主运化 包括两方面的内容,即运化水谷和运化水液。

1)运化水谷:脾可将水谷饮食物转化为水谷精微物质,并将水谷精微物质输送到人体的各个部位,为人体的生理活动提供能量。脾气健运,水谷精微物质产生与输布正常,人气血充盈,精力充沛,各种生理功能正常;脾失健运,水谷精微物质生成减少,精微物质输布障碍,则气血衰少,可出现腹胀,腹痛,痛处拒按,纳呆,嗳腐吞酸,精神萎靡,易疲劳,以及各种生理功能降低。

2)运化水液:脾是参与水液代谢的重要器官,脾具有吸收、输布、排泄水液的作用。脾气健运,水液代谢正常,人体没有口渴等缺水的不适,汗液、尿液排泄正常;脾气健运,水液运化障碍,可出现口渴但不欲饮水,咳痰,目胞水肿,肢体水肿,小便少,大便溏,汗液排泄不畅,口淡,舌淡胖、边有齿痕,脉弦滑。

(2)脾主统血 指的是脾具有统摄、控制血液在脉管中运行,不溢出脉外的功能。脾气健运,血液在脉管中运行正常;脾气不健,气不摄血,可出现鼻出血,肌衄,皮下瘀点、瘀斑,牙龈出血,吐血,尿血,便血,月经量过多,崩漏,面白无华或萎黄,神疲乏力,少气懒言,舌淡,苔白,脉细弱。

(3)脾主升清 指的是脾具有将水谷精微物质向上传输至头等上部器官以及维持人体内脏位置相对稳定的功能。"脾主升清"与"胃主降浊"相对应。脾气健运,头脑清醒,思维敏捷,记忆力好,人体内脏均保持在原来的位置,身体功能正常;脾失健运,可出现头晕,耳鸣,思维迟缓,记忆力减退,昏昏欲睡,脘腹坠胀,便意频频,肛门重坠,久泻久痢,小便浑浊,胃下垂,肾下垂,子宫脱垂,脱肛,眼睑下垂。

2. 脾的系统连属

(1)在体合肌 脾气健运,则脾运化饮食水谷物质的功能正常,肌肉得到充分的濡养,肌肉健硕,有力;脾失健运,则水谷精微物质生成障碍,肌肉得不到充分的滋养,可出现肌肉瘦削,无力,甚至痿软不用。

(2)其华在唇 口唇的色泽与气血充盈与否有着密切的联系。脾气健运,则水谷精微物质生成正常,气血充足,口唇色红润,有光泽;脾失健运,则食入之饮食水谷不能正常转化成气血,可出现口唇淡白或苍白,无光泽,唇干裂。

(3)开窍于口 饮食物通过口进入人体,饮食口味与脾的功能正常与否有着密切的联系。脾气健运,口味正常,无特殊饮食偏好,食欲好;脾气虚、脾阳虚,可出现食欲不佳,口淡;脾有湿热,可出现口黏腻,食欲下降,口渴但不喜饮水;脾有伏热,可见口苦,口干,或发生口疮口糜。

(4)在志为思 脾的生理功能在精神情志方面与思有关。思则气结。脾的生理功能正常,则思维敏捷,思考问题时思路清晰;思虑过度则气结于中,脾失健运,出现不思饮食,脘腹胀闷,眩晕健忘等。

（5）在液为涎　涎是唾液中较清稀的部分,具有润泽、保护口腔,帮助饮食物消化的功能。脾气健运,涎分泌正常,则口腔润泽;脾运化功能失调,水液生成增多,口涎分泌增多,可自口中流出;脾生成水液减少,可出现口干舌燥。

（四）肝

肝,位于腹腔右侧,横膈之下,右胁内侧。肝,五行属木,为阴中之阳。肝与胆相表里,在体合筋,其华在爪,开窍于目,与四时之春相应,有"将军之官"的称号。肝主疏泄,肝藏血。

1. 肝的主要生理功能

（1）肝主疏泄　肝主疏通、调畅、升发。肝主疏泄具体体现在调畅气机,调畅情志,调节脾胃运化,调节胆汁分泌,调节生殖。

1）调畅气机:气机指的是气的升、降、出、入的运动。气机是人体生命活动的基本形式,气机条畅是机体发挥正常生理功能的基础。气机条畅,则血液在脉管中运行正常,津液的生成、输布正常,排泄正常,脾胃升清降浊功能正常,机体吐故纳新正常,脏腑的生理活动正常,机体生理功能正常。气机不调,则机体生理功能紊乱。如肺气上逆,肺气不降,可出现咳嗽,气喘,咳痰;肝气上逆,肝升发太过,可出现头晕,头痛,头胀,眩晕,耳鸣,吐血,衄血,晕厥;胃气上逆,胃失和降,可出现恶心,呕吐,嗳气,呃逆;气机郁滞,可出现头胀痛,鼻塞,胸胁胀闷痛,善太息,脘腹胀痛,矢气频,少腹或下腹胀痛;气机下陷,可出现久泻久痢,便意频,头晕,耳鸣,胃下垂,肾下垂,脱肛,子宫脱垂等。

2）调畅情志:气机条畅,精神情志才能正常。气机疏泄太过,可出现急躁易怒,头晕头胀头痛,面红;气机疏泄不及,可出现情绪低落、消沉、抑郁、胸胁或少腹胀痛或刺痛。

3）调节脾胃运化:脾主升,胃主降,脾的升清和胃的降浊功能与肝主疏泄的功能密切相关。气机条畅,脾胃功能正常,食入的饮食水谷得以正常消化吸收,水谷精微得以正常输布全身;气机不畅,脾不升清,胃不降浊,可出现腹胀痛,拒按,纳呆,恶心,呕吐,嗳腐吞酸,口臭,头晕,腹泻等。

4）调节胆汁分泌:肝与胆相表里,胆汁由肝之余气化生,贮藏于胆囊。肝的疏泄功能对胆汁的分泌有很重要的调节作用。肝的疏泄功能正常,则胆汁分泌正常;肝失疏泄,则胆汁分泌异常,可出现食欲下降,厌油腻,腹胀,口苦,目黄,身黄,尿黄。

5）调节生殖:肝疏泄功能的正常与否同男子的排精、女子的月经及排卵是否正常有着密切的联系。肝疏泄正常,精液排泄正常,月经周期、经量正常,排卵正常;肝疏泄失常,男子出现精液排泄异常,可见遗精,早泄,不射精等,女子可见月经周期紊乱、经期缩短、痛经、经量减少甚至闭经等。

（2）肝藏血　肝有贮藏血液、调节血量、防止出血的作用。肝为血脏,人体的血液有一部分贮藏在肝,肝对外周血量有调节作用。当人体处于安静休息状态时,外周相对多余的血液归于肝;当人体处于激动活跃状态时,藏于肝内的血被输送到外周。肝藏血还体现在使血液在脉中运行而不溢出脉外,防止出血。肝体阴而用阳,肝藏血还可以预防肝阳过亢。肝藏血功能正常,则面色红润,精力充沛,四肢运动灵活,月经正常等;肝藏血的功能失常,可出现头晕,面色苍白无华,视物模糊,爪甲不荣,肢体麻木,肌肉瞤动,手足震颤,各种出血等。

2. 肝的系统连属

（1）在体合筋　筋包括现代医学所指的韧带、筋膜、肌腱等。肝血充足,筋得濡养,则肢体灵活,关节活动自如;肝血不足或肝阴虚或肝火炽盛耗伤阴液,筋失濡养,可出现手足蠕动,肢体僵硬,甚至麻木,关节活动不利等。

（2）其华在爪　爪指的是手指甲和脚趾甲。肝血充足,爪甲得到充养,则爪甲红润,有光泽,色泽均匀;肝血亏虚,爪甲失于濡养,可出现爪甲软、薄、脆、易断,无光泽,色苍白;肝血瘀滞,脉络不通,可出现爪甲色暗、紫。

（3）开窍于目　肝的生理功能正常与否可通过眼及视力的改变体现出来。肝血充足,两目得到充养,则双目精彩,视物清晰,眼球活动灵活;肝血虚,可出现视物不清,甚至夜盲,目眦色淡,泪液分泌减少;肝阴虚,可出现视物模糊,两眼干涩,眼球活动不灵活;肝风内动,可出现两目斜视或上视,眼球震颤;肝阳上亢,可出现头晕目眩;肝火旺盛,可出现眼红肿,目眵多且色黄;肝胆湿热,可出现目眵黄、多、黏,眼胞湿烂,羞明。

(4)在志为怒　肝的生理功能在精神情志方面与怒有关。怒则气上。肝的生理功能正常,则人的心情舒畅,不易发怒,即使发怒,也只是一定限度内情绪的宣泄,是一种维持机体平衡的情绪因素,很快可以恢复到平静状态;当肝失疏泄,肝血不足,肝阳过亢,则易发怒,反过来,大怒也可伤肝,导致肝气上逆,出现头晕、头痛、面红、目赤、耳鸣、失眠多梦等。

(5)在液为泪　肝开窍于目,正常的泪液分泌对眼有润泽和保护的作用,异常的泪液分泌是眼部疾病的外在表现之一。肝血不足,则正常泪液分泌减少,可出现两目干涩;肝经湿热,可出现目黄眵多,迎风流泪。

(五)肾

肾,位于腰部,脊柱两侧,左右各一。肾,五行属水,为阴中之阴。肾与膀胱相表里,在体合骨,其华在发,开窍于耳、前后二阴,与四时之冬相应,有"作强之官"的称号。肾主藏精,主水,主纳气。

1. 肾的主要生理功能

(1)肾主藏精　肾藏精是指肾具有封藏精的作用。精,有广义和狭义之分。广义的精,指构成并维持人体生长、发育、生殖及一系列生理功能正常的精微物质。广义的精包括秉承于父母的先天之精和后天获得的水谷精微物质。狭义的精,指生殖之精,是肾中封藏具有生殖功能的精气。肾中之精来源于父母先天之精、饮食水谷化生的后天之精,先天之精靠后天获得之精不断充养。

肾中之精具有促进生长、发育、生殖,推动生理功能正常发挥,促进物质正常代谢的作用。天癸是肾中精气充盈到一定程度时,体内产生的一种具有促进生殖器官发育成熟和维持生殖功能正常的精微物质。

肾藏精的生理功能正常,则小儿及青少年发育良好,成年人性功能正常,老年人身体健康;肾不藏精,可出现小儿发育迟缓[五迟(指立迟、发迟、行迟、齿迟、语迟)、五软(指头项软、口软、手软、足软、肌肉软)],青少年性成熟迟缓,成年人性功能下降或早衰,老年人衰老加速。

(2)肾主水　肾为水脏,主持并调节机体水液代谢。肾主水包括将水谷精微物质中具有濡养滋润作用的津液吸收并输布全身,将各脏腑代谢产生的水液排出体外。肾阳可推动津液通过肺、脾、肾、三焦输布于全身,将水液通过大小便、汗液、呼气的方式排出体外。肾气对尿液有固摄作用,以保证尿液正常排泄。肾主水的生理功能正常,则全身得到津液滋润濡养,水液代谢正常;肾气不固,摄尿功能失职,可出现小便频数,尿后余沥不尽,遗尿,夜尿多,小便失禁,口干,皮肤干且粗糙,嘴唇干裂;肾阳虚,气化失司,水湿停聚,可出现水肿,小便短少,尿清长,夜尿多。

(3)肾主纳气　肾具有摄纳肺吸入的清气的作用,以保证呼吸的深度,避免呼吸表浅,保证体内外气体正常交换。肾主纳气的生理功能正常,则吐故纳新正常;肾气亏虚,肾不纳气,可出现气喘,动则喘甚,呼吸表浅,呼多吸少,气息短促。

2. 肾的系统连属

(1)在体合骨　肾精对骨有滋润、濡养的作用。齿为骨之余,骨骼及牙齿的生长发育情况可以反映肾精的盛衰。肾精充足,则骨骼与牙齿生长发育正常,坚硬;肾精不足,可出现骨骼无力、脆弱,易骨折,腰膝酸软,牙齿酸软松动易脱,小儿五迟、五软。

(2)其华在发　精生血,发为血之余。头发的浓密与光泽度可以体现肾精的盛衰。肾精充足,发得到充分滋养,头发浓密、乌黑有光泽;肾精不足,发失所养,可出现头发易变白,脱落,无光泽,分叉。

(3)开窍于耳及前后二阴　肾开窍于耳及前阴(外生殖器、尿道口)、后阴(肛门)。耳的外形、颜色、光泽、听力的改变和前后阴的排尿、排便、生殖的变化可以反映肾精的变化。肾精充足,则耳郭肥厚,色淡红有光泽,听觉敏锐,大小便、月经、排精等正常;肾精不足,可出现耳郭薄,色淡红无光泽,耳鸣,耳聋,女子月经周期延长、经期缩短、经量少、经色淡,男子精子质量差,生殖能力低下;肾气不足,可出现耳鸣,耳聋,小便频,尿后余沥不尽,遗尿,尿清长,夜尿多,小便失禁,大便溏,五更泻,女子月经经期延长、经量少、经色淡,带下清稀、量多,男子遗精、早泄、滑精;肾阴虚,可出现耳鸣,便秘,尿少,女子经少、闭经、崩漏,男子阳强易举、遗精、早泄、滑精。

（4）在志为恐　恐是人们对事物产生的恐惧、害怕的不良情志反应。恐则气下。当人感到惊恐时,气下行,可出现大小便失禁。

（5）在液为唾　唾是唾液中较稠厚的部分,具有润泽、保护口腔,帮助食物消化,补养肾精的功能。

附：命　门

命门一词,最早见于《黄帝内经》。经过历代医家的认真研究与探讨,取得了较深入的认识。综合前人的研究结果,对命门的认识主要有以下几点:

1. 右肾为命门说　《难经·三十九难》:"肾有两脏也,其左为肾,右为命门。命门者,精神之所舍也。男子以藏精,女子以系胞。其气与肾通。"指出命门位于右肾,命门的生理功能有贮藏生命原动力、调控生殖功能,命门的生理功能与肾有着密切的联系。

2. 两肾皆命门说　《医学或问》:"两肾总号为命门。"指出肾就是命门。

3. 命门为肾间动气说　《医旨绪余·命门图说》:"肾间动气者,人之生命,五脏六腑之本,十二经脉之根,呼吸之门,三焦之原。命门之意,盖本于此。"指出命门是两肾之间具有原动力作用的气,机体全身的活动均源于此。

4. 两肾之间为命门说　《类证治裁》:"肾两枚,附脊十四椎,下中间命门真阳,为生身根蒂。"指出两肾之间是命门,为生命的根本。

二、六腑的主要生理功能

（一）胆

胆与肝相连,在肝的短叶内。胆与肝通过经脉相互络属。其主要生理功能如下。

1. 主贮藏、排泄胆汁　胆汁由肝之余气生成,色黄绿。胆汁生成后,贮存于胆囊,通过肝的疏泄作用排泄到肠道,促进食物的消化与吸收。肝失疏泄,胆汁排泄受阻,脾胃对食物的消化、吸收功能受到影响,可出现胁肋胀痛,纳呆,腹胀,口苦,恶心欲吐;肝胆湿热,胆汁外溢,可出现胁肋胀痛,目黄,身黄,尿黄,口苦,外阴瘙痒。

2. 主决断　胆在精神意识思维活动中,具有判断并决定事物的作用。胆为中正之官。胆气壮,则对事物有较准确的判断,并能作出较正确的决定;胆气怯,则遇事易惊,对事物不能作出客观的判断,犹豫不决。

（二）胃

胃在腹腔内,上与食管相连,下与小肠相接。胃与脾通过经脉相互络属。其主要生理功能如下。

1. 主受纳、腐熟水谷　胃具有接受、容纳饮食物,并将其进行初步消化的功能。胃为太仓,水谷之海。胃的受纳、腐熟水谷功能正常,饮食物得以转化成水谷精微物质,化生气血津液,供养全身。胃的受纳、腐熟水谷功能障碍,可出现纳呆,胃脘胀痛,拒按,嗳腐吞酸,恶心、呕吐。

2. 主通降　胃具有通利下降的特性,胃以降为顺。胃主通降的功能正常,食物向下进入小肠、大肠的活动正常,整个消化系统的功能正常。胃气不降,可出现脘腹胀痛、拒按、口臭、纳呆、恶心、呕吐、嗳腐吞酸、呃逆等。

（三）小肠

小肠位于腹中,上与胃相连,下与大肠相接。小肠与心通过经脉相互络属。其主要生理功能如下。

1. 主受盛化物 小肠具有接受胃下传的初步消化的食物并将其进行进一步消化,形成精微物质的作用。小肠为受盛之官。小肠受盛化物的功能正常,对食物的消化充分。小肠受盛化物功能失常,可出现腹胀痛、拒按、完谷不化,便溏。

2. 主泌别清浊 小肠具有将消化后的饮食物分为水谷精微和食物残渣两部分,并将水谷精微吸收,食物残渣送入大肠的功能。小肠泌别清浊功能正常,食物消化吸收正常,大小便正常。小肠泌别清浊功能失常,可出现小便短少,便溏,泄泻。

（四）大肠

大肠位于腹中,上与小肠相连,下与肛门相接。大肠与肺通过经脉相互络属。其主要生理功能如下。

1. 主传导糟粕 大肠具有将小肠送入的食物残渣再吸收水分后,送入肛门排出体外的功能。大肠为传导之官。大肠的这一功能与肺的肃降功能有密切联系。大肠传导糟粕的功能正常,排便正常,肺的功能正常。大肠湿热,可出现下痢脓血黏液便,大便臭秽稀烂,腹痛,里急后重;大肠虚寒,可出现泄泻,腹隐痛喜按、喜温,甚则大便失禁;肠热腑实,可出现腹硬痛,拒按,便秘或热结旁流;肠燥津枯,可出现腹痛拒按,肠鸣,便秘,口臭,大便干结。

2. 主津 大肠具有将食物残渣中的水分进行再吸收的功能。大肠吸收水分过多,可出现便秘;大肠吸收水分过少,可出现腹泻。

（五）膀胱

膀胱位于下腹部,上通过输尿管与肾相通,下与尿道相接。膀胱与肾通过经脉相互络属。膀胱为州都之官,其主要生理功能是主贮存与排泄尿液。人体的津液经过代谢后,通过肾的气化作用,浊者下输于膀胱,并及时从膀胱排出。膀胱贮存与排泄尿液的功能正常,有利于尿液的固摄、浓缩和正常排出。若膀胱功能异常,则可出现排尿不畅、癃闭、遗尿、小便失禁等。

（六）三焦

三焦位于胸腔和腹腔,是上焦、中焦、下焦的合称。上焦包括心肺,中焦包括脾胃,下焦包括肾、膀胱、大肠、小肠等。三焦是五脏六腑中最大的,由于无脏与其匹配,故称为"孤腑"。其主要生理功能如下。

1. 主通行元气 元气是机体最根本的气,源于肾。元气通过三焦输布并作用于全身。

2. 主运行水液 三焦为决渎之官,是水液运行的通道。水液经肺、脾、肾共同作用,以三焦为通道完成代谢。水液通过三焦,完成正常的运行。

三焦通行元气与运行水液的功能是相辅相成的。元气的运行推动水液的运行,水液的正常运行也为元气的正常运行提供了条件。

三、奇恒之腑的主要生理功能

奇恒之腑包括脑、髓、骨、脉、胆、女子胞。它们在形态上多为中空脏器,在生理功能上"藏而不泻",与脏、腑有不同,因此成为奇恒之腑。其中,骨、脉、胆在前面已有论述,本节仅论述脑、髓、女子胞。

（一）脑

脑位于颅内,为髓之海,主要由髓汇聚而成。其主要生理功能如下。

1. 与精神活动有关 脑为元神之府,与精神、思维、意识活动密切相关。脑是人体非常重要的器官。脑功能正常,则精神饱满,思维敏捷,意识清晰;脑功能异常,可出现精神萎靡,思维迟钝,意识模糊。

2. 与感觉、运动有关 脑与人体的听觉、视觉、嗅觉、触觉、味觉以及运动有密切联系。脑功能正常,则感觉灵敏、准确,动作灵活;脑功能异常,可出现感觉迟钝、偏差,动作迟缓。

（二）髓

髓存在于骨腔之中,由先天之精化生,靠后天之精充养。髓根据所存在的骨腔的不同又分为脑髓、脊髓、骨髓。其主要生理功能如下。

1. 养脑　脑为髓海,脑髓充满,脑得髓养,则思维敏捷,思路清晰,记忆力好,反应灵敏;髓不能养脑,脑失所养,可出现思维反应迟钝、健忘,小儿智力发育迟缓,中老年记忆力减退。

2. 养骨　髓对骨有充养作用,髓充,则骨得充分滋养,可见骨骼生长发育好,强壮,坚硬,柔韧性好,小儿生长发育快,中老年体格健壮;髓养骨的作用失常,可出现骨骼生长缓慢,骨骼脆弱易折,小儿生长发育迟缓,中老年骨质疏松。

3. 生血　精生髓,髓化血,髓充足,血液化生充足,则全身得到充分的滋养;血液化生不足,可出现全身生理功能障碍。

（三）女子胞

女子胞位于小腹,是女子经、带、胎、产的主要器官。其主要生理功能如下。

1. 主月经　健康女子年龄到 14 岁左右,生殖器官发育成熟,每 28 日左右出现胞宫周期性排血一次,这种生理表现直到 49 岁左右停止。月经的周期、经期、经量、经色等是判断女子胞正常与否的重要指标。女子胞主月经的生理功能正常,则月经的周期 28 日左右,经期为 5～7 日,经量正常,经色偏暗红;女子胞主月经的生理功能异常,可出现月经周期紊乱,经期缩短或延长,经量过多或过少,经色黑或浅红。月经的来潮及月经的各种指标不仅与胞宫有关,还与心、肝、脾、肾有着密切的关系。

2. 主孕育胎儿　女子生殖功能发育成熟,具有孕育新生命的能力。受孕后,受精卵植于女子胞内,女子胞对胎儿具有孕育和保护的作用。胎儿在胞内发育 10 个月后,从胞宫娩出。女子胞主孕育胎儿的生理功能正常,则胎儿在母体发育正常,足月生产;女子胞主孕育胎儿的生理功能异常,可出现流产、死胎、难产、不孕不育。

女子胞还主生理性带下。生理性带下具有润泽、清洁阴部的作用。女子胞主带下的作用正常,则带下量适中,黏而不稠,无色透明或略带白色;女子胞主带下的作用异常,可出现带下量多、清稀或稠厚,色黄,或如豆腐渣,气臭。

四、脏腑之间的相互关系

人体是一个有机的整体,脏腑间通过经络相互联系,在生理、病理上相互影响。脏腑之间的相互关系包括:脏与脏之间的关系、脏与腑之间的关系、腑与腑之间的关系。

（一）脏与脏之间的关系

1. 心与肺　心主血,肺主气,气为血帅,血为气母,血的运行需要气的推动,无形之气在运行过程中需要有形之血作为载体。气虚不能推动血液运行,血液运行缓慢,血瘀,可出现心悸,刺痛,痛处拒按,胸闷,气短,动则尤甚,语声低微,自汗,乏力,面色暗沉,舌暗,苔白,脉结代;血不能载气,则气无所依,气脱,可出现晕厥,冷汗淋漓,四肢厥冷。心与肺的关系主要表现在气、血运行的协同作用上。

2. 心与脾　心主血,脾统血,脾为气血生化之源。心血充足,脾得以充养,脾产生气血的生理功能正常,新生血液不断进入心。脾统血的功能对心气推动血液在脉管中的正常运行具有协调作用。脾失健运,气血生化无源,或思虑过度,暗耗心血,可出现心悸,怔忡,面白无华,或面色萎黄,失眠,多梦,腹胀,纳呆,舌淡白,苔薄白,脉弱;心气虚,推动血行无力,可出现心悸,怔忡,瘀血,刺痛,痛处拒按,舌暗红,苔白,脉结代;脾气虚,固摄失司,可出现鼻出血、肌衄、齿衄等各种出血,舌淡、苔白、脉沉。心与脾的关系主要表现在血液生成与运行的协同作用上。

3. 心与肝　心主血,肝藏血。心主血液,血液在全身的正常运行需要心气的推动,血液对肝具有濡养作用。肝藏血,可调节全身各脏腑组织器官的血量分布。心血不足,则肝血虚;反之,肝血虚,可致心血不足,出现面白无华,心悸,怔忡,眩晕,视物模糊,肢体麻木,爪甲不荣,舌淡白,苔白,脉弦细。

心藏神,肝主疏泄。肝调畅情志,情志畅快,心藏神的功能正常。心藏神的功能正常,人的情志活动正常,肝的生理功能得以正常发挥。肝失疏泄,气机运动失常,心的生理功能受到影响,心藏神的功能失调,可出现精神萎靡,意识模糊不清,思维迟钝等;心不藏神,肝失疏泄,可出现精神恍惚,抑郁,易怒。心与肝的关系主要表现在血液运行和调节情志的协同作用上。

4. 心与肾　心在上,属阳;肾在下,属阴。心阳下温肾水,使肾水不寒;肾阴上行至心,以降心火,使心火不亢。心肾功能协调,则"心肾相交""水火既济"。心肾不交,水火不济,心火不能下温肾水,肾阴不能上行降心火,可出现心悸,怔忡,心烦,失眠,多梦,头晕,耳鸣,健忘,腰膝酸软,遗精,五心烦热,口燥咽干,潮热盗汗,舌红,少苔或无苔,脉细数。心与肾的关系主要表现在心肾升降的协同作用上。

5. 肺与脾　肺主气,脾为气血生化之源。肺从自然界吸入之清气与脾运化水谷产生的水谷精气相结合形成宗气。肺主宣发肃降,肺主通调水道,脾主运化水液。肺通过宣发肃降,将水液向上、向外、向下输布,脾将水液向上输于肺,与肺肾共同调节水液代谢。肺气虚,宗气不能布于全身,脾失所养,可出现咳嗽,咳痰,痰色白,倦怠,纳呆,自汗,畏寒,腹胀,水肿,全身无力,便溏,舌淡,苔白滑,脉缓弱;脾气虚,精微物质生化乏源,肺失所养,可出现咳嗽,气喘,气短,神疲,舌淡,苔白滑,脉弱。肺与脾的关系主要表现在宗气的生成和水液代谢的协同作用上。

6. 肺与肝　肺主降,肝主升,二者升降正常,有利于气的正常运行。肺气不降,肝升发太过,或肝火犯肺,可出现气喘,咳嗽,头痛,头晕,面红,耳鸣,急躁易怒,口苦,舌红,苔薄黄,脉弦。肺与肝的关系主要表现在气的运行的协同作用上。

7. 肺与肾　肺主气,肾主纳气。肾不纳气,肺吸入之气不能下纳,或肺气虚,久则伤肾,可出现气喘,动则加剧。肺主通调水道,肾主水。肺气虚,水道失于疏通,不能将水液转输到肾,可出现小便少,水肿,舌淡胖,边有齿痕,苔白,脉虚;肾气虚,水湿上泛于肺,可出现咳嗽,咳痰清稀,气喘,水肿,尿少,舌淡白,苔白,脉虚。肺与肾的关系主要表现在水液代谢和呼吸运动的协同作用上。

8. 肝与脾　肝藏血,脾生血,脾统血。脾生血的功能失常,肝失于濡养,肝不藏血,则出血;肝不藏血,对机体各脏器的血量调节失司,致脾生血、统血功能失常,气血生化乏源,脾不统血,可出现面色白,无华,齿衄、肌衄、鼻出血等,舌淡白,苔白,脉弱。肝调节脾胃运化,脾主运化水谷。肝的生理功能正常,有利于脾运化水谷;反之脾运化水谷功能正常,气血生化充足,肝得濡养,肝的生理功能得以正常发挥。肝脾不和,可出现胁肋胀痛,善太息,纳呆,腹胀,便溏,舌淡,苔白,脉弦。肝与脾的关系主要表现在对血液调控及消化的协同作用上。

9. 肝与肾　肝藏血,肾藏精,精血同源。肾精的充盛,有赖于肝血的充养;肝血的旺盛,有赖于肾精的充足。肝血不足,肾精亏虚,可出现头晕、眼花,腰膝酸软,耳聋耳鸣,小儿发育迟缓,成人性功能下降,老年人提前衰老,舌淡暗,苔白,脉沉。肝主疏泄,肾主封藏。二者相互为用,同时相互制约。肝肾藏泄失调,可出现女子月经来潮及男子排精失调,如女子经量改变、经期紊乱、周期紊乱,男子遗精、滑精等。肝与肾的关系主要表现在精血转化及藏泄互用的协同作用上。

10. 脾与肾　脾为后天之本,肾为先天之本。肾精需要得到脾生成的水谷精微物质的不断充养才能充盛不衰,脾需要得到肾精的不断滋养才能发挥正常的生理功能。脾主运化水液,肾主水。脾与肾在水液代谢过程中发挥了重要作用。肾对水液的代谢需要依靠脾气的协助,脾运化水液需要肾阳的温煦。脾失健运,不能运化水湿,病久及肾,或肾阳虚,水液代谢障碍,湿困脾阳,致脾阳虚,脾运化水湿功能失常,可出现水肿,尿少,腰膝酸软,腹胀。脾与肾的关系主要表现在先天与后天的协同作用上。

（二）脏与腑之间的关系

1. 心与小肠　心与小肠相表里。生理上,心阳的温煦及心血的濡养,有助于小肠发挥正常功能;小肠泌别清浊,将精微物质吸收传送给心,使心得所养。病理上,心火下移小肠,可出现尿少,尿痛,尿热;小肠有热,上炎于心,可出现口舌生疮,心烦。

2. 肝与胆　肝与胆相表里。生理上,肝主疏泄,调节胆汁的分泌,对胆主决断进行调节。病理上,肝失疏泄,胆汁分泌失常,可出现胁肋胀痛,易怒,目黄,身黄,尿黄,口苦,胆怯。

3. 脾与胃 脾与胃相表里。脾主升,胃主降。生理上,脾主运化,有助于胃对食物的受纳、腐熟以及对初步消化后的食物的通降。病理上,脾气不健,清气不升,胃受纳、腐熟功能失常,可出现纳呆,腹胀,头晕,恶心,呕吐,呃逆,嗳气;食滞于胃,胃气不降,影响脾的运化功能,可出现腹胀痛,纳呆,头晕,泄泻。

4. 肺与大肠 肺与大肠相表里。生理上,肺的肃降功能有助于大肠传导糟粕的功能的发挥,大肠传导功能正常,也有利于肺的肃降。病理上,肺失于肃降,大肠腑气不通,可出现便秘,肠鸣,矢气;大肠有热,腑气不通,影响肺的肃降,可出现胸满,咳嗽,气喘。

5. 肾与膀胱 肾与膀胱相表里。膀胱的开合,膀胱贮存尿液及排泄尿液的功能有赖于肾的气化功能。生理上,肾气充足,膀胱开合有度。病理上,肾气不足,膀胱开合无度,可出现小便频数,遗尿,失禁或小便不利。

（三）腑与腑之间的关系

六腑的生理功能主要是受纳腐熟水谷饮食物,吸收水谷精微物质,传导排泄糟粕。生理上,饮食物通过口腔进入胃,胃受纳并对食物进行初步消化,肝通过疏泄作用使胆汁从胆囊中排出,对饮食物的消化起到了促进的作用。经胃初步消化后的食物下传到小肠,小肠对食物进行进一步的消化,泌别清浊,对清者进行吸收,输送到脾,通过脾将水谷之精输送到全身,起到营养全身的作用;浊者中残渣下送到大肠,大肠对残渣中的水分进行进一步吸收,燥化后的残渣形成粪便,从肛门排出。大肠从浊者中再吸收的水液经代谢后进入膀胱,形成尿液,经过气化作用后从尿道口排出。三焦作为元气和水液运行的通道,对推动传化功能的正常发挥有着非常重要的作用。

病理上,胃经实热,津液消耗,大肠传导失司,可出现大便燥结,口臭等;大肠传导不利,气机失调,胃气不降,可出现恶心、呕吐等;胆经有热,常可犯胃,胃失和降,可出现口苦、恶心、呕吐。脾胃湿热,土侮木,造成肝胆湿热,胆汁外泄,可出现目黄、身黄、尿黄、口苦。

第三节 精、气、血、津液、神

精、气、血、津液是构成人体并维持人体生命活动的基本物质,也是人体各脏腑生理活动的产物。神是人体生命活动的主宰,是对生命活动表现于外的各种现象的高度概括。

一、精

精是构成人体和维持人体生命活动的最本源的物质。

（一）精的基本概念

不同医家对精有不同层面的认识。关于精的分类主要有以下几种:广义之精和狭义之精,先天之精和后天之精,脏腑之精和生殖之精。

1. 广义之精和狭义之精 广义之精,指构成并维持人体生长、发育、生殖及一系列生理功能正常的精微物质。广义之精包括秉承于父母的先天之精和后天获得的水谷精微物质。狭义之精,指生殖之精。

2. 先天之精和后天之精 先天之精,是秉承于父母的生殖之精,是胚胎形成的基础物质。后天之精,是饮食水谷经脾胃运化后形成的水谷精微物质,是人体维持生命活动的基础物质。

3. 脏腑之精和生殖之精 脏腑之精,是水谷精微物质分布到各脏腑,维持并推动各脏腑活动的物质。生殖之精,是藏于肾中的具有生殖功能的物质。

（二）精的生成

精的来源有两个方面:一是秉承于父母的先天之精,二是脾胃消化饮食水谷生成的后天之精。

父母生殖之精相结合,形成胚胎,生殖之精成为胚胎的先天之精,胚胎通过先天之精秉承父母的遗传物质。饮食水谷生成的后天之精是胎儿出生后经脾胃消化水谷形成的。先天之精与后天之精相互促进,先天之精推动后天之精的生成,后天之精不断充养先天之精,使先天之精旺盛。

（三）精的功能

精的功能包括:繁衍后代,推动机体的生长发育,濡养脏腑组织。

1. 繁衍后代　精不仅推动人体性器官成熟,使机体具有孕育后代的能力,还推动胎儿在胞宫内正常发育。精是繁衍后代的物质基础。精充足,则人体的生殖能力正常,性器官发育成熟,受孕后胎儿在胞宫内得以正常发育;精不足,则人体的生殖能力低下,可出现月经不调、排卵异常、排精异常,或受孕后胎儿在胞宫内发育缓慢,甚至停止。

2. 推动机体的生长发育　精不仅在孕期促进胎儿在胞宫内的生长发育,在整个生命过程中,精都起到重要的推动机体生长发育的作用。精充足,则机体生长发育正常,各种生理功能得以正常发挥;精不足,可出现小儿发育迟缓、五迟、五软,中老年人出现早衰,如脱发、齿摇、记忆力下降等。

3. 濡养脏腑组织　精生髓,髓化血,精血同源。精、髓、血对机体各脏腑组织具有濡养的作用。精充足,则各脏腑组织、形体诸窍得到充养,生理功能正常;精不足,各脏腑组织、形体诸窍失养,生理功能下降。

二、气

（一）气的基本概念

气是构成和维持人体生命活动的最基本的物质。

（二）气的生成

气来源于先天之气、肺吸入之清气和脾胃消化水谷产生的谷气。

先天之气是由肾中所藏的先天之精化而生成,自然界的清气是由肺通过吐故纳新而吸入的,谷气是脾胃将食入的饮食水谷经过受纳腐熟后形成的。气的生成与五脏六腑的生理功能是分不开的,其中与肾、肺、脾胃的关系最为密切。

（三）气的分类

气按照组成、功能、分布的不同,主要分为元气、宗气、卫气、营气几类。

1. 元气　是机体最根本的气,是人体生命活动的原动力。元气为肾中之精气,源于肾,通过三焦运行、输布全身。元气具有推动机体生长、发育、生殖,激发和调节脏腑功能的作用。

2. 宗气　由肺吸入的自然界的清气和脾运化生成的水谷精气汇合而成。宗气聚集于胸中,贯注于心肺。宗气具有走息道司呼吸、贯心脉行气血的作用。宗气走息道司呼吸,指的是宗气推动肺的呼吸,呼吸的强弱、语言、声音均与宗气的充盛与否有关。宗气不足,可出现语音低微,呼吸微弱。宗气贯心脉行气血,指的是宗气灌注于心脉之中,帮助心推动血液运行。宗气不足,可出现血瘀。

3. 卫气　是行于脉外,具有防御功能的气。《素问·痹论》言:"卫者,水谷之悍气也。"卫气即水谷精气中具有剽疾滑利特性的部分。卫气具有温养、防御、调节汗液排泄、调节体温的作用。卫气的温养作用,有利于机体保持恒定的体温。卫气的防御作用,有利于机体将外邪抵御于肌肤腠理之外。卫气调节汗液排泄的作用,是卫气具有开合汗孔的作用,通过对汗孔开合的调节,起到调节汗液排泄的作用。卫气调节体温的作用,是卫气通过对汗液排泄的调节,调节体内热量排出,以保持恒定的体温。

4. 营气　又称荣气,是行于脉内,具有营养功能的气。《素问·痹论》言:"荣者,水谷之精气也。"营气即水谷精气中具有柔和特性的部分。营气具有化生血液、营养全身的作用。营气化生血液的作用,指营气是形成血液的一部分。营气营养全身的作用,指营气化生的血液,经血脉循行于全身,对全身具有营养的作用。

卫气和营气的区别见表3-2。

表3-2 卫气和营气的区别

	来源	特性	循行	功能
卫气	水谷精气	剽疾滑利	行于脉外	防御
营气	水谷精气	柔和	行于脉内	营养

（四）气的功能

气的功能包括：推动作用、固摄作用、温煦作用、气化作用、防御作用。

1. 推动作用　气的推动作用，指气具有激发和推动的作用。气可推动人体生长发育，脏腑组织的功能活动，血的运行，津液的输布与代谢。气的推动作用减弱，可出现生长发育迟缓，或早衰、脏腑功能减退，血瘀，水湿停滞等。

2. 固摄作用　气的固摄作用，指气具有对脏器位置的固摄及防止血液、津液等液态物质无故流失的作用。气可固摄胃、大肠、肾、子宫、肛门等保持正常的生理位置，防止血液溢出脉外，固摄汗液、唾液、胃液、肠液、尿液、精液等防其无故流失。气的固摄作用减弱，可出现胃下垂、大肠脱垂、肾下垂、子宫脱垂、脱肛等脏器下垂，鼻出血、肌衄、紫癜、紫斑、崩漏等出血，自汗、脱汗、流涎、泛吐清水、遗尿、尿失禁、泄泻、遗精、滑精等津液流失。

3. 温煦作用　气的温煦作用，指气具有温暖、驱寒的作用。气可保证人体处于正常体温，以保证脏腑发挥正常生理功能，保证血液及津液的正常流动。气的温煦作用减弱，可出现体温病理性降低，脏腑功能减退，血瘀，水湿停滞。

4. 气化作用　气的气化作用，指气通过运动产生的各种生理变化。气化作用可使饮食物转化成水谷精微物质，水谷精微物质转化成气、血、津、精，食物残渣转化成糟粕，津液转化成汗液和尿液。气的气化作用减弱，可出现饮食物的消化吸收障碍，气、血、津、精生成减少，食物残渣没有及时转化成糟粕排出体外，汗液、尿液、粪便的生成与排泄障碍。

5. 防御作用　气的防御作用，指气具有保护机体免受外邪侵袭及驱邪外出的作用。气的防御作用可使机体不易感染病邪，即使感染病邪，也容易驱邪外出。气的防御作用减弱，可出现机体抵抗力下降，容易感染病邪，或感染病邪后不易驱邪外出。

（五）气的运动

气的运动称为气机。气在人体中是不断运动着的。气的基本运动形式为升、降、出、入。五脏六腑的生理功能与气的运动是分不开的。五脏中，心肺居于上，宜降；肝肾居于下，宜升；脾胃居于中，脾升胃降。六腑以降为顺。

气的升、降、出、入是相对平衡的。当气的运动处于平衡状态时，称为气机条畅。当气的运动失去平衡，并因此产生人体各种异常表现时，称为气机失调。气机失调根据气机运动形式的不同又分为气机不畅、气滞、气逆、气陷、气脱、气郁等。气机不畅，指气的运动受阻，运动不利；气滞，指气在某一局部停滞不动；气逆，指气的上升运动太过或本该下降的气不降反升（如胃气以降为顺，若胃气不降反升，则为胃气上逆）；气陷，指气的上升不及或下降太过；气脱，指气的外出运动太过；气郁，指气的出入不及，结聚于内。气的运动是维持人体正常生命活动的基础。气的运动一旦停止，生命活动也将停止。

三、血

（一）血的基本概念

血是行于脉中的，具有滋润、濡养功能的红色液体，是构成和维持人体生命活动的基本物质。当由于某些原因导致血溢出脉外，则形成离经之血。离经之血已丧失了血的滋润、濡养功能。

（二）血的生成

血由水谷精气中的营气和津液组成。水谷精气是脾胃将食入的饮食水谷经过运化之后产生的。

当脾胃功能正常时,血液生成充足。脾胃功能异常时,血液生成不足,临床上可表现出各种血虚的症状。血液的生成不仅与脾胃有关,还与肝、心、肺、肾有着密切的联系。肝调畅气机以及调节胆汁分泌,均有助于脾胃运化饮食水谷,生成水谷精微物质,形成血液。心气鼓动血在脉中运行,分布全身,为全身各脏腑提供充足的营养物质,脾得充分濡养则可以发挥生理功能,化生水谷精微物质,形成血液。肺朝百脉,肺将吸入的自然界的清气加入到血液中,并推动新鲜血液输送到全身,濡养脏腑,脾胃得养,生理功能正常,化生水谷精微物质,形成血液。肾中元气可促进脾胃化生水谷精微物质,形成血液;肾藏精,精血同源,精化血。

(三)血的功能

血的功能包括滋润、濡养全身脏腑组织,是精神活动的主要物质基础。

1. 滋润、濡养全身脏腑组织 血的生理功能正常,全身脏腑组织得到充分濡养、滋润,则面色红润、有光泽,肌肉健硕,机体功能正常,活动灵活。血的生理功能异常,可出现面色淡白或萎黄,无光泽,肌肉瘦削,机体功能低下,活动迟钝。

2. 精神活动的主要物质基础 血的生理功能正常,则精神活动正常。血的生理功能异常,可出现各种精神活动异常,如精神衰退、失眠、多梦、健忘、神昏、谵语等。

(四)血的运行

血在脉管中运行,遍布全身。血液正常运行需要具备 3 个基本条件:血液充盈,脉管通畅,脏腑功能正常。

心主血脉,心气推动血液在脉中循行。肺朝百脉,肺气调节一身的气机,推动血在脉中运行。肝藏血,贮藏血液,调节血量;肝的疏泄功能同时可以调畅气机,对血液的运行起到协调作用。脾统血,具有统摄血液在脉管中运行而不溢出脉外的作用。

四、津液

(一)津液的基本概念

津液是机体一切正常水液的总称,是构成和维持人体生命活动的基本物质。津液中清稀者为津,稠厚者为液。津液包括各脏腑组织器官内在的体液以及正常分泌物,如胃液、肠液、泪液、关节液等。

(二)津液的生成

津液是由脾胃生成的水谷精气、小肠泌别清浊吸收的营养物质和水液、大肠吸收的食物残渣中的水液融合而成。

(三)津液的输布和排泄

脏腑功能正常是津液正常输布和排泄的基础。肺主通调水道,水道通畅,津液得以正常运行输布,肺通过宣发、肃降将津液向上、向下输布;脾主散精,脾一方面通过将津液上输于肺,由肺对津液进行输布,另一方面通过散精作用,将津液向四周输送;肾为水脏,肾的气化作用推动津液的输布;肝主疏泄,肝气调畅,促进津液向四周输布;三焦是津液运行的通道。

(四)津液的功能

津液的功能包括:滋润濡养全身脏腑组织,参与血液的形成,维持机体阴阳平衡,促进代谢产物的排出。

1. 滋润濡养全身脏腑组织 津液中稠厚者主要发挥濡养的作用,清稀者主要发挥滋润的作用。津液可使肌肉丰满,毛发有光泽,各脏腑形体诸窍得到充分濡养、滋润,关节滑利。

2. 参与血液的形成 津液是血的组成部分。津液充足,生成的血液充足,可发挥正常的滋润、濡养作用;津液亏少,血液生成减少,可出现血虚的表现;津液亏少,还可导致血液过于稠厚,血液运行不利,出现血瘀的表现。

3. 维持机体阴阳平衡 正常情况下,机体阴阳保持动态的平衡。津液的代谢(如呼吸、排汗、排尿、排便等)可帮助机体阴阳保持动态的平衡。在津液的代谢过程中,伴随津液排出体外的还有机体产生的多余的热量,以及各种代谢产物。这些物质的排出有利于维持机体阴阳的平衡。

4. 促进代谢产物的排出 津液在代谢过程中,以排汗、排尿、排便的形式促进机体的代谢产物排出体外。如果这一功能发生障碍,可出现代谢产物滞留体内,引起各种病变。

五、神

(一)神的基本概念

神是人体生命活动的主宰。神分为广义的神和狭义的神。广义的神,指的是对生命活动外在表现的高度概括。狭义的神,指的是人的精神、意识、思维活动。

(二)神的生成

神源于先天之精,靠后天之精的滋养而旺盛。神居于形体之中。

(三)神的功能

神是人体一切生命活动的主宰,包括:调节精、气、血、津液的代谢,调节脏腑生理活动,主宰人体生理和心理活动。

1. 调节精气血津液的代谢 神调节精、气、血、津液的生成、输布、排泄。

2. 调节脏腑生理活动 神对五脏六腑的生理活动起到调节的作用。神失常,五脏六腑生理活动紊乱,同时会影响精、气、血、津液的生成、输布、代谢。

3. 主宰人体生理和心理活动 人体的生理活动和心理活动靠神的主宰。神失常,人体表现出各种病理现象。

六、精、气、血、津液、神的相互关系

(一)气与血的关系

气为阳,血为阴;气主动,血主静;气无形,血有形。气与血的关系,从总体上说有两点,即气为血帅,血为气母。气为血帅,包括气能生血、气能行血、气能摄血。血为气母,包括血能生气、血能载气。

1. 气能生血 气的运动参与了血液生成的全过程。饮食水谷进入胃内,通过脾胃的运化功能,转化成水谷精气,水谷精气中的营气和津液形成血液。气旺,则脏腑功能正常,血液的产生源源不断;气虚,则脏腑功能失常,血液产生乏源,可出现血虚。

2. 气能行血 气对血有推动的作用。气不仅直接推动血液运行,还通过促进脏腑功能活动来推动血液运行。气旺,则血液运行畅通;气虚,则血液运行缓慢,甚至血液停滞,可出现面白无华,瘀血;气逆,则血液运行紊乱,出现吐血。

3. 气能摄血 气对血液运行具有固摄的作用,保证血液在脉管中运行而不溢出脉外。气旺,则血液在脉中正常运行;气虚,气不摄血,血液溢于脉外,可出现鼻出血、肌衄、齿衄、崩漏等出血现象,以及离经之血形成的瘀血。

4. 血能生气 气的生成需要脏腑生理功能的正常,血对脏腑具有非常重要的濡养作用,是保证脏腑功能正常的基础。因此,血对气的生成非常重要。血充足,则脏腑得到充分濡养,生理功能得以正常发挥,气的生成正常;血虚,脏腑失养,生理功能减弱,可出现气的生成衰少。

5. 血能载气 无形之气在体内的运行需要以有形之血作为载体。血液充足,气有所依;血液外溢,气随血脱。

(二)气与津液的关系

气为阳,津为阴;气主动,津主静;气无形,津有形。气与津的关系同气与血的关系类似,气与津液的关系包括气能生津、气能行津、气能摄津、津能生气、津能载气。

1. 气能生津 气是津液生成的动力,参与津液生成的全过程。饮食水谷进入人体后通过脾胃运化生成水谷精微物质,小肠通过泌别清浊吸收营养物质和水液,大肠吸收食物残渣中的水液,这三种

物质汇合后形成津液。气旺,则脏腑功能正常,津液生成充足;气虚,则脏腑功能失常,津液亏少,可出现皮肤干燥、皲裂、口干、少汗、眼干涩、五心烦热、尿少、大便干结、便秘等症。

2. 气能行津 气推动津液的循行与输布。气不仅直接推动津液运行,还通过促进脏腑功能来推动津液运行。气旺,则津液的运行正常;气虚,可导致津液运行缓慢,甚至停滞,可出现痰饮、咳痰、瘿瘤、瘰疬、眩晕、肢体麻木、半身不遂、胃脘振水音、水肿、口淡不渴、或渴不欲饮、舌淡、苔白腻、脉濡。

3. 气能摄津 气对津液的排泄起到固摄的作用,以避免津液散失过多,起到维持机体水液平衡的作用。气旺,则机体津液代谢平衡;气虚,固摄失司,可出现多汗、多尿、遗尿等。

4. 津能生气 津液在肾阳的蒸化之下可转化成气,敷布全身。津液充足,则气的转化正常;津液不足,可出现气亏少。

5. 津能载气 无形之气以津液为载体运行于全身。津液正常,则气有所依;津液耗伤,可出现气随津脱。

（三）精、血与津液的关系

1. 精血同源 精化血,血生精,精血之间互相转化。出血过多或慢性出血导致的血虚,可出现肾精不足,如小儿发育迟缓,智力低下;成年人性功能低下,不孕不育,早衰,腰膝酸软,健忘,耳鸣,耳聋。先天不足,后天失养,久病伤肾或房劳过度导致的肾精亏虚,可出现血虚的表现,如面色淡白,无光泽,爪甲苍白脆,头晕,目眩,女子月经量少,色淡,哺乳期乳汁少。

2. 津血同源 津与血均来源于水谷精气,两者均具有滋润和濡养的作用。津液是血液的组成成分之一,血液为津液的生成提供物质基础。出血过多或慢性出血导致血虚时,可出现口干,皮肤干燥,皮肤皲裂,尿少。大汗、大泻、大吐导致津液亏少时,可出现心悸,脉细无力。

（四）精气神的关系

1. 气生精 气机正常则脏腑功能正常,脾胃将饮食物化生为水谷精气的功能及肾封藏精的功能正常。气旺,精充;气虚,脏腑生理功能失常,水谷精气生成不足,肾藏精的功能减退,精少。

2. 气摄精 气对精具有固摄作用。气足,可避免精无故外泄;气虚不固,肾不藏精,可出现早泄、滑精。

3. 精化气 肾精化生元气,水谷精气化生营气、卫气、宗气,精为气的生成提供了重要的物质基础。先天不足、后天失养、久病伤肾或房劳过度导致的肾精亏虚,可出现元气化生乏源,机体生长发育迟缓,生殖功能低下,各脏腑功能低下。

4. 精气化神 先天之精化生神,后天之精滋养神。气机的正常是各脏腑发挥生理功能的前提。精充气旺,人体精神状态好;精气亏虚,精神萎靡不振。

5. 神统摄精气 神是人体一切生命活动的主宰,对精气有统领的作用。神充,则精气发挥正常生理功能;神衰,可出现精气生成障碍,运行失常。

第四节 体 质

一、中医体质的概述

中医体质学说最早见于《内经》,经过各朝代医家的不断探讨,于明清时期基本成熟。1978年"中医体质学说"的概念被明确提出来。

1. 体质的含义 体质是由先天遗传和后天获得所形成的、个体在形态结构和功能活动方面所固有的、相对稳定的特性,与心理性格具有相关性。可以认为,体质是机体的特性、特点、性质。体质是机体在整个生命过程中某一个阶段的特点。

2. 体质的形成 主要是先天因素及后天因素共同作用的结果。先天因素主要指的是胎儿在母体内所继承的,来自于父母的体质遗传。如父母体质较强,出生的小儿则秉承了父母的基因,体质多较强,不易生病;父母体质较弱,出生的小儿则秉承了父母的基因,体质多较弱,易患病。先天因素不仅与父母的体质有密切关系,还与父母生育的年龄,父母血缘关系的远近,父亲精子与母亲卵子的质量,父母的营养状况、精神状态、生活方式,以及母亲在妊娠期间的饮食起居、情绪等有密切的关系。先天因素是体质形成的第一要素,是体质强弱的前提条件。

后天因素主要指的是小儿出生之后生存的各种内在因素和外在环境的总和。如饮食营养、生活起居、劳逸、精神情志等。人所处的环境不仅会影响体质的强弱变化,还会引起体质的改变。环境因素主要包括自然因素和社会因素两方面,自然因素如空气、饮用水、噪声等,社会因素如生活压力、工作压力、人际关系等。还有,所患的疾病及使用的药物都属于后天因素。在后天因素的干预下,机体体质可发生改变。良好的生活习惯、合理的膳食搭配、清洁的空气、无污染的饮用水、宁静安逸的环境可增强体质;反之,不规则的作息、吸烟、饮酒、挑食、受污染的空气及水源、嘈杂的居住环境则可能导致体质下降。因此,尽可能地改善后天因素可以弥补先天因素不足所导致的体质下降。

二、体质的分类

（一）分类的方法

将体质进行分类是进一步把握不同体质类型特征的重要手段。研究者根据阴阳五行、脏腑、气血津精等不同角度对体质进行了分类,主要有阴阳分类法（四分法、五分法）、五行分类法、脏腑分类法、体型分类法、心理特征分类法（勇怯分类法、形志苦乐分类法）等。

（二）常用体质分类及其特征

在众多体质分类中较常见的、影响较广的有以下几种。

1. 三分法　将体质分为阴阳平和质、偏阳质、偏阴质。阴阳平和质,为功能较协调的体质。偏阳质,为偏于亢奋、偏热、多动等特性的体质。偏阴质,为偏于抑制、偏寒、多静等特性的体质。

2. 九分法　将体质分为平和质、气虚质、阳虚质、阴虚质、痰湿质、湿热质、瘀血质、气郁质、特禀质。平和质,是以体态适中,面色红润,精力充沛,脏腑功能状态强健壮实为特征的一种体质状态。气虚质,是以气息低弱,脏腑功能状态低下为特征的体质状态。阳虚质,是以形寒肢冷等虚寒现象为特征的体质状态。阴虚质,是以阴虚内热为主要特征的体质状态。痰湿质,是以黏滞重浊为主要特征的体质状态。湿热质,是以湿热内蕴为主要特征的体质状态。瘀血质,是以血瘀表现为主要特征的体质状态。气郁质,是以性格内向不稳定,忧郁脆弱,敏感多疑为主要表现的体质状态。特禀质,包括先天性、遗传性的生理缺陷与疾病,过敏反应等。

3. 阴阳分类法　将体质分为太阴、少阴、太阳、少阳、阴阳和平五种类型。太阴人,脸色阴沉黑暗,身材高大但喜故做卑躬屈膝状,性格贪婪,得失心较重,自私。少阴人,行为鬼祟,走路时身体前倾,谨慎细心,稳重,耐受性好,嫉妒心强。太阳人,趾高气扬,昂首挺胸,性格傲慢,做事易冲动,喜夸大事实,但有进取心,对于自己认定的目标会努力实现。少阳人,喜动少静,自尊心强,做事仔细,心思细腻,性格开朗,善交际,善变。阴阳和平人,举止大方,对人和善,目光慈祥,办事有条不紊,性情和顺,具有较好的领导才能。

4. 五行分类法　将体质分为木型、火型、土型、金型、水型五种类型。木型人,皮肤颜色偏青,头小脸长,两肩宽阔,体格小,体质较弱,动作灵活,机灵,较易忧郁。火型人,皮肤颜色偏红,头小脸尖,背部肌肉宽厚,手足偏小,走路步履稳健,脾气较急躁,疑心较重。土型人,皮肤颜色偏黄,头大脸圆,肩背肌肉厚,腿部壮实,步履稳健,性格开朗。金型人,皮肤颜色偏白,头小脸方正,肩背、手足偏小,脾气较急躁,办事果断。水型人,皮肤颜色偏黑,头大,形体较清瘦,手足好动,脾气暴躁。

此外,还有六分法（将体质分为正常质、晦涩质、腻滞质、燥热质、迟冷质、倦质）等许多分类。

三、体质学说的应用

体质是机体在整个生命过程中某一个阶段的特点,是相对稳定的、多样的、可变的。体质学说对人体的生理特性进行分类,通过对体质学说的理解,可以对个体的身体素质有较客观的把握,对个体的疾病易感性、患病后的病变特点以及转归预后有较科学的预测,从而对疾病的预防、临床的治疗、病后的调护有较好的指导作用。

1. 个体的身体素质 中医强调"因人制宜",说明每一个个体都有其自身的特点,因此当一个患者就诊时,医师需要根据该患者的具体身体素质进行辨证及处方用药。例如,同样是咳嗽,患者甲身材偏瘦、干咳无痰或少痰、咽干、两颧潮红、盗汗、手足心发热、大便干、舌红少津、苔薄,脉细数,患者乙身材偏胖、咳嗽声重、痰多、痰色白、胸闷、食欲下降,舌胖、苔白腻,脉滑,通过对两者身体素质的分析,考虑患者甲为阴虚咳嗽,患者乙为痰湿咳嗽。

2. 疾病易感性 "同气相求",个体身体素质的特殊性可使个体患某类疾病的易感性比其他身体素质的概率高。如阳虚质易感寒邪,阴虚质易感热邪。

3. 患病后的病变特点 病邪侵袭人体致病,可因患者的体质而表现出不同的疾病特征。如风寒邪气侵袭火型人,患者可出现恶寒、发热、打喷嚏、鼻塞、流黄涕等表现。

4. 指导疾病的预防、治疗及病后调护 中医在临床上强调"未病先防、既病防变、已变防渐",即在未得病时预防疾病的发生,患病后积极治疗防止疾病发生传变,如果疾病发生传变就要积极防止其向更严重的方向发展。如痰湿质的人,在日常生活中尽量不吃肥甘厚味的食物,可预防中风等的发生;痰湿质的患者,在治疗上可适当加入健脾化湿、理气的药,在调护方面可在饮食上食用薏米、莲子、冬瓜等具有健脾、祛湿、利湿等作用的食物。

5. 转归调理 中医学非常重视疾病转归后调理。调理包括饮食起居、精神心理状态等。如偏阳质者,热病后应慎用人参、桂圆、黄芪、冬虫夏草等补气补阳药;偏阴质者,寒病后应慎用麦冬、沙参等补阴药。

本章重点知识导图

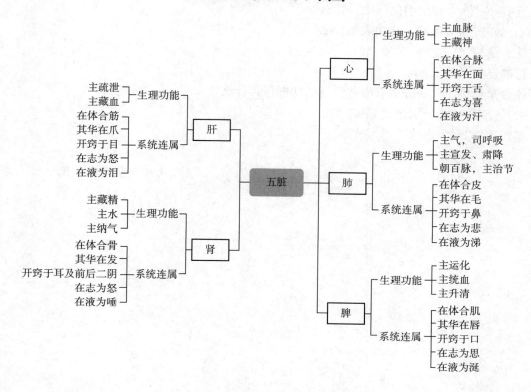

知识链接

《素问·上古天真论》言:"女子七岁,肾气盛,齿更,发长;二七,而天癸至,任脉通,太冲脉盛,月事以时下,故有子……七七,任脉虚,太冲脉衰少,天癸竭,地道不通,故形坏而无子也。丈夫八岁,肾气实,发长齿更。二八,肾气盛,天癸至,精气溢泻,阴阳和,故能有子……七八,肝气衰,筋不能动,天癸竭,精少,肾气衰,形体皆极。八八,则齿发去。肾者主水,受五脏六腑之精而藏之,故五脏盛,乃能泻。今五脏皆衰,筋骨解堕,天癸尽矣,故发鬓白,身体重,行步不正,而无子矣。"

现代相关研究

肝疏泄太过所致烦躁易怒等表现可能与下丘脑、边缘叶去甲肾上腺素、多巴胺、5-羟色胺水平上升密切相关;肝气疏泄不及呈现抑郁、萎靡等症状可能与下丘脑、边缘叶多巴胺水平下降,5-羟色胺水平上升有密切关系。据推测,肝主疏泄可能通过调节机体该类活性物质含量而呈现作用;其功能定位为脑中枢,尤其是下丘脑。

"肝失疏泄",则动物的小肠肌电活动、吸收细胞的酶活性均低于正常组,电镜下可见小肠吸收细胞部分线粒体肿胀,基质减少,空化,嵴萎缩,变短变少。

"肾藏精"与甲状腺、甲状旁腺、垂体、肾上腺、卵巢、睾丸有着密切的联系。

中医所指的"脑髓",其现代生物学基础是脑内神经细胞和神经营养因子,脑内神经营养因子减少、神经细胞大量萎缩及损失,可造成髓海不足。

思考题

1. 什么是藏象学说?藏象学说的特点是什么?
2. 如何理解"满而不实""实而不满"?
3. 五脏、六腑、奇恒之腑的区别是什么?
4. 心、肺、脾、肝、肾的主要功能是什么?
5. 什么是精、气、血?
6. 神的定义是什么?
7. 什么是气机?气的分类有哪些?气的功能包括什么?
8. 血、津液的功能分别包括哪些?
9. 如何理解"气为血帅""血为气母"?

（唐汉庆　蔡华珠　王　姣　史　瑞）

第四章
中医学的疾病观

学习内容：

病因：外感病因、内伤病因和病理产物病因。

病机：邪正盛衰、阴阳失调、气血失调。

学习重点：六淫、七情、瘀血的致病特点；基本病机内容。

学习要求：

1. 掌握：外感六淫的致病特点；七情的致病特点；瘀血的致病特点。
2. 熟悉：饮食所伤、劳倦内伤的致病特点。
3. 了解：疠气的致病特点；结石的致病特点。

中医学的疾病观是中医对疾病发生、发展、演变规律的认识，主要包括病因学说和病机学说。病因学说是研究病因的性质及其致病特点的学说。病机学说是研究病机变化规律的学说。

第一节 病　　因

凡能引起人体发生疾病的原因，称为病因。中医学把病因分为外感、内伤、病理产物及其他四类。主要包括六淫、疠气、七情、饮食、劳逸、痰饮、瘀血、结石、外伤等。

中医学认识病因的方法，除直接询问发病的经过及有关情况以推断病因外，主要是以病证的临床表现为依据，通过分析疾病的症状、体征来推求病因，为治疗用药提供依据，这种方法称为"辨证求因"。

一、外感病因

外感病因，是指来源于自然界气候变化，多从肌表、口鼻侵入人体的致病因素。主要包括六淫和疠气。

（一）六淫

"六淫"是指风、寒、暑、湿、燥、火六种外感病邪的总称。此概念源于六气，六气是指风、寒、暑、湿、燥、火六种自然界的气候变化，它是万物生长和人类赖以生存的自然条件，正常的六气一般不易使人致病。当气候变化异常，六气发生太过或不及，或非其时而有其气（如春天应温而反寒，秋天应凉而反热等），以及气候变化过于急骤（如暴冷暴热等），在人体的正气不足而抵抗力下降时，六气才能成为致病因素，侵犯人体发生疾病。这种异常的能够致病的"六气"，便称之为"六淫"。

1. 六淫致病的共同特点

（1）外感性　六淫致病，其途径多从口鼻、肌表而入，或两者同时受邪，故常称"外感病"病因。

（2）季节性　六淫致病多与季节气候有关，如春多风病，夏多暑病，长夏多湿病，秋多燥病，冬多寒病等。

（3）地域性　六淫致病常与生活、工作的区域和环境密切相关，一般来说，西北高原地区，地势高而天气寒凉,故多寒病、燥病;东南沿海地区,地势低下而气温偏高,湿度偏大,故多湿病和热病。

(4)相兼性 六淫既可单独使人致病,又可两种或两种以上同时侵犯人体而致病,如风寒感冒、湿热泄泻、风寒湿痹等。

(5)转化性 六淫在发病过程中,不仅可以互相影响,而且可以在一定条件下互相转化,如寒邪入里可以化热,暑湿日久可以化燥等。

此外,临床上还有某些并非六淫之邪外感,而是由于脏腑、气血津液功能失调所产生的化风、化寒、化湿、化燥、化热、化火等病理变化。为了与外感六淫相区别,称其为"内生五邪",即内风、内寒、内湿、内燥、内火(内热)等,在此不作详细介绍。

2. 六淫各自的性质和致病特点

(1)风邪 风为春季的主气,但四季皆有风,故风邪引起的疾病虽以春季为多,但其他季节亦可发生。风邪的性质和致病特点如下。

1)风为阳邪,轻扬开泄,易袭阳位:风邪具有轻扬、向上、向外的特性,故属于阳邪。其性开泄,指其易使腠理张开而有汗出。风邪侵袭,常伤及人体的上部(头、面)、阳经和肌表,使皮毛腠理开泄,出现头痛、汗出、恶风等症状。故《素问·太阴阳明论》云:"伤于风者,上先受之。"

2)风性善行而数变:善行,指风性善动不居,游移不定。故其致病具有病位游移、行无定处的特征。如见游走性关节疼痛,痛无定处,则属于风邪偏盛,称为"行痹"或"风痹"。"数变",是指风邪致病变幻无常,发病迅速。如风疹表现为皮肤瘙痒时,疹块发作无定处,此起彼伏,时隐时现等特征。

3)风性主动:主动,指风邪致病具有动摇不定的特征。如风邪入侵,常见眩晕、震颤、抽搐、颈强直、角弓反张、两目上视等症。临床上因受风而面部肌肉颤动,或口眼㖞斜,为风中经络。因金刃外伤,复受风毒之邪而出现四肢抽搐、角弓反张等症,也属于风性主动的临床表现。故《素问·阴阳应象大论》云:"风胜则动。"

4)风为百病之长:长者,始也,首也。风为百病之长,一是指风邪常兼他邪合而伤人,为外邪致病的先导。因风性开泄,凡寒、湿、暑、燥、热诸邪,常依附于风而侵犯机体,从而形成外感风寒、风湿、风热、风燥等证。二是指风邪袭人致病最多。风邪终岁常在,故发病机会多。风邪侵犯,无孔不入,表里内外均可遍及,侵害不同的脏腑组织,可发生多种病证。

(2)寒邪 寒为冬季的主气。凡在气温较低的冬季,或由于气温骤降,人体不注意防寒保暖,则常易感受寒邪。此外,淋雨涉水,或汗出当风,也常为感受寒邪之重要原因。寒邪的性质和致病特点如下。

1)寒为阴邪,易伤阳气:寒为阴气盛的表现,故称为阴邪。寒邪侵入后,机体的阳气奋起抵抗,但若寒邪过盛,则阳气不仅不足以驱除寒邪,反为寒邪所消耗。所以,感受寒邪,最易损伤人体阳气。寒邪伤阳,可见阳气衰退的虚寒证。

2)寒性凝滞:凝滞,即凝结、阻滞不通。寒性凝滞,指寒邪侵入,易使气血津液凝结、经脉阻滞之意。人身气血津液之所以畅行不息,全赖一身阳气的温煦推动。一旦阴寒之邪侵犯,阳气受损,失其温煦,易使经脉气血运行不畅,甚或凝结阻滞不通。不通则痛,故疼痛是寒邪致病的重要临床表现。如寒邪引起的痹证,关节疼痛剧烈,故又称为"痛痹"。

3)寒性收引:收引,有收缩牵引之意。寒性收引,即指寒邪侵袭人体,可使气机收敛,腠理、经络、筋脉收缩而挛急。如寒邪侵及肌表,腠理闭塞,卫阳被郁不得宣泄,可见恶寒、发热、无汗等。寒客血脉,则气血凝滞,血脉挛缩,可见头身疼痛,脉紧。寒客经络关节,则经脉收缩拘急,甚则挛急作痛,屈伸不利等。

4)寒性清澈:清澈是指清稀。寒邪侵袭人体导致分泌物和排泄物清稀。如临床表现为鼻流清涕、咳痰清稀、小便清长、大便澄澈清冷等。

（3）暑邪 暑为夏季的火热之邪，是夏季的主气，乃火热所化。六淫之中，暑邪致病的季节性最为明显，仅见于夏令。暑邪的性质和致病特点如下。

1）暑为阳邪，其性炎热：暑为盛夏火热之气所化，火热属阳，故暑邪为阳邪。暑邪伤人多表现为一系列阳热症状，如高热、心烦、面赤、脉洪大等。

2）暑性升散，伤津耗气：升，即升发、向上。暑邪侵犯人体，可致腠理开泄而多汗。汗出过多，不仅伤津，而且耗气，临床除见口渴喜饮、尿赤短少等津伤症状外，还可见气短、乏力，甚则气津耗伤太过，清窍失养而突然晕倒、不省人事。

3）暑多夹湿：暑季气候炎热，且常多雨而潮湿，热蒸湿动，水气弥漫，故暑邪致病，多夹湿邪为患。其临床表现除烦热、口渴等暑热症状外，常兼见身热不扬、四肢困倦、胸闷恶心呕吐、大便溏泄不爽等湿滞症状。

（4）湿邪 气候潮湿，或居处潮湿，或水中作业，或淋雨涉水，或汗出后湿衣未能及时更换等，皆易导致外感湿邪。湿邪的性质和致病特点如下。

1）湿为阴邪，易损伤阳气，阻遏气机：湿与水同类，故属阴邪。湿邪致病，易伤阳气。湿邪侵入最易留滞于脏腑经络，阻遏气机，使脏腑气机升降失常，经络阻滞不畅。如湿阻胸胁，气机不畅则胸膈满闷；湿阻中焦，脾胃气机升降失常，则脘痞腹胀，食欲减退；湿停下焦，肾与膀胱气机不利，则小腹胀满、小便淋涩不畅。

2）湿性重浊：重，即沉重、重着，指湿邪致病，出现以沉重感为特征的临床表现，如头身困重、四肢酸楚沉重等。若湿邪外袭肌表，困遏清阳，清阳不升，则头重如裹。湿邪阻滞经络关节，阳气不得布达，则可见肌肤不仁、关节疼痛重着，称为"湿痹"或"着痹"。"浊"，即秽浊不清，指湿邪为患，易呈现分泌物和排泄物秽浊不清的现象。如湿浊在上则面垢、眵多；湿滞大肠，则大便溏泄、下痢脓血；湿浊下注，则小便浑浊、妇女白带过多；湿邪浸淫肌肤，则可见湿疹流水等。

3）湿性黏滞：黏，即黏腻；滞，即停滞。湿邪致病，其黏腻停滞的特性主要表现在两个方面：一是症状的黏滞性。湿病症状多表现为黏滞而不爽，如排泄物和分泌物多滞涩不畅。如痢疾的大便排泄不爽，膀胱湿热的小便滞涩不畅等，皆为湿邪为病的常见症状。二是病程的缠绵性。湿邪致病病程较长，反复发作，缠绵难愈。如湿温、湿疹、湿痹（着痹）等，皆因其湿而不易速愈，或反复发作。

4）湿性趋下，易袭阴位：湿邪属阴而有趋下之势，湿邪为病多易伤及人体下部。常见有水肿、带下、大便排泄不爽、小便不畅等症状。故《素问·太阴阳明论》云："伤于湿者，下先受之。"

（5）燥邪 燥为秋季的主气。燥邪为病有温燥、凉燥之分，初秋有夏热之余气，燥与温热结合而侵犯人体，则多见温燥病证；深秋有近冬之寒气，燥与寒邪结合侵犯人体，则多见凉燥病证。燥邪的性质和致病特点如下。

1）燥性干涩，易伤津液：燥邪为干涩之病邪，侵犯人体，最易损伤津液，出现各种干燥、涩滞的症状，如口鼻干燥，咽干口渴，皮肤干涩，甚则皲裂，毛发不荣，小便短少，大便干结等。故《素问·阴阳应象大论》："燥胜则干。"

2）燥易伤肺：肺为娇脏，喜润而恶燥。肺主气司呼吸，直接与自然界大气相通，且外合皮毛，开窍于鼻，燥邪多从口鼻而入，故最易损伤肺津，从而影响肺气之宣降。甚或燥伤肺络，出现干咳少痰，或痰黏难出，或痰中带血，喘息胸痛。由于肺与大肠相表里，肺津耗伤，大肠失润，传导失司，可现大便干涩不畅等症状。

（6）火（热）邪 火热旺于夏季，但一年四季均可发生。火热为阳盛之气所化，故火与热常可混称。但火与热，同中有异，温为热之渐，火为热之极。火热之邪的性质和致病特点如下。

1) 火热为阳邪,其性炎上:火热之性燔灼、升腾,属阳邪。阳邪侵入,邪气亢盛,阳胜则热,故发为实热性病证,临床多见高热、烦渴、汗出、脉洪数等症状。火性炎上,火热之邪易侵害人体上部,故火热病证,常发生在人体上部,尤以头面部为多见。如目赤肿痛、咽喉肿痛、口舌生疮糜烂、牙龈肿痛、耳内肿痛或流脓等。

2) 火热易扰心神:火热之邪入于营血,易影响心神,轻者心神不宁而心烦、失眠;重者可扰乱心神,出现狂躁不安,或神昏、谵语等症状。

3) 火热易伤津耗气:火热之邪致病,热淫于内,一方面迫津外泄,因气随津泄而致津亏气耗;另一方面则直接消灼煎熬津液,耗伤人体的阴气,即所谓热盛伤阴。故火热之邪致病,临床表现除热象显著外,往往伴有口渴喜冷饮,咽干舌燥,小便短赤,大便秘结等津伤阴亏的征象。阳热太盛,伤津耗气,临床可兼见体倦乏力、少气懒言等气虚症状。

4) 火热易生风动血:生风,是指火热之邪侵犯人体,燔灼肝经,耗劫津液,筋脉失养失润,易引起肝风内动的病证。由于此肝风为热甚引起,故又称"热极生风"。临床表现为高热神昏、四肢抽搐、双目上视、角弓反张等。动血,指火热入于血脉,易迫血妄行。火热之邪侵犯血脉,轻则加速血行,甚则可灼伤脉络,迫血妄行,引起各种出血证,如吐血、衄血、便血、尿血、皮肤发斑等。

5) 火邪易致肿疡:火邪入于血分,可聚于局部,腐蚀血肉,发为痈肿疮疡。由火毒壅聚所致之痈疡,其临床表现以疮疡局部红肿热痛为特征。故《医宗金鉴·痈疽总论歌》云:"痈疽原是火毒生。"

（二）疠气

疠气,指一类具有强烈致病性和传染性的外感病邪。在中医文献中,疠气又称为"疫毒""疫气""异气""戾气""毒气""乖戾之气"等。

疠气可以通过空气传染,经口鼻侵入致病;也可随饮食、蚊虫叮咬、虫兽咬伤、皮肤接触等途径传染而发病。如痄腮、烂喉丹痧、疫毒痢、白喉、天花、霍乱、鼠疫、新型冠状病毒肺炎等,实际上包括了现代临床医学的许多传染病和烈性传染病。

1. 疠气的致病特点

（1）传染性强,易于流行　疠气具有强烈的传染性和流行性,可通过空气、食物等多种途径在人群中传播,"此气之来,无论老少强弱,触之者即病"。当然,疠气致病,可以散在发生,也可以形成瘟疫流行。

（2）发病急骤,病情危笃　疠气致病力强,比温邪、火热邪气致病作用更为剧烈、险恶,具有发病急骤,其潜伏期短,常有来势迅猛,病情危重,死亡率高的临床特点。

（3）一气一病,症状相似　疠气种类繁多,一种疠气引起一种疫病,每一种疫病的症状相似。感受不同的疠气,则症状也不同,即"一气致一病"。例如痄腮,无论患者是男性还是女性,一般都表现为耳下腮部发肿。

2. 疠气形成与疫病流行的原因　影响疠气产生的因素有多种,主要有气候因素、环境因素、预防措施和社会因素等。

（1）气候因素　自然气候的反常变化,如久旱、酷热、洪涝、湿雾瘴气、地震等,均可孳生疠气而导致疾病的发生。如霍乱的大流行与此类因素有关。

（2）环境因素　环境卫生不良,如水源、空气污染等,均可孳生疠气。食物污染、饮食不当也可引起疫病发生,如疫毒痢、疫黄等病,即是疠气通过饮食入里而发病的。

（3）预防措施不当　由于疠气具有强烈的传染性,人触之者皆可发病。若预防隔离工作不力,也往往会使疫病发生或流行。

（4）社会因素　对疠气的发生与疫病的流行也有一定的影响。若战乱,社会动荡,工作环境恶劣,生活极度贫困,则疫病不断发生和流行。若国家安定,且注意卫生防疫工作,采取一系列积极有效的防疫和治疗措施,疫病即能得到有效的控制。

二、内伤病因

内伤病因，是指因人的情志活动、生活起居和饮食劳逸等有违常度，直接伤及脏腑气血而引起疾病发生的病因。主要包括七情内伤、饮食失宜、劳逸失度等。

（一）七情内伤

1. 定义　七情，即人的喜、怒、忧、思、悲、恐、惊七种正常情志变化。它是人生理和心理活动对外界环境刺激的不同反应，属于生理范畴。情志活动之所以成为致病因素，主要有两个方面的原因：一是突然、强烈或长期持久的情志刺激，超过了个体所能承受和调节的范围，以致脏腑功能失调；二是个体脏腑气血虚弱，或个性脆弱，对情志刺激的适应能力下降，因而诱发疾病。

2. 七情内伤的致病特点　七情致病主要直接影响其相应内脏，致使脏腑气机逆乱，气血失调，导致疾病的发生。

（1）**直接伤及内脏**　七情内伤是情志的异常，情志由脏腑的精、气、血所产生，所以七情致病主要伤及内脏。七情内伤首伤心神，因心主神明，心为五脏六腑之大主，神之所舍，心在人的精神情志活动中起着主宰作用。七情伤及五脏，不同的情志刺激所伤的脏器有所不同。如怒伤肝，喜伤心，悲（忧）伤肺，恐伤肾，思伤脾，这是七情内伤的一般规律。

（2）**影响脏腑气机**　七情致病伤及内脏，主要是影响脏腑的气机，使脏腑气机升降失常，不同的情志刺激，对气机的影响也有所不同。

1）怒则气上：导致肝气上逆，血随气逆，并走于上。临床上常见气逆的症状有：头胀头痛、面红目赤、呕血，甚则晕厥卒倒等。

2）喜则气缓：正常情况下，喜能缓和精神紧张，使心情平静、舒畅。狂喜暴喜过度则可使心气涣散不收，神不守舍，出现精神不能集中，甚则失神狂乱等。

3）悲（忧）则气消：过度悲忧会损伤肺气，从而出现气短、精神萎靡不振、乏力等症。

4）恐则气下：恐惧过度，可使肾气不固，气泄于下。临床上常见的气泄于下的症状有大小便失禁，甚至晕厥、遗精等。

5）惊则气乱：突然受惊，损伤心气，导致心气紊乱，心无所倚，神无所归，虑无所定，出现心悸、惊恐不安等症状。

6）思则气结：思虑过度，导致脾气郁结，从而出现纳呆、脘腹胀满、便溏等脾失健运症状。

（3）**影响疾病转归**　七情变化可影响原有病情变化，主要表现在诱发疾病发作和加重病情两方面。如有高血压病史的患者，若遇事恼怒，肝阳暴张，血压可以迅速升高，发生眩晕，甚至突然晕厥，或昏仆不语、半身不遂、口眼㖞斜。恶性肿瘤可因七情刺激导致患者意志崩溃，病情迅速恶化。

（二）饮食失宜

饮食失宜包括饮食不节、饮食不洁、饮食偏嗜三方面。

1. 饮食不节　良好的饮食行为应以适度为宜。如过饥过饱，或饥饱无常，均可影响健康，导致疾病发生。

（1）**过饥**　长期摄食不足，气血生化减少，一方面因气血亏虚而脏腑组织失养，功能活动衰退，全身虚弱；另一方面又因正气不足，抗病力弱，易招致外邪入侵，继发其他疾病。

（2）**过饱**　饮食超量，或暴饮暴食，或中气虚弱而强食，以致脾胃难于消化转输而致病。轻者表现为饮食积滞不化，以致病理产物"积食"内停，可见脘腹胀满疼痛、嗳腐吞酸、呕吐、泄泻、畏食、纳呆等。甚者可因脾胃久伤或营养过剩，而发展为消渴、肥胖、痔、心脉痹阻等病证。若病理产物"积食"停滞日久，可进一步损伤脾胃功能，致使运化功能久不得复，还可聚湿、化热、生痰而引起其他病变发生。小儿喂养过量，易致消化不良，久则可致"疳积"等。

2. 饮食不洁　饮食不洁作为致病因素，是指进食不洁净的食物而导致疾病的发生。多是由于缺乏良好的卫生习惯，进食陈腐变质，或被疫毒、寄生虫等污染的食物所造成。饮食不洁导致的病变以胃肠病为主。若进食被疫毒污染的食物,则可发生某些传染性疾病。如果进食或误食被毒物污染或有毒性的食物,还会发生食物中毒,轻则脘腹疼痛,呕吐腹泻;重则毒气攻心,意识昏迷,甚至导致死亡。

3. 饮食偏嗜 饮食偏嗜作为致病因素,是指特别喜好某种性味的食物或专食某些食物而导致某些疾病的发生。机体的生长发育和功能活动需要各种不同的营养成分,而各种营养成分又分别存在于不同的饮食中,因此要适当调节饮食,注意食物的多样化,做到饮食结构合理,五味调和,寒热适中,无所偏嗜,才能使人体获得所需要的各种营养物质。若膳食结构失宜,或饮食过寒过热,或饮食五味有所偏颇,均可导致阴阳失调而发生疾病。

(1)寒热偏嗜 一般而言,良好的饮食习惯要求寒温适中。如偏食生冷寒凉之品,易损伤脾胃阳气,导致寒湿内生。若偏嗜辛温燥热饮食,易使肠胃积热,或酿成痔等。

(2)五味偏嗜 五味,指酸、苦、甘、辛、咸,它们各有不同的作用,不可偏废。五味与五脏,各有其所喜,如酸先入肝,苦先入心,甘先入脾,辛先入肺,咸先入肾。如果长期嗜好某种性味的食物,就会导致该脏的脏气偏盛,功能活动失调而发生多种病变。五味偏嗜,既可引起本脏功能失调,也可因脏气偏盛,导致脏腑之间平衡关系失调而出现他脏的病理改变。

(3)烟酒偏嗜 适量饮酒可宣通血脉,舒筋活络,对人体的健康有好处。饮酒无度则可导致疾病的发生。若长期、过量的饮酒,易损伤脾胃,聚湿生痰,化生湿热,痰浊湿热阻滞气血运行,可使血脉瘀阻变生癥瘕。

(三)劳逸失常

正常的劳作有助于气血流通,强壮体质,增进健康;适当的休息,能消除疲劳,恢复体力。劳逸结合,有利于身体健康,一般不会致病。只有在劳逸失度时,才会损伤机体而引发疾病。

1. 过劳 是指过度劳累,包括劳力过度、劳神过度和房劳过度三方面。

(1)劳力过度 指较长时间的过度用力,劳伤形体而积劳成疾,或者是病后体虚,勉强劳作而致病。劳力太过而致病,其病变特点主要表现在两个方面:一是过度劳力而耗气,损伤内脏的精气,导致脏气虚少,功能减退。由于肺为气之主,脾为生气之源,故劳力太过尤易耗伤脾肺之气。常见如少气懒言、体倦神疲、喘息汗出等。二是过度劳力而致形体损伤,即劳伤筋骨。体力劳动,主要是筋骨、关节、肌肉的运动,如果长时间用力太过,则易致形体组织损伤,久而积劳成疾。

(2)劳神过度 指长期用脑过度,思虑劳神而积劳成疾。由于心藏神,脾主思,血是神志活动的物质基础。用神过度,长思久虑,则易耗伤心血,损伤脾气,以致心神失养,神志不宁而心悸、健忘、失眠、多梦和脾失健运而纳少、腹胀、便溏、消瘦等。

(3)房劳过度 指房事太过,或妇女早孕多育等,耗伤肾精而致病。由于肾藏精,为封藏之本,肾精不宜过度耗泄。若房事不节则肾精耗伤,常见腰膝酸软、眩晕耳鸣、精神萎靡、性功能减退等。妇女早孕多育,亏耗精血,累及冲任及胞宫,易致月经失调、带下过多等妇科疾病。此外,房劳过度也是导致早衰的重要原因。

2. 过逸 是指过度安逸,包括体力过逸和脑力过逸等。过度安逸致病,其特点主要表现在三方面:一是安逸少动,气机不畅。如果长期运动过少,则人体气机失于畅达,可以导致脾胃等脏腑的功能活动呆滞不振,出现食少、胸闷、腹胀、肢困、肌肉软弱或发胖臃肿等。二是阳气不振,正气虚弱。过度安逸,或长期卧床,阳气失于振奋,以致脏腑组织功能减退,体质虚弱,正气不足,抵抗力下降等。过逸致病,常见动则心悸、气喘汗出等,或抗邪无力,易感外邪致病。三是长期用脑过少,加之阳气不振,可致神气衰弱,常见精神萎靡、健忘、反应迟钝等。

三、病理产物性病因

病理产物性病因是指继发于其他病理过程而产生的致病因素。在疾病过程中,由于某些病因的作用,引起气血津液代谢失调等病理变化,形成病理产物。病理产物一旦产生,又可成为新病证发生的病因。因其具有病理产物和致病因素双重特点,故称为病理产物性病因。病理产物性病因包括痰饮、瘀血、结石三大类。

（一）痰饮

痰饮是机体津液代谢障碍所形成的病理产物。这种病理产物形成之后,便成为一种致病因素作用于机体,阻滞经络,阻碍气血,影响脏腑功能,从而引起各种复杂的病理变化,导致各种新的病证出现。一般将较稠浊的称为痰,清稀的称为饮。

痰饮有广义和狭义之分。狭义之痰饮,指咳吐之痰涎。广义之痰饮,指由津液代谢障碍所形成的病理产物,由机体功能失调,津液停蓄蕴结而成。

从形质来分,痰又可分为有形之痰和无形之痰。有形之痰,是指视之可见,闻之有声的痰液,如咳嗽吐痰、喉中痰鸣等,或指触之有形的痰核。无形之痰,是指只见其征象,不见其形状的痰病,如眩晕、癫狂等,可以通过其致病特点和临床症状分析而确定。饮流动性较大,可留积于人体脏器组织的间隙或疏松部位。从饮的停留部位不同可分为"痰饮""悬饮""溢饮""支饮"等。

1. 痰饮的形成　痰饮的形成,多为外感六淫、七情内伤、饮食不节等因素导致脏腑功能失调,津液代谢障碍,水液停聚而形成。由于肺、脾、肾等对津液代谢起着重要作用,故痰饮的形成,多与肺、脾、肾的功能失常密切相关。

2. 痰饮的致病特点　痰饮一旦产生可流窜全身,外达经络、肌肤、筋骨,内至脏腑,全身各处,无处不到,从而产生各种不同的病变。概括而言,其致病特点有以下几个方面。

（1）阻滞气血运行　痰饮为有形之邪,可随气流行,或停滞于经脉,或留滞于脏腑,阻滞气机,妨碍血行。若痰饮流注于经络,则致经络气机阻滞,气血运行不畅,出现肢体麻木、屈伸不利,甚至半身不遂,或形成瘰疬痰核、阴疽流注等。若痰饮留滞于脏腑,则阻滞脏腑气机,使脏腑气机升降失常。如痰饮阻肺,肺气失于宣降,则见胸闷气喘、咳嗽吐痰等;痰饮停胃,胃气失于和降,则见恶心、呕吐等;痰浊痹阻心脉,血气运行不畅,可见胸闷心痛等。痰浊随气上逆,蒙蔽清窍,扰乱心神,可使心神活动失常,出现头重、头晕目眩、精神不振等症,甚至出现神昏谵妄,引起癫、狂、痫等疾病。

（2）影响津液代谢　痰饮本为津液代谢失常的病理产物,但是痰饮一旦形成之后,可作为一种继发性致病因素反作用于人体,进一步影响肺、脾、肾等脏腑的功能活动,加重津液代谢障碍。如痰湿困脾,可致水湿不运;痰饮阻肺,可致宣降失职,水液不布。因此,痰饮致病能影响人体津液的输布与排泄,使津液进一步停留于体内,加重津液代谢障碍。

（3）致病广泛,变化多端,病势缠绵　痰饮为病,具有变幻多端,病证错综复杂的特点。痰饮随气流行,内至五脏六腑,外达四肢百骸、肌肤腠理,可停滞而致多种疾病。由于其致病面广,发病部位不一,且又易于兼邪致病,因而在临床上形成的病证繁多,症状表现十分复杂,故有"百病多由痰作祟"之说。痰饮停滞于体内,其病变的发展,可伤阳化寒,可郁而化火,可夹风、夹热,可化燥伤阴,可上犯清窍,可下注足膝,且病情反复发作缠绵难愈,病程较长,治疗困难。

（4）易扰乱神明　痰浊之邪易上扰神明,影响心藏神的功能,出现一系列心神失常的病症,如痰迷心窍,则可见神昏,痴呆;痰火扰心,则发为癫狂;痰蒙清窍,可见头昏头重,精神不振。

（5）舌脉表现出湿的特点　如舌苔厚腻,脉弦滑。

（二）瘀血

瘀血,是指体内血液停滞而形成的病理产物。瘀血一旦形成,就成为一种致病因素。

1. 瘀血的形成　人体血液的正常运行,主要依赖于心、肺、肝、脾等脏的功能正常,气的推动与固摄作用以及脉道的通利,且与寒热等内外环境因素密切相关。

瘀血形成机制主要有两个方面:血离经脉,血液运行不畅。

造成瘀血的具体原因有:①气虚血瘀,因气虚无力推动血行,血行迟缓可致瘀,或气虚统摄无力,血液离经,停滞于体内成瘀;②气滞血瘀,气机郁滞,无法正常推动血液运行而成瘀;③血寒致瘀,寒邪凝滞,血液凝闭不通则成瘀;④血热成瘀,热入营血,血热互结,热邪伤津,血液黏滞不行可成瘀,或热邪灼伤脉络,迫血妄行,血液溢出脉外,积而成瘀。此外,外伤也可直接导致瘀血。

2. 瘀血的致病特点　瘀血形成之后,不仅失去正常血液的濡养作用,而且反过来又会影响全身或局部血液的运行,产生各种病证。瘀血的病证虽然繁多,但其临床表现归纳起来则有如下几个共同的特点。

(1) 疼痛　疼痛多表现为刺痛,痛处固定不移,拒按,入夜尤甚。

(2) 肿块　瘀血积于皮下或体内可出现肿块,肿块多固定不移。在体表可见肿胀隆起;在体腔内或可扪及包块,质硬而坚固难移,称为癥积。

(3) 出血　血色多为紫暗色。

(4) 望诊　唇甲青紫,舌质紫暗,或有瘀点、瘀斑,或舌下静脉曲张,久瘀可见面色黧黑或肌肤甲错。

(5) 脉诊　可见细涩、沉弦或结代脉。

(三) 结石

结石,是指多种原因引起体内代谢异常而形成的砂石样病理产物。结石停滞或移动于体内脏腑组织而致病,多见于肾、胆、胃、膀胱等脏腑。结石在胆为胆结石,在肾为肾结石,在膀胱为膀胱结石。

1. 结石的形成　结石的成因较为复杂,机制目前尚不清楚。比较常见的因素有四个方面。

(1) 饮食不当　饮食偏嗜肥甘厚味,影响脾胃运化,蕴生湿热,内结于胆,日久可形成胆结石;湿热下注,蕴结于下焦,日久可形成肾结石或膀胱结石。

(2) 情志内伤　情志不遂,肝气郁结,疏泄失职,胆气不达,胆汁郁结,排泄受阻,日久可浓缩而成结石。

(3) 服药不当　长期过量服用某些药物,致使脏腑功能失调,或药物储留残存体内,与浊物、水湿、热邪相合可诱发结石形成。如服用某些磺胺类药物,易形成肾结石。

(4) 体质差异　先天禀赋差异,以致某些物质的代谢异常,可形成易患结石病变的体质。

2. 结石的致病特点

(1) 多发于肾、胆、胃、膀胱等脏腑。

(2) 病程较长,病势轻重不一。

(3) 阻滞气机,影响气血津液运行,并易继发其他病证。

(4) 发作缓解交替,发作时引起剧烈绞痛,缓解时一如常人,或仅有局部胀闷不适。

四、其他病因

导致疾病发生的原因,除外感病因、内伤病因和病理产物性病因之外,还有先天、外伤、寄生虫等致病因素皆能损伤皮肉筋骨和脏腑气血,形成各种病证。

1. 外伤　是指外力或其他外在因素作用于人体引起的损伤。外伤的类型较多,有外力损伤、烧烫伤、冻伤、虫兽所伤等。外伤病证,种类不同,表现各异。

2. 寄生虫　某些动物性寄生物,可引起人体寄生虫病。常见的寄生虫有蛔虫、钩虫、蛲虫、绦虫、血吸虫、丝虫等。

3. 先天因素　未出生前因父母体质因素或胎儿在发育过程中所形成的病因为先天致病因素,包括西医学中的遗传性和先天性致病因素。由先天因素导致的疾病称为"胎病"。中医学大致把先天因素归纳为胎弱和胎毒两类。

第二节　病　机

病机,是指疾病发生、发展与变化的机制。病邪作用于人体,机体正气奋起抗邪,正邪相争,人体阴阳失去相对平衡,使脏腑、经络、气血的功能失常,从而产生全身或局部多种多样的病理变化。

一、邪正盛衰

邪正盛衰,是指在疾病的发生、发展过程中,致病邪气与机体抗病能力之间相互斗争所发生的盛衰变化,即虚实变化。在疾病的发展变化过程中,正气和邪气的力量对比不是固定不变的,而是在正邪的斗争过程中,不断地发生着消长盛衰的变化。正盛则邪退,邪盛则正衰,随着邪正的消长,疾病反映出两种不同的本质,即虚与实的变化。

(一)虚与实

虚与实,是相对的病机概念,即不足和有余的一对病理矛盾。虚指正气不足,实指邪气亢盛。

1. 实　主要指邪气亢盛,是以邪气盛为矛盾主要方面的一种病理反应。主要表现为致病邪气比较亢盛,而机体的正气未衰,尚能积极与病邪抗争。正邪相搏,斗争剧烈,反应明显,在临床上可出现一系列病理反应比较剧烈的证候表现。

2. 虚　是指正气不足,抗病能力减弱,以正气不足为矛盾主要方面的一种病理变化。虚所表现的证候称为虚证,分为精、气、阴、阳的亏虚,以机体的精气血津液亏少和脏腑经络功能衰弱、抗病能力减退所致的一系列证候为特征。病变机制以正气不足,邪气也不盛或已退,正邪之间难以出现剧烈的对抗为特点。

(二)虚实错杂

虚实错杂,指疾病过程中邪正斗争,邪盛与正衰同时并存的病理变化,包括虚中夹实和实中夹虚。在疾病发病过程中,邪正的消长盛衰,不仅可以产生单纯的虚或实的病理变化,而且由于疾病的失治或治疗不当,以致病邪久留,损伤人体的正气;或因正气本虚,无力驱邪外出,而致水湿、痰饮、瘀血等病理产物的凝结阻滞,往往可以形成虚实同时存在的病理变化。临床所见多种多样,虚实有主次,故有虚中夹实、实中夹虚。病位有高下浅深,则有上实下虚、上虚下实、表虚里实、表实里虚等。但一般所说的虚实错杂,主要是指虚中夹实、实中夹虚两种病理状态。

(三)虚实转化

虚实转化,指疾病过程中邪正斗争,在一定条件下所发生的由实转虚和因虚致实的病理变化。疾病发生后,邪正双方力量的对比经常发生变化,因而疾病的虚实在一定条件下也常常发生转化。

1. 由实转虚　在实证的基础上,经过治疗邪气被祛除,病邪对机体的作用已经消除,但正气也被耗伤;或者由于误治、失治,病情迁延,邪气虽除,但伤及正气,病情已由实转虚。

2. 因虚致实　是由于正气本虚,脏腑生理功能低下,无力驱邪外出,或导致气、血、津液等不能正常运行,从而产生气滞、血瘀、痰饮、水湿等实邪停留体内,出现虚实错杂的病理变化,由虚证为主转化为实证为主。

(四)虚实真假

在某些特殊情况下,疾病可以表现出一些与本质不符的假象,如假虚、假实。虚实真假有假虚或假实存在,而且假虚或假实的症状有时十分突出,看似为疾病的真正本质,其实是一种假象。

1. 真虚假实　是指"虚"为病机的本质,而其"实"象则是一种假象。正气虚弱,脏腑气血不足,功能减退,气化无力,有时反而出现类似"实"的表现。

2. 真实假虚　是指"实"是病机的本质,而"虚"象则是表现出来的假象。邪盛于里,着于脏腑,阻滞气血,郁遏气机,气机不畅,气血不能外达,其外可见一些类似虚证的假象。邪气盛实于里,其外反现"虚弱"之假象,是为真实假虚。

二、阴阳失调

阴阳失调,是机体阴阳消长失去平衡的统称。在疾病的发生、发展过程中,由于致病因素的作用,导致机体的阴阳消长失去相对的平衡,形成阴阳的盛衰、互损、格拒、转化或亡失一系列病理变化,这就是阴阳失调。

（一）阴阳偏盛

阴阳偏盛指人体阴阳双方中的某一方的病理性亢盛状态，属于"邪气盛则实"的实证。

1. 阳盛则热 阳盛，是指机体在疾病过程中所出现的一种阳邪偏盛，脏腑经络功能亢奋，代谢活动亢进，机体反应性增强，阳热过剩的病理状态。一般地说，其病机特点多表现为阳气有余，邪从阳而化热，阳盛而阴未虚（或虚亏不甚）的实热证。阳以热、动、燥为其特点，故阳偏盛产生热性病变的燥、动之象，常表现为实性、热性病症。临床表现为壮热、烦渴、面红、目赤、尿赤、便干、苔黄、脉数等症。

2. 阴盛则寒 阴盛，是指机体在疾病过程中所出现的一种阴邪偏盛，出现功能障碍或减退，阴寒过盛以及病理性代谢产物积聚的病理状态。阴盛则寒，多由感受寒湿阴邪，或过食生冷，寒湿中阻，遏抑阳气温煦作用的发挥，从而导致阳不制阴而致阴寒内盛之故。阴盛则寒的病理变化，多表现为阴盛而阳未虚的实寒证。阴以寒、静、湿为其特点，故阴偏盛产生的寒性病变，以及湿、静之象，表现为形寒、肢冷、喜暖、口淡不渴、苔白、脉紧或迟等症。

（二）阴阳偏衰

阴阳偏衰指人体阴精或阳气亏虚所引起的病理变化，属于"精气夺则虚"的虚证。

1. 阳虚则寒 阳虚，是指机体阳气虚损，失于温煦，功能减退或衰弱的病理变化。先天禀赋不足，或后天饮食失养，或劳倦内伤，或久病损伤阳气皆可致阳偏衰。一般地说，其病理变化多表现为机体阳气不足，阳不制阴，阴相对偏盛的虚寒证。故病者畏寒喜暖，全身清冷，并以四肢逆冷最为严重。由于阳气虚衰，推动作用不足，脏腑、经络等组织器官生理活动亦因之而减退，血液和津液的运行无力而迟缓。加之温煦作用不足，气化作用减弱，因而虚寒内生，则更易使血液凝滞，脉络蜷缩，脉搏跳动微弱或沉迟而无力；或津液停聚不能气化而成水湿痰饮。由于阳气虚损，兴奋作用减弱，则可见精神不振，喜静萎靡之象。

2. 阴虚则热 阴虚，是指机体精、血、津液等物质亏耗，以及阴不制阳，导致阳相对亢盛，功能虚性亢奋的病理变化。形成阴偏衰的主要原因，多由于阳邪伤阴，或因五志过极，化火伤阴，或因久病耗伤阴液所致。一般地说，阴虚则热的病理变化多表现为阴液不足和滋养、宁静功能减退，以及阳气相对偏盛的虚热证，其主要机制为制约阳热的功能减退和滋润功能、宁静功能的衰退，从而出现虚热、干燥和虚性兴奋等症。

（三）阴阳互损

阴阳互损，是指在阴或阳任何一方虚损的前提下，病变发展影响及相对的一方，形成阴阳两虚的病机。在阴虚的基础上，继而导致阳虚，称为阴损及阳；在阳虚的基础上，继而导致阴虚，称为阳损及阴。

1. 阴损及阳 指由于阴液（精、血、津液）亏损，累及阳气生化不足，或阳气无所依附而耗散，致使在阴虚的基础上又导致阳虚，形成以阴虚为主的阴阳两虚病理状态。

2. 阳损及阴 由于阳气虚损，无阳则阴无以生，久之则阴液生化不足，从而在阳虚的基础上又导致阴虚，形成以阳虚为主的阴阳两虚病理状态。

（四）阴阳格拒

阴阳格拒，是在阴阳偏盛基础上由阴阳双方相互排斥而出现寒热真假病变的一类病机，包括阴盛格阳和阳盛格阴两方面。

1. 阴盛格阳（真寒假热） 指阳气极虚，阴寒过盛，阳气被格拒于外，出现内真寒外似热的一种病理变化。其形成多由素体阳虚，或因久病而致阳气虚损，发展至严重阶段，阴盛太过，格阳于外（或格阳于上）而致。

2. 阳盛格阴（真热假寒） 指阳盛已极，阻拒阴气于外，出现内真热外假寒的一种病理变化。其形成是由于阳热至极，邪气深伏于里，阳气被遏，闭郁于内，不能透达于外所致。

（五）阴阳转化

阴阳转化是指在一定的条件下，其阴阳病理性质可发生向相反方向转化的病理过程，包括由阳转阴和由阴转阳。

1. 由阳转阴　疾病的本质为阳气偏盛，但当阳盛发展到一定程度时，就会向阴的方向转化。

2. 由阴转阳　疾病的本质为阴气偏盛，但当阴盛发展到一定程度，就会向阳的方向转化。

（六）阴阳亡失

阴阳亡失是指机体的阴液或阳气突然大量地亡失，导致生命垂危的一种病理变化，包括亡阴和亡阳。

1. 亡阳　是指机体的阳气发生突然脱失，而致全身功能突然严重衰竭的一种病理变化。一般而言，亡阳多由于邪盛，正不敌邪，阳气突然脱失所致。其临床表现多见大汗淋漓、手足逆冷、精神疲惫、表情淡漠，甚则昏迷、脉微欲绝等一派阳气散脱之危象。

2. 亡阴　指由于机体阴液发生突然性的大量消耗或丢失，而致全身功能严重衰竭的一种病理变化。一般而言，亡阴多由于热邪炽盛，或邪热久留，大量煎灼阴液所致。其临床表现多见汗出不止、汗热而黏、四肢温和、渴喜冷饮、身体干瘪、皮肤皱褶、目眶深陷、精神烦躁或昏迷、脉细数无力，或洪大按之无力。

三、精、气、血、津液的失常

精、气、血、津液的失常主要包括精、气、血、津液不足及其各自生理功能异常的病理变化。此外，精、气、血、津液之间的关系失常也属于此范畴。

（一）精的失常

精的失常主要包括精虚和精的施泄失常两方面的病变。

1. 精虚　精，包括先天之精、水谷之精及二者合化的生殖之精和分藏于脏腑的脏腑之精。先天之精和水谷之精是人体之精的来源。肾精虽为脏腑之精之一，但因其藏先天之精，并受后天水谷之精的充养，故为生殖之精和各脏腑之精的根本。因此，精虚主要是指肾精（主要为先天之精）和水谷之精不足，及其功能低下所产生的病理变化。

肾精禀受于父母，来源于先天，赖后天水谷之精的充养而维持其充盛状态。在生理上，肾精为脏腑之精的根本，具有化生肾气以促进生长发育、生殖和生髓化血充脑养神等功能。因此，由于先天禀赋不足，或后天失养，或过劳伤肾，以及脏腑精亏不足，日久累及肾等，均能导致肾精不足的病理变化。肾精不足有多方面的临床表现，如生长发育不良、女子不孕、男子精少不育、耳鸣、健忘，以及体弱多病、未老先衰等。

水谷之精来源于饮食，是脾胃之气化水谷而生的具有丰富营养价值的精微物质，与津液融合由脾气转输至全身，起着濡养各脏腑形体官窍的作用，并能化生气血以维持机体的生命进程。若因脾失健运，或饮食不当等，致使水谷之精乏源或生成不足，形成水谷之精匮乏的病理变化。水谷之精不足，可以出现面黄无华、肌肉瘦削、头晕目眩、疲倦乏力等虚弱状态。

水谷之精不足以及肾精亏耗，皆可导致五脏六腑之精不足的病理变化，其临床表现复杂，随病变所在之脏腑而异。

肾是藏精的主要脏器，所以精虚以肾精亏虚为本。而脾又是化生水谷之精的重要脏器，故精虚之源又在于脾。

2. 精的施泄失常　精的施泄，一般有两种方式：一是分藏于各脏腑之中而为脏腑之精，二是化为生殖之精以适度排泄。肾精充沛，肾气充盛，青春期后的男性有排精现象是符合生理规律的。藏精是排精的基础，排精也是藏精的生理功用之一。精的排泄失常，如排泄过度或排泄障碍，则可出现失精或精瘀的病理变化。

（1）失精　包括生殖之精和水谷之精大量丢失的病理变化。生殖之精闭藏于肾中而不妄泄,主要依赖肾气的封藏作用和肝气的疏泄作用的协调平衡。若房劳过度,耗伤肾气,或久病及肾,累及肾气,或过度劳力,伤及肾气,以致肾气虚衰,封藏失职。素体阳盛,性欲过旺,相火偏亢,内扰精室,肝气疏泄太过,也可致生殖之精排泄过度而成失精或精脱。临床表现为精液排泄过多,或兼有滑精、梦遗、早泄等症,并兼有精力不支、思维迟钝、失眠健忘、少气乏力、耳鸣目眩等症。水谷之精藏于脏腑,不宜丢失。若长期蛋白尿或乳糜尿,则伤及脾肾,临床表现有少气乏力、精力不支、面黄无华、肌肉瘦削、失眠健忘等。

精脱为失精之重证。若精泄不止,则成精脱。精为气的化生本原,精脱必致气的大量损耗而致气脱。

（2）精瘀　指男子精滞精道,排精障碍的病理变化。如果房劳过度,忍精不泄,少年手淫,或久旷不交,或惊恐伤肾,或瘀血、败精、湿热瘀阻,或手术所伤等,皆可导致精瘀而排泄不畅;若肾气虚而推动无力,或肝气郁结而疏泄失职,亦致精泄不畅而瘀。

精瘀的主要临床表现是排精不畅或排精不能,可伴精道疼痛、睾丸小腹重坠、精索小核硬结如串珠、腰痛、头晕等症状。

（二）气的失常

气的失常,主要包括两个方面:一是气的化生不足或耗散太过,形成气虚的病理变化;二是气的某些功能障碍及气的运动失常,出现气滞、气逆、气陷、气闭或气脱等气机失调的病理变化。

1. 气虚　指一身之气不足而表现出相应功能低下的病理变化。形成气虚的原因主要由于先天禀赋不足或后天失养,或肺脾肾的机能失调而致气的生成不足;也可因劳倦内伤,久病不复等,使气过多消耗而致。

气虚常见精神委顿、倦怠乏力、眩晕、自汗、易感冒、面白、舌淡、脉虚等症状。偏于元气虚者,可见生长发育迟缓,生殖功能低下等症;偏于宗气虚者,可见动则心悸、呼吸气短等症。营卫气虚和脏腑、经络气虚的病机,则各有特点,临床表现亦各有不同。

根据气分阴阳的理论,气虚可表现为偏于阴气虚或偏于阳气虚的不同。阴气虚则凉润作用减退而见热象,所谓"阴虚则热";阳气虚则温煦作用不足而见寒象,所谓"阳虚则寒"。若热象与寒象皆不明显,则为气虚的表现。不管阴气虚还是阳气虚,都可兼见倦怠乏力等气虚的表现。

由于元气主要由先天之精所化,是人身最根本、最重要的气,是生命活动的原动力。故元气亏虚可引起全身性气虚,而无论何种气虚亦终将导致元气亏损,特别在小儿和老年人表现得最为明显。

2. 气机失调　是指气的升降出入失常的病理变化。升降出入是气的基本运动形式。气的升降出入运动,推动和调节着脏腑经络的机能活动和精气血津液的贮藏、运行、输布和代谢,维系着机体各种生理机能的协调。气的升降出入失常则能影响脏腑经络及精气血津液等各种功能的协调平衡,病变涉及脏腑经络、形体官窍等各个方面。一般来说,气机失调可概括为气滞、气逆、气陷、气闭和气脱等几种情况。

（1）气滞　是指气的运行不畅,郁滞不通的病理变化。气滞主要由于情志抑郁,或痰湿、食积、热郁、瘀血等的阻滞,影响气的运行;或因脏腑机能失调,如肝气失于疏泄、大肠失于传导等,皆可形成局部的气机不畅或郁滞,从而导致某些脏腑、经络的机能障碍。

气滞的病理表现有多个方面:由于肝升肺降、脾升胃降,在调整全身气机中起着极其重要的作用,故脏腑气滞以肺、肝、脾胃为多见。肺气壅塞,见胸闷、咳喘;肝郁气滞,见情志不畅、胁肋或少腹胀痛;脾胃气滞,见脘腹胀痛,休作有时,大便秘结等。气滞的表现虽然各不相同,但共同的特点不外闷、胀、疼痛。因气虚而滞者,一般在闷、胀、痛方面不如实证明显,并兼见相应的气虚征象。

（2）气逆　指气升之太过,或降之不及,以脏腑之气上逆为特征的一种病理变化。气逆多由情志所伤,或因饮食不当,或因外邪侵犯,或因痰浊壅阻所致,亦有因虚而气机上逆者。

气逆最常见于肺、胃和肝等脏腑。在肺，则肺失肃降，肺气上逆，发为咳逆上气。在胃，则胃失和降，胃气上逆，发为恶心、呕吐、嗳气、呃逆。在肝，则肝气上逆，发为头痛头胀，面红目赤，易怒等症。由于肝为刚脏，主动主升，而又为藏血之脏，因此在肝气上逆时，甚则可导致血随气逆，或为咯血、吐血，乃至壅遏清窍而致昏厥。

（3）气陷　指气的上升不足或下降太过，以气虚升举无力而下陷为特征的一种病理变化。气陷多由气虚病变发展而来，尤与脾气的关系最为密切。若素体虚弱，或病久耗伤，致脾气虚损，清阳不升，或中气下陷，从而形成气虚下陷的病变。

气陷的病理变化，主要有上气不足与中气下陷两方面。上气不足主要指气不上荣，头目失养的病变。一般由于脾气虚损，升清之力不足，无力将水谷精微上输于头目，致头目失养，可见头晕、目眩、耳鸣等症。中气下陷指脾气虚损，升举无力，气机趋下，内脏位置维系无力，而发生某些内脏的位置下移，形成胃下垂、肾下垂、子宫脱垂、脱肛等病变。

由于气陷是在气虚的基础上形成的，而且与脾气不升的关系最为密切，故常伴见面色无华，气短乏力，语声低微，脉弱无力，以及腰腹胀满重坠，便意频频等症。

（4）气闭　即气闭阻于内，不能外出，以致清窍闭塞，出现昏厥的一种病理状态。气闭，多由情志刺激，或外邪、痰浊等闭塞气机，使气不得外出而闭塞清窍所致。

气闭的临床所见，有因触冒秽浊之气所致的闭厥，突然剧烈的精神刺激所致的气厥，剧痛所致的痛厥，痰闭气道之痰厥等，其病机都属于气的外出突然严重受阻，而陷于清窍闭塞，神失所主的病理状态。气闭发生急骤，以突然昏厥，不省人事为特点，多可自行缓解，亦有因闭不复而亡者。其临床表现，除昏厥外，随原因不同而伴相应症状。

（5）气脱　即气不内守，大量亡失，以致生命功能突然衰竭的一种病理状态。气脱多由于正不敌邪，或慢性疾病，正气长期消耗而衰竭，以致气不内守而外脱；或因大出血、大汗等气随血脱或气随津脱，从而出现生命功能突然衰竭的病理状态。气脱可见面色苍白、汗出不止、目闭口开、全身瘫软、手撒、二便失禁、脉微欲绝或虚大无根等症状。

（三）血的失常

血的失常，一是因血液生成不足或耗损过多，致血的濡养功能减弱而引起血虚；二是血液运行失常而出现血瘀、出血等病理变化。

1. 血虚　是指血液不足，血的濡养功能减退的病理变化。其原因或因失血过多；或因脾胃虚弱，饮食营养不足，血液生化乏源；或因血液的化生功能障碍；或因久病不愈，慢性消耗等因素而致营血暗耗等，均可导致血虚。脾胃为气血生化之源；肾主骨生髓，输精于肝，皆可化生血液，故血虚的成因与脾胃、肾的关系较为密切。

全身各脏腑、经络等组织器官，都依赖血的濡养而维持其正常的生理功能，所以血虚就会出现全身或局部的失荣失养，机能活动逐渐衰退等虚弱证候。血虚者气亦弱，故血虚除见失于滋荣的证候外，多伴气虚症状，常见面色淡白或萎黄、唇舌爪甲色淡无华、神疲乏力、头目眩晕、心悸不宁、脉细弱等临床表现。

2. 血运失常　血液运行失常出现的病理变化，主要有血瘀和出血。

（1）血瘀　是指血液运行迟缓，流行不畅，甚则血液停滞的病理状态。导致血瘀的病因主要有气虚、气滞、痰浊、血寒、血热等，另外，跌打损伤、久病入络也可造成血瘀。血瘀主要表现为血液运行郁滞不畅，或形成瘀积，可以为全身性病变，亦可瘀阻于脏腑、经络、形体、官窍的某一局部，从而产生不同的临床表现。但无论病在何处，均易见疼痛，且痛有定处，甚则局部形成肿块，触之较硬，位置比较固定，如肿块生于腹内，称为"癥积"。另外，唇舌紫暗以及舌有瘀点、瘀斑，皮肤红丝赤缕或青紫，肌肤甲错，面色黧黑等，也是血液瘀滞的征象。

（2）出血　是指血液逸出血脉的病理变化。逸出血脉的血液，称为离经之血。若此离经之血不能及时消散或排出,蓄积于体内,则称为瘀血。瘀血停积体内,又可引起多种病理变化。若突然大量出血,可致气随血脱而引起全身机能衰竭,危及生命。导致出血的病机,主要有血热、气虚、外伤及瘀血内阻等。气虚不摄、瘀血内阻及外伤导致出血的机理,前面已有介绍,此处仅叙述血热。

血热即热入血脉之中,使血行加速,脉络扩张,或迫血妄行而致出血的病理变化。血热多由于热入血分所致,如温邪、疠气入于血分,或其他外感病邪入里化热,伤及血分。另外,情志郁结,五志过极化火,内火炽盛郁于血分,或阴虚火旺,亦可导致血热。

血热病变除一般的热性症状外,血热炽盛,灼伤脉络,迫血妄行,常可引起各种出血,如吐血、衄血、尿血、皮肤斑疹、月经提前量多等。由于血行加速,脉络扩张,可见面红目赤,肤色发红,舌色红绛,脉搏异常等症状。心主血脉而藏神,血热则心神不安,可见心烦,或躁扰不安,甚则神昏、谵语、发狂等症。血热的临床表现,以既有热象,又有动血为其特征。因为血液主要由营气和津液组成,热入血脉不仅可以耗伤营气、津液而致血虚,而且可由热灼津伤,使其失去润泽流动之性,变得浓稠,乃至干涸不能充盈脉道,血液运行不畅而为瘀,进而形成出血和血瘀并见的情况。

(四)津液代谢失常

津液代谢失常是指津液生成、输布和排泄过程障碍。津液正常代谢是维持体内津液生成、输布和排泄之间相对恒定的基本条件。

津液代谢是一个复杂的生理过程,必须由多个脏腑的相互协调才能维持正常,诸如肺气的宣发和肃降,脾气的运化转输,肾气的蒸化,三焦的通调,以及肝气的疏泄都参与其中,以肺、脾、肾三脏的作用尤为重要,而其核心是气对津液的作用。因此,气的运动及其维持的气化过程,调节着全身的津液代谢。

因此,如果肺、脾、肾等有关脏腑生理机能异常,气的升降出入运动失调,气化功能失常,均能导致津液生成、输布或排泄的障碍,包括津液不足及津液在体内滞留的病理变化。

1. 津液不足　是指津液在数量上的亏少,进而导致内则脏腑,外而孔窍、皮毛,失于濡润、滋养,而产生一系列干燥枯涩的病理变化。

导致津液不足的原因主要有三方面:一是耗伤过多,如外感燥热之邪,灼伤津液;或邪热内生,如阳亢生热、五志化火等耗伤津液。二是丢失过多,如吐泻、大汗、多尿及大面积烧伤等,均可损失大量津液。三是生成不足,如摄入水分不足,体虚久病,脏腑机能减退,可见津液生成不足。另外,慢性疾病耗伤津液,亦致津液亏耗。

津液耗伤的病理变化,因其病机及临床表现不同有"伤津"与"脱液"之分。伤津以丧失水分为主要病机特点,临床上常见于吐、泻之后,可出现目陷、尿少、口干舌燥、皮肤干涩,甚则见目眶深陷、无泪、小便全无、精神萎顿、转筋等症;炎夏、高热、多汗也易伤津,常见口渴引饮、大便燥结、小便短少色黄;气候干燥,常见口、鼻、皮肤干燥等亦属于伤津为主的临床表现。脱液以水分及精微物质的丢失为主要病机特点。如热病后期或久病伤阴耗液,可见形瘦骨立,大肉尽脱,肌肤毛发枯槁,或手足震颤、肌肉动、唇裂、舌光红无苔或少苔,则属于脱液的临床表现。

2. 津液输布排泄障碍　津液的输布和排泄是津液代谢中的两个重要环节。二者虽有不同,但其结果均能导致津液在体内不正常地停滞,成为内生水湿痰饮等病理产物的根本原因。

津液输布障碍是指津液得不到正常的转输和布散,或导致津液流行不畅,或可在体内某一局部发生滞留,进而导致水湿内生,酿痰成饮。引起津液输布障碍的原因很多,如肺失宣发和肃降,津液不得正常布散;脾失健运,可致水饮不化;肝失疏泄,气机不畅,气滞津停;三焦的水道不利,不仅直接影响津液的环流,而且影响津液的排泄,凡此均致津液输布障碍而生痰饮水湿之患。上述多种成因中,脾气的运化功能障碍具有特殊意义。因脾主运化,不仅对津液的输布起重要作用,而且在津液的生成方面具主导作用。脾失健运不但使津液输布障碍,而且水液不归正化,变生痰湿为患。

津液排泄障碍主要是指津液转化为汗液和尿液的功能减退,而致水液贮留体内,外溢于肌肤而为水肿。津液化为汗液,有赖肺气的宣发功能;津液化为尿液,有赖肾气的蒸化功能。肺和肾的功能减弱,虽然均可引起水液停留,发为水肿,但肾气的蒸化作用失常则起着主导作用。

津液的输布障碍和排泄障碍,常相互影响,互为因果,导致湿浊困阻、痰饮凝聚、水液贮留等多种病变。

(1)湿浊困阻 多因脾运失常,津液不能转输布散,聚为湿浊。湿性重浊黏滞,易于阻遏中焦气机,而见胸闷、脘痞、呕恶、腹胀、便溏、苔腻等症。

(2)痰饮凝聚 多因脾、肺等脏腑机能失调,津液停而为饮,饮凝成痰。痰随气升降,无处不到,病及脏腑经络,滞留于机体的不同部位而有多种的病理变化。饮停之部位比较局限,如停于胸胁的"悬饮",饮留于胸膈的"支饮"等。

(3)水液停留 多由肺、脾、肾、肝等脏腑机能失调,气不行津,津液代谢障碍,贮留于肌肤或体内,发为水肿或腹水。正如《景岳全书·肿胀》所说:"盖水为至阴,故其本在肾;水化于气,故其标在肺;水惟畏土,故其制在脾。今肺虚则气不化精而化水,脾虚则土不制水而反克,肾虚则水无所主而妄行,水不归经则逆而上泛,故传入于脾而肌肉浮肿。"

上述湿、水、饮、痰,皆为津液停聚所生,以状态而论,湿为弥漫状态,水最为稀薄,痰较稠厚,饮则介于两者之间。另外,在发病机理、停聚部位、临床表现等方面也各有特点。但四者又难绝然划分,而且可以相互转化,故有痰湿、水饮、痰饮并称者。

本章重点知识导图

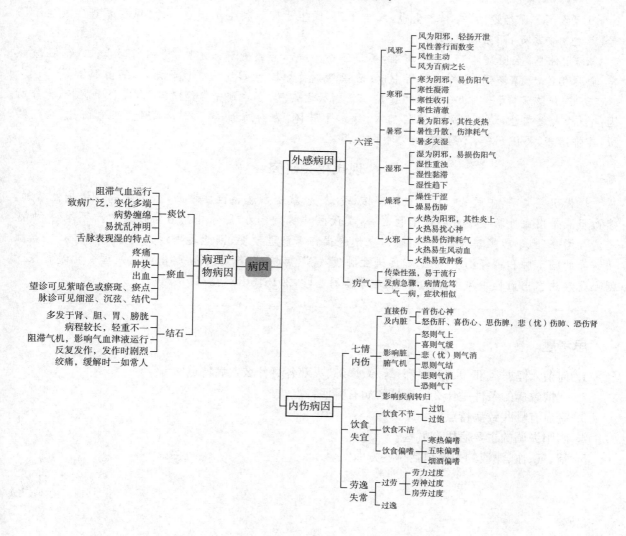

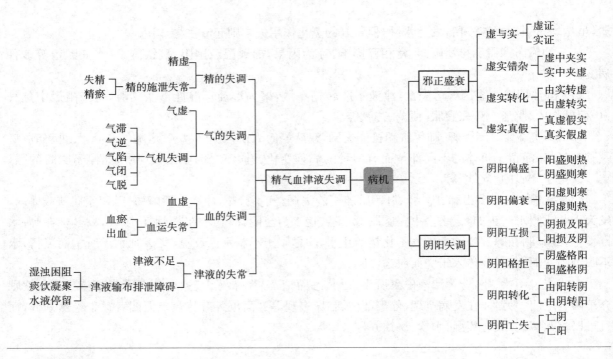

知识链接

1.《素问·调经论》:"夫邪之生也,或生于阴,或生于阳。其生于阳者,得之风雨寒暑。其生于阴者,得之饮食居处,阴阳喜怒。"

2. 张仲景《金匮要略》:"千般疢难,不越三条,一者,经络受邪入脏腑,为内所因也;二者,四肢九窍,血脉相传,壅塞不通,为外皮肤所中也;三者,房室、金刃、虫兽所伤。以此详之,病由都尽。"

3. 宋代陈无择《三因极一病证方论》:"六淫,天之常气,冒之则先自经络流入,内合于脏腑,为外所因;七情,人之常性,动之则先自脏腑郁发,外形于肢体,为内所因;其如饮食饥饱,叫呼伤气,金疮踒折,疰忤附着,畏压溺等,不合常理,为不内外因。"

现代相关研究

现代研究表明:中医的瘀血即血液变浓、变黏,也就是血液黏稠度增高,即血细胞的聚集性增加。瘀血阻滞是出血性脑卒中重要的机制之一,现代医学研究认为"脑卒中患者常伴有微循环障碍,血液黏滞性增高、血小板聚集性增强、血管内皮细胞损伤等病理改变,因此运用活血化瘀法能够减轻凝血酶诱导的脑水肿和神经细胞凋亡,能促进血肿吸收。"{彭伟献,陈远国.从脑出血的病理变化过程探讨活血化瘀法在出血性中风中的应用[J].中华全科医学,2015,5(13):831-834}

思考题

1. 何谓六淫? 风邪、寒邪、湿邪、暑邪、燥邪、火邪各具什么致病特点?
2. 七情致病的条件是什么? 七情致病有哪些特点?
3. 瘀血有哪些致病特点?
4. 阴阳失调的主要病机有哪些?
5. 精、气、血、津液的失调包括哪些方面?

(张 丽 于晓飞)

第五章

诊 法

学习内容：诊法的概念、方法、基本内容和临床意义；望神、色、形、态及舌诊的基本内容和临床意义；听声音、嗅气味的一般规律、特点及分析要点；问现在症状及其他有关情况的意义、内容、方法和注意事项；脉象形成的原理，诊脉的部位和方法，常见病脉的特征和主病；按肌肤、按手足、按脘腹的内容及临床意义。

学习重点：望诊、闻诊、问诊、切诊的概念、操作方法、基本内容和临床意义。

学习要求：

1. 掌握望神、望色及舌诊的基本内容和临床意义；听声音的一般规律、特点及意义；常见现在症状的表现及意义；六纲脉及弦脉、滑脉的特征和主病。

2. 熟悉望头项、五官、排出物的主要表现和意义；病体气味的嗅辨特点；问小儿及妇女经带的内容；按脘腹的内容和意义。

3. 了解望二阴和皮肤、小儿指纹，病体气味所主常见病证；脉象形成的原理，按肌肤、按手足的内容和意义。

诊法包括望、闻、问、切四诊，是医师对患者进行诊察，收集病情资料的基本方法。四诊分别从不同角度诊察病情、认识疾病，充分体现了中医司外揣内、见微知著、以常衡变的传统理念，并已形成了完整的诊断体系。临床上必须四诊合参，为进一步辨证论治打下基础。

第一节　望　诊

望诊是医师运用视觉观察患者，了解病情的一种诊察方法。主要内容包括望全身的神、色、形、态，局部的头项、五官、二阴、皮肤、排出物、小儿指纹以及舌诊。望诊居四诊之首，古人谓"望而知之谓之神"，是医师的基本功之一。

一、望神

望神，是通过观察人体生命活动的整体表现以判断病情及预后的方法。

（一）神的概念

神有广义与狭义之分。广义之神是对生命活动外在表现的高度概括；狭义之神是指人的精神、意识、思维活动。

（二）望神要点

望神主要从神情、眼神、气色、体态进行观察，其中望眼神尤为关键。因为目为肝之窍，心之使，神之舍，五脏六腑之精气皆上注于目。脏腑精气是神的物质基础，神是脏腑精气的外在表现，而眼神最能反映脏腑精气的盛衰，正所谓"目能传神也"。

（三）神的分类

临床可按神的不同表现划分为得神、失神、少神、假神和神乱五种类型。

1. 得神 又称有神。临床表现为两目精彩,神志清楚,反应灵敏,面色红润,呼吸平稳,肌肉丰满,动作自如等。提示脏腑精气充足,为健康的表现;或虽病但脏腑精气未衰,病轻易治,预后良好。

2. 失神 又称无神。有精亏神衰和邪盛神乱之分,见于久病虚证或重病实证。

(1) 精亏失神 临床表现为两目呆滞,精神萎靡,反应迟钝,意识模糊,面色无华,呼吸微弱,或喘促无力,形体羸瘦,动作艰难,手撒尿遗等。提示脏腑精气大伤,正气衰败,见于慢性久病虚证,预后不良。

(2) 邪盛失神 临床表现为神昏谵语,躁扰不宁,循衣摸床,撮空理线;或壮热神昏,呼吸气粗,喉中痰鸣;或卒然晕倒,双手握固,牙关紧闭等。提示邪气亢盛,热扰心神明;或肝风挟痰,上蒙清窍,见于急性重病实证,预后不良。

3. 少神 又称神气不足。临床表现为精神不振,两目乏神,面色少华,肌肉松软,倦怠乏力,少气懒言,动作迟缓。提示脏腑精气轻度损伤,正气不足,见于虚证或疾病恢复期。

4. 假神 久病、重病患者本已失神突然出现某些暂时"好转"的假象。临床表现为久病、重病失神患者,突然精神转佳,神志清醒,目光转亮,言语不休,想见亲人,面色无华而两颧泛红如妆,久不能食却突然欲食、索食等。说明脏腑精气极度衰竭,正气将脱,阴不敛阳,阴阳即将离决。古人将此比作"回光返照"或"残灯复明",为临终前征兆。

5. 神乱 又称神志异常。常见以下 4 种情况。

(1) 神志不宁 时时恐惧,坐卧不安,失眠惊悸,不敢独处等。提示心胆气虚,心神失养,多见于脏躁。

(2) 淡漠痴呆 表情淡漠,神情痴呆,喃喃自语,哭笑无常等。提示气郁痰凝,蒙闭心神,或先天不足,渐积而发,多见于癫病、痴呆等。

(3) 精神狂躁 狂躁乱动,打人毁物,不避亲疏,登高而歌,弃衣而走等。提示痰火内盛,扰乱心神,多见于狂病。

(4) 猝然神昏 突然晕倒,四肢抽搐,目睛上视,口吐白沫,醒后如常。提示脏气失调,肝风挟痰,蒙闭清窍,多见于痫病。

(四) 望神的注意事项

1. 重视第一印象 如《医原》所言:"人之神气,在有意无意之间流露最真,医者清心凝神,一会即觉,不宜过泥。"

2. 做到神形合参 神为形之主,形为神之舍。一般体健则神旺,体弱则神衰,但临床时有例外,如形羸色败,虽神志清醒,亦属失神,临床须综合判断。

3. 抓住关键表现 不同类型神的特征性表现,是判断神的关键,应予以重视。

二、望色

望色,指医师通过观察患者全身皮肤色泽(重点是面部)变化来诊察病情的方法。色指青、赤、黄、白、黑五色;泽指皮肤荣润或是枯槁的变化,又称"五色诊"。

(一) 常色

常色,即健康人的面部色泽,具有明润、含蓄的特点。中国人正常面色是红黄隐隐,明润光泽,反映气血津液充盛,脏腑功能正常。常色有主色和客色之分。

1. 主色 与生俱来,终生基本不变的面色,多与种族及遗传有关。古人根据五行理论将人分为金、木、水、火、土五种类型,其肤色相应有稍白、稍青、稍黑、稍赤、稍黄的不同,此即属主色范畴。

2. 客色 受各种非疾病因素影响,面部发生正常范围内的色泽变化。如受四季气候影响,春季面色稍青,夏季稍赤,长夏稍黄,秋季稍白,冬季稍黑。受昼夜影响,白昼面色略显红润,黑夜则面色微淡而干。受职业影响,野外作业者面色偏黑,室内作业者面色偏白等。凡此皆属客色,不作病论。

（二）病色

病色，即人体在疾病状态下面部显现的色泽，其特征是晦暗、暴露。病色受疾病轻重、病程、病性等多种因素的影响，故有善色和恶色之分。

1. 善色　指病色明亮润泽。表示脏腑精气未衰，胃气尚能上荣于面，多属新病、轻病、阳证，预后较好。

2. 恶色　指病色晦暗枯槁。表示脏腑精气大衰，胃气不能上荣于面，多属久病、重病、阴证，预后不良。

（三）五色主病

病色分为青、赤、黄、白、黑五种，分别提示不同脏腑和不同性质的疾病。

1. 青色　主寒证、痛证、瘀血、惊风。总属气血运行不畅，经脉瘀滞。

面色淡青或青黑，多为寒证、剧痛、肝病久延，多因阳虚寒凝，肝郁血瘀，经脉拘急，不通则痛。面色青灰，口唇青紫，心胸憋闷疼痛，或突发剧烈胸痛，多为胸痹或真心痛，多因心阳虚衰，或心阳暴脱，心血瘀阻而成。面色口唇青紫，咳喘气促，多为肺胀、哮病，多因肺气壅塞，呼吸不利所致。小儿眉间、鼻柱、唇周色青，身发高热，多为惊风，多因热闭心神，筋脉拘急，血行瘀阻所致。

2. 赤色　主热证、戴阳证。总属热盛脉络扩张，或寒极虚阳浮越。

满面通红，多为实热证，多因邪热炽盛，血络扩张所致。两颧潮红，多为虚热证，多因阴虚阳亢，虚火上炎所致。久病、重病面色苍白，却时而泛红如妆，游移不定，为戴阳证，是因阴盛格阳，虚阳浮越所致，属病危。

3. 黄色　主脾虚、湿证。总属脾虚失运，气血不足，湿邪内蕴。

面色淡黄而晦暗，称“萎黄”，多为脾胃气虚，气血不足，机体失养。面色淡黄而虚浮，称“黄胖”，多为脾虚湿盛，水湿内停，泛溢肌肤。面目身俱黄，称“黄疸”，黄色鲜明如橘皮者，为阳黄，乃湿热熏蒸；黄色晦暗如烟熏者，为阴黄，乃寒湿郁滞所致。

4. 白色　主虚证（血虚、气虚、阳虚）、寒证。总属气虚血少，阳虚阴盛。

面色淡白无华，多为血虚或气血两虚，多因气血不能上荣所致。面色㿠白，多为阳虚，多因阳虚无力行血行水所致。面色苍白，多属亡阳、气血暴脱或阴寒内盛，多因阳气暴脱，脱血夺气，或阴寒凝滞、血行不畅所致。

5. 黑色　主肾虚、寒证、水饮、血瘀。总属肾阳、肾阴亏虚，寒水内盛，血行不畅。

面黑淡暗，多为肾阳虚，多因命门火衰，水寒不化，血失温运所致。面黑干焦，多为肾阴虚，多因肾精久耗，阴虚火旺，机体失养所致。眼眶周围发黑，多为肾虚水饮或寒湿带下。面色黧黑，肌肤甲错，多为瘀血久停，肌肤失养所致。

（四）望色的注意事项

1. 知常达变，综合判断　注意遗传、种族、季节、时辰、环境、饮食、情绪等非疾病因素对面色的影响，综合分析，以免误诊。

2. 色泽合参，以泽为要　色属阴，属血；泽属阳，属气。望色与察泽必须综合起来，但对判断病情轻重、预测疾病转归来说，泽比色更有意义。

三、望形体

望形体，是通过观察患者形体的强弱胖瘦、体质形态和异常表现，以诊察病情的方法。

（一）望形体诊病的意义

人体以五脏为中心，通过经络将皮毛、肌肉、脉管、筋膜、骨骼等五体合于五脏，从而构成形体。形体依赖五脏精气的濡养，可以反映五脏精气的盛衰，故望形体可测知脏腑虚实、气血盈亏、判断病情的轻重和预后。

（二）望形体的内容

1. 形体强弱 观察目的是将形体的外在表现与脏腑功能状态结合起来进行综合判断。

（1）体强 即身体强壮。表现为胸廓宽厚，骨骼粗大，肌肉结实，筋强力壮，皮肤润泽。反映脏腑坚实，气血旺盛，抗病力强，不易患病；患病则易治，预后较好。

（2）体弱 即身体瘦弱。表现为胸廓狭窄，骨骼细小，肌肉瘦削，筋弱无力，皮肤干枯，精神萎靡。反映脏腑虚衰，气血不足，抗病力弱；易患病难治，预后较差。

2. 形体胖瘦 正常人胖瘦适中，过于肥胖或消瘦均属病态。关于形体的胖瘦，我国古代没有客观的标准，现在可以参考国际通用身体质量指数（BMI）法来判断。

$$身体质量指数（BMI）＝体重（kg）／身高^2（m^2）$$

具体评价方法见表 5-1。

表 5-1 形体胖瘦评价表

评价	正常	超重	肥胖	消瘦
男性 BMI	20～25	25～28	＞28	＜20
女性 BMI	19～23	23～28	＞28	＜19

（1）体胖 凡身体质量指数超过正常者。有常态与病态之分，体胖能食，肌肉结实，神旺有力，为形气有余，是精充气足，身体健康的表现。体胖食少，肉松皮缓，神疲乏力，为形盛气虚。多因阳气不足，多湿多痰所致，故曰："胖人多痰湿、多气虚、易中风。"

（2）体瘦 凡身体质量指数小于正常者。体瘦食多，多为中焦有火；体瘦食少，多为中气不足；体瘦颧红，伴五心烦热者，多为阴虚火旺，故曰："瘦人多阴虚、多虚火、易痨嗽。"久病卧床不起，骨瘦如柴者，为脏腑精气衰竭，气液枯涸，属病危。

3. 体质类型 中医关于体质分类有多种方法，目前较简单易行、具有代表性的是阴阳三分类法。

（1）阴脏人 体质特点为阳较弱而阴偏盛。表现为形体矮胖，头圆颈粗，肩宽胸厚，大腹便便，身体姿势多后仰，平时喜热恶凉，大便多溏。此类人易感寒湿邪气，患病易从阴化寒，寒湿痰饮内停。

（2）阳脏人 体质特点为阴较亏而阳偏盛。表现为形体瘦长，头长颈细。肩窄胸平，腹部凹陷，身体姿态多前屈，不时喜凉恶热，大便多燥。此类人易感暑热阳邪，患病后易从阳化热，化燥伤阴。

（3）平和人 体质特点为阴阳平衡，气血调和。表现为身体强壮，胖瘦适宜，无寒热之偏，不易受邪，又称平脏人，是大多数人的体质类型。

四、望动态

望动态，是观察患者身体的动静姿势和异常动作以诊察病情的方法。

（一）望动态诊病的意义

阳主动，阴主静。凡躁动不安者多为阳证、热证、实证；喜静懒动者多为阴证、寒证、虚证。患者的特殊姿势、动静体位等亦是脏腑病变的外在表现，对于判断疾病的性质以及脏腑功能状态具有重要意义。

（二）望动态的内容

1. 动静姿态 《望诊遵经》诊态八法："动者、强者、仰者、伸者，属阳、属热、属实；静者、弱者、俯者、屈者，属阴、属寒、属虚。"此八字即为望动静姿态诊病的要点。

2. 坐卧姿态 坐而仰首，胸胀气粗，多为肺实气逆；坐而喜俯，少气懒言，多为肺虚体弱；但坐而不得卧，卧则气逆，多为咳喘肺胀，或饮停胸腹。卧时向外，辗转反侧，多为阳证、热证、实证；卧时向里，身重懒动，多为阴证、寒证、虚证。仰卧伸足，掀去衣被，多属实热证；蜷卧缩足，喜加衣被，多为虚寒证。但卧不能坐，坐则头晕神疲，多为气血不足，或痰浊中阻。

3. 异常动态　多与风和肝有关。风主动,善行而数变,风气通于肝,肝主筋脉。

(1) 抽搐　突发抽搐,强劲有力,多为热极生风或肝阳化风;抽搐不已,微弱无力,多为阴血不足,虚风内动。

(2) 震颤　唇、睑、指、趾不时颤动。外感热性病多为动风先兆,内伤杂病多为血虚阴亏,筋脉失养。

(3) 蠕动　手足缓慢掣动。多为脾胃气虚,或肝肾阴虚,水不涵木,虚风内动。

(4) 拘挛　四肢拘急挛曲,不能伸直。多为阴血不足,筋脉失养;或寒邪侵袭,筋脉收引。

(5) 角弓反张　项背肌肉强直,躯干前挺,体呈弓状。常与四肢抽搐并见,病因病机相同。

(6) 行动不灵活　手足痿软无力,活动受限无痛,为痿病。多因阳明湿热,或脾胃气虚,或肝肾阴虚所致。四肢关节肿痛,屈伸不利,为痹病。多因风寒湿邪或湿热之邪侵犯关节,气血痹阻不通所致。

(7) 卒然晕倒　伴四肢抽搐,口吐白沫,有怪叫声,移时苏醒,醒后如常者,为癫痫,多属脏气失调,肝风挟痰,阻闭清窍。伴半身不遂,口眼㖞斜,为中风,多因肝阳上亢,化风挟痰,卒中脏腑所致。

五、望头面、五官、躯体、二阴和皮肤

在望全身神、色、形、态的基础上,根据诊断疾病的需要,重点观察头面、五官、躯体、四肢、二阴、皮肤等局部变化,联系相应脏腑经络以明确局部病理征象及临床意义。

(一) 望头面

头为精明之府,诸阳之会,中藏脑髓,脑为髓海,为肾所主;肾精化血,发为血之余,脏腑精气皆上荣于头面。望头面重点诊察脾、肾的病变和脏腑精气的盛衰,见表5-2。

表5-2　望头面重点内容及临床意义简表

重点内容	临床特征	临床意义
头颅	过大	先天不足,肾精亏损,颅内积水
	过小	肾精亏损
	方颅	脾肾亏虚
	头摇不定	动风先兆
囟门	突起(囟填)	实证(火邪上攻,脑髓有病,颅内积水)
	凹陷(囟陷)	虚证(吐泻伤津;气血不足;肾精亏虚)
	迟闭(解颅)	脾肾亏虚,发育不良
头发	发黄干枯,稀疏易落	精血不足
	突然片状脱发(斑秃)	血虚受风;七情过极,损伤精血
	青壮年头发稀疏易脱	肾虚;血热化燥
	青年白发	肾虚;劳神伤血;先天禀赋
	小儿发结如穗,枯黄无泽	疳积
面部	颜面水肿	水肿。肺、脾、肾功能失调
	一侧或两侧腮肿疼痛,边缘不清	痄腮。外感温毒之邪
	颧下颌上耳前发红肿痛,伴寒热	发颐。阳明热毒上攻
	口眼㖞斜,无半身不遂	风邪中络
	口眼㖞斜,兼半身不遂	中风。肝阳化风,风痰阻络
	面削颧耸	面脱。脏腑精血耗竭(病危)
	惊恐貌	小儿惊风、狂犬病、瘿瘤等
	苦笑貌	破伤风
	狮貌	麻风病

（二）望五官

目、耳、鼻、口、舌五官为五脏之窍，与五脏关系密切。故望五官的异常变化，可以了解相应脏腑的病变。

1. 望目 经言："五脏六腑之精气皆上注于目。"后世据此发展为中医学特有的"五轮学说"，望目可以诊察神以及五脏精气的盛衰，对于诊断具有见微知著的重要作用，见表5-3。

表5-3 望目重点内容及临床意义简表

重点内容	临床特征	临床意义
目神	两目精彩，神光充沛	有神，病轻易治
	两目晦暗，浮光暴露	无神，病重难治
目色	目赤肿痛	实热证（肝经风热上攻）
	白睛发黄	黄疸病（湿热或寒湿内蕴）
	目眦淡白	血虚
	目眶色黑	肾虚；寒湿下注
目形	目胞水肿	水肿
	眼窝凹陷	伤津耗液；气血不足
	眼球突出	肺胀；瘿病
	睑缘肿起结节如麦粒——针眼	风热邪毒或脾胃蕴热上攻
	胞睑漫肿，红肿较重——眼丹	风热邪毒或脾胃蕴热上攻
目态	瞪目直视	脏腑精气将绝（病危）
	斜视或上视	肝风内动
	昏睡露睛	脾气虚衰；神明失主（病危）
	胞睑下垂（睑废）	双睑——先天不足，脾肾亏虚
		单睑——脾虚；脑外伤；中风病危
	瞳孔缩小	药物中毒；中风中脏腑
	瞳孔散大	肾精耗竭；脑外伤；中风中脏腑

2. 望耳 耳为肾窍，少阳经环绕耳周并入耳中，耳郭上有脏腑和身形各部的反应点，故望耳可以诊察肾、肝胆及全身的病变。望耳主要观察耳的色泽与形态变化，见表5-4。

表5-4 望耳重点内容及临床意义简表

重点内容	临床特征	临床意义
色泽	耳轮淡白	气血亏虚
	耳轮红肿	肝胆湿热或热毒上攻
	耳轮青黑	阴寒内盛或有剧痛
	耳轮干枯焦黑	肾精亏虚
	小儿耳背有红络	麻疹先兆
形态	耳郭瘦薄	先天亏损，肾气不足
	耳郭肿大	邪气充盛
	耳轮干枯萎缩	肾精耗竭
	耳轮皮肤甲错	血瘀入络
耳道	耳道流脓水（脓耳）	新病肝胆湿热；久病肾阴虚，虚火上炎
	外伤耳道流血水	颅底骨折，病危
	耳道内赘生小肉（耳痔）	湿热痰火，气血瘀滞

3. 望鼻 鼻为肺之窍,又为脾之所应。鼻梁属肝,鼻旁属胆,鼻翼属胃。故望鼻重点诊察肺、脾胃及肝胆的病变。望鼻应注意鼻的色泽、形态及鼻道的异常变化,见表5-5。

表5-5 望鼻重点内容及临床意义简表

重点内容	临床特征	临床意义
色泽	色白	气血亏虚;血虚
	色赤	肺脾蕴热
	色青	阴寒腹痛
	色微黑	肾虚寒水内停
	晦暗枯槁	胃气已衰
形态	鼻头红肿生疮	胃热;血热
	鼻头生红色丘疹	酒渣鼻。肺胃蕴热
	鼻柱溃陷、塌陷	梅毒、麻风病
	鼻翼扇动	新病肺热壅盛;久病肺肾衰竭(病危)
鼻道	流清涕	外感风寒;阳气虚弱
	流浊涕	外感风热;肺胃蕴热
	久流腥臭脓涕	鼻渊。胆经蕴热;肺经风热
	鼻腔出血	鼻出血。肺胃蕴热;阴虚肺燥
	鼻孔干燥,黑如烟煤	高热日久;阳毒热深
	鼻道内生赘物	鼻痔。肺脾湿热邪毒凝滞

4. 望口唇 脾开窍于口,其华在唇,手足阳明经环绕口唇。故望口唇的异常变化,主要诊察脾与胃的病变。望口唇主要观察色泽、形态与动态的变化,见表5-6。

表5-6 望口唇重点内容及临床意义简表

重点内容	临床特征	临床意义
色泽	淡白	血虚
	深红	热盛
	樱桃红	煤气中毒
	青紫	血瘀
	青黑	寒盛;痛极;瘀血
形态	口唇干裂	津液耗伤
	口角流涎	脾虚湿盛
	口唇糜烂	口疮、口糜。心脾积热
	小儿口内、舌上白斑如雪片	鹅口疮。湿热秽浊之气上蒸
动态	口开不合	口张。虚证,肺气将绝
	牙关紧闭	口噤。中风、痫病、惊风等
	口唇紧缩	口撮。脐风、破伤风
	口角㖞斜	口僻。中风、风痰阻络
	战栗鼓颌	口振。战汗;疟疾。阳衰寒盛或邪正剧争
	口角掣动	口动。动风征兆

5. 望齿龈 齿为骨之余,龈乃胃之络。望齿与龈可诊察肾、胃的病变及津液的盈亏,特别对温病的辨证有重要意义。望齿龈应注意其色泽、形态、动态等情况,见表5-7。

表5-7 望齿龈重点内容及临床意义简表

重点内容	临床特征	临床意义
色泽	牙齿光燥如石	阳明热甚,津液大伤
	牙齿燥如枯骨	肾阴枯竭,精不上荣
	牙齿枯黄,稀疏松动	肾虚,虚火上炎
	齿龈淡白	血虚;失血
	齿龈红肿	胃火亢盛
形态	齿龈红肿疼痛兼出血	胃腑积热;肝经火盛
	齿龈不红不痛,微肿出血	脾不统血
	龈肉萎缩,齿根暴露,牙齿松动	牙宣。肾虚;胃阴不足
	齿龈溃烂,流腐臭血水	牙疳。外感疫疠,积毒上攻
动态	牙关紧闭	风痰阻络;热极动风
	咬牙啮齿	热盛动风
	睡中啮齿	胃热;虫积

6. **望咽喉** 咽喉为肺胃之门户,是呼吸、进食的要冲,足少阴肾经循喉咙挟舌本。故望咽喉可以诊察肺、胃、肾的病变。望咽喉应注意其形色和脓液等变化,见表5-8。

表5-8 望咽喉重点及临床意义简表

重点内容	临床特征	临床意义
形泽	咽喉红肿灼痛	肺胃热毒壅盛
	咽部嫩红,肿痛不显	肾阴虚,虚火上炎
	咽部淡红漫肿	痰湿凝聚
	喉核红肿疼痛,溃烂有脓点	乳蛾。肺胃热毒壅盛
	灰白色假膜,不易剥去,重剥出血	白喉。外感火热疫邪
脓液	红肿溃破后出脓黄稠	实热证
	溃破后脓液清稀排不尽	虚寒证

(三)望躯体

望躯体包括望颈项、胸胁、腹部和腰背部等,重点诊察相应脏腑及经络的病变。

1. **望颈项** 颈项是头和躯干连接部分,前部称颈,后部称项。气管、食管、脊髓和血脉行于内,又是经气运行之通路。望颈项可以诊察全身脏腑气血的病变,见表5-9。

表5-9 望颈项重点内容及临床意义简表

重点内容	临床特征	临床意义
外形	颈前结喉两侧肿块突起	瘿瘤。肝郁气结痰凝;地方水土失调
	颈侧颌下肿块累累如串珠	瘰疬。肺肾阴虚;外感风火时毒
	气管偏移	悬饮;气胸;肺部肿瘤
动态	项强	外感风寒;温病火邪上攻;脑髓有病
	项软	先天不足,脾肾亏损
	颈脉怒张	水肿;臌胀

2. **望胸胁** 胸藏心肺,为宗气所聚,胸廓前有乳房,属胃经,乳头属肝经,胸胁为肝胆经脉循行之处。望胸胁可以诊察心、肺、肝胆、乳房病变以及宗气的盛衰,见表5-10。

表 5-10　望胸胁重点内容及临床意义简表

重点内容	临床特征	临床意义
外形	扁平胸	肺肾阴虚,气阴两虚
	桶状胸	肺胀;咳喘。肺肾两虚
	鸡胸、漏斗胸、肋如串珠	先天不足,后天失养,脾肾亏虚
	一侧胸廓塌陷,肋间变窄	肺痿。肺肾气虚
	一侧胸廓膨隆,肋间变宽	悬饮病;气胸
	乳房肿溃	乳痈。肝气不舒;胃热壅滞;外感邪毒
呼吸	吸气困难,时间延长	急喉风;白喉重证。痰饮停肺
	呼气困难,时间延长	哮病;肺胀等。
	呼吸急促,胸廓起伏显著	肺热;痰热壅肺
	呼吸微弱,胸廓起伏不显	肺气亏虚;肺肾气虚
	呼吸不齐,与暂停交替	肺气衰竭

　　3. 望腹、腰背　腹藏肝、脾、肾、胆、胃、大肠、小肠、膀胱、胞宫等脏腑,亦为诸经循行之处。腰为肾之府,督脉贯脊行于背正中,足太阳膀胱经分行挟于腰背两侧。故望腹腰背部可以诊察相关脏腑、经络的病变,见表 5-11。

表 5-11　望腹、腰背部重点及临床意义简表

重点内容	临床特征	临床意义
腹部	单腹膨胀,四肢消瘦,青筋暴露	臌胀。肝郁脾虚,气滞血瘀水停
	腹部胀满,周身俱肿	水肿。肺脾肾功能失调,水湿泛溢
	水肿、臌胀脐部突出	脐疝。脾肾虚衰,属病重
	腹局部膨隆	积聚。气滞血瘀
	腹部凹陷	新病吐泻伤津;久病脾胃虚弱
	舟状腹	脏腑精气耗竭(病危)
腰背部	脊柱后弯	龟背。肾气亏虚、发育不良
	脊柱侧弯	小儿坐姿不良;先天不足、肾精亏损
	极度消瘦,脊突似锯	脊疳。脏腑精气亏损,慢性重病
	脊背后弯,反折如弓	肝风内动、破伤风
	腰痛拘急,转侧不利	寒湿内侵;跌仆闪挫

（四）望四肢

　　五脏均与四肢有关,而脾主四肢关系尤为密切,手足三阴三阳经均分布于四肢。望四肢重点诊察相关脏腑和经脉的病变,主要观察四肢的形色和动态变化,见表 5-12。

表 5-12　望四肢重点内容及临床意义简表

重点内容	临床特征	临床意义
形态	肌肉萎缩	痿病。脾胃虚弱;肝肾亏虚;湿热淫浸
	四肢水肿	水肿。肺脾肾功能失调
	膝部肿大	热痹;鹤膝风。风寒湿久留,气血亏虚
	下肢畸形(膝内外翻,足内外翻)	先天不足,后天失养
	下肢青筋暴露	寒湿内侵;络脉瘀血
	关节呈梭状畸形	风湿久蕴,筋脉拘挛

重点内容	临床特征	临床意义
动态	指端膨大如杵	杵状指。心肺气虚,血瘀湿阻
	肢体痿废	痿证;中风;截瘫
	四肢抽搐	肝风内动,筋脉拘急
	手足拘急	寒邪凝滞;气血亏虚
	手足颤动	血虚;饮酒,动风
	手足蠕动	脾胃气虚;阴虚动风
	循衣摸床、撮空理线	病重失神

（五）望二阴

前阴指生殖器和尿道外口。精窍通于肾,尿窍通于膀胱,阴户通于胞宫,为肾所司,肝经所循,故前阴病变与肾、肝、膀胱、胞宫诸脏关系密切。后阴指肛门,肾司二阴,脾主升举,大肠主传导,故后阴病变与肾、脾、胃肠相关。望二阴重点内容见表5-13。

表5-13 望二阴重点内容及临床意义简表

重点内容	临床特征	临床意义
前阴	阴囊肿大,无红肿痒痛	阴肿。严重水肿病
	阴囊肿大,肿块可回缩	疝。肝郁;寒湿;湿热、气虚
	阴囊湿痒,红肿湿烂	肾囊风。肝胆湿热下注
	胞宫从阴道中脱出	阴挺。脾虚中气下陷;产后劳伤
	阴茎、阴囊或阴户收缩	阴缩。寒凝肝脉
	前阴生疮,或有硬结溃破腐烂	阴疮。肝经湿热下注;梅毒;癌肿
后阴	肛周局部红肿高起	肛痈。湿热下注;外感邪毒
	肛门皮肤黏膜有狭长裂伤	肛裂。血热肠燥,排便撑伤
	肛门内外生紫红色柔软肿块	痔。肠中湿热内结;血热肠燥
	肛痈或痔溃破久不敛口形成瘘管	肛瘘。同肛痈、痔
	直肠或直肠黏膜组织自肛门脱出	脱肛。脾虚中气下陷

（六）望皮肤

皮肤为一身之表,内合于肺,脏腑气血通过经络荣养于皮肤。观察皮肤色泽、形态的异常变化对于诊察肺和其他脏腑的病变具有重要意义,见表5-14。

表5-14 望皮肤重点内容及临床意义简表

重点内容	临床特征	临床意义
色泽	发赤,色如涂丹	丹毒。在上风热化火;在下湿热化火
	发黄,面目身俱黄	黄疸。湿热蕴蒸为阳黄;寒湿阻遏为阴黄
	发黑,晦暗无泽	肾虚;血瘀
	白斑,白色斑片大小不等	白驳风。风湿侵袭,血不荣肤
形态	干燥,皮肤干涩	津液已伤;营血亏虚
	甲错,皮肤粗糙,状若鱼鳞	肌肤甲错。血瘀日久
	肿胀,按之凹陷不起	水肿。肺脾肾功能失调

重点内容	临床特征	临床意义
皮肤病证	色深红或青紫,点大成片,平铺皮肤,抚之不碍手,压之不褪色	斑。外感温热邪毒,内迫营血(阳斑)脾虚血失统摄,阳衰寒凝气血(阴斑)
	色红,点小如粟米,高出皮肤,抚之碍手,压之褪色	疹。外感风邪(风疹);外感麻毒时邪(麻疹);风寒、风热侵袭营卫(瘾疹)。
	皮肤出现白色小疱疹,晶莹如粟,高出皮肤,擦破流水	白㾦。湿郁肌表,汗出不彻(湿温病)
	皮肤见椭圆形小水疱,晶莹明亮,浆液稀薄,皮薄易破	水痘。外感湿热时邪
	皮肤红斑形成丘疹、水疱,破后渗液,出现红色湿润之糜烂面	湿疹。湿热蕴结,复感风邪

六、望排出物

望排出物,是观察患者排出物的形、色、质、量等变化以诊察疾病的方法。排出物是排泄物(人体排出的代谢废物)、分泌物(人体官窍所分泌的液体)及所排病理产物的总称。

望排出物的总规律:凡排出物色白、清稀者,多属虚证、寒证;色黄、稠浊者,多属实证、热证。望排出物的重点内容见表5-15。

表5-15　望排出物重点内容及临床意义简表

重点内容	临床特征	临床意义
痰	痰白清稀量多	寒痰。寒邪客肺;脾虚失运
	痰黄黏稠有块	热痰。邪热犯肺
	痰少而黏难咯出	燥痰。燥邪犯肺;肺阴亏虚
	痰白滑量多易咯	湿痰。脾虚生痰
	痰中带血或咯血	血痰。肺阴亏虚;肝火犯肺
	咯吐脓血腥臭痰	肺痈。热毒蕴肺,化腐成脓
涎	口流清涎量多	脾胃虚寒,气不摄津
	口中时吐黏涎	脾胃湿热,湿浊上泛
	口角流涎不止	中风后遗症;面瘫
	小儿口角流涎	脾虚;胃热;虫积
呕吐物	呕吐物清稀	寒呕。胃阳不足;寒邪犯胃
	呕吐物秽浊	热呕。邪热犯胃
	呕吐不消化酸腐食物	伤食呕。食滞胃脘
	呕吐黄绿色苦水	肝胆郁热
	呕吐清水痰涎	痰饮。饮停胃腑
	吐血鲜红或紫暗夹食物残渣	胃有积热;肝火犯胃;胃腑血瘀
大便	清稀如水样	寒湿泻。外感寒湿;过食生冷
	黄褐如糜而臭	湿热泻。外感暑湿;湿热内蕴
	稀溏或完谷不化	虚寒泻。脾阳虚;肾阳虚
	干燥硬结如羊屎	便秘。热盛伤津;阴血亏虚
	杂夹黏冻或脓血	痢疾。湿热蕴结大肠
	便血色鲜红或深红	近血。肠风下血;肛裂;痔

续表

重点内容	临床特征	临床意义
小便	便血色紫黑或色黑如柏油	远血。胃肠热盛；脾不统血
	清长	虚寒证。阳虚；肾虚
	短黄	实热证。热盛伤津；汗、吐、泻津亏
	尿中带血	血淋。热伤血络；脾肾不固；湿热蕴结
	尿有砂石	石淋。湿热内蕴
	尿如膏脂	膏淋。脾肾亏虚；湿热下注

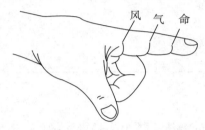

风　气　命

图 5-1　小儿指纹三关图

七、望小儿指纹

望小儿指纹,是指观察 3 岁以下小儿浮露于示指掌侧前缘浅表络脉形色变化以诊察病情的方法,又称望小儿示指络脉。因小儿指纹与成人寸口脉同属手太阴肺经,故望小儿指纹与诊成人寸口脉的原理及意义基本相同。3 岁以内的小儿寸口脉部位短小,加之诊脉时哭闹不易配合,影响切脉的真实性。而小儿皮肤薄嫩,指纹易于暴露,故常以望小儿指纹代替小儿脉诊。此外,小儿指纹按部位可分为风、气、命三关。小儿示指第一节为风关,第二节为气关,第三节为命关(图 5-1)。

1. 诊察方法　让家属抱小儿向光,医师先用左手拇指和示指固定小儿示指末端,再用右手拇指指腹部,从小儿示指指尖掌侧前缘向指根部推擦几次,用力适中,使络脉显露,然后观察其变化。

2. 正常指纹　小儿示指络脉浅红隐隐,或略带紫色,见于示指掌指前缘横纹附近,其形态多为斜形、单支,粗细适中。一般年幼儿、体瘦儿络脉显露而较长,年长儿、体胖儿络脉不显而略短;天热脉络扩张,指纹增粗变长;天冷脉络收缩,脉络变细缩短。

3. 病理诊断　病理小儿指纹,突出表现在浮沉、色泽、长短、形状等方面的异常,其辨别要领及意义可高度概括为四句话:"浮沉分表里,色泽辨病性,淡滞定虚实,三关测轻重。"判断方法见表 5-16。

表 5-16　望小儿指纹重点内容及临床意义简表

重点内容	临床特征	临床意义
浮沉	指纹浮显	外感表证
	指纹沉隐	内伤里证
色泽	指纹鲜红	外感表证、寒证
	指纹紫红	里热证
	指纹青色	疼痛；惊风
	指纹紫黑	血络郁闭(病危)
	指纹淡白	脾虚；疳积
淡滞	指纹浅淡纤细	虚证
	指纹浓滞增粗	实证
三关	指纹显于风关	邪气入络,邪浅病轻
	指纹达于气关	邪气入经,邪深病重
	指纹达于命关	邪入脏腑,病情危重
	指纹直达指端(透关射甲)	病属凶险,预后不良

八、舌诊

舌诊是通过观察舌质与舌苔的变化,了解机体生理功能和病理情况的诊察方法。舌诊是中医最具特色的诊法之一。

（一）舌诊原理

舌为心之苗,又为脾之外候。手少阴心经之别系舌本,足太阴脾经连舌本、散舌下,足少阴肾经挟舌本,足厥阴肝经络舌本,肺系上达咽喉,与舌根相连。可见,舌与经络脏腑密切联系,有赖脏腑气血津液的濡养和滋润。据历代医籍记载,脏腑病变反映于舌,有一定的分布规律,即舌尖属心肺,舌边属肝胆,舌中属脾胃,舌根属肾,由此可察知脏腑气血津液等病变,如图5-2。

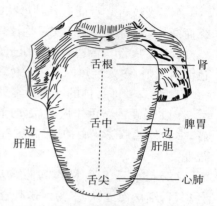

图5-2 脏腑与舌各部位关系图

（二）舌诊方法

望舌时患者可采取坐位或仰卧位,嘱患者自然将舌伸出口外,舌面平展,舌尖略向下。一般按顺序先看舌苔,后看舌质,按部位先看舌尖、舌中、舌根部和舌边,同时注意对舌下络脉的观察,必要时还应配合刮舌和揩舌等诊察方法。此外,应注意光线、饮食与药物、牙齿残缺、镶牙,以及年龄、体质、性别、气候、环境等内外因素对舌象的影响。

（三）正常舌象

舌象,即指舌质与舌苔的综合变化。正常舌象的主要特征为:舌质润泽,淡红鲜明,大小适中,柔软灵活;舌苔薄白均匀,干湿适中,简称"淡红舌,薄白苔"。舌象常因内外因素影响而产生相应的生理变异,如儿童舌质多淡嫩,老年人舌色多暗红,女性经期易见舌质偏红;夏季暑湿盛,舌苔略黄而腻,秋季燥当令,舌苔多偏薄而干等。

（四）望舌质

舌质即舌体,是舌的肌肉、脉络组织,由脏腑气血津液所荣。望舌质主要从舌神、舌色、舌形、舌态以及舌下络脉等方面进行诊察,反映脏腑的虚实,气血津液的盛衰。

1. 舌神 即舌的荣枯,可判断正气的盛衰,疾病的轻重与预后。

（1）荣舌 舌质红润,鲜明光泽,运动自如,为有神之舌。提示气血津液充盈,虽病但病情轻,预后良好。

（2）枯舌 舌质暗滞,干枯晦暗,运动失灵,为无神之舌。提示气血大亏,精神衰败,病情危重,预后不良。

2. 舌色 即舌体颜色。一般分为淡红、淡白、红绛、青紫四类。

（1）淡红舌 舌色淡红润泽。为气血调和,无病征象,见于正常人;或见于外感病初起,内伤病轻证。提示阴阳平和,气血充盈,病情轻浅,或为疾病好转之征兆。

（2）淡白舌 舌色较正常浅淡。主气血两虚,阳虚。舌淡白胖嫩,边有齿痕,多为阳虚湿滞;舌淡白瘦薄,多为气血两虚。

（3）红绛舌 舌色鲜红,为红舌;舌色紫红,为绛舌。两者均主热证,但有虚实之分。舌红绛苔黄燥,为实热证,气分热盛;舌红绛少苔或无苔,为虚热证,或热入营血。

（4）青紫舌 全舌呈青色或紫色。主热极、寒盛、血瘀和酒毒,总属气血不畅。舌由红绛进而紫红或紫绛干枯,多为热毒极盛,血壅不畅;舌由淡白进而淡紫或青紫湿润,多为阳虚阴盛,血脉瘀滞;舌紫暗或舌上有瘀斑、瘀点,多为瘀血内阻;舌绛紫而肿胀,多为酒毒内蕴。

3. 舌形 即舌体的形状。常见老嫩、胖瘦、点刺、裂纹、齿痕等异常变化。

（1）老嫩舌 舌体坚敛苍老,纹理粗糙,舌色较暗,为老舌。主实证,为正邪剧争,气血壅滞。舌体浮胖娇嫩,纹理细腻,舌色浅淡,为嫩舌。主虚证,为气血亏虚,阳虚湿滞。

（2）胖瘦舌　舌体比正常舌大而厚，伸舌满口，为胖大舌，主水湿、痰饮证。舌体肿大，盈口满嘴，难以回缩，为肿胀舌，主热郁、酒毒。舌体较正常舌瘦小而薄，为瘦薄舌，主气血两虚，阴虚火旺。

（3）芒刺舌　舌面有乳头高突，形如芒刺，抚之棘手，主热证。舌尖有芒刺，多为心火亢盛；舌边有芒刺，为肝胆火旺；舌中有芒刺，多为胃肠热盛。

（4）裂纹舌　舌面有各种形状的裂沟，且无舌苔覆盖。主阴血虚证。舌淡白而裂，多为血虚；舌红绛而裂，多为阴虚火旺或实热灼津，舌体失养。

（5）齿痕舌　舌边有牙齿压迫的痕迹。主脾虚，湿证。舌胖大淡嫩有齿痕，多为阳虚水停；舌胖大色红有齿痕，多为湿热内蕴。舌体不胖有齿痕，多为脾虚或气血两虚。

4. 舌态　即舌体的动态。常见强硬、痿软、颤动、歪斜、吐弄、短缩等异常变化。

（1）强硬舌　舌体强硬，活动不灵。主热入心包，高热伤津，风痰阻络。舌强硬红绛而干，兼神昏者，多为外感病热扰心神；兼高热者，多为热盛伤津；舌强硬苔厚腻，伴语言謇涩，多为风痰阻络，中风征兆。

（2）痿软舌　舌体软弱，伸缩无力。主阴虚，气血俱虚。舌暴痿而红绛，多为外感邪热亢盛，阴液耗损；舌渐痿而红绛，多为内伤肝肾阴虚，筋脉失养；舌渐痿而淡白，多为久病气血虚极，舌失所养。

（3）颤动舌　舌体不自主地抖动、震颤。主肝风内动。久病舌颤动而淡白，多为血虚生风；舌颤动而红绛少苔，多为阴虚动风；舌颤动红绛而苔黄腻，多为肝阳化风。新病舌颤动而红绛，多为热极生风。

（4）歪斜舌　伸舌时舌体歪向一侧。主中风，或中风先兆。多因肝风内动，挟痰挟瘀，因阻滞舌络所致。

（5）吐弄舌　舌伸出口外，久不回缩者为吐舌；舌反复伸出旋即收回，或舐口唇四周者为弄舌。一般两者皆主心脾有热。病情危急时见吐舌，多为疫毒攻心，或心气已绝；弄舌不已，多为 21 三体综合征患儿，或热甚动风的先兆。

（6）短缩舌　舌体紧缩，不能伸长，甚则舌不抵齿。主寒凝、痰阻、血虚、津伤，皆属危重证候。舌短缩青紫而湿润，多为寒凝筋脉；舌短缩红绛而干，多为热盛伤津；舌短缩胖大苔黏腻，多为痰浊内阻；舌短缩而淡嫩，多为气血虚衰。

5. 舌下络脉　指位于舌系带两侧纵行的舌下静脉。临床观察其长度、形色、粗细和小血络的变化，重点了解气血运行状况。

（1）正常表现　舌下络脉为淡紫色，管径小于 2.7 mm，长度不超过舌下肉阜至舌尖的 2/3，少有纡曲。

（2）观察方法　让患者张口，将舌体向上腭方向翘起，舌尖轻抵上腭，使舌体自然放松，舌下络脉充分显露。首先观察舌系带两侧大络脉的长短、粗细、颜色，有无怒张、弯曲等异常改变。然后观察周围细小络脉的颜色、形态有无异常。

（3）临床意义　舌下络脉短细色淡，周围小络脉不明显，多属气血不足。舌下络脉粗胀，或呈青紫色、红绛色、绛紫色、紫黑色，或曲张如大小不等紫色珠子状，或舌下细小络脉呈暗红色或紫色网状等，均为血瘀征象。其形成原因有寒凝、热郁、气滞、痰湿、阳虚等不同，需结合整体情况进行分析。

（五）望舌苔

舌苔，是附着于舌面的一层苔状物，正常舌苔为脾胃之气上蒸胃津而成。望舌苔从苔质与苔色两方面进行诊察，可反映胃气的盛衰，病邪的性质和病位的深浅。

1. 苔质　即舌苔的质地，包括舌苔的薄厚、润燥、腻腐、剥落、有根、无根等。

（1）薄厚苔　反映邪气的盛衰和深浅。透过舌苔能隐隐见到舌质，为薄苔，又称见底苔；见于正常人，亦主表证。透过舌苔见不到舌质，为厚苔，又称不见底苔；为邪盛入里，或内有痰湿、食积停滞。在疾病过程中，舌苔由薄变厚，提示邪气渐盛，或表邪入里，为病进；舌苔由厚变薄，提示邪消正复，正气胜邪,为病退。舌苔厚薄变化以渐变为佳,若薄苔突然增厚,提示邪气极盛,迅速入里;厚苔骤然消退,则为正不胜邪,或胃气暴绝。

(2)润燥苔 反映体内津液的盈亏与输布情况。舌苔干湿适中,为润苔;见于正常人,或虽病津液未伤。舌苔湿润而滑,伸舌欲滴,为滑苔;主痰饮、水湿,多为阳虚水湿内停。舌苔干燥少津,为燥苔;舌苔干而粗糙涩手,为糙苔。皆主津液已伤,或津液输布障碍,多为热盛伤津,阴液亏耗,或痰瘀内阻,气不化津。舌苔由润变燥,提示热重津伤,或津失输布;反之,由燥转润,主热退津复,或饮邪始化。

(3)腻腐苔 反映阳气与湿浊的消长。苔质致密,颗粒细腻,中厚边薄,刮之难去,为腻苔;主湿浊、痰饮、湿温等,提示湿浊内蕴,阳气被遏。苔质疏松,颗粒粗大,如豆腐渣堆积于舌面,刮之易去,为腐苔;主湿浊、痰浊、内痈等,提示阳热有余,蒸腾胃中秽浊之邪上泛。

(4)剥落苔 反映胃之气阴及气血的盛衰。舌苔部分或全部剥落,为剥苔。舌红苔剥,多为阴虚;舌淡苔剥,多为血虚,或气血两虚。舌苔全剥,光洁如镜,为镜面舌,提示胃阴干涸,胃气大伤,多见于疾病严重阶段。舌苔剥落,边缘突起,界限清楚,为地图舌,提示胃气、胃阴不足,或先天禀赋所致。

(5)有根、无根苔 反映胃气的存亡。舌苔紧贴舌面,刮之难去,为有根苔;提示有胃气,气血有源,预后良好。舌苔疏松,浮于舌面,刮之即去,舌面光洁无垢,为无根苔;提示无胃气,气血乏源,预后不良。

2.苔色 即舌苔的颜色,可分为白苔、黄苔和灰黑苔三类。

(1)白苔 主表证、寒证。有薄、厚之分。苔薄白而润,为正常舌苔,亦见于表证初起,或内伤轻病。苔厚白而滑,多为阳虚内寒,水饮内停;苔厚白而干腻,多为湿浊内泛,热伤津液。

(2)黄苔 主热证、里证。有淡黄、深黄、焦黄之分。淡黄苔又称微黄苔,为热轻;深黄苔又称正黄苔,为热重;焦黄苔又称老黄苔,为热结。

(3)灰黑苔 主热极或寒盛。多由白苔或黄苔转化而来,苔质润燥是鉴别其寒热属性的重要指征。苔灰黑而干燥,多为热极津伤、阴虚火旺;苔灰黑而润滑,多为阴盛阳虚,痰湿久郁。

(六)舌象分析要点及临床意义

1.舌象分析要点 必须将舌质与舌苔两者的变化互验、合参,进行综合诊察。一般情况下,舌质和舌苔的变化,协调统一地共同反映疾病的本质。如舌质红绛,舌苔黄燥,两者都主里热炽盛,综合判断为里实热证。特殊情况下,舌质和舌苔分别表示不同的病证,但两者均为疾病本质的反映。如舌质红绛,苔白滑腻,红绛舌主热,白滑腻苔主痰主湿。在外感温病提示营分有热,气分有湿;在内伤杂病则提示阴虚火旺,兼痰浊内阻;其主病仍是两者的综合。

2.舌诊临床意义 舌象变化能够较客观地反映病情。舌质主要反映脏腑的虚实,气血的盛衰;舌苔主要反映胃气的盛衰,病邪的深浅及邪正的消长。故观察舌象的变化能判断正气的盛衰,区别病位的深浅,辨别病邪的性质,推断病势的进退,进而指导临床辨证、立法、处方及用药,具有重要的诊断价值。

第二节 闻 诊

闻诊,是医师通过听声音和嗅气味以了解病情的诊察方法。人体声音和气味的变化都是脏腑生理活动和病理变化的外在征象之一,故可反映脏腑功能活动和气血津液的盛衰。

一、听声音

听声音,指听辨患者在疾病过程中的语声、语言、呼吸、咳嗽、呕吐、呃逆、嗳气、太息、打喷嚏、打呵欠、肠鸣等异常声响,以判断病变寒热虚实等性质的诊察方法。

（一）正常声音

正常声音具有发声自然，音调和谐，言与意符，应答自如等特点，因人的脏腑、形质、禀赋、性别等存在个体差异，故正常人的声音也有差异，但皆为气血充盛，发音器官和脏腑功能正常的表现。

（二）病变声音

病变声音是疾病反映于语言、语音上的变化，听辨时要注意语声、语言、气息的高低、强弱、清浊、缓急等。凡患者发声高亢，声音连续者，为阳证、实证、热证；语声低微，声音断续者，为阴证、虚证、寒证。

1. 语声　主要反映正气的盛衰，邪气的性质及病情的轻重。

（1）语声重浊　多为外感风寒或痰湿阻滞，肺气失宣，鼻窍不通所致。

（2）音哑和失声　古称"喑"。新病多为实证，多因外感风寒或风热，或痰浊壅滞，邪阻息道，肺失宣降所致，即所谓"金实不鸣"。久病多为虚证，多因肺肾阴虚，虚火灼肺，津枯肺损所致，即所谓"金破不鸣"。

（3）呻吟　多为身有痛楚或胀满。新病声高有力为实证，久病声低无力为虚证。

（4）惊呼　多为剧痛或惊恐。小儿阵发惊呼，多属受惊；成人惊呼，多见于惊恐，或剧痛，或精神错乱。

2. 语言　言为心声。语言异常主要反映心神的病变。

（1）谵语　神识不清，语无伦次，声高有力。多为热扰心神之实证。

（2）郑声　神识不清，语言重复，时断时续，声音低弱。多为心气大伤，精神散乱之虚证。

（3）独语　自言自语，喃喃不休，见人则止，首尾不续。多为心气不足，神失所养；或气郁生痰，痰蒙心神。常见于癫病、郁病。

（4）错语　语言错乱，语后自知，不能自主。虚证多为心脾两虚，心神失养；实证多为痰浊、瘀血、气郁等阻遏心神。

（5）狂言　精神错乱，语无伦次，狂躁妄言。多为情志不遂，气郁化火，痰火扰心。常见于狂病。

（6）语言謇涩　神志清楚，思维正常，但语言不流利，吐词不清晰。每与舌强并见，多为风痰阻络。常见于中风先兆或后遗症。

3. 呼吸　肺为气之主，肾为气之根。呼吸异常主要反映肺肾的病变。

（1）喘　呼吸困难，短促急迫，甚则张口抬肩，鼻翼扇动，不能平卧。凡发作急骤，声高息粗，惟以呼出为快，形体壮实，脉实有力为实喘；多为外邪袭肺、热邪壅肺或痰饮停肺，肺失肃降，肺气上逆所致。凡发作徐缓，气怯声低，息短不续，动则喘甚，得一长息为快，形体虚弱，脉虚无力为虚喘；多为肺肾虚损、摄纳无权所致。

（2）哮　呼吸急促，喉间有哮鸣音，常反复发作，缠绵难愈。多为内有痰饮，复感外邪引动而发；或久居寒湿之地，或过食酸咸生腥等诱发。临床上喘不兼哮，但哮必兼喘。

（3）少气　呼吸微弱而声低，气少不足以息，言语无力。主诸虚劳损，多因久病体虚或肺肾气虚所致。

4. 咳嗽　古人将有声无痰谓之咳，有痰无声谓之嗽，有痰有声谓之咳嗽。为肺失肃降、肺气上逆所致。咳嗽常伴咳痰，故除听辨咳声外，必须结合痰的量、色、质，以及发病的时间、兼症等进行辨证。

咳声重浊，痰白清稀，鼻塞恶寒，多为风寒犯肺；咳声不扬，痰稠色黄，多为肺热；咳声沉闷，痰多易咳，多为痰湿阻肺；干咳无痰，或痰少而黏，不易咳出，多为燥邪犯肺或肺阴亏虚；咳声轻清，气短而喘，多为肺气不足。咳嗽发则连声不断，咳止时声如鸡啼，称为顿咳，又称百日咳，多见于小儿，为风邪与伏痰搏结，郁而化热，阻遏气道所致。咳声如犬吠，吸气困难，见于白喉，为肺肾阴虚、火毒攻喉所致。

5. 呕吐　古人以有声有物为呕，有物无声为吐，有声无物为干呕，临床统称呕吐。为胃失和降、胃气上逆所致。呕声微弱，吐势徐缓，吐物呈清水痰涎，多为脾胃阳虚、胃失和降所致。呕声壮厉，吐势较猛，吐物呈黏痰黄结，多为热邪伤胃，胃气上逆所致。呕吐酸腐食物，多因暴饮暴食，食积胃脘所致；

喷射状呕吐,多为热扰神明或脑髓有病。总之,呕吐者暴病多实,久病多虚。

6.呃逆　古称"哕",俗称"打呃",为胃气上逆所致。凡新病呃逆,其声有力,多为寒邪或热邪客胃;久病、重病呃逆不止,声低气怯,多为胃气衰败之危候。

7.嗳气　古称"噫",俗称"打饱嗝",亦为胃气上逆所致。嗳气酸腐,兼脘腹胀满,多为宿食内停;嗳气频作,声音响亮,并随情志变化而增减,多为肝气犯胃;嗳气低沉断续,兼纳差食少,多为胃虚气逆;嗳气频作连续,兼脘腹冷痛,多为寒邪客胃或胃阳虚。

8.太息　又称叹息,指患者情绪抑郁,胸胁胀闷时发出的长吁短叹声。为情志不遂、肝气郁结所致。

9.鼻鼾　指熟睡或昏迷时鼻喉发出的异常呼吸声。熟睡时鼾声大,多因慢性鼻病或睡姿不当,息道不畅所致,体胖者、老年人较常见。昏睡不醒,鼾声不绝,多因神志昏迷、气冲息道所致,见于热入心包或中风入脏之危候。

10.肠鸣　又称腹鸣。正常肠鸣音低弱而缓和,一般难以闻及。脘腹鸣响,如囊裹水,振动有声,漉漉下行,为痰饮停胃;脘腹鸣响,漉漉如饥肠,得温得食则减,饥寒加重,为胃肠虚寒;肠鸣如雷,脘腹痞满,大便溏泄,为风寒湿邪客于胃肠。肠鸣消失,脘腹胀满疼痛拒按者,为胃肠气滞不通之重证。

二、嗅气味

嗅气味,是嗅辨患者身体之气与病室之气以诊察疾病的方法。一般气味酸腐臭秽,多属实热证;气味不重或微有腥臭,多属虚寒证。

病体之气包括口气、汗、痰、涕、呕吐物、大小便等分泌物、排泄物的异常气味。除医师直接闻及外,还可通过询问患者或陪诊者而获知。

1.口气　从口中散发出的异常气味。一般口臭,多为口腔不洁、龋齿及消化不良;口气臭秽,多为胃热;口气酸臭,多为食积胃肠;口气腐臭,或兼咳吐脓血,多为内有疮疡溃脓;口气臭秽难闻,牙龈腐烂,多为牙疳病。

2.汗气　随排汗所散发的气味。汗气腥膻,多为风温、湿温、热病;汗气臭秽,多为瘟疫,火毒炽盛;腋下臊臭,为狐臭病,多因湿热郁蒸所致。

3.痰涕之气　咳痰黄稠味腥,多为肺热;咳吐浊痰脓血臭秽,多为肺痈;咳痰清稀量多无异味,为肺寒。鼻流清涕,为外感风寒;鼻流浊涕,为外感风热;久流浊涕味腥臭秽,为鼻渊。

4.呕吐物之气　呕吐物清稀无臭味,多为胃寒;气味臭秽,多为胃热;气味酸腐,多为食积;呕吐脓血而腥臭,多为内有痈疡。

5.排泄物之气　包括大小便及妇女经、带等的异常气味。如大便溏泄而腥,多为脾胃虚寒;大便臭秽难闻,多为肠有郁热;大便泄泻臭如败卵,矢气酸臭,多为食积胃肠。小便臊臭,黄赤浑浊,多属下焦湿热;尿液散发烂苹果气味者,多属消渴病。妇女经血臭秽,多为热证;经血味腥,多为寒证。带下臭秽而黄稠,多属湿热;带下腥臭而清稀,多属寒湿;带下奇臭而色杂,应警惕为妇科癌肿。

三、病室之气

病室之气多为患者身体及其排出物的气味散发于病室而成,多属病情危重。

病室臭气触人,轻则盈于床帐,重则充满一室,多为瘟疫病;病室有尸臭气味,多为脏腑败坏;病室有血腥味,多为大失血;病室有尿臊味,多为水肿病晚期;闻及烂苹果味,多见于消渴病晚期。

第三节 问 诊

问诊是医师通过对患者或陪诊者进行有目地询问,以了解病情的一种诊察方法。

问诊的内容包括一般情况、主诉、现病史、既往史、个人生活史、家族史等。其中患者就诊时所感到的痛苦和不适,以及与病情相关的全身情况是问诊的重点,古人将其归纳为《十问歌》:"一问寒热二问汗,三问头身四问便,五问饮食六胸腹,七聋八渴俱当辨,九问旧病十问因,再兼服药参机变,妇女尤必问经期,迟速闭崩皆可见,再添片语告儿科,天花麻疹全占验。"十问歌言简意赅,便于初学者记诵,但在临床运用时,尚须根据患者的不同情况,灵活而有主次地进行询问。

一、问寒热

问寒热是询问患者怕冷、发热的感觉。寒与热是辨别病邪性质、人体阴阳盛衰的重要依据。

寒即怕冷,有恶风、畏寒、恶寒之别。恶风指患者遇风觉冷,避之可缓;恶寒指患者自觉怕冷,加衣覆被或近火取暖不能缓解;畏寒指患者身寒怕冷,加衣覆被或近火取暖可以缓解。

热即发热,除指患者体温高于正常外,还包括体温正常,但患者自觉全身或某一局部发热,如五心烦热、骨蒸发热等。

问寒热首先应询问患者有无怕冷或发热,同时询问寒热出现的时间、轻重、特点、持续的长短及有关兼症等,临床常见有以下四种类型。

（一）恶寒发热

恶寒发热,指患者恶寒与发热同时并见。多见于外感病初期阶段,为感受六淫邪气所致表证的主要表现。临床常以寒热表现的轻重不同,作为鉴别表证类型的重要依据。

1. 恶寒重发热轻 伴无汗,身痛,脉浮紧等,多为外感风寒所致的表寒证。

2. 发热重恶寒轻 伴汗出,咽痛,脉浮数等,多为外感风热所致的表热证。

3. 发热轻而恶风 伴自汗,脉浮缓等,多为外感风邪所致的表虚证,又称伤风表证。

（二）但寒不热

但寒不热,指患者只感怕冷而不觉发热,为阴盛或阳虚所致的里寒证。根据怕冷的急缓、病程的长短、兼症的不同,临床分为以下两种类型。

1. 新病恶寒 突感恶寒肢冷,得温不减,伴脘腹冷痛,喜温拒按,脉沉迟有力等,多为寒邪直中,阴寒内盛的里实寒证。

2. 久病畏寒 经常畏寒肢冷,得温可缓,伴喜温喜按,少气懒言,脉沉迟无力等,多为久病阳虚,失于温煦的里虚寒证。

（三）但热不寒

但热不寒,指患者只感发热不觉寒冷,为阳盛或阴虚所致的里热证。根据发热的轻重、时间、特点、兼症不同,临床分为以下 3 种类型。

1. 壮热 身发高热(体温 39℃以上),持续不退,不恶寒反恶热。常伴面赤、烦渴、大汗出、脉洪大等症。多见于伤寒阳明经证和温病气分证,为里实热证。

2. 潮热 定时发热,或定时热甚,如潮汐之有定时。临床常见有三种情况。

（1）阳明潮热 热势较高,日晡(下午 15:00—17:00)热甚。常伴腹满胀痛拒按,便秘,舌红苔黄厚干燥等,为阳明腑实证,多因胃肠燥热内结所致。

（2）湿温潮热 身热不扬,午后尤甚。常伴身重,脘痞,苔腻等,为湿温病。多因湿遏热伏,湿热蕴结所致。

（3）阴虚潮热 午后及夜间低热,或自觉五心烦热,骨蒸潮热等,常伴颧红、盗汗、消瘦等,为阴虚证,多因阴虚阳亢,虚热内扰所致。

3. 微热 热势不高(体温 37～38℃),或仅自觉发热。一般发热时间较长,多见于温热病后期及某些内伤杂病,根据病机可分为以下几种情况。

(1)气虚发热 长期微热,烦劳则甚,常伴神疲乏力,自汗懒言,腹胀便溏,舌淡脉虚等。多因脾虚气陷,清阳不升,郁而发热。

(2)阴虚发热 见"阴虚潮热"。

(3)气郁发热 情志不舒,时有微热,常伴急躁易怒,胁肋胀痛,口干口苦,脉弦等,多因情志不畅,肝郁化火所致。

(4)瘀血发热 长期微热,头身脘腹局部刺痛,常伴面色黧黑,唇甲紫暗,肌肤甲错,舌有瘀点、瘀斑,脉涩等,多因瘀血内阻,郁久化热。

(四)寒热往来

寒热往来,指恶寒与发热交替发作。根据寒热发作时间及兼症不同,临床分为两种类型。

1. 寒热往来,发无定时 时寒时热,交替而作,常伴口苦,咽干,目眩,脉弦等,多为伤寒病少阳证。多因病邪侵入少阳,邪正交争于半表半里所致。

2. 寒热往来,发有定时 先寒后热,定时而作,常伴剧烈头痛,口渴,多汗等,见于疟疾。多因疟邪内侵,入内与阴相争则寒战,外出与阳相争则发热,故寒热交替发作。

二、问汗

问汗,指询问患者有无汗出异常的情况。汗是由阳气蒸化津液经汗孔达于体表而成,正常汗出有调和营卫、滋润皮肤、调节体温等作用。当汗出而无汗,不当汗出而汗多,或仅见身体的某一局部汗出异常,凡此均属病态。故当重点询问患者有无汗出,汗出的时间、部位、多少及伴随症状等情况。

(一)有汗

有汗指患者不当汗出而汗多,或身体某一局部汗出过多的表现。其病因病机较为复杂,临床常见以下几种情况。

1. 表证有汗 见于伤风表证、风热表证。多因外感风邪,风性开泄;或风热袭表,热性升散而致汗出。

2. 里证有汗 其病证有寒热虚实之别,主要表现有下列 5 种。

(1)自汗 日间汗出过多,活动尤甚。多为气虚、阳虚证。气虚或阳虚,肌表失固,腠理疏松,津液外泄;动则耗气,因而汗出尤甚。

(2)盗汗 入睡时汗出,醒则汗止。多为阴虚证。阴虚阳亢,入睡后卫阳入里,内热加重,蒸津外泄,故睡时汗出;醒后卫气复归于表,腠理固密,津液不得外泄,故醒后汗止。

(3)大汗 汗出量多。多为实热证、亡阳证、亡阴证。蒸蒸汗出,兼壮热烦渴、脉洪大,为实热炽盛,迫津外泄;大汗淋漓,清稀而冷,兼面色苍白,四肢厥冷,脉微欲绝等,为阳亡暴脱,津随阳泄;汗热而黏,如珠如油,兼身热躁扰,烦渴尿少,为阴亡阳亢,虚热迫津外泄所致。

(4)战汗 先全身恶寒战抖,而后汗出。多见于外感热病中,提示邪正剧争,为病情变化的转折点。汗出热退,脉静身凉,是邪去正复之佳兆;汗出而身热不减,烦躁不安,脉来疾急,为邪胜正衰之危候。

(5)黄汗 汗出色黄而粘衣。为湿温病。多因湿热交蒸,郁遏营卫所致。

3. 局部有汗 临床常见的局部汗出过多,有以下几种。

(1)头汗 头部或头项部出汗较多。多因上焦热盛,迫津外泄;中焦湿热,湿郁热蒸,逼津上越;或元气将脱,虚阳上越,津随阳泄。

(2)心胸汗 心胸部易汗出或汗出过多。多为心脾两虚或心肾不交所致。

(3)手足心汗 手足心微汗出,一般为生理现象。手足心出汗过多,多为阴经郁热熏蒸、中焦湿热郁蒸,或脾胃虚弱所致。

(二) 无汗

无汗指患者当汗出而不出汗的表现。临床常见以下几种情况。

1. **表证无汗** 见于表寒证。多因外感寒邪,寒性收引,汗孔闭塞,故而无汗。

2. **里证无汗** 有虚实之分。新病里证无汗,多为里实寒证,多因阴寒内盛,收引凝滞,蒸化失职所致。久病里证无汗,多为里虚寒证或津亏血虚证,多因阳气不足,蒸化无力,或津血亏耗,生化乏源所致。

3. **局部无汗** 多为风痰、瘀血、风湿阻络。多表现为半身(或左或右,或上或下)无汗出,见于中风、痿证、截瘫等患者。

三、问疼痛

疼痛是临床最常见的自觉症状之一。导致疼痛的病因病机可概括为虚实两大类:因实致痛者,多因感受外邪,或气滞血瘀,或痰食虫积等,阻滞脏腑经络气机,"不通则痛"。因虚致痛者,多因气血不足,阴精亏损,使脏腑组织经络失养,"不荣则痛"。问疼痛,应注意询问疼痛的性质、部位、程度、时间、喜恶和兼症等。

(一) 问疼痛的性质

询问疼痛的性质特点,有助于分析疼痛的病因病机。

1. **胀痛** 疼痛且有胀满感,属气滞。多见于胸胁脘腹,为肺、肝、胃肠气机阻滞所致。

2. **刺痛** 疼痛如针刺之状,属瘀血。多见于头部、胸胁、脘腹等处瘀血阻络所致。

3. **走窜痛** 痛处游走不定,或走窜攻痛,属气滞,或风痹。胸胁脘腹窜痛多为气滞;肢体关节窜痛,多见于风痹。

4. **固定痛** 痛处固定不移,属瘀血,或寒痹。胸胁脘腹等处固定作痛,多为瘀血;肢体关节疼痛固定,多见于寒痹。

5. **冷痛** 疼痛有冷感,痛而喜暖,属寒证。多因寒邪侵袭或阳气不足所致。

6. **灼痛** 疼痛有灼热感,痛而喜凉,属热证。多因火邪窜络或阴虚火灼所致。

7. **重痛** 疼痛有沉重感,属湿证。多因湿邪困阻,气机不畅所致。

8. **酸痛** 疼痛有酸楚不适感,属肾虚,或湿证。多因肾虚失养,或风湿侵袭所致。

9. **闷痛** 疼痛有胀满、憋闷感,属痰证。多见于胸部,为痰浊内阻所致。

10. **绞痛** 疼痛剧烈如刀绞,属邪阻,或寒凝。多因有形实邪阻闭气机,或寒邪凝滞气机所致。

11. **空痛** 疼痛有空虚感。多属气血精髓亏虚,组织器官失养所致。

12. **隐痛** 痛势较缓,绵绵不休。多因精血亏虚,或阳气不足,机体失养所致。

13. **掣痛** 疼痛有抽掣牵引之感,又称引痛、抽痛。多因筋脉失养或经脉阻滞不通所致。

(二) 问疼痛的部位

询问疼痛的部位,可以测知病变所在的脏腑经络。

1. **头痛** 凡起病急,病程短,头痛较剧,痛无休止者,多属实证,多因外感六淫,或痰瘀内阻,上扰清窍所致;凡起病缓慢,病程长,痛势绵绵,时痛时止,多为虚证,多因气血不足,肾精亏虚,髓海失充所致。此外,根据头痛的具体部位,结合经络的循行,可确定头痛病属何经。如前额连眉棱骨痛者,属阳明经;后枕痛连项背者,属太阳经;头颞或一侧头痛者,属少阳经;巅顶者,属厥阴经等。

2. **胸痛** 胸藏心肺,故胸痛多为心肺病变。胸前虚里憋闷刺痛,多为胸痹或真心痛;胸痛喘促痰黄而稠,多为肺热;胸痛咳吐脓血腥臭痰,多为肺痈;胸痛咯血,或痰中带血,伴潮热盗汗等,病属肺痨。

3. **胁痛** 两胁为肝胆经脉所循之处,故胁痛多属肝胆病变。胁肋胀痛或窜痛,情志抑郁,为肝郁气滞;胁肋胀痛,黄疸口苦,为肝胆湿热;胁肋灼痛,急躁易怒,为肝胆火盛;胁肋刺痛,固定拒按,为肝血瘀阻;胸胁饱满胀痛,咳唾痛剧,多为悬饮。

4.脘痛 脘为胃腑所居,故脘痛多属胃病。一般进食后痛势缓解,多为虚证;进食后加剧,多为实证;胃脘冷痛,得温痛减,多为寒证;胃脘灼痛,喜凉恶热,多为热证。胃脘胀痛,伴嗳气频频,多为气滞;伴嗳腐吞酸,多为食积。

5.腹痛 脐以上为大腹,属脾胃;脐以下至耻骨毛际以上为小腹,属膀胱、胞宫、大小肠;小腹两侧为少腹,属足厥阴肝经。大腹隐痛,喜温喜按,多为脾胃虚寒;小腹胀痛,小便不利,多为膀胱气滞;小腹胀痛或刺痛,随月经周期而发,多为胞宫气滞血瘀;少腹冷痛,牵及外阴,多为寒滞肝脉。

6.背痛 背脊痛多与督脉、足太阳经病证有关。如脊背痛不可俯仰者,多为督脉损伤;背痛连及项部,多为风寒邪客太阳经;肩背作痛,多为风湿阻滞,经气不利。

7.腰痛 腰为肾之府,腰痛多属肾虚及相关经络组织病变。腰痛酸软无力,以两侧为主,多属肾虚;腰脊或腰骶部冷痛重着,寒冷阴雨天加重,多属寒湿痹病;腰部刺痛拒按,固定不移,为瘀血阻络;腰脊疼痛连及下肢,多属经络痹阻;腰痛牵掣腹部,伴尿频、尿急、尿痛,为膀胱湿热所致。

8.四肢痛 四肢关节、筋脉疼痛,多见痹病。疼痛游走不定,为感受风邪的行痹;疼痛剧烈,遇寒加重,为感受寒邪的痛痹;重着而痛,固定不移,为感受湿邪的著痹;关节红肿热痛,为风寒湿郁久化热或感受热邪所致的热痹;关节疼痛,肿大变形,屈伸受限,多为痹病日久,痰瘀阻络所致。若独见足跟或胫膝痛,属肾虚,多见于年老体弱之人。

9.周身痛 新病多属实证,为感受风寒湿邪、经气不利所致;久病卧床不起多属虚证,为气血亏虚、筋脉失养所致。

四、问饮食口味

问饮食口味主要询问口渴、饮水、食欲、食量以及口味等情况。对于了解脾胃强弱、津液盈亏、疾病性质等有重要意义。

(一)口渴与饮水

询问口渴与饮水的情况,重点了解体内津液的盛衰、输布情况及病性的寒热虚实。

1.口不渴饮 提示津液未伤。多为寒证、湿证。寒邪或湿邪不耗津液,虽病而津液未伤,故口不渴、不欲饮。

2.口渴欲饮 提示津液耗伤。多为热证、燥证。口干微渴,伴发热,脉浮数,多为外感表热证,伤津较轻;大渴喜冷饮,伴壮热,大汗,脉洪数,多为里实热证,津液大伤;口渴多饮,伴多尿,多食,消瘦,为消渴病;见于汗、吐、下及利尿太过之后,为津亏证。均属津液大伤,故大渴引饮。

3.渴不多饮 提示轻度伤津或津液输布障碍。口燥咽干而不多饮,兼颧红盗汗,为阴虚证,耗津较少;渴不多饮,兼身热不扬,为湿热证,轻度伤津;渴喜热饮,饮水不多,或水入即吐,为水逆证,饮停阳弱,气不化津;口干但欲漱水而不欲咽,兼舌紫暗或有瘀斑者,为瘀血证,瘀血内阻,津不上承。

(二)食欲与食量

询问患者进食的欲望与食量的多少,主要反映脾胃及其相关脏腑功能的强弱。

1.食欲减退 又称纳少、纳呆。新病食欲减退,多为正气抗邪,病情较轻。久病食欲减退,伴腹胀便溏,面色萎黄,多为脾胃虚弱;伴头身困重,脘痞腹胀,多为湿盛困脾。

2.畏食 又称恶食。畏食伴嗳气酸腐,脘腹胀满,舌苔厚腻,多为食滞胃肠。畏食油腻,伴脘腹痞闷,呕恶便溏,多为湿热蕴脾;伴胁肋胀痛,身目发黄,多为肝胆湿热。

3.消谷善饥 又称多食易饥。多食易饥,伴口臭便秘,多为胃火炽盛,腐熟太过;若伴见多饮多尿消瘦,为消渴病,胃热肾亏;伴大便溏泄,多为胃强脾弱。胃强指胃火盛,脾弱则指脾虚运化功能减弱。

4.饥不欲食 虽有饥饿感,但不欲食。多为胃阴不足、虚火内灼所致。

5.偏嗜食物或异物 偏嗜肥甘,易生痰湿;偏食生冷,易伤脾胃;过食辛辣,易病燥热等。嗜食生米、泥土、纸张等异物,兼见消瘦,腹胀腹痛,多为小儿虫积。

6. 食量变化 在疾病过程中,食欲渐复,食量渐增,是胃气渐复,疾病向愈之兆;若食欲渐退,食量渐减,是脾胃渐衰的表现,提示病情加重。若久病或重病患者,本不欲食,甚至不能食,突然欲食或暴食,称为除中,是脾胃之气将绝的危象。

（三）口味

口味指口中有无异常的味觉。口味异常是脾胃功能失常或其他脏腑病变的反映。

1. 口淡 多为脾胃虚弱。

2. 口甜 多为脾胃湿热或脾虚之证。口甜而黏腻,多为脾胃湿热;口中涎沫稀薄,多为脾虚。

3. 口酸 多为肝胃不和或饮食停滞。伤食者,口中多为酸腐气味,以资鉴别。

4. 口苦 多为热证或湿热内蕴。尤以肝胆火旺为甚。

5. 口涩 如食生柿子之感。多为燥热伤津,或脏腑阳热偏盛,气火上逆。

6. 口咸 多与肾虚及寒水上泛有关。

7. 口黏腻 多为湿浊、痰饮、食积等。黏腻而甜,多为脾胃湿热;黏腻而苦,多属肝胆湿热;黏腻不爽,舌苔厚腻,多为食积。

五、问睡眠

睡眠是维持人体阴阳平衡的重要生理活动。睡眠的情况与卫气的循行、阴阳的盛衰、气血的盈亏、心肾及其他脏腑的功能密切相关。若阴阳失调,气血亏虚,心肾不交,脏腑功能失调,则会出现睡眠失常,主要表现为失眠或嗜睡。

问睡眠主要询问睡眠时间的长短、入睡的难易、是否易醒、有无多梦等,并结合其他兼症,为辨证提供依据。

1. 失眠 又称不寐或不得眠。以经常不易入睡,或睡而易醒,难以复睡,或时时惊醒,睡不安宁,甚至彻夜不眠为特征。

失眠总病机为阳不入阴,神不守舍。如心烦不寐,甚则彻夜不眠,多为心肾不交;睡后易醒,不易再睡,多为心脾两虚;睡中时时惊醒,不易安卧,多为胆郁痰扰;失眠伴太息,常由情志不遂引发或加重,多为肝郁气滞;夜卧不安,难以入眠,伴脘腹胀闷,嗳腐酸臭,多为食滞内停。

2. 嗜睡 又称多寐、多眠。以精神疲倦,睡意很浓,经常不自主地入睡为特征。

嗜睡总病机为阳虚阴盛,痰湿内蕴。如困倦嗜睡,伴胸闷脘痞,肢体困重,多为痰湿困脾,清阳不升;饭后嗜睡,伴神疲倦怠,食少纳呆,多为中气不足,脾失健运;精神疲惫,蜷卧易睡,伴畏寒脉微,多为心肾阳虚,神失温养。大病之后,神疲嗜睡,是正气未复的表现。

六、问大小便

大小便的排泄是人体新陈代谢的生理现象。大便的排泄虽由大肠所司,但与脾胃的腐熟运化、肝的疏泄、命门的温煦、肺气的肃降等有密切关系。小便的排泄虽由膀胱所主,但与肾的气化、脾的运化转输、肺的肃降和三焦的通调等功能密不可分。故询问大小便状况,不仅可以了解机体消化功能强弱、水液代谢的情况,亦是判断疾病寒热虚实的重要依据。

问大小便应注意询问大小便的性状、次数、便量、排便感及兼症等情况。

（一）大便

正常人一般每日或隔日大便一次,色黄质软成形,排便顺畅,便内无脓血、黏液及未消化的食物等。询问大便应注意便次、便质及排便感的异常。

1. 便次异常

（1）便秘 又称大便难。表现为大便难以排出,或每次排便时间延长,或便次减少,但也有排便次数正常,但因粪质干燥而便下艰难,或大便虽不干燥,但排便无力而便难者。便秘以分虚实为纲,实证多因邪滞胃肠,腑气不通;虚证多因气血阴阳不足,肠失濡润,或推动乏力所致。

(2)泄泻 又称腹泻。表现为便次增多,便质稀薄,甚至粪如水样。一般新病暴泻,多为实证;久病缓泻,多为虚证。如新病泻下清稀,腹部冷痛,多为寒湿下注;泻下黄糜,肛门灼热,多为大肠湿热;泻下臭秽,伴呕吐酸腐,多为食滞内停。久病大便溏泻,伴食少腹胀,神倦消瘦,多为脾虚湿滞;黎明前腹痛作泻,泻后痛减,伴畏寒肢冷,腰膝冷痛,称为"五更泄",多为脾肾阳虚。

2. 便质异常

(1)完谷不化 大便中含有未消化的食物残渣。多为脾胃虚寒,或肾虚命门火衰。

(2)溏结不调 大便干稀不调。大便时干时稀,多为肝郁脾虚;先干后稀,多为脾胃气虚。

(3)脓血便 大便中有脓血黏液。多为湿热蕴结肠道,肠络受损,多见于痢疾或肠癌。

(4)便血 血自肛门排出,包括便中带血,便血相混,便后滴血或单纯下血等,多为胃肠脉络受损所致。便黑如柏油,或便血紫暗,称"远血",多为胃肠瘀血,或脾不统血,多见胃肠出血;便血鲜红,粪血不融合,称"近血",多为热邪内盛,肠风下血,多见内痔、肛裂、直肠癌等病。

3. 排便感异常

(1)肛门灼热 排便时肛门有灼热感。多见于湿热泄泻或湿热痢疾。多为大肠湿热下注,或大肠郁热,下迫直肠所致。

(2)里急后重 腹痛窘迫,急迫欲便,肛门重坠,便出不爽,有便意难尽之感。为湿热痢疾的主症之一。多为湿热内阻,肠道气滞所致。

(3)排便不爽 排便不通畅,有滞涩难尽之感。多为湿热蕴结,肠道气机传导不畅;或肝气犯脾,肠道气滞;或食滞胃肠,气机不畅所致。

(4)滑泻失禁 大便不能控制,滑出不禁,甚则便出而不自知。年老体衰,久病正虚或久泻不愈者见之,多为脾肾虚衰,肛门失约;新病暴泻,或神志昏迷者见之,多为热迫大肠,或神失所主所致。

(5)肛门气坠 肛门有下坠感,甚则脱肛,常于劳累或排便后加重。多为脾虚中气下陷,常见于久泻久痢或体弱者。

(二)小便

一般情况下,正常成人日间排尿 3～5 次,夜间 0～1 次,每昼夜总尿量 1 000～1 800 ml,尿色淡黄而清亮,无特殊气味。尿次和尿量常受饮水、气温、汗出、年龄等多种因素的影响,询问小便应注意尿量、尿次、排尿感等是否有异常。

1. 尿量异常

(1)尿量增多 小便清长量多,为虚寒证;多尿,伴多饮多食消瘦,为消渴病。

(2)尿量减少 尿少色黄为热盛,或汗吐下伤津所致;尿少伴有水肿,为肺、脾、肾功能失常,水湿痰饮内停所致。

2. 尿次异常

(1)小便频数 新病尿频,短赤急迫,多为膀胱湿热,气化失职;久病尿频,量多色清,夜间尤甚,多为肾阳不足,肾气不固,膀胱失约所致。

(2)癃闭 小便不畅,点滴而出为癃;小便不通,点滴不出为闭,合称癃闭。癃闭虚证多为肾阳不足,或脾气虚弱,气化无力,水液内停所致;实证多为湿热蕴结膀胱,或肺热气壅,或瘀血、结石阻塞下焦所致。

3. 排尿感异常

(1)小便涩痛 小便排出不畅而痛,多伴急迫,灼热等感觉。多为膀胱湿热,气化不利所致,常见于淋证。

(2)余沥不尽 小便之后点滴不尽,又称尿后余沥。多为肾气不固,膀胱失约所致,见于老年人或久病体衰者。

（3）小便失禁　患者神志清醒，小便失控而自遗。多为肾气不足，下元不固；若神昏而小便自遗，属危重病证。

（4）遗尿　俗称尿床。多为肾气不足，膀胱失约所致。

七、问小儿及妇女

小儿与成人不同，生理上具有脏腑娇嫩，生机蓬勃，发育迅速的特点。女性与男性亦有差异，有经、带、胎、产的生理特征。故对小儿及妇女的问诊，除询问上述一般内容外，还要注意结合小儿和妇女的生理病理特点进行询问。

（一）问小儿

儿科古称"哑科"，问诊比较困难，医师主要通过询问陪诊者，获得有关的病情资料。小儿在病理上具有发病较快、变化较多、易虚易实的特点。因此，要着重询问下列几方面的情况。

1. 出生前后情况　新生儿（出生后至 1 个月）的疾病，多与先天因素或分娩情况有关，故应着重询问妊娠期及产育期母亲的营养健康状况，有何疾病，曾服何药，分娩时是否难产、早产等。婴幼儿（1 个月至 3 周岁），发育较快，需要充足的营养供给，但其脾胃功能较弱，如喂养不当，易患呕吐、泄泻、营养不良以及"五软""五迟"等病。因此，应重点询问喂养方法及小儿坐、爬、立、走、出牙、学语的迟早等情况，从而判断小儿后天营养状况和生长发育是否正常。

2. 预防接种、传染病史　母乳喂养的婴儿，禀受母体抗病能力，一般在 6 个月内很少患病。6 个月到 5 周岁，婴幼儿从母体获得的先天免疫力逐渐消失，而后天自身的免疫功能尚未形成，故易感染水痘、麻疹等多种传染病，故询问预防接种史及传染病接触情况，可作为确定诊断的重要依据。

3. 发病原因　小儿脏腑娇嫩，抵抗力弱，调节功能低下，易受气候、饮食及环境影响，应注意其发病原因的询问。如易感受六淫邪气而致外感病，出现发热、恶寒、咳嗽、咽痛等症；极易伤食而致脾胃病，出现呕吐、腹痛、泄泻等症；婴幼儿心脑神志发育不完善，易受惊吓而见哭闹、惊叫、惊风等病变。

此外，还应注意询问小儿有无家族遗传病史。

（二）问妇女

妇女应询问其月经、带下、妊娠、产育等方面的情况。妇女月经、带下的异常，不仅是妇科常见病，也是全身病理变化的反映。因此，问妇女应重点询问月经、带下的情况，作为诊断妇科或其他疾病的依据。

1. 月经　指发育成熟的女子胞宫周期性出血的生理现象。月经周期一般为 28 日左右，行经日数 3～5 日，每次经量中等（一般 50～100 ml），经色正红无块，经质不稀不稠。14 岁左右月经初潮，49 岁左右绝经，妊娠期及哺乳期一般不来月经。

问月经应注意询问月经的周期，行经的天数，月经的量、色、质，有无闭经或痛经，末次月经日期，初潮或绝经年龄等情况，用以判断机体脏腑功能状况及气血盛衰。

（1）经期异常

1）月经先期：连续 2 个月经周期都提前 7 日以上。多因脾虚、肾虚、冲任不固，不能摄血；或阳盛血热，或肝郁化热，或阴虚火旺，热扰冲任，血海不宁所致。

2）月经后期：连续 2 个月经周期都延后 7 日以上。多因营血亏损，或肾精不足，或脾胃阳虚，无以化血，血海空虚；或气滞血瘀，寒凝血瘀，痰湿阻滞，冲任受阻所致。

3）月经先后无定期：连续 2 个月经周期，经期或提前，或延后 7 日以上。多因肝气郁滞，或瘀血阻滞，或脾肾虚损，冲任失调，血海蓄溢失常所致。

（2）经量异常

1）月经过多：经量明显增多，周期、行经期基本正常。多为阳盛热伤冲任，迫血妄行；或气虚冲任不固,经血失约;或瘀阻胞络,络伤血溢等所致。

2) 月经过少:经量明显减少,甚至点滴即净。多因精血亏少,或气血两虚,血海失充;或寒凝血瘀,痰湿阻滞,冲任不畅所致。

3) 闭经:女子年逾 18 周岁,月经尚未来潮;或已行经后又中断,连续停经 3 个月以上。多为脾肾亏损,冲任不足;或肝肾不足,血海空虚;或气滞血瘀、阳虚寒凝、痰湿阻滞,胞脉不通所致。

4) 崩漏:非行经期间阴道出血,来势急,出血量多,称为崩(中);来势缓,出血量少,淋漓不止,称为漏(下),合称崩漏。两者常可相互转化,交替出现。多为血热炽盛,或阴虚火旺,热伤冲任,迫血妄行;或脾肾气虚,冲任不固;或瘀阻冲任,血不归经所致。

(3) 经色、经质异常 月经的颜色与质地发生异常改变。经色淡红质稀,多为气虚或血少不荣;经色深红质稠,多为血热内炽;经色紫暗,夹有血块,小腹冷痛,多为寒凝血瘀。

(4) 痛经 指在行经期或行经前后,出现周期性小腹疼痛,或痛引腰骶,甚至剧痛难忍。经前或经期小腹胀痛或刺痛,多属气滞或血瘀;经期小腹冷痛,得温痛减,多属寒凝或阳虚;经期或经后小腹隐痛,多属气血两虚,肾精不足,胞脉失养所致。

2. 带下 指妇女阴道内的分泌物。生理性带下无色透明,量少无臭,具有润泽阴道、防御外邪入侵的作用。若带下过多,淋漓不断,或伴有颜色、质地、气味等异常改变,即为病理性带下。问带下应注意询问带下量的多少、色质和气味等情况。

(1) 白带 带下色白量多、质稀少臭,多属脾肾阳虚,寒湿下注;带下色白,质稠,呈豆腐渣状,气味酸臭,伴阴痒,多为湿浊下注所致。

(2) 黄带 带下色黄质黏、气味臭秽,多为湿热下注或湿毒蕴结所致。

(3) 赤白带 白带中混有血液,赤白杂见,多为肝经郁热,或湿热下注所致。

(4) 五色带 中老年妇女带下黄赤略褐,臭秽异常,多为湿热夹毒下注,预后不良。

第四节 切 诊

切诊,包括脉诊和按诊两部分,是医师用手对患者体表某些部位进行触、摸、按、压,从而获得病情资料的一种诊察方法。

一、脉诊

脉诊即切脉,是医师用手指切按患者的脉搏,感知脉动应指的形象,以了解病情、判断病证的诊察方法。中医脉学理论博大精深,诊脉操作简便易行,是中医诊断中独具特色的一种诊法。

学习脉诊既要掌握脉学的基本理论、基本知识,又要掌握切脉的基本技能,反复实践,认真体会,才能做到心里明了,指下明辨。

(一)脉象形成的原理

脉象是脉动应指的形象。心主血,心动血行,心脏搏动是形成脉象的动力;脉为血府,赖血以充,赖气以行,气血是形成脉象的物质基础。肺主气,朝百脉,气动脉应,助心以行血;脾胃为后天之本,化生气血,统摄血行,脉象有无胃气,全赖脾胃的生化和统摄;肝藏血,主疏泄而调节血量,与脾共同促使气血于脉中畅通循行;肾为先天之本,为元阴元阳之根,藏精化血,亦为脉象之根。可见,脉象是整体脏腑功能活动相互协调作用下的一种综合反映。

(二)脉诊的临床意义

脉象能反映全身脏腑和精气神的整体状况,传递机体各部分的生理病理信息,可为诊断疾病提供重要依据。脉诊是中医的标识,其在临床诊断中的重要意义主要体现在:①辨别病位;②判断病性;③推测病因病机;④推断疾病的进退预后。

（三）脉诊的部位和方法

1. 脉诊的部位　分为遍诊法、三部诊法和寸口诊法三种。自晋代以来临床主要使用寸口诊法,也是现在通用的诊脉部位。寸口诊法,始见于《内经》,详于《难经》,推广于晋代王叔和的《脉经》。

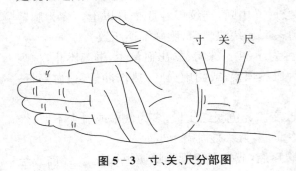

图 5-3　寸、关、尺分部图

（1）寸口分部　寸口其位置在腕后高骨(桡骨茎突)内侧桡动脉所在部位,又称气口或脉口。寸口脉分寸、关、尺三部,以桡骨茎突为标志,其内侧部位为关,关前(腕端)为寸,关后(肘端)为尺。两手各有寸、关、尺三部,共六部脉,每部又分浮、中、沉三候,故合称三部九候,见图 5-3。

（2）诊脉独取寸口的原理　一是寸口位于手太阴肺经原穴太渊所在之处,为“脉之大会”,十二经脉之气起始汇聚于此;二是肺朝百脉,脏腑气血通过百脉会聚于肺,故寸口脉气能够反映脏腑气血状况;三是手太阴肺经起于中焦,与脾胃同属太阴经,脉气相通,因此寸口脉可反映胃气的强弱,进而推测全身脏腑气血之盛衰。

（3）寸口脉分候脏腑　寸口六部脉各分候一定的脏腑,可以诊察相应脏腑的病变,历代文献有不同记载,有待进一步研究。目前临床常用的划分方法是:左寸候心,右寸候肺;左关候肝胆,右关候脾胃;两尺候肾。

2. 诊脉的方法

（1）体位　患者取正坐位或仰卧位,手臂放平与心脏近于同一水平,手腕伸直,手心向上,手指微微弯曲,并在腕关节下垫一松软脉枕,以便切脉。

（2）指法　诊脉时医师面对患者,以左手切按患者右手,以右手切按患者左手。

1）下指:医师先用中指按在患者桡骨茎突内侧“定关”,接着用示指按关前(腕侧)寸脉部位,环指按关后(肘侧)的尺脉部位。小儿寸口脉短,一般多用“一指定关法”,即用拇指统按寸关尺三部。

2）排指:三指指端平齐,略呈弓形,以指目(指尖与指腹交界处)触按脉体。

3）布指:三指疏密与患者身材相适应,身高臂长者,布指宜疏,反之宜密。

4）运指:运用指力的轻重或挪移以体察脉象,即分举按寻。举,用轻指力按在皮肤上,又称浮取。按,用重指力按在筋骨间,又称沉取。寻,有两层含义。一是用适中指力按在肌肉间,称为中取;一是用指力从轻到重,从重到轻,左右前后推寻,以寻找脉动最明显的特征,又称寻法。

总按:三指平布,同时用力按脉。

单按:分别用一指单按其中一部脉象。临床上一般先总按后单按,配合使用。

（3）时间　诊脉时间以清晨最佳,但一日之中只要患者处于平静的内外环境之下,均可诊脉。一般每次诊脉每手应不少于 1 分钟,两手以 3 分钟左右为宜。诊脉时,医师的呼吸要自然均匀,用自己一呼一吸的时间去计算患者脉搏的次数,此即平息。如此,医师方能全神贯注,认真体会、识别指下的脉象。

（四）正常脉象

正常脉象指正常人的脉象,亦称平脉、常脉。正常脉象既具有基本的特点,又有一定的变化规律和范围,是健康的象征。

1. 平脉特征　表现为三部有脉,一息四至或五至(相当于 60~90 次/分),不浮不沉,不大不小,从容和缓,柔和有力,节律一致,沉取不绝。古人将平脉的特征归纳为有胃、有神、有根。脉有胃气表现为不徐不疾,从容和缓;脉有神气表现为柔和有力,节律整齐;脉有根底主要表现为尺脉有力,沉取不绝。脉象的胃神根是正常脉象所必备的要素,三者相互补充而不能截然分开,有胃之脉必有神,有神之脉必有根。

2. 生理变异 平脉随人体内外因素的影响而有相应的生理性变化。因时而异,表现为春微弦,夏微洪,秋微浮,冬微沉;因地而异,一般长期生活在北方脉多沉实,长期生活在南方则脉多濡数;因人而异,如瘦人脉多浮,胖人脉多沉。妇女脉象多濡弱略数,青壮年脉多有力,老年人脉多较弱或弦,儿童脉数而软等。此外,少数人脉不见于寸口,而从尺部斜向手背,称斜飞脉;或脉出现在寸口的背侧,称反关脉,此皆为桡动脉解剖位置的生理变异,不属病脉。凡此切脉时须与病脉相区别。

（五）常见病脉及主病

在脉诊的发展过程中,由于医师对脉象感觉与体会不同,历代医家对常见病脉的分类和命名亦有差异,其中浮、沉、迟、数、虚、实称为六纲脉。近代临床常见多用的有浮、沉、迟、数、虚、实、洪、细、滑、涩、弦、紧、濡、促、结、代 16 种脉象,现分述如下:

1. 浮脉

【脉象】 轻取即得,重按稍减不空。

【主病】 主表证,亦主虚证。

【分析】 外邪袭表,卫气抗邪,脉气鼓动于外,应指而浮。久病体虚,虚阳浮越于外,脉浮大无力,不可误作外感论治。

生理性浮脉可见于体瘦者。秋季阳气升浮,脉象亦可微浮。

2. 沉脉

【脉象】 轻取不应,重按始得。

【主病】 主里证。有力为里实,无力为里虚。

【分析】 邪郁于里,气血内困,正邪相争,则脉沉而有力;若脏腑虚弱,气血不足,阳虚气陷,升举无力,故脉沉而无力。

生理性沉脉可见于体胖者。冬季气血收敛,脉象亦可偏沉。

3. 迟脉

【脉象】 脉来迟慢,一息不足四至。

【主病】 主寒证。有力为实寒,无力为虚寒。

【分析】 寒凝气滞,阳失温运,故脉象见迟。寒凝失于宣通,故脉来迟而有力;阳虚失于温运,故脉来迟而无力。脉迟不可概认为寒证,如邪聚热结,阻滞血行,亦可见迟脉,必迟而有力,多见于阳明腑实证,临证还当脉症合参。

生理性迟脉可见于长期锻炼的运动员及体力劳动者。

4. 数脉

【脉象】 脉来急促,一息五六至。

【主病】 主热证。有力为实热,无力为虚热。

【分析】 邪热亢盛,血行加速,其脉必数。实热内盛,邪正相争,故脉数而有力;久病阴虚,脉道不充,故脉数而无力。若阳气虚衰,虚阳外浮,脉气不敛,则脉数大而无力,故脉数不可概作热论。

生理性数脉可见于婴幼儿和儿童。正常人运动和情绪激动时,亦可见数脉。

5. 虚脉

【脉象】 三部脉举之无力,按之空虚。

【主病】 主虚证。

【分析】 气虚不足以运其血,故脉来无力;血虚不足以充其脉,则脉道空虚。

6. 实脉

【脉象】 三部脉举按均有力。

【主病】 主实证。

【分析】 邪气亢盛而正气不虚,正邪相搏,气血壅盛,脉道坚满,故应指有力。

正常人两手六部脉均实大和缓,称六阳脉,是气血旺盛的表现。

7. 洪脉

【脉象】 脉来浮大,充实有力,状若波涛汹涌,来盛去衰。

【主病】 主气分热盛。

【分析】 外感热病,邪热亢盛,邪正交争,气盛血涌,脉道扩张,故脉见洪象。

生理性洪脉可见于夏季,夏令阳气兴隆,脉象稍显洪大。

8. 细脉

【脉象】 脉细如线,应指明显。

【主病】 主气血两虚,诸虚劳损。又主湿病。

【分析】 血虚不能充盈脉道,气虚无力鼓动血行,故脉细小而软弱无力。湿邪重浊黏滞,阻遏脉道,气血运行不利,亦可见细脉。

正常人两手六部脉均细小和缓,称为六阴脉,是气血调和的表现。

9. 滑脉

【脉象】 往来流利,如盘走珠,应指圆滑。

【主病】 主痰饮,食滞,实热。

【分析】 实邪壅滞于内,气实血涌,故脉势来往甚为流利,应指圆滑。

生理性滑脉见于孕妇,是气血充盛而调和的表现。青壮年脉滑而冲和,是营卫充实之象。

10. 涩脉

【脉象】 脉细而缓,往来艰涩不畅,如轻刀刮竹。

【主病】 主精伤血少,气滞血瘀、痰食内停。

【分析】 精亏血少,不能濡养经脉,血行不畅,故脉涩而无力;气滞血瘀或痰食胶固,气机不畅,血行受阻,则脉涩而有力。

11. 弦脉

【脉象】 端直以长,如按琴弦。

【主病】 主肝胆病,诸痛,痰饮,疟疾。

【分析】 弦为肝脉。邪气滞肝,疏泄失常,气机不利,诸痛、痰饮,阻滞气机,经脉拘急,脉气因而紧张,故见弦脉。

生理性弦脉见于春季,外应生发之气,脉象微弦而柔和。老年人阴血渐亏,血脉失于濡润而渐失柔和之性,亦可见弦脉。

12. 紧脉

【脉象】 脉来紧张,状如牵绳转索。

【主病】 主寒证、痛证、宿食。

【分析】 寒邪侵袭人体,收引凝滞,脉道紧束而拘急,故见紧脉。寒邪在表,其脉浮紧;寒邪在里,其脉沉紧。疼痛、食积之紧脉,亦为气机失和,脉气受阻所致。

13. 濡脉

【脉象】 浮而细软,重按不显。

【主病】 主虚证,又主湿。

【分析】 血少阴伤,脉道不充故脉细弱;气虚阳衰,虚阳不敛则脉浮软。湿浊内困,阻遏脉道,亦见濡脉。

14. 促脉

【脉象】 脉来数而时一止,止无定数。

【主病】 主阳盛实热,气滞血瘀,痰食停滞。亦主脏气衰弱,阴血衰少。

【分析】 阳盛实热,阴不和阳,故脉来急数有力;气滞血瘀痰饮宿食停滞,脉气不相接续而时见歇止。若脏气虚弱,阴血衰少,虚阳浮动,以致脉气不相衔接,则脉促而细小无力,多属虚脱之象。

15. 结脉

【脉象】 脉来缓而时一止,止无定数。

【主病】 主阴盛气结,寒痰血瘀。亦主气血虚衰。

【分析】 阴盛而阳不和,故脉来缓慢而时一止。阴盛气结,寒痰瘀血,邪积不散,脉气阻滞,故见脉结而有力。久病虚损,气血不足,脉气不续,则脉结而无力。

16. 代脉

【脉象】 脉来时止,止有定数,良久方来。

【主病】 主脏气衰微。亦主痛证痹病,七情惊恐,跌打损伤。

【分析】 脏气衰微,元气不足,运血乏力,脉气不相衔接,则脉代应指无力。痛证痹病、七情惊恐、跌打损伤,是因邪阻气郁,血行涩滞,脉气不相衔接,故脉见代而应指有力。

(六)脉象的分类鉴别

关于脉象的分类,历代有不同,《黄帝内经》记载脉象 21 种,首部脉学专著《脉经》记载 24 种,《濒湖脉学》则载 27 种,《诊家正眼》又增加疾脉,故前人多从 28 脉论。对于 28 种脉象的分类鉴别,历代医家积累了丰富的经验,一般多采用浮、沉、迟、数、虚、实六纲脉加以归类比较,见表 5 - 17。

表 5 - 17　28 脉分类比较简表

分类	脉名	脉象	主病
浮脉类	浮脉	举之有余,按之不足	有力为表证;无根为虚阳浮越
	洪脉	指下极大如波涛汹涌,来盛去衰	热邪亢盛
	濡脉	浮而细软	主虚,又主湿
	散脉	浮大无根,节律不齐	元气耗散,脏腑精气欲绝
	芤脉	浮大中空,如按葱管	失血;伤津
	革脉	浮而搏指,中空外坚,如按鼓片	精血亏虚
沉脉类	沉脉	轻取不应,重按始得	里证
	伏脉	重按推筋着骨始得	邪闭;厥病;痛极
	牢脉	沉而实大弦长	阴寒内积;疝;癥瘕
	弱脉	柔细而沉	气血不足
迟脉类	迟脉	脉来迟慢,一至不足四至	寒证
	缓脉	一至四至,缓怠无力	脾胃虚弱;湿证
	涩脉	往来艰涩,如轻刀刮竹	气滞血瘀;精伤血少
	结脉	脉来缓慢,时见一止,止无定数	阴寒气结;寒痰瘀血;气血虚衰
数脉类	数脉	一息五至以上	热证;虚证
	促脉	脉来急促,数见一止,止无定数	阳盛实热,气血痰饮宿食滞
	疾脉	一息七至以上,脉来急疾	阳极阴竭,元气将脱
	动脉	脉形如豆,厥厥动摇,滑数有力	疼痛;惊恐

分类	脉名	脉象	主病
虚脉类	虚脉	举之无力,按之空虚,应指松软	虚证
	微脉	极细极软,若有若无,至数不明	气血大虚;阳气衰微
	细脉	脉细如线,应指明显	气血两虚、诸虚劳损;湿困
	代脉	脉来一止,止有定数,良久方来	脏气衰微;痹病疼痛、外伤惊恐
	短脉	首尾俱短,不足本位	有力为气郁;无力为气虚
实脉类	实脉	脉来充盛,举按皆有力	实证
	滑脉	往来流利,如盘走珠,应指圆滑	痰饮;食滞;实热证
	紧脉	脉来绷急,如牵绳转索	寒证;痛证;宿食
	长脉	首尾端直,超过本位	阳证、实证、热证
	弦脉	端直而长,如按琴弦	肝胆病;痛证;痰饮;疟疾

二、按诊

按诊是医师用手直接触摸或按压患者某些部位,以了解局部冷热、润燥、软硬、压痛、肿块或其他异常变化,从而推断疾病部位、性质和病情轻重的一种诊察方法。

按诊的手法,主要有触、摸、按、叩四法。临床一般先触摸,后按压,再叩击,各种手法综合运用。由轻到重,由浅入深,逐层了解病变情况。

按诊的运用范围很广,涉及全身各部位,临床常用的有按胸胁、按脘腹、按肌肤、按手足、按腧穴等,其重点内容及临床意义见表5-18。

表5-18 按诊重点内容及临床意义简表

重点内容	体征	临床意义
按虚里(心尖搏动)	按之应手,动而不紧,缓而不急	正常(反映宗气的盛衰)
	动微而不显	宗气内虚
	动而应衣	宗气外泄
	按之弹手,洪大而搏,或绝不应者	心胃气绝,危重之候
	搏动数急,时有一止	中气不守
	搏动迟弱,或久病体虚而动数	心阳不足
	胸高而喘,虚里搏动散漫而数	心肺气绝
	虚里动高,聚而不散	热甚
按胸胁	前胸高起,按之气喘	肺胀
	胸胁按之胀痛	痰热气结;水饮内停
	胁下肿块	气滞血瘀
	右胁胀痛,摸之灼热,手不可按	肝痈
	疟疾日久,胁下痞块	疟母
	胁下喜按,按之空虚	肝虚
按脘腹	脘部疼痛,按之痛减,局部柔软	痞满(虚证)
	脘部按之痛剧,局部坚硬	结胸(实证)
	腹中包块,痛有定处,按之有形	癥积(病属血分)
	腹中包块,痛无定处,聚散无常	瘕聚(病属气分)
	右少腹疼痛拒按	肠痈
	左下腹按之包块累累者	虫积

续表

重点内容	体征	临床意义
按肌肤	灼热	热证
	清冷	寒证
	湿润	汗出或津液未伤
	干燥	无汗或津液已伤
	肌肤甲错	内有瘀血
	身热肢厥	真热假寒
	初按热甚,久按热反轻	热在表
	久按其热反甚	热在里
按手足	手足俱冷	阳虚和阴盛,属寒证
	手足俱热	阴虚或阳盛,属热证
	手足心热甚于手足背	内伤发热
	手足背热甚于手足心	外感发热
	额上热甚于手心热	表热
	手心热甚于额上热	里热

本章重点知识导图

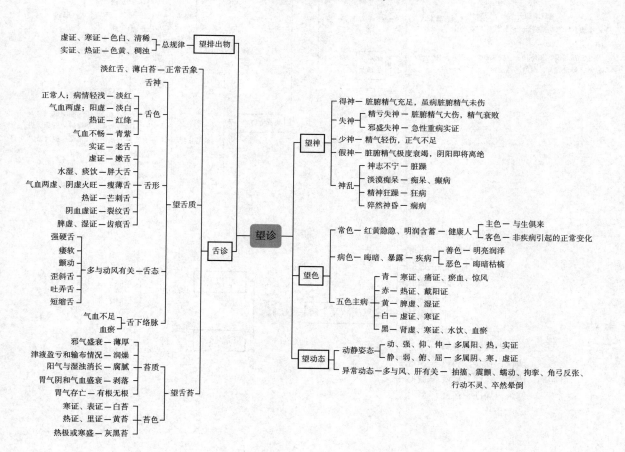

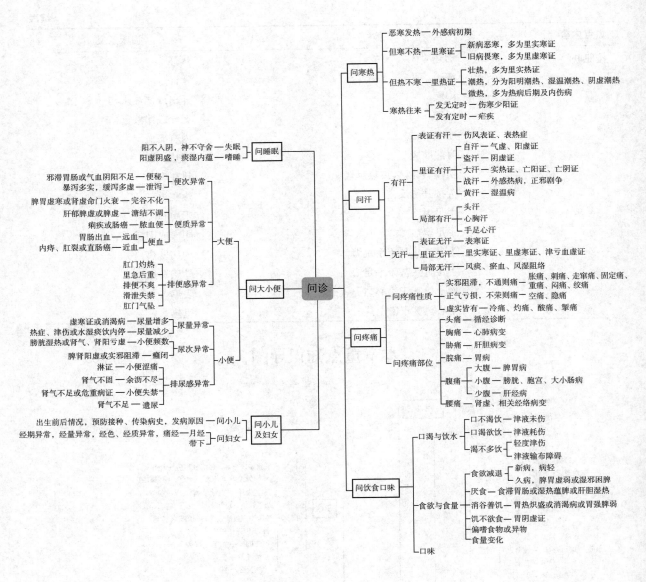

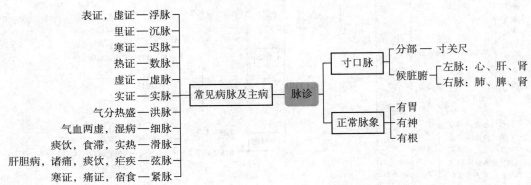

知识链接

《素问·阴阳应象大论》:"善诊者,察色按脉,先别阴阳;审清浊,而知部分;视喘息,听声音,而知所苦;观权衡规矩,而知病所主;按尺寸,观浮沉滑涩,而知病所生。以治无过,以诊则不失矣。"

《难经·六十一难》:"经言望而知之谓之神,闻而知之谓之圣,问而知之谓之工,切脉而知之谓之巧。"

《医宗金鉴·四诊心法要诀》:"望以目察,闻以耳占,问以言审,切以指参。明斯诊道,识病根源,能合色脉,可以万全。"

现代相关研究

中医四诊技术在继承传统理论的基础上不断发展。随着科技的进步,诊法不再局限于传统的望闻问切,现代化的诊察手段是四诊的延伸。

1. 望诊现代研究　在中医领域,望诊的智能诊断主要借助计算机视觉(Computer Vision,CV)等图像识别和处理技术实现。传统中医望诊包括望神色形态,与 AI 结合最多的是望舌和面,即用深度学习(Deep Learning,DL)尤其是卷积神经网络(Convolutional Neural Networks,CNN)构建图像分类器,处理各种图形图像。常见的是以九型体质学说为分类依据构建的中医智能体质辨识模型和算法研究。此外,有学者结合特征和规则来做分类器。如温川飙团队在建立面部图像信息数据库的基础上,提取典型面部和舌部的信息特征,实现面部和舌部特征信息的自动识别分析,其提取的面部特征包括:面色(正常和青赤黄白黑)、光泽、口唇(唇色、润燥)三大类;舌部特征包括:舌色、苔色、舌体(老嫩、胖瘦、齿痕、点刺、裂纹、瘀斑)、舌苔(薄厚、润燥、腐腻、剥少)四大类。

除了舌诊和面诊,现在已经发展出了手诊、目诊、甲诊等适用于人体不同部位的图像诊断方法,均可基于中医全息分区诊断等理论,通过识别特定全息分区下的疾病特征来为疾病诊断提供参考。目前 AI 在这几种不同部位的图像识别中均有应用产品。如中医目诊在传统中医望诊的基础上,发展了按照五轮学说分区望诊法、虹膜诊断法以及眼底图像分析法等借助现代诊断设备的诊断方法,据此提取不同特征,结合 AI 和智能硬件建立的大数据分析平台拟用于健康体检等应用场景。{王俊文,叶壮志.人工智能技术在中医诊断领域应用述评[J].世界科学技术-中医药现代化,2022,24(02):810-814}

2. 闻诊现代研究　闻诊是中医辨证论治的独特诊法之一,有着丰富的理论基础和临床经验。现今随着计算机技术、声音采集技术及信息处理技术的发展,相继研发出了不少应用于中医闻诊的诊断设备,实现了闻诊的数字化、客观化诊断,为中医闻诊的临床应用提供了精确的量化指标。

一些学者将闻诊客观化研究用于虚实辨证。如王勇等收集了 120 例不同年龄段人群的声音信息,以基频、振幅、噪声能量等参数作为观察指标,研究发现随年龄增长气虚程度增加,基频下降,直至老年降至最低,证实了"气虚"是导致老年人声嘶的主要原因。ChenCF 等运用小波包变换结合近似熵的非线性方法分析处理 308 例声音样本,从中提取了与中医虚实辨证相关的特征参数,用支持向量机的方法进行分类识别,结果表明健康与非健康、实证与虚证、气虚与阴虚各组的识别准确率均达到了较高水平。有研究收集了疾病患者与正常人的声音样本并进行特征参数分析,发现不同声音的特征参数值之间存在较大差异,说明正常人和虚证人群的语音信号特征参数存在着显著差异。沈庆鞾根据"宫、商、角、徵、羽"各选取两个汉字的发音作为样本并进行特征提取,在支持向量机的基础上附加聚类算法及神经网络方法对声音特征进行分类识别,发现该方法的识别准确率达到 75% 以上。以上结果说明通过客观化闻诊研究,可有效区分疾病虚实,为闻诊在临床中的应用提供有力依据。{关茜,周小芳,李福凤.闻诊中医理论基础及现代化研究进展[J].中华中医药杂志,2022,37(04):2134-2136}

3. 问诊现代研究　得益于计算机视觉和语音识别技术的发展,目前中医智能化研究的热点之一是问诊。问诊智能化的研究主要有两种方式,一是如何通过推荐算法完成问卷设计,二是结合其他诊疗方法以提高问询效率。如迪盼祺等借鉴物品推荐中常用的协同过滤算法和遗传算法,实现了中医智能问诊系统,达到了仅在进行 13 次提问的情况下,便可使证候分类器的辨证效果达到 90％以上。Fan 等提出了一种基于机器学习技术的个性化身体素质查询方法。问卷设计首先根据患者舌苔图像的识别结果对问题进行排序,从而为患者选择个性化的问题,大大减少了患者回答问题的时间和数量。与直接采用《中医体质问卷》相比,患者回答问题减少了 68.3％,回答时间则减少了 80.3％。除了确定智能问诊中需要"问什么,怎么问"之外,也有部分研究基于问诊数据进一步实现证候分类。如颜建军等则基于慢性胃炎的问诊数据,采用深度森林算法(gcForest)并对比 DBN 和 DBM 深度学习方法以及 BSVM、ML‐KNN、RankSVM、ECC 和 LIFT 5 种机器学习多标记方法的证候分类效果。实验证明,gcForest 可取得更好的证候分类效果,分类平均精度为 83.4％,覆盖距离为 16.2％,汉明损失为 13.5％。{李红岩,李灿,郎许锋,等.中医四诊智能化研究现状及热点分析[J].南京中医药大学学报,2022,38(02):180‐186.DOI:10.14148/j.issn.1672‐0482.2022.0180}

4. 脉诊现代研究　随着微纳技术、柔性电子、电子皮肤、可植入芯片、3D 打印技术的不断发展和日趋完善,可穿戴技术已广泛应用于包括中医脉诊在内的医疗健康领域。虽然在中医领域的应用尚不成熟,但为实现远程医疗奠定了基础。例如 Fu 等研制了一套柔性材料传感设备,可实现脉搏波、皮肤温度和脉搏波速度的同步测量。该设备采集脉搏波不受环境温度的影响,并可多点同时放置在寸和尺部位进行检测。该团队还研制出一种基于压电热传导的银离子增强聚二甲基硅氧烷 PDMS 膜,监测桡动脉的搏动波,此设备具有高灵敏度,能在不同加载接触压力下检测到稳定的脉搏信号,可检测到浮、中、沉取压力下不同年龄受试者的细微脉搏波形变化。{张嘉琰,温良恭,张立平,等.近 5 年可穿戴技术在中医方面的应用[J].世界中医药,2022,17(16):2358‐2365}

思考题

1. 何谓假神? 假神与疾病好转有何不同?
2. 虚证常见哪些面色? 主痛证的面色有哪些?
3. 举例说明舌诊的临床意义。
4. 如何根据声音的变化判断疾病的寒热虚实?
5. 何谓潮热? 潮热如何分型? 各类型特点和临床意义是什么?
6. 寒热虚实所致疼痛有何临床特征?
7. 诊脉独取寸口的原理是什么?
8. 如何区别浮脉、洪脉、濡脉?
9. 如何区别结脉、代脉、促脉?

(张　丽　于晓飞)

第六章

辨 证

学习内容:辨证的概念,八纲辨证、气血津液辨证、脏腑辨证、六经辨证及卫气营血辨证的概念、适用范围和临床意义,各证的概念、临床表现、病因病机及辨证要点等。

学习重点:八纲辨证、气血津液辨证、脏腑辨证中各证的概念、临床表现、病因病机及辨证要点。

学习要求:

1. 掌握八纲辨证、气血津液辨证、脏腑辨证中各证的概念、临床表现及辨证要点。

2. 熟悉八纲辨证、气血津液辨证、脏腑辨证的概念、适用范围及相似证的鉴别。

3. 了解卫气营血辨证、六经辨证的概念、临床表现和辨证要点。

"辨"即辨认、辨别、分析。"证"是对疾病过程中所处一定(当前)阶段的病因、病位、病性以及病势所做的病理性概括。"辨证"是在中医学理论指导下,通过对各种临床资料进行分析,从而对疾病当前的病因、病位、病性、病势等本质作出判断,并概括为完整证名的诊断思维过程。

在中医数千年的发展历史中,辨证论治作为中医诊治疾病的重要手段和方法,占有重要的地位,是中医的精髓。历代医家创立了八纲辨证、气血津液辨证、脏腑辨证、六经辨证、卫气营血辨证、三焦辨证、经络辨证等多种辨证方法,从不同的方面总结和认识病证的规律,各有其适用范围和特点,并相互补充和联系,形成了中医学多种辨证方法共存的诊疗体系。

第一节 八纲辨证

八纲,指表、里、寒、热、虚、实、阴、阳八个辨证的纲领。

八纲辨证,即医师通过对四诊所获得的病情资料,运用八纲进行综合分析,从而辨别疾病现阶段病位的深浅、病性的寒热、邪正斗争的盛衰和病证的类别,以作为辨证纲领的方法。

八纲辨证是认识疾病共性的辨证方法,是其他辨证方法的总纲和基础。在临床诊断过程中,起到执简驭繁、提纲挈领的作用。辨证时用八纲来分析、判断、归类证候,不仅要注意八纲基本证候的辨识,更要把握八纲证候之间相兼、错杂、转化、真假的相互联系,才能对复杂的病证有全面而正确的认识。

一、表里辨证

表里是辨别病位深浅和病势轻重的两个纲领。

表与里是相对的概念。人体的皮毛、肌腠、经络在外,属表;脏腑、骨髓、血脉在内,属里。因此,任何疾病的辨证,都可分辨病位的表里。对于外感病而言,其意义尤为重要。

(一)表证

表证指六淫、疫病等邪气经皮毛、口鼻侵入机体,卫气抗邪所表现的证候。表证多见于外感病初期阶段,一般具有起病急、病位浅、病程短、病势轻等特点。

【临床表现】 发热恶寒(或恶风),头身疼痛,苔薄白,脉浮。常兼见鼻塞流涕,打喷嚏,咽喉痒痛,咳嗽等症。

【病因病机】 外邪侵袭,卫气抗邪,正邪相争于肌表。

【辨证要点】 新起恶寒发热,脉浮等。

（二）里证

里证指病变部位在内,脏腑、气血、骨髓等受病所表现的证候。里证多见于外感病的中、后期或内伤杂病。一般具有病位较深、病势较重、病程较长等特点。

【临床表现】 里证病位广泛,临床表现多样,以脏腑、气血、津液病变的症状为主,具体内容详见相关章节。

【病因病机】 里证病因病机复杂,大致有3种情况：① 表邪不解,内传于里；② 外邪直接入里,侵犯脏腑、气血、骨髓等部位；③ 内伤七情,饮食劳倦等,直接损伤脏腑气血或脏腑气血功能紊乱。

【辨证要点】 脏腑、气血、津液病变的症状。

（三）表证与里证的鉴别

表证和里证的鉴别要点见表6-1。

表6-1 表证与里证的鉴别

鉴别要点	表证	里证
寒热	发热恶寒同时并见	但寒不热,或但热不寒
其他症状	常见头身疼痛,鼻塞流涕；脏腑症状不明显	以心悸、咳喘、呕吐等脏腑症状为主症
舌象	变化不明显	多种变化
脉象	浮脉	沉脉或其他

（四）半表半里证

半表半里证指病邪既非完全在表,又未完全入里,邪正相搏于表里之间所表现的证候。多属六经辨证中的少阳证。

【临床表现】 寒热往来,胸胁苦满,心烦喜呕,默默不欲饮食,口苦咽干,目眩,脉弦。

【病因病机】 外邪由表入里,邪正交争于表里之间,少阳枢机不利。

【辨证要点】 寒热往来,胸胁苦满,口苦咽干,目眩,脉弦等。

（五）表证与里证的关系

人体脏腑与肌表通过经络的联系、沟通而表里相通。疾病发展过程中,在一定的条件下,可以出现表里同病或表里转化等情况。

1. 表里同病 即同一患者既有表证又有里证的表现。多由表证未罢,又及于里；或内伤病未愈,复感外邪；或先有外感,又伤饮食所致。表里同病往往与寒热、虚实互见,常见的有表里俱寒、表里俱热、表里俱虚、表里俱实、表热里寒、表寒里热等证。如患者既有恶寒发热,无汗身痛等表寒症状,又见肢冷蜷卧,腹痛吐泻,舌淡脉迟等里寒表现,即为表里俱寒证。

2. 表里出入 即在一定条件下,病邪由表入里,或从里透表,表里相互转化。一般正不胜邪则由表入里,正胜邪衰则由里出表,主要取决于邪正双方的力量对比。

（1）表邪入里 即先有表证,后出现里证,表证随之消失。多见于外感病初、中期阶段,提示病情加重。如先有恶寒、发热、脉浮等症,随着病情发展,出现壮热不恶寒,烦渴引饮,舌红苔黄,脉洪数等症,便是表邪入里转化为里实热证。

（2）里邪出表 即先有里证,病邪从里透达于外。提示邪有去路,病情向愈。如麻疹患儿热毒内闭,疹不出而见发热、咳喘、烦躁等症,经治疗后,麻毒外透,则疹出而烦热、咳喘消除,便是里邪外达,邪从表解的表现。

二、寒热辨证

寒热是辨别疾病性质的两个纲领。阴盛阳虚表现为寒证,阳盛阴虚表现为热证,寒证与热证实为机体阴阳偏盛偏衰的具体表现。

（一）寒证

寒证指感受寒邪,或阳虚阴盛以寒冷表现为主的一类证候。

【临床表现】 恶寒或畏寒喜暖,面色苍白,肢冷蜷卧,口淡不渴,或痰、涎、涕清稀量多,小便清长,大便稀溏,舌淡苔白润,脉迟或紧等。

【病因病机】 外感寒邪,或过用生冷寒凉;或内伤久病,阳气耗伤,失于温煦所致。

【辨证要点】 怕冷喜暖与分泌物、排泄物澄澈清冷共见。

（二）热证

热证指感受热邪,或阴虚阳亢以温热表现为主的一类证候。

【临床表现】 发热,恶热喜冷,口渴喜冷饮,面赤,烦躁不宁,痰、涕黄稠,大便干结,小便短赤,舌红苔黄干、脉数等。

【病因病机】 外感温热阳邪,或过服辛辣燥热之品,或寒湿、食积郁久化热,或七情过极,五志化火导致体内阳热炽盛;或内伤久病,房室劳伤,暗耗阴液,阴虚阳亢所致。

【辨证要点】 发热恶热与分泌物、排泄物黏浊色黄共见。

（三）寒证与热证的鉴别

寒证与热证的鉴别要点见表6-2。

表6-2 寒证与热证的鉴别

鉴别要点	寒证	热证
寒热	恶寒喜暖	恶热喜冷
口渴	不渴	渴喜冷饮
面色	白	赤
四肢	冷	热
痰涕	清稀	黄稠
大小便	大便溏稀,小便清长	大便干结,小便短赤
舌象	舌淡苔白润滑	舌红苔黄干
脉象	迟或紧	数

（四）寒证与热证的关系

寒证与热证虽有阴阳盛衰的本质区别,但临床所见,它们既可同时出现,表现为寒热错杂;又可以在一定条件下发生寒热转化;在疾病的严重阶段,还会出现寒热真假的危候。

1. **寒热错杂** 即同一患者既有寒证又有热证的表现。临床常见的表现形式有上寒下热,上热下寒,表寒里热,表热里寒。如患者既有胃脘冷痛,呕吐清涎等上寒表现,又见尿频、尿痛、尿赤等下热之症,即为寒在胃脘而热在膀胱的上寒下热证。

2. **寒热转化** 即在一定的条件下,寒证转化为热证,热证转化为寒证。寒热转化的关键,在于机体阳气的盛衰。

（1）寒证化热 原为寒证,后出现热证,寒证随之消失。提示人体正气尚强,阳气较为旺盛,正气尚能抗邪。如寒湿痹病,初为关节冷痛、重着、麻木,病程日久,或用温燥药太过,患处关节渐变为红肿灼痛,则为寒证转化为热证。

（2）热证转寒　原为热证，后出现寒证，热证随之消失。提示阳气耗伤衰败，正不胜邪，病情险恶。如外感热邪，高热不退，大汗不止，气随汗泄，出现冷汗淋漓，四肢厥冷，面色苍白，脉微欲绝的亡阳证，则为实热证转化为虚寒重证。

3. 寒热真假　指当疾病发展到寒极或热极的危重阶段，可表现与疾病本质相反的"假象"。如真寒假热，或真热假寒，其病机和表现较一般的寒证或热证更为复杂。

（1）真寒假热　指内有真寒而外见假热的危重证候，又称"寒极似热"。产生的机制是"阴盛格阳"。临床表现既有四肢厥冷，胸腹欠温、下利清谷、小便清长，舌淡苔白等寒象，又有面赤、身热、口渴、烦躁，脉浮大等热象。仔细诊察，其面虽赤，仅颧红如妆，时隐时现；身虽热，而反欲盖衣被；口虽渴，但不欲饮或喜热饮；虽自感身热，但胸腹无热而下肢厥冷；脉虽浮大，但按之无根，皆为阳虚阴盛，格阳于外，虚阳外浮所致。

（2）真热假寒　指内有真热而外见假寒的危重证候，又称"热极似寒"。产生的机制是"阳盛格阴"。临床表现既有高热恶热，烦渴饮冷，口鼻气灼，咽干口臭，甚则神昏谵语，尿赤便结，舌红苔黄干，脉数有力等热象，又出现四肢厥冷、脉沉迟等假寒之象。这些表现皆因阳热内盛，郁闭于内，不能外达所致，即所谓"热深厥亦深"。

三、虚实辨证

虚实是辨别邪正盛衰的两个纲领，主要反映疾病过程中人体正邪盛衰力量的对比。

虚指正气不足，实指邪气盛实。在疾病过程中，虚实既可互相转化，又可出现虚实错杂、真假的证候。分析疾病中邪正盛衰的虚实关系，是辨证的基本要求。

（一）虚证

虚证指人体正气亏虚而邪气不盛所表现的各种证候。

【临床表现】　由于损伤正气的原因及影响的脏腑不同，故虚证的临床表现极为复杂。现以阳虚、阴虚为例。阳虚者，畏寒肢冷，口淡不渴，嗜睡蜷卧，小便清长，大便溏薄，舌淡胖，苔白滑，脉沉细迟等。阴虚者，五心烦热，或骨蒸潮热，颧红盗汗，口燥咽干，形体消瘦，小便短黄，大便干结，舌红少苔，脉细数等。

【病因病机】　多由先天禀赋不足，后天饮食失调、劳倦过度、七情内伤、房室不节、久病失治误治以及疾病耗损等，导致脏腑功能衰退，阴阳气血不足，正气虚弱，机体失养所致。

【辨证要点】　久病、势缓，体质虚弱，以不足、松弛、衰退为特征。

（二）实证

实证指邪气亢盛而正气不虚，或体内病理产物蓄积所表现的各种证候。

【临床表现】　由于感邪性质、邪犯部位的差异，实证的表现各不相同。临床常见的有发热烦躁、甚至神昏谵语，胸闷呼吸气粗、痰涎壅盛，腹胀痛拒按，大便秘结或暴泻，里急后重，小便不利或淋沥涩痛，舌质苍老、舌苔厚腻，脉实有力等。

【病因病机】　实证的成因有两方面，一是风寒暑湿燥火、疫疠、虫毒等邪气侵犯人体，正气奋起抗邪；二是脏腑功能失调，气化障碍，以致痰、饮、水、湿、气滞、瘀血、宿食等病理产物停积体内而成。

【辨证要点】　新起、暴病，体质壮实，以有余、亢盛、停聚为特征。

（三）虚证与实证的鉴别

虚证与实证的鉴别，以病程、体质及临床表现为主要依据，鉴别要点见表6-3。

表6-3 虚证与实证的鉴别

鉴别要点	虚证	实证
病程	长（久病）	短（新病）
体质	较虚弱	较壮实
神情	萎靡	亢奋
声息	声低息微	声高息粗
疼痛	喜按	拒按
胸腹胀满	时减	不减
发热	多为潮热或微热	多为壮热
怕冷	畏寒	恶寒
大小便	大便稀溏，小便清长，夜尿多	大便秘结，小便不利或涩痛
舌象	舌质淡嫩，苔少或无苔	舌质苍老，苔厚
脉象	无力	有力

（四）虚证与实证的关系

在疾病过程中，受体质、治疗、护理等因素的影响，正邪力量对比不断发生变化，可出现虚实错杂、转化、真假等多种复杂的证候表现，临床须细心诊察，以免误诊。

1. 虚实夹杂 指同一患者既有虚证又有实证的表现。辨识的关键是分清虚实的主次，病势的缓急，为治疗提供重要依据。

（1）实证夹虚 即邪实为主，正虚为次。如外感热病，既见发热便秘，舌红苔黄，脉数有力等实热证，又见口渴、尿少、唇干裂等津伤证，此即实热伤津，实多虚少之证。

（2）虚证夹实 即正虚为主，邪实为次。如温病后期，邪热劫烁肝肾之阴，表现为低热不退，口干，耳鸣，舌绛少苔，脉细数等，此即肝肾之阴大伤，虚多实少之证。

（3）虚实并重 即正虚与邪实并重。如小儿疳积，既有大便泄泻、完谷不化、形体消瘦等脾胃虚象，又有腹部膨大、贪食不厌、舌苔厚腻等食积症状。病起于饮食积滞，日久损伤脾胃，为虚实并重之证。

2. 虚实转化 指虚证与实证相互转化。实证转虚为疾病转变的一般规律，虚证转实，实际上常常是因虚致实，形成本虚标实的证候。

（1）实证转虚 即先表现为实证，后表现为虚证。如实热证，表现为壮热、烦渴、汗多、脉洪大，因失治误治，病程迁延，以致热邪耗伤阴液，出现潮热、盗汗、颧红、消瘦、脉细数等，即由实热证转为虚热证。

（2）因虚致实 即病本为虚证，脏腑功能衰退，导致痰、瘀、食、水等病理产物蓄积，表现为以邪实为主的虚实夹杂证。如心气虚证临床表现有心悸、气短、胸闷，久病不愈，气虚血瘀，突然出现心胸憋闷刺痛、唇舌青紫、脉涩等，此则为因虚致实的本虚标实之证。

3. 虚实真假 指疾病较为复杂或发展到严重阶段，出现一些与其虚实病理本质相反的"假象"，即所谓真实假虚，或真虚假实。

（1）真虚假实 即疾病本质为虚证，反见某些盛实的表现。如正气内虚较重之人，出现腹胀、腹痛、气喘、大小便闭涩、脉弦等假实表现。此为脏腑虚衰，气血不足，运化无力，气机不畅所致，即古人所说的"至虚有盛候"。

（2）真实假虚 即疾病本质为实证，反见某些虚羸的表现。如实邪内盛之人，出现神情默默、倦怠懒言、泄泻体瘦、脉象沉细等假虚症状。此为大积大聚，实邪内阻，经脉阻滞，气血不畅所致，即古人所说的"大实有羸状"。

四、阴阳辨证

阴阳是归类病证类别的两个纲领,是八纲辨证的总纲。临床上表证、热证、实证,可归属为阳证;里证、寒证、虚证,可归属为阴证。然而,阴阳辨证除用作八纲辨证的总纲外,还含有具体的辨证内容,如亡阳证、亡阴证等。

（一）阴证

阴证指符合"阴"一般属性的证候。里、虚、寒证可归属于阴证的范畴。

【临床表现】　不同的疾病,表现出的阴证不尽相同。临床常见的表现有:面色黯淡,精神萎靡,身重蜷卧,畏寒肢冷,倦怠乏力,语声低怯,口淡不渴,大便溏薄,小便清长,舌淡胖嫩,脉沉细迟等。

【病因病机】　多因年老体弱,或久病虚损,或寒邪传里,或内伤生冷,导致阳虚阴寒,温煦气化失职所致。

【辨证要点】　具有里证、寒证、虚证的基本特征。

（二）阳证

阳证指符合"阳"一般属性的证候。表、实、热证可归属于阳证的范畴。

【临床表现】　不同的疾病,表现出的阳证亦不尽相同。临床常见的表现有:面红目赤,恶寒发热,烦躁不安,语声高亢,呼吸息粗,喘促痰鸣,口干渴饮,大便秘结,小便短赤,舌红绛,苔黄燥,脉浮数洪滑等。

【病因病机】　多因感受外邪,或脏腑功能亢进,或过食辛辣温燥,导致阳气亢盛,阳热壅盛所致。

【辨证要点】　具有表证、热证、实证的基本特征。

（三）亡阳证

亡阳证指体内阳气极度消耗而欲亡脱所表现的危重证候。

【临床表现】　冷汗淋漓、汗质稀淡,神情淡漠或呆滞,肌肤不温,肢厥畏寒,呼吸气微,面色苍白,舌淡而润,脉微欲绝等。

【病因病机】　亡阳多是阳气由虚而衰的进一步发展,多因久病阳衰,或寒邪伤阳,或大汗、大泻、大失血等而致阳随阴脱,或中毒、严重外伤、瘀痰阻塞心窍等而使阳气暴脱所致。

【辨证要点】　冷汗淋漓、汗质稀淡,肢厥肤冷,脉微欲绝等。

（四）亡阴证

亡阴证指体内津液严重丧失而欲枯竭所表现的危重证候。

【临床表现】　汗热味咸而黏、如珠如油,肢热体灼,虚烦躁扰或昏谵,口渴欲饮,皮肤皱瘪,小便极少或无尿,面赤唇焦,舌红干瘦,脉细数疾等。

【病因病机】　亡阴常是阴液亏损的进一步发展,多因壮热不退,大吐大泻,大汗不止,严重烧伤致阴液衰竭而成。

【辨证要点】　汗热味咸而黏,肢热体灼,舌红干瘦,脉细数疾等。

由于阴阳互根,阴竭则阳无所附而散越,阳亡则阴无以化而绝竭。亡阴亡阳总会相继出现,但有先后主次、治法不同。临床须及时准确地辨识,鉴别要点见表6-4。

表6-4　亡阴亡阳的鉴别

鉴别要点	亡阴证	亡阳证
汗	汗热味咸、如珠如油	冷汗淋漓、汗质稀淡
四肢	温热	厥冷
呼吸	气粗	气微
神情	虚烦或昏谵	淡漠或呆滞

续表

鉴别要点	亡阴证	亡阳证
渴饮	口渴欲饮	不渴或喜热饮
舌象	舌红干瘦	舌淡而润
脉象	脉细数疾无力	脉微欲绝

第二节　气血津液辨证

气血津液辨证,就是运用气血津液的理论,分析患者的病情资料,辨识气血津液亏损或运行障碍所反映的不同证候。

气血津液辨证的主要内容,包括气病辨证、血病辨证、津液病辨证以及气血津液兼病辨证。

一、气病辨证

气的病证很多,古曰:"百病皆生于气也。"但临床常见的气病可概括为气虚证、气陷证、气滞证、气逆证四大类型。

(一)气虚证

气虚证指元气不足,脏腑功能减退所表现的虚弱证候。

【临床表现】 神疲乏力,气短息弱,声低懒言,头晕目眩,自汗,易感冒,动则诸症加重,舌淡嫩,脉虚弱。

【病因病机】 多因先天不足,后天失养,久病体虚,劳累过度,年老体弱等,导致元气亏虚,脏腑失养所致。

【辨证要点】 神疲乏力、气短懒言、动则加重,脉虚等。

(二)气陷证

气陷证指气虚升举乏力,气机下陷所表现的虚弱证候。

【临床表现】 腰腹气坠感,久泻久痢不止,内脏下垂,脱肛,阴挺,头晕眼花,耳鸣,神疲乏力,舌淡嫩,脉虚弱。

【病因病机】 多由气虚证进一步发展,或劳累用力过度,损伤脾胃之气,气机下陷所致。

【辨证要点】 腰腹坠胀、久泻久痢及脏器下垂与气虚证共见。

(三)气滞证

气滞证指人体局部或某一脏腑经络的气机不畅乃至停滞不行所表现的证候。

【临床表现】 胀满、疼痛、脉弦,常因情志失调诱发或加重。

【病因病机】 多因病邪阻滞,七情郁结,或阳气虚弱,气机运行不畅所致。

【辨证要点】 胀满,疼痛,脉弦,发作与情志不畅相关。

(四)气逆证

气逆证指体内气机升降失常,应降反升或升发太过所表现的证候。

【临床表现】 咳嗽,气喘,咳痰;恶心,呕吐,嗳气,呃逆;头目胀痛,眩晕耳鸣,面红目赤,吐血衄血,甚至晕厥。

【病因病机】 多因感受外邪,或痰浊壅滞,肺气上逆;或外邪犯胃,寒饮、痰浊、食积停留于胃,胃气上逆;或郁怒伤肝,肝气升发太过,血随气逆所致。

【辨证要点】 肺、胃、肝等脏气向上冲逆的特征性表现。

二、血病辨证

血行脉中,内养脏腑,外注肌肤,无处不到。外邪侵扰,脏腑失调,均可导致血液亏虚或运行障碍,临床常见血虚证、血瘀证、血热证、血寒证四大类型。

（一）血虚证

血虚证指血液亏虚导致脏腑、组织、器官失于濡养所表现的虚弱证候。

【临床表现】 面白无华或萎黄,唇、爪、眼睑色淡,头晕眼花,心悸健忘,失眠多梦,手足发麻,妇女月经后期、量少、色淡,乃至闭经,舌淡脉细。

【病因病机】 多因先天不足,后天失养,脾胃虚弱,生化乏源;或各种急慢性出血,或久病不愈,或思虑过度,耗伤阴血;或瘀血阻络,新血不生,机体失养所致。

【辨证要点】 面唇淡白,头晕眼花,舌淡脉细等。

（二）血瘀证

血瘀证指脉管内血液运行迟滞,或血溢脉外而停蓄体内所表现的证候。

【临床表现】 刺痛,固定,拒按,夜间加重;体表肿块色青紫,腹内肿块质硬推之不移;出血色紫暗夹血块,或大便色黑如柏油。面色黧黑,唇甲紫暗,或腹部青筋暴露,皮肤丝状血缕,肌肤甲错。妇女可见痛经、经闭或崩漏。舌有瘀点、瘀斑,舌下络脉粗胀,脉涩,或结代,或无脉。

【病因病机】 多因外伤、跌仆,离经之血未及时排出或消散;或气滞血行不畅,或因寒而血脉凝滞,或因热而血液浓缩壅滞,或气虚推动无力,血行缓慢等,导致瘀血内阻。

【辨证要点】 刺痛拒按、肿块质硬,出血紫暗,舌紫脉涩等。

（三）血热证

血热证指脏腑火热炽盛,热迫血分所表现的证候。

【临床表现】 咯血、吐血、衄血、尿血、便血,血色鲜红质稠,女子月经过多、崩漏等。身热,心烦,口渴,或局部疮疡红肿热痛,舌红绛,脉滑数或弦数。

【病因病机】 多因外感温热之邪;或七情过极,气郁化火;或烦劳嗜酒,过食辛辣燥热之品等,导致火热内炽,迫及血分所致。

【辨证要点】 出血势急,疮疡红肿等与里实热证共见。

（四）血寒证

血寒证指寒邪客于血脉,凝滞气机而致血行受阻所表现的证候。

【临床表现】 手足冷痛,肤色紫暗发凉,或少腹拘急冷痛,得温则减,遇寒加重,或月经愆期,经色紫暗夹血块,舌淡紫苔白,脉沉迟或弦涩。

【病因病机】 多因寒邪侵犯血脉,或阴寒内盛,凝滞脉络,导致血行不畅所致。

【辨证要点】 拘急冷痛、肤色紫暗等与实寒证共见。

三、津液病辨证

津液是人体正常水液的总称,其生成与输布主要与肺的通调、脾的运化、肾的气化功能密切相关。津液病变,可概括为津液亏虚证、痰证、饮证、水停证四大类型。

（一）津液亏虚证

津液亏虚证指体内津液不足,脏腑、组织、官窍失于滋润、濡养所表现的证候。

【临床表现】 口唇、鼻咽、皮肤干燥或皲裂,口咽干燥,渴喜饮水,小便短少,大便干结,舌红少津,脉细数。

【病因病机】 多因脾胃虚弱,运化无权;或长期食少,津液化生匮乏;或高热、汗吐泻太过;或燥热伤津,机体失于濡养所致。

【辨证要点】 肌肤、口舌、官窍干燥与口渴、尿少、便干共见。

（二）痰证

痰证指痰浊内阻或流窜，停聚于脏腑、经络、组织之间所表现的证候。

【临床表现】 咳喘咳痰，痰质黏稠，喉中痰鸣，呕吐痰涎；眩晕心悸，胸闷脘痞；肢体麻木，半身不遂；神昏、癫、狂、痫、痴；梅核气，痰核、瘰疬、瘰疬，乳癖；形体肥胖，白带量多，不孕；苔腻，脉滑。

【病因病机】 多因外感六淫，饮食不当，内伤七情，过逸少动等，导致肺、脾、肾功能失调，水液输布障碍而凝结成痰，停聚于局部或全身所致。

【辨证要点】 咳痰、呕恶、眩晕等特征与体胖、苔腻、脉滑共见。

（三）饮证

饮证指水饮质地清稀，停蓄于腔隙或胃肠之间所表现的证候。临床根据饮停的部位，分为痰饮（饮停胃肠）、支饮（饮停心肺）、悬饮（饮停胸胁）、溢饮（饮溢四肢）等类型。

【临床表现】 饮停胃肠者，脘痞腹胀，呕吐清水，水声漉漉，大便泄泻；饮停心肺者，咳嗽气喘，痰白量多清稀，胸闷心悸，甚则喉间哮鸣；饮停胸胁者，胸胁饱满，支撑胀痛，咳唾、转侧则痛剧。并见眩晕，舌淡胖，苔白滑，脉沉弦。饮邪流行，溢于四肢，则身体肢节疼重。

【病因病机】 多因外邪侵袭，或中阳素虚，导致肺、脾、肾功能障碍，水饮不化，集聚于胃肠、心肺、胸胁等局部所致。

【辨证要点】 脘痞腹胀，呕吐清涎，咳痰清稀，胸胁饱满等与苔滑、脉弦共见。

（四）水停证

水停证指体内水液内停，泛溢肌肤，以水肿为主要表现的证候。有阳水与阴水的区别。

【临床表现】 水肿尿少，或腹满如鼓，叩之音浊，舌淡胖苔润，脉沉弦。阳水、阴水的鉴别要点见表6-5。

表6-5 阳水与阴水的鉴别

鉴别要点	阳水	阴水
起病	发病急，来势猛	发病缓，来势徐
病性	实证	虚证
水肿特点	先见于眼睑头面，上半身肿甚	多先起于足胫，腰以下肿甚
兼症	表证或肢体困重，脘闷纳呆等	腹胀便溏，腰膝酸冷，畏寒神疲等
舌象	苔薄白，或苔白腻	舌淡胖嫩，苔白滑
脉象	脉浮，或沉而有力	脉沉迟无力

【病因病机】 多因风邪外袭，或水湿浸淫，或久病正虚，劳倦内伤，房劳过度，使肺、脾、肾功能失常，水液停聚，水邪泛溢肌肤所致。

【辨证要点】 水肿，尿少，腹满与舌淡胖，脉沉弦共见。

四、气血津液兼病辨证

气血津液在生理上相互依存，相互资生，相互为用；病理上表现为相互影响，互为因果，同时发病。临床常常既见气病，又见血病、津液病，表现为气血津液兼病。

（一）气血两虚证

气血两虚证指气虚和血虚同时存在所表现的证候。

【临床表现】 头晕目眩，气短懒言，乏力自汗，心悸失眠，面唇色淡，舌淡嫩，脉细弱。

【病因病机】 多因久病不愈，气虚不能生血，血虚无以化气，气血两虚，机体失养所致。

【辨证要点】 气虚证和血虚证共见。

（二）气虚血瘀证

气虚血瘀证指气虚运血无力，血行瘀滞于体内所表现的证候。

【临床表现】 面色淡白或晦滞，神疲乏力，气短懒言，疼痛如刺，常见于胸胁，痛处不移，拒按，妇女可见闭经，痛经、经色紫暗夹血块，舌淡紫或有瘀点、瘀斑，脉细涩。

【病因病机】 多因先天禀赋不足，或久病脏腑气机衰减，气虚推动血液运行之力减弱，以致血行不畅而瘀滞。

【辨证要点】 气虚证和血瘀证共见。

（三）气不摄血证

气不摄血证指气虚统摄无力，导致血溢脉外所表现的证候。

【临床表现】 吐血、便血、尿血、衄血、崩漏等慢性出血，面白无华，气短懒言，神疲乏力，头晕心悸，食少纳呆，腹胀便溏，舌淡嫩苔薄白，脉弱或芤。

【病因病机】 多因久病、劳倦、脾虚等导致正气亏虚，血失统摄，溢于脉外所致。

【辨证要点】 慢性出血和气虚证共见。

（四）气随血脱证

气随血脱证指大失血而引起气随之暴脱所表现的危重证候。

【临床表现】 大出血时突见面色苍白，四肢厥冷，大汗淋漓，气少息微，神情淡漠或晕厥，舌淡，脉微欲绝。

【病因病机】 多因肝、胃、肺等脏器本有宿疾而脉道突然破裂，或外伤，或妇女血崩、分娩大量出血，气无所附，而随之外脱所致。

【辨证要点】 大出血时突然出现气脱亡阳证。

（五）气滞血瘀证

气滞血瘀证指气机郁滞而致血行瘀阻所表现的证候。

【临床表现】 胸胁胀闷，走窜疼痛，情志抑郁，胁下痞块，刺痛拒按，妇女可见乳胀、闭经、痛经、血色紫暗夹血块等，舌紫暗或有瘀点、瘀斑，脉弦涩。

【病因病机】 多因情志不遂，或闪挫外伤，或痰湿、寒邪等阻滞，使气机郁滞，血行障碍所致。

【辨证要点】 气滞证和血瘀证共见。

（六）气虚津泄证

气虚津泄证指气虚不能固摄津液而导致津液过度外泄所表现的证候。

【临床表现】 气短息弱，声低懒言，神疲乏力，自汗不止，或尿频清长、遗尿或尿后余沥，大便溏薄或久泻，或妇女带下清稀量多，舌淡苔白，脉缓弱。

【病因病机】 多因久病、劳倦、房劳等，脏气虚弱，无力固摄津液，以致排泄过多所致。

【辨证要点】 气虚证与汗、尿、涎、白带排泄过多共见。

（七）气随津脱证

气随津脱证指津液大量外泄，气无所附而随津液外脱所表现的危重证候。

【临床表现】 大汗不止，反复呕吐，暴泻久泻，尿频量多等病程中，突然出现面色苍白，大汗淋漓，气息微弱，甚则晕厥，四肢厥冷，全身软瘫，舌淡瘦而干，脉微欲绝。

【病因病机】 多因大汗不止，剧烈吐泻，尿频量多，耗伤津液，气失其依附而随津液外泄所致。

【辨证要点】 汗、吐、下不止与气脱亡阳证共见。

（八）津血俱亏证

津血俱亏证指津液亏虚和血虚同时存在所表现的证候。

【临床表现】 口鼻咽、皮肤干燥或燥裂，毛发干枯，口渴喜饮，尿少便结，面、唇、爪甲淡白，头晕眼花，心悸失眠，手足麻木，形体消瘦，舌淡嫩而干瘦，脉细数无力。

【病因病机】 多因久病、失血、饮食失调等导致津血俱虚,机体失养而成。

【辨证要点】 津液不足证与血虚证共见。

（九）痰瘀互结证

痰瘀互结证指痰浊和瘀血相互搏结而停滞于人体某一部位所表现的证候。

【临床表现】 肿块坚硬难消,或局部胀痛、刺痛、闷痛,痛处拒按不移,或肢体麻木、偏瘫,或痴呆癫狂,或胸闷脘痞,喉中痰鸣,面色晦暗,舌淡紫、紫暗或有瘀斑,苔厚腻,脉弦滑或沉涩。

【病因病机】 多因外感六淫,或饮食不当,或内伤七情,或过逸少动,或闪挫外伤,导致痰瘀互结,血行障碍所致。

【辨证要点】 痰证和血瘀证共见。

第三节 脏腑辨证

脏腑辨证,是在掌握脏腑生理功能和病理特点的基础上,对四诊所获得的临床资料进行分析、综合,从而判断疾病所在脏腑部位及病因病性的一种辨证方法。

脏腑辨证以五脏配五腑,结构完整,内容具体,纲目清楚,是临床各科的诊断基础,是辨证体系中的核心内容。因为每一脏腑均有独特的生理功能、病理特点及其证候特征,有利于对病位作出判断,并可与病性有机结合,形成完整的证候诊断,因而具有广泛的临床适用性。脏腑辨证包括脏病辨证、腑病辨证、脏腑兼病辨证,其中脏病辨证是脏腑辨证的主体。

一、心与小肠病辨证

心居胸中,为君主之官。其经脉下络小肠,两者互为表里。心病的主要病理为主血脉、主神志功能失常,临床常见症状有心悸、怔忡、心痛、心烦、失眠、多梦、健忘、神昏、神识错乱、脉结代或促等。小肠的主要病理为受盛化物、泌别清浊功能障碍,临床表现以腹胀腹痛,大小便异常为主。

心病常见证型有虚实之分,小肠病则以实证多见,具体辨证分型如下。

（一）心气虚证

心气虚证指心气不足,鼓动乏力所表现的虚弱证候。

【临床表现】 心悸怔忡,胸闷气短,神疲乏力,动则诸症加剧,自汗,面色淡白,舌淡苔白,脉弱。

【病因病机】 多因久病体虚,或先天禀赋不足,或年老气衰,或劳累过度所致。

【辨证要点】 心悸怔忡与气虚证共见。

（二）心阳虚证

心阳虚证指心阳虚衰,温运无力,虚寒内生所表现的虚寒证候。

【临床表现】 心悸怔忡,心胸憋闷,或心痛,唇舌青紫,气短自汗,畏寒肢冷,面色白,舌淡胖,苔白滑,脉沉迟无力,或结代。

【病因病机】 多由心气虚进一步发展,或由其他脏腑病变损伤心阳,虚寒内生,寒凝血脉所致。

【辨证要点】 心悸怔忡,胸闷或心痛与阳虚证共见。

（三）心阳暴脱证

心阳暴脱证指心阳衰极,阳气暴脱所表现的亡阳证候。

【临床表现】 在心阳虚的基础上,突然冷汗淋漓,四肢厥冷,呼吸微弱,面色苍白,或胸痛暴作,面唇青灰,神志模糊或昏迷,舌淡或淡紫,脉微欲绝。

【病因病机】 多由心阳虚证进一步发展;或由寒邪暴伤心阳,或痰瘀阻塞心脉;或失血亡津气无所附,心阳随之外脱所致。

【辨证要点】 心悸胸痛,肢厥冷汗,脉微欲绝与亡阳证共见。

（四）心血虚证

心血虚证指心血不足，心失濡养所表现的血虚证候。

【临床表现】 心悸怔忡，失眠多梦，健忘，眩晕，面色淡白或萎黄，唇舌色淡，脉细弱。

【病因病机】 多由久病耗伤阴血，或失血过多，或情志不遂，气火内郁，暗耗阴血，心血不足，心失濡养所致。

【辨证要点】 心悸，失眠，多梦与血虚证共见。

（五）心阴虚证

心阴虚证指心阴亏虚，心失滋润，虚热内扰所表现的虚热证候。

【临床表现】 心悸怔忡，心烦，失眠多梦，五心烦热，潮热，盗汗，颧红，咽干，舌红绛少苔，脉细数。

【病因病机】 多因思虑劳神太过，暗耗心阴，或热病、久病耗伤阴液，心失滋润所致。

【辨证要点】 心悸，心烦，失眠与阴虚证共见。

（六）心火炽盛证

心火炽盛证指心火炽盛，上炎下移，扰神迫血所表现的实热证候。

【临床表现】 心烦失眠，面赤口渴，或舌上生疮，腐烂疼痛，或吐血，或小便赤涩灼痛，甚或狂躁，神昏谵语，舌尖红绛，苔黄燥，脉数有力。

【病因病机】 多因外邪化火入里，或情志抑郁，气郁化火，或嗜食肥腻厚味、辛辣之品，日久化热生火所致。

【辨证要点】 心烦失眠，舌赤生疮，吐衄尿赤与实热证共见。

（七）心脉痹阻证

心脉痹阻证指血瘀、痰阻、寒凝、气滞等闭塞心脉，不通则痛所表现的证候。

【临床表现】 由于引起心脉痹阻证的诱因不同，临床又有瘀阻心脉证、痰阻心脉证、寒凝心脉证、气滞心脉证之分，鉴别诊断见表6-6。

表6-6 心脉痹阻证类证的鉴别

证名	共同症状	不同症状	舌脉象
瘀阻心脉证	心悸怔忡，心胸憋闷作痛，痛引肩背或内臂，时作时止	刺痛，夜间发作、加甚，面色青灰	舌紫暗或见瘀斑、瘀点，脉细涩或结代
痰阻心脉证		闷痛，体胖痰多，身重困倦	舌暗苔白腻，脉沉滑或沉涩
寒凝心脉证		突发剧痛，遇寒加重，得温痛减，伴形寒肢冷	舌淡紫苔白，脉沉迟或沉紧
气滞心脉证		胀痛，发作与情志失调有关，伴胁胀，善太息	舌暗苔白，脉弦

【病因病机】 多因年高体弱，心气衰减；或嗜肥甘厚腻，痰浊凝聚，痹阻心脉；或外感寒邪，凝滞心脉；或情志抑郁，气滞心脉所致。

【辨证要点】 心悸怔忡，心胸憋闷疼痛与瘀、痰、寒、气滞症状共见。

（八）痰蒙心窍证

痰蒙心窍证指痰浊内盛，蒙蔽心神，以神志失常为主要表现的痰浊证候。

【临床表现】 精神抑郁，表情淡漠，喃喃自语，举止失常；或突然昏仆，不省人事，口吐涎沫，喉中痰鸣；或神识痴呆，意识模糊，甚则昏不知人，并见面色晦滞，脘闷呕恶，舌苔白腻，脉滑。

【病因病机】 多因湿浊酿痰；或情志不遂，气郁生痰；或痰气互结，挟肝风内扰，蒙蔽心神所致。

【辨证要点】 神志抑郁，错乱，痴呆，昏迷与痰浊内盛症状共见。

（九）痰火扰神证

痰火扰神证指痰火内盛，扰乱心神，以神志失常为主要表现的痰热证候。

【临床表现】 发热口渴，面红目赤，胸闷气粗，或喉间痰鸣，痰黄稠，烦躁失眠，甚则神昏谵语，或狂躁妄动,打人毁物,哭笑无常,不避亲疏,舌红苔黄腻,脉滑数。

【病因病机】 多因七情郁结,气郁化火,灼津为痰;或外感热邪,炼津为痰,痰火内盛,扰乱心神所致。

【辨证要点】 神志狂躁,神昏谵语与痰热症状共见。

（十）瘀阻脑络证

瘀阻脑络证指瘀血犯头,阻滞脑络所表现的血瘀证候。

【临床表现】 头痛、头晕经久不愈,痛处固定,痛如针刺,心悸,失眠,健忘,或头部外伤后昏不知人,面晦不泽;舌质紫暗或有瘀点、瘀斑,脉细涩。

【病因病机】 多因头部外伤,或久病入络,瘀血内停,阻塞脑络所致。

【辨证要点】 头刺痛不移,头晕经久不愈与血瘀证共见。

（十一）小肠实热证

小肠实热证指心火下移小肠,小肠里热炽盛所表现的实热证候。

【临床表现】 小便赤涩,尿道灼痛,尿血,心烦失眠,口舌生疮,面赤口渴,舌红苔黄,脉数。

【病因病机】 多因心经有热,下移小肠;或饮食不节,脾胃积热,下注小肠所致。

【辨证要点】 小便赤涩灼痛,心烦,舌疮与实热证共见。

二、肺与大肠病辨证

肺居胸中,为相傅之官,其经下络大肠,两者互为表里。肺病的主要病理为主气、主宣发肃降功能失常。临床常见症状有:咳嗽,气喘,咳痰,胸痛,喉痛,声音嘶哑,鼻塞流涕,或水肿等。大肠病的主要病理为主传导功能障碍,临床主要表现为便秘或泄泻等。

肺与大肠病的常见证候有虚、实之分,具体辨证分型如下:

（一）风寒犯肺证

风寒犯肺证指风寒之邪侵袭肌表,肺卫失宣所表现的证候。

【临床表现】 咳嗽、咳痰清稀,恶寒微发热,鼻塞,流清涕,无汗,头身痛,苔薄白,脉浮紧。

【病因病机】 多因外感风寒邪气,侵袭肺卫,致使肺气失宣所致。

【辨证要点】 咳嗽,痰清稀与风寒表证共见。

（二）风热犯肺证

风热犯肺证指风热之邪侵袭肺系,肺卫受病所表现的证候。

【临床表现】 咳嗽、痰稠色黄,鼻塞,流浊涕,发热微恶风寒,口微渴,或咽喉疼痛,舌尖红,苔薄黄,脉浮数。

【病因病机】 多因外感风热邪气,侵犯肺卫,致使肺气失宣所致。

【辨证要点】 咳嗽,痰黄稠与风热表证共见。

（三）燥邪犯肺证

燥邪犯肺证指燥邪侵犯肺卫,肺系津液耗伤所表现的证候,又称外燥证。初秋感燥,燥偏热,多病温燥;深秋感燥,燥偏寒,多病凉燥。

【临床表现】 干咳少痰,或痰黏难咯,口、唇、鼻、咽干燥,甚则胸痛,痰中带血,声音嘶哑,伴发热恶寒,无汗或少汗,苔薄而干,脉浮紧或浮数。

【病因病机】 多因秋季感受燥邪,耗伤肺津,肺卫失和,或因风温之邪化燥伤津所致。

【辨证要点】 干燥少津及肺系症状共见。

（四）肺热炽盛证

肺热炽盛证指邪热内盛于肺,肺失清肃所表现的实热证候。

【临床表现】 咳嗽,气喘,鼻扇气灼,胸痛,咽喉红肿疼痛,发热,口渴,小便短赤,大便秘结,舌红苔黄,脉数。

【病因病机】　多因外感风热传里,或风寒之邪入里化热,热蕴于肺所致。

【辨证要点】　咳嗽,气喘与里实热证共见。

（五）痰热壅肺证

痰热壅肺证指痰热互结,壅闭于肺,肺失宣降所表现的痰热证候。

【临床表现】　咳嗽,咳痰黄稠量多,胸闷,气喘息粗,甚则鼻翼扇动,或咳吐脓血腥臭痰,或喉中痰鸣,胸痛,烦躁不安,发热口渴,便秘溲赤,舌红苔黄腻,脉滑数。

【病因病机】　多因外邪犯肺,郁而化热,热伤肺津,炼液成痰,或素有宿痰,蕴久化热,痰热互结,壅阻于肺所致。

【辨证要点】　咳喘,痰多黄稠与痰热症状共见。

（六）寒痰阻肺证

寒痰阻肺证指寒痰交阻于肺,肺失宣降所表现的寒痰证候。

【临床表现】　咳嗽气喘,痰多色白或喉中痰鸣,胸闷,形寒肢冷,舌淡苔白腻或白滑,脉濡缓或滑。

【病因病机】　多因素有痰疾,久咳伤肺,复感寒邪,内客于肺;或寒湿之邪袭肺;或中阳不足,寒从中生,聚湿成痰,上渍于肺所致。

【辨证要点】　咳喘痰多,色白易咯与寒痰症状共见。

（七）肺气虚证

肺气虚证指肺功能减弱,其主气、卫外功能失职所表现的虚弱证候。

【临床表现】　咳喘无力,少气短息,语声低怯,动则益甚,咳痰清稀,或有自汗,畏风,易于感冒,神疲体倦,面色淡白,舌淡苔白,脉弱。

【病因病机】　多因久病咳喘,耗伤肺气,或因脾虚气的化源不足,肺失充养所致。

【辨证要点】　咳喘无力,吐痰清稀与气虚证共见。

（八）肺阴虚证

肺阴虚证指肺阴不足,虚热内生,失于清肃所表现的虚热证候。

【临床表现】　干咳无痰,或痰少而黏,不易咯出,或痰中带血,声音嘶哑,口燥咽干,形体消瘦,五心烦热,潮热盗汗,颧红,舌红少苔,脉细数。

【病因病机】　多因热病后期,或痨虫蚀肺,或久咳不愈,耗伤肺阴,虚热内生,肺失润降所致。

【辨证要点】　干咳或痰少而黏与阴虚证共见。

（九）大肠湿热证

大肠湿热证指湿热侵犯肠道,传导失职所表现的湿热证候。

【临床表现】　腹痛,下痢脓血,里急后重,或暴注下泻,色黄秽臭,肛门灼热,身热口渴,小便短黄,舌质红,苔黄腻,脉滑数。

【病因病机】　多因夏秋之季,暑湿热邪,侵犯肠道,或饮食不洁,致使湿热秽浊之邪蕴结肠道所致。

【辨证要点】　下痢或泄泻与湿热证共见。

（十）肠热腑实证

肠热腑实证又称阳明腑实证,指邪热与肠中糟粕相搏,燥屎内结所表现的里实热证候。

【临床表现】　高热,或日晡潮热,脐腹部硬满疼痛,拒按,大便秘结,或热结旁流,气味臭秽,汗出口渴,甚则神昏谵语,小便短黄,舌质红,苔黄厚而燥,或焦黑起刺,脉沉数或沉实有力。

【病因病机】　多因邪热炽盛,汗出过多,或误用发汗,津液外泄,致使肠中干燥,里热更甚,燥屎内结,腑气不通所致。

【辨证要点】　腹满硬痛,便秘与里实热证共见。

（十一）肠燥津亏证

肠燥津亏证指大肠阴津亏损，传导不利所表现的津亏证候。

【临床表现】　大便秘结，干燥难下，数日一行，口干，或口臭，或伴头晕，舌红少津，苔黄燥，脉细涩。

【病因病机】　多因素体阴亏，或年老阴血不足，或吐泻、久病、温热病后期等耗伤阴液，或因失血、妇女产后出血过多，阴血津液亏虚，大肠失于濡润所致。

【辨证要点】　大便燥结难下与津亏证共见。

三、脾与胃病辨证

脾与胃同居中焦，经脉互属，互为表里，同为气血生化之源，后天之本。脾病的主要病理为主运化、主升清、主统血功能失常，临床常见症状有腹胀、腹痛、食少、纳呆、便溏、水肿、慢性出血、内脏下垂等。胃病的主要病理为受纳、腐熟功能障碍，临床表现以胃脘胀痛、恶心、呕吐、嗳气等为主。

脾与胃病的常见证候有虚、实之分，具体辨证分型如下。

（一）脾（胃）气虚证

脾（胃）气虚证指脾（胃）气不足，受纳、腐熟、运化功能失职所表现的虚弱证候。

【临床表现】　脘腹隐痛喜按，腹胀纳呆，食后胀甚，呕恶嗳气，大便溏薄，少气懒言，倦怠乏力，面色萎黄或淡白，消瘦或肢体水肿，舌淡苔白，脉缓弱。

【病因病机】　多因饮食不节，或劳累过度，或思虑伤脾，或年老体衰，久病耗伤脾（胃）之气，机体失养所致。

【辨证要点】　腹胀，纳呆，呕恶，便溏与气虚证共见。

（二）脾（胃）阳虚证

脾（胃）阳虚证指脾（胃）阳虚衰，失于温运，阴寒内生所表现的虚寒证候。

【临床表现】　脘腹冷痛，喜暖喜按，泛吐清水，口淡不渴，纳呆腹胀，畏寒肢冷，大便溏薄，小便不利，或肢体水肿，或白带清稀量多，舌淡胖有齿痕，苔白滑，脉沉迟无力。

【病因病机】　多因脾胃气虚及阳，或过食生冷，误用寒凉药物，攻下太过，久病耗伤脾胃阳气，温煦失职所致。

【辨证要点】　脘腹冷痛，喜暖喜按与阳虚证共见。

（三）脾虚气陷证

脾虚气陷证指脾气虚弱，升举无力，清阳下陷所表现的气陷证候。

【临床表现】　眩晕耳鸣，脘腹坠胀，便意频数，肛门重坠或久泻久痢，或小便浑浊如米泔；或脱肛，或胃、肝、肾、子宫等内脏下垂，伴脾气虚的表现，舌淡苔白，脉弱。

【病因病机】　多因脾气虚进一步发展；或久泻久痢，劳倦过度，孕育过多，产后失养等，清阳下陷所致。

【辨证要点】　脘腹坠胀，久泻久痢，内脏下垂与脾气虚证共见。

（四）脾不统血证

脾不统血证指脾气虚弱，统血无力，血溢脉外所表现的出血证候。

【临床表现】　便血，吐血，尿血，肌衄，齿衄；或妇女月经过多，崩漏，面白无华或萎黄，食少便溏，食后腹胀，神疲乏力，少气懒言，舌淡苔白，脉细弱。

【病因病机】　多因久病脾虚，或劳倦过度，损伤脾气，统血无权，血溢脉外所致。

【辨证要点】　慢性出血症与脾气虚证共见。

（五）寒湿困脾证

寒湿困脾证指寒湿内盛，脾阳受困，运化失职所表现的寒湿证候。

【临床表现】　脘腹痞闷胀痛，泛恶欲吐，口淡不渴，纳呆便溏，头身困重；或身目发黄，色泽晦暗；或肢体水肿，小便短少，或妇女白带清稀量多；舌淡胖，苔白腻，脉濡缓。

【病因病机】 多因冒雨涉水,或气候阴冷潮湿,或居处寒湿,或过食肥甘生冷,寒湿内盛,脾阳受困所致。

【辨证要点】 脘腹胀痛,呕恶便溏,头身困重与寒湿内停症共见。

（六）湿热蕴脾证

湿热蕴脾证指湿热内蕴中焦,脾胃运化功能障碍所表现的湿热证候。

【临床表现】 脘腹痞闷,呕恶口苦,纳呆畏食,肢体困重,小便短黄,便溏不爽;或身目发黄,色泽鲜明,或皮肤瘙痒,或身热不扬,汗出热不解,舌红苔黄腻,脉濡数。

【病因病机】 多因外感湿热之邪,或过食肥甘厚味,或喜嗜烟酒茶,脾胃逐渐酿湿生热所致。

【辨证要点】 脘腹痞胀,身重,发热,便溏不爽与湿热内蕴症共见。

（七）胃阴虚证

胃阴虚证指胃阴不足,胃失和降,虚热内生所表现的虚弱证候。

【临床表现】 胃脘隐隐灼痛,嘈杂不舒,饥不欲食,口燥咽干,干呕呃逆,大便干结,小便短少,舌红少津,脉细数。

【病因病机】 多因饮食失节,过食辛辣温燥食物、药物;或情志不遂,气郁化火,灼伤胃阴;或温热病后期,吐泻太过,耗伤胃津所致。

【辨证要点】 胃脘嘈杂,隐隐灼痛,饥不欲食与胃津亏虚证共见。

（八）寒滞胃脘证

寒滞胃脘证指寒邪犯胃,胃气凝滞,胃失和降所表现的实寒证候。

【临床表现】 胃脘冷痛,甚则剧痛,得温痛减,遇寒加剧,恶心、呕吐,吐后痛缓,或呃逆嗳气,口泛清水,形寒肢冷,舌淡苔白滑,脉沉紧或弦。

【病因病机】 多因饮食失宜,过食生冷,或脘腹受凉,寒邪犯胃,胃气滞逆所致。

【辨证要点】 脘腹剧烈冷痛,呕吐清涎与实寒证共见。

（九）胃火炽盛证

胃火炽盛证指胃中火热炽盛,胃失和降所表现的实热证候。

【临床表现】 胃脘灼痛,拒按,口臭,渴喜冷饮,吞酸嘈杂,便秘尿黄,或食入即吐,或消谷善饥,或牙龈肿痛溃烂,齿衄,舌红苔黄燥,脉滑数。

【病因病机】 多因过食辛辣、温燥、肥甘、厚味,内热化火;或情志不遂,肝郁化火犯胃;或热邪内犯,胃火亢盛所致。

【辨证要点】 胃脘灼痛拒按,消谷善饥,牙龈肿痛与实热证共见。

（十）食滞胃脘证

食滞胃脘证指饮食停滞胃脘,胃失和降所表现的证候。

【临床表现】 脘腹胀满疼痛,拒按,纳呆畏食,嗳腐吞酸,或呕吐酸腐食物,吐后胀痛得减;或肠鸣矢气,便溏不爽或便秘,舌苔厚腻,脉滑。

【病因病机】 多因暴饮暴食,饮食不节,或脾胃素弱,饮食不慎,积滞于胃所致。

【辨证要点】 胃脘胀痛,嗳腐吞酸,厌食等与气滞证表现共见。

四、肝与胆病辨证

肝居右胁,胆附于肝,肝胆互为表里。肝病的主要病理为主疏泄、主藏血、主筋脉功能失常,临床常见症状有:情志抑郁或急躁易怒,胸胁、乳房、少腹胀窜痛,眩晕,肢体震颤,抽搐,目疾,月经不调,疝痛等。胆病的主要病理为主贮存和排泄胆汁、主决断功能障碍,临床表现以口苦,呕胆汁,黄疸,惊悸,胆怯,失眠等为主。

肝病较杂,证有属虚、属实、属虚实夹杂之分,胆病则以实证居多,具体辨证分型如下。

（一）肝血虚证

肝血虚证指肝血亏虚，机体失养所表现的血虚证候。

【临床表现】 头晕目眩，视物模糊或夜盲，面白无华，爪甲不荣；或见肢体麻木，关节拘急不利，手足震颤，肌肉瞤动；或见妇女月经量少，色淡，甚则闭经，舌淡苔白，脉细。

【病因病机】 多因脾胃虚弱，化源不足，或因失血、久病，营血亏虚，失于濡养所致。

【辨证要点】 筋脉、爪甲失养，视物模糊，经少与血虚证共见。

（二）肝阴虚证

肝阴虚证指肝之阴液亏损，阴不制阳，虚热内扰所表现的阴虚证候。

【临床表现】 头晕，耳鸣如蝉，两目干涩，面部烘热或颧红，口咽干燥，或胁肋隐隐灼痛，五心烦热，潮热盗汗，手足蠕动，舌红少苔，脉弦细数。

【证候分析】 多因情志不遂，气郁化火，火灼肝阴；或温热病后期，耗伤肝阴；或肾阴不足，水不涵木，虚热内扰所致。

【辨证要点】 眩晕，目涩，胁痛等与阴虚证共见。

（三）肝郁气滞证

肝郁气滞证指肝疏泄不及，气机郁滞所表现的证候。

【临床表现】 情志抑郁，胸胁、少腹胀满窜痛，善太息，或咽部异物感，或见瘿瘤、瘰疬、胁下癥块。妇女可见乳房胀痛，月经不调，痛经。舌苔薄白，脉弦。病情轻重与情志变化关系密切。

【病因病机】 多因精神刺激，情志不遂；或病邪侵扰，阻滞气机；或他脏影响，致肝失疏泄、条达，气机郁滞所致。

【辨证要点】 情志抑郁，肝经部位胀痛与气滞证共见。

（四）肝火炽盛证

肝火炽盛证指肝经火盛，气火上逆，内扰于肝所表现的实热证候。

【临床表现】 头晕胀痛，痛势若劈，面红目赤，口苦口干，急躁易怒，或胁肋灼痛，或耳鸣如潮，突发耳聋，不寐恶梦，或吐血、衄血，大便秘结，小便黄短，舌红苔黄，脉弦数。

【病因病机】 多因情志不遂，气郁化火；或嗜烟酒辛辣、肥甘之物，蕴热化火；或邪热内侵，他脏火热累及肝所致。

【辨证要点】 头晕胀痛，胁肋灼痛，急躁易怒与实热证共见。

（五）肝阳上亢证

肝阳上亢证指水不涵木，肝阳亢于上，肾阴亏于下所表现的上盛下虚证候。

【临床表现】 眩晕耳鸣，头目胀痛，面红目赤，失眠多梦，急躁易怒，腰膝酸软，头重脚轻，舌红少苔，脉弦或弦细数。

【病因病机】 多因恼怒伤肝，郁而化火，火热耗伤肝肾之阴；或因房劳所伤，年老肾亏，肝肾阴亏，水不涵木，肝阳上亢所致。

【辨证要点】 头目眩晕，胀痛，头重脚轻，腰膝酸软等上盛下虚症状共见。

（六）肝风内动证

肝风内动证指以眩晕欲仆、抽搐、震颤等"动摇"表现为主症的一类证候，属内风证。临床常见的有肝阳化风证、热极生风证、阴虚动风证和血虚生风证四型。

1. 肝阳化风证　指肝肾阴虚，肝阳亢逆无制，亢极化风所表现的动风证候。

【临床表现】 眩晕欲仆，头摇或头痛，肢体震颤，语言謇涩，手足麻木，步履不正，重则突然昏仆，不省人事，喉中痰鸣，口眼㖞斜，半身不遂，舌强不语，舌红苔腻，脉弦有力。

【病因病机】 多因情志不遂，气郁化火伤阴，或素有肝肾阴亏，阴不制阳，阳亢日久，亢极化风，从而形成本虚标实、上实下虚的动风之证。

【辨证要点】　眩晕,肢麻,震颤,或卒然晕倒,半身不遂等风动症状共见。

2. 热极生风证　热邪亢盛,灼伤筋脉,引动肝风所表现的动风证候。

【临床表现】　壮热,烦躁谵语,手足抽搐,颈项强直,两目上视,甚则神昏,角弓反张,牙关紧闭,舌质红绛,苔黄燥,脉弦数。

【病因病机】　多因外感温病热邪,邪热亢盛,热闭心神,燔灼肝经,引动肝风所致。

【辨证要点】　高热神昏与风动症状共见。

3. 阴虚动风证　指肝肾阴亏,筋脉失养,虚风内动所表现的动风证候。

【临床表现】　手足蠕动,震颤,眩晕耳鸣,潮热颧红,口燥咽干,形体消瘦,舌红少苔,脉细数。

【病因病机】　多因外感热病后期,肝肾阴液耗损;或内伤久病,阴液亏虚,筋脉失养,虚风内动而成。

【辨证要点】　手足蠕动,震颤,眩晕与阴虚证共见。

4. 血虚生风证　指肝血亏虚,筋脉失养,虚风内动所表现的动风证候。

【临床表现】　手足震颤,肌肉瞤动,肢体麻木,眩晕耳鸣,面色无华,爪甲不荣,舌淡苔白,脉细弱。

【病因病机】　多因失血过多,或久病失血,筋脉失养,虚风内动所致。

【辨证要点】　手足震颤,肌肉瞤动,肢体麻木与血虚证共见。

（七）寒滞肝脉证

寒滞肝脉证指寒邪侵袭肝经,凝滞气血所表现的实寒证候。

【临床表现】　少腹冷痛,阴部坠胀作痛,或阴囊收缩引痛,或巅顶冷痛,得温则减,遇寒加甚,形寒肢冷,舌淡苔白润,脉沉紧或弦紧。

【病因病机】　多因淋雨涉水,房事受寒,外寒侵袭,凝滞肝脉所致。

【辨证要点】　少腹、阴部、巅顶冷痛等与实寒证共见。

（八）肝胆湿热证

肝胆湿热证指湿热蕴结肝胆,疏泄功能失职或湿热下注肝经所表现的证候。

【临床表现】　胁肋胀痛,口苦泛呕,畏食腹胀,或寒热往来,身目发黄,大便不调,小便短赤,或阴部瘙痒,带下黄臭,或阴囊湿疹,睾丸肿痛,舌红苔黄腻,脉弦数或滑数。

【病因病机】　多因外感湿热之邪,或嗜食肥甘厚腻,湿热内生;或脾胃运化失司,湿滞化热,蕴结肝胆所致。

【辨证要点】　胁肋胀痛,身目发黄,阴痒,带下黄臭与湿热证共见。

（九）胆郁痰扰证

胆郁痰扰证指痰热内扰,胆郁失宣所表现的痰热证候。

【临床表现】　胆怯易惊,惊悸不宁,失眠多梦,烦躁不安,胸胁闷胀,善太息;或晕眩,口苦,呕恶,舌红苔黄腻,脉弦滑数。

【病因病机】　多因情志不遂,气郁化火生痰,痰热互结,胆气被扰所致。

【辨证要点】　惊悸,失眠,眩晕,口苦欲呕等与痰热症状共见。

五、肾与膀胱病辨证

肾藏精,为"先天之本""水火之宅",与膀胱互为表里。肾病的主要病理为主藏精、主水、主纳气的功能失常,临床常见症状有:腰膝酸软或痛,耳鸣耳聋,齿摇发脱,阳痿遗精,精少,女子经少、经闭不孕,水肿,呼多吸少,大小便异常等。膀胱病的主要病理为贮尿、排尿功能障碍,临床表现为小便排泄异常为主。

肾病多为虚证,膀胱病多见湿热证,其虚证多责之于肾,具体辨证分型如下:

（一）肾阳虚证

肾阳虚证指肾阳虚衰,温煦失职,气化失权所表现的虚寒证候。

【临床表现】 腰膝酸软冷痛,面色黧黑,畏寒肢冷,下肢尤甚,精神萎靡;或性欲低下,男子阳痿、早泄、精冷不育,女子宫寒不孕;或久泄不止,完谷不化,五更泄泻;或小便清长,夜尿频多;或尿少水肿,腰以下为甚,舌淡胖,苔白润,脉沉细,尺部尤甚。

【病因病机】 多因素体阳虚,或年高命门火衰,或久病伤阳,他脏累及于肾,或因房事太过,日久损及肾阳,阳虚失于温养所致。

【辨证要点】 腰膝酸冷,性与生殖功能减退,大小便失司与虚寒证共见。

(二)肾阴虚证

肾阴虚证指肾阴亏损,失于滋养,虚热内生所表现的阴虚证候。

【临床表现】 腰膝酸痛,眩晕耳鸣,失眠多梦,男子遗精早泄,阳强易举,女子经少经闭,或崩漏,五心烦热,潮热盗汗,咽干颧红,便干溲黄,舌红少苔或无苔,脉细数。

【病因病机】 多因虚劳久病,耗损肾阴,或温热病后期,消灼肾阴,或房事不节,情欲妄动,阴精内损,肾阴虚损所致。

【辨证要点】 腰膝酸痛,眩晕耳鸣,遗精,经少与虚热证共见。

(三)肾精不足证

肾精不足证指肾精亏损,生长发育、生殖功能低下,早衰为主的精亏证候。

【临床表现】 小儿发育迟缓,身体矮小,囟门迟闭,骨骼痿软,智力低下;男子精少不育,女子经闭不孕,性功能低下;成人早衰,耳鸣耳聋,健忘恍惚,神情呆钝,两足痿软,动作迟钝,发脱齿摇,舌淡,脉细弱。

【病因病机】 多因禀赋不足,或后天失养,年老体弱,久病劳损,房事不节,耗伤肾精所致。

【辨证要点】 生长发育迟缓,生殖功能低下,早衰与精亏证共见。

(四)肾气不固证

肾气不固证指肾气亏虚,封藏固摄无权所表现的证候。

【临床表现】 腰膝酸软,神疲乏力,耳鸣失聪,小便频数而清,或尿后余沥不尽,遗尿,夜尿频多,小便失禁;男子滑精早泄,女子月经淋漓不尽,或带下清稀量多;或胎动易滑,舌淡,苔白,脉弱。

【病因病机】 多因年高体弱,肾气亏虚;或先天禀赋不足,肾气不充;或久病劳损,耗伤肾气所致。

【辨证要点】 小便、大便、精关、经带、胎元等五不固与肾气虚证共见。

(五)肾不纳气证

肾不纳气证指肺肾气虚,摄纳无权,气浮于上所表现的气虚证候。

【临床表现】 咳喘无力,呼多吸少,动则尤甚,吐痰清稀,语声低怯,自汗乏力,腰膝酸软,舌淡苔白,脉弱。

【病因病机】 多因久病咳喘,耗伤肺气,病久及肾,或劳伤太过,或先天元气不足,年老肾气虚损,肾气不足,纳气无权所致。

【辨证要点】 久病咳喘,呼多吸少,动则益甚与肾气虚证共见。

(六)膀胱湿热证

膀胱湿热证指湿热蕴结膀胱,气化不利所表现的湿热证候。

【临床表现】 尿频尿急,尿道灼痛,小便黄赤短少,或浑浊,尿血,或有砂石,伴发热,小腹或腰部胀痛,舌红,苔黄腻,脉滑数。

【病因病机】 多因外感湿热之邪,侵及膀胱;或饮食不节,滋生湿热,下注膀胱,膀胱气化功能失常所致。

【辨证要点】 尿频、尿急、排尿灼痛与湿热证共见。

六、脏腑兼病辨证

脏腑兼病指两个或两个以上脏腑同时发病。脏腑兼病,多发生在具有表里关系、生克乘侮关系,以及在气血津液生成代谢等生理和病理有一定内在联系的脏腑。临床上有由脏及脏,由脏及腑,由腑及腑等多种形式,其证候较为复杂。在此仅介绍临床常见类型。

（一）心肾不交证

心肾不交证指心肾水火既济失调所表现的虚实、寒热错杂证候。

【临床表现】 心烦少寐,惊悸多梦,头晕耳鸣,健忘,腰膝酸软,或遗精或阳痿、腰膝冷痛,五心烦热,或潮热盗汗,口咽干燥,舌红少苔或无苔,脉细数或沉细无力。

【病因病机】 多因思虑劳神太过,或五志过极郁而化火,耗伤心肾之阴;或虚劳久病,房事不节等,肾阴亏耗,虚阳亢动,上扰心神所致。

【辨证要点】 心烦,失眠,多梦,遗精,耳鸣,腰膝酸软与肾阴虚证或肾阳虚证共见。

（二）心肾阳虚证

心肾阳虚证指心肾阳气虚衰,温运无力,血行不畅,水湿内停所表现的虚寒证候。

【临床表现】 心悸怔忡,形寒肢冷,神疲乏力,肢体水肿,小便不利;或甚则唇甲青紫,舌质淡暗青紫,苔白滑,脉沉细微。

【病因病机】 多因心阳虚衰,病久及肾,肾阳亦虚;或肾阳亏虚,气化失权,水气凌心所致。

【辨证要点】 心悸怔忡,肢体水肿与阳虚证共见。

（三）心肺气虚证

心肺气虚证指心肺两脏气虚,功能减退所表现的虚弱证候。

【临床表现】 胸闷,心悸,咳喘,气短,动则尤甚,吐痰清稀,头晕神疲,语声低怯,自汗乏力,面色淡白,舌淡苔白,脉沉弱或结代。

【病因病机】 多因久病咳喘,耗伤肺气,累及于心;或年老体虚,劳倦太过,心肺气血亏乏所致。

【辨证要点】 咳喘,心悸与气虚证共见。

（四）心脾两虚证

心脾两虚证指心血不足,脾虚气弱,心神失养,脾失健运所表现的虚弱证候。

【临床表现】 心悸怔忡,失眠多梦,头晕,健忘,食欲下降,腹胀便溏,或见皮下出血,女子月经量少色淡、淋漓不尽,神疲乏力,面色萎黄,舌质淡嫩,脉细弱。

【病因病机】 多因久病失调,或思虑过度,或饮食不节,损伤脾胃,或慢性失血,血亏气耗所致。

【辨证要点】 心悸失眠,食少腹胀,慢性出血与气血两虚证共见。

（五）心肝血虚证

心肝血虚证指心肝两脏血亏,机体失养所表现的血虚证候。

【临床表现】 心悸健忘,失眠多梦,头晕目眩,面白无华,两目干涩,视物模糊,或肢体麻木,震颤拘挛,或女子月经量少色淡,甚则经闭,爪甲不荣,舌质淡白,脉细。

【病因病机】 多因思虑过度,暗耗心血,或失血过多,或脾虚化源不足,久病亏损所致。

【辨证要点】 神志、目、筋、爪甲失养之状与血虚证共见。

（六）肺脾气虚证

肺脾气虚证指肺脾两脏气虚,脾失健运,肺失宣降所表现的虚弱证候。

【临床表现】 食欲下降,腹胀便溏,久咳不止,气短而喘,声低懒言,乏力少气,痰多清稀;或面浮肢肿,面白无华,舌质淡,苔白滑,脉细弱。

【病因病机】 多因久病咳喘,耗伤肺气,子病及母;或饮食不节,脾胃受损,累及于肺所致。

【辨证要点】 食少便溏,咳喘气短与气虚证共见。

（七）肺肾阴虚证

肺肾阴虚证指肺肾之阴液亏损,虚火内扰所表现的虚热证候。

【临床表现】 咳嗽痰少,或痰中带血,口燥咽干,或声音嘶哑,腰膝酸软,或见骨蒸潮热,盗汗颧红,形体消瘦,男子遗精,女子月经不调,舌红少苔,脉细数。

【病因病机】　多因燥热、痨虫耗伤肺阴,病久及肾;或久病咳喘,肺阴亏损,累及于肾,或房劳太过,肾阴耗伤,不能上滋肺金所致。

【辨证要点】　咳嗽少痰,腰膝酸软,遗精与阴虚证共见。

（八）肝火犯肺证

肝火犯肺证指肝火炽盛,上逆犯肺,肺失清肃,肺气上逆所表现的证候。

【临床表现】　胸胁灼痛,急躁易怒,或头胀头晕,面红目赤,烦热口苦,咳嗽阵作,痰黄稠黏,甚则咯血,舌质红,苔薄黄,脉象弦数。

【病因病机】　多因郁怒伤肝,气郁化火,或邪热蕴结肝经,上犯于肺所致。

【辨证要点】　咳嗽阵作,或咯血,胸胁灼痛,易怒与实热证共见。

（九）肝胃不和证

肝胃不和证指肝气郁滞,横逆犯胃,胃失和降,胃气上逆所表现的证候。

【临床表现】　胃脘、胁肋胀痛,或窜痛,呃逆嗳气,吞酸嘈杂,或情志抑郁,或烦躁易怒,善太息,食纳减少,舌苔薄白或薄黄,脉弦或弦数。

【病因病机】　多因情志不舒,肝气郁结,横逆犯胃所致。

【辨证要点】　脘胁胀痛,呃逆嗳气,吞酸,抑郁等与气滞证共见。

（十）肝郁脾虚证

肝郁脾虚证指肝失疏泄,脾失健运所表现的虚实夹杂证候。

【临床表现】　胸胁胀满窜痛,善太息,情怀抑郁,或急躁易怒,或纳呆腹胀,便溏不爽,肠鸣矢气,或腹痛欲泻,泻后痛减,或大便溏结不调,舌苔白,脉弦或缓弱。

【病因病机】　多因情志不遂,郁怒伤肝,肝失条达,横乘脾土;或饮食、劳倦伤脾,脾失健运而反侮于肝,肝失疏泄所致。

【辨证要点】　胸胁胀满,腹痛肠鸣,纳呆便溏等症状共见。

（十一）肝肾阴虚证

肝肾阴虚证指肝肾阴液亏虚,阴不制阳,虚热内扰所表现的虚热证候。

【临床表现】　头晕目眩,耳鸣健忘,失眠多梦,或胁痛,或腰膝酸软,口燥咽干,五心烦热,盗汗颧红,或男子遗精,或女子月经量少,舌红少苔,脉细而数。

【病因病机】　多因久病失调,阴液亏虚,或情志内伤,阳亢耗阴,或房事不节,肾之阴精耗损,或温热病日久,肝肾阴液被劫所致。

【辨证要点】　腰膝酸软,胁痛,耳鸣,眩晕与阴虚证共见。

（十二）脾肾阳虚证

脾肾阳虚证指脾肾阳气亏虚,温化失权所表现的虚寒证候。

【临床表现】　面色㿠白,形寒肢冷,腰膝或下腹冷痛,久泄久痢不止,或五更泄泻,完谷不化,或面浮身肿,小便不利,舌质淡胖,舌苔白滑,脉沉迟无力。

【病因病机】　多因脾、肾久病耗气伤阳,或久泄久痢,或水邪久踞,以致肾阳虚衰不能温养脾阳,或脾阳久虚不能充养肾阳,终则脾肾阳气俱伤而成。

【辨证要点】　泻痢水肿,腰腹冷痛与阳虚证共见。

第四节　六经辨证概要

六经辨证出自《伤寒杂病论》,是张仲景在《素问·热论》六经分证理论的基础上,根据外感病的发生发展、证候特点和传变规律总结而创立的一种辨证方法。

一、基本概念和临床意义

六经,即太阳经、阳明经、少阳经、太阴经、少阴经、厥阴经。

六经辨证,即以六经所系脏腑、经络的生理、病理为基础,将外感病过程中所出现的各种证候,综合归纳为太阳病证、阳明病证、少阳病证、太阴病证、少阴病证、厥阴病证六类证型,是从病变部位、疾病性质、病势进退、邪正斗争、体质因素等多方面阐述外感病各个不同阶段的病变特点,用以指导临床的诊断和治疗。六经辨证奠定了中医辨证论治的基础,在我国医学发展史上具有重要作用。

二、六经辨证

六经辨证是以阴阳为纲,即用三阳、三阴的阴阳两纲总统六经。凡病位偏表在腑、正气强盛、病势亢奋者,为三阳病证;病位偏里在脏、正气不足、病势虚弱者,为三阴病证。因此,六经辨证不限于外感时病,也可用于内伤杂病。但因其重点在于分析外感风寒所引起的一系列病理变化及其传变规律,因此主要用作外感病的辨证纲领。六经辨证见表6-7。

表6-7 六经辨证归纳简表

病证			临床表现	病因病机	辨证要点
太阳病证	太阳经证	太阳中风证	发热,恶风,头痛,自汗出,脉浮缓,或见鼻鸣干呕	外感风邪,营卫失调	恶风,汗出,脉浮缓
		太阳伤寒证	恶寒,发热,头项强痛,身体疼痛,无汗而喘,脉浮紧	寒邪侵袭,卫阳被束,营阴郁滞	恶寒,无汗,头身疼痛,脉浮紧
	太阳腑证	太阳蓄水证	发热,恶寒,汗出,小腹满,小便不利,口渴,或水入则吐,脉浮或浮数	太阳经邪不解,邪与水结,膀胱气化不行,水气停蓄	小腹满、小便不利与太阳经证共见
		太阳蓄血证	少腹急结或硬满,小便自利,如狂或发狂,善忘,大便色黑如漆,脉沉涩或沉结	太阳经邪化热内传,邪热与瘀血结于少腹	少腹急硬,小便自利,如狂便黑
阳明病证	阳明经证		身大热,大汗出,大渴引饮,面赤心烦,舌苔黄燥,脉洪大	邪热亢盛,充斥阳明之经,弥漫全身	大热,大汗,大渴,脉洪大
	阳明腑证		日晡潮热,手足濈然汗出,脐腹胀满硬痛而拒按,大便秘结,甚则谵语、狂乱,舌苔黄厚干燥,边尖起刺,甚则焦黑燥裂,脉沉迟而实,或滑数	邪热内传,与肠中糟粕相搏,燥屎内结	日晡潮热,手足濈然汗出,便秘,腹胀满硬痛,苔黄燥,脉沉实
少阳病证			寒热往来,胸胁苦满,口苦、咽干、目眩,默默不欲饮食,心烦喜呕,脉弦	邪犯少阳胆腑,正邪交争,枢机不利	寒热往来,胸胁苦满,口苦,咽干,目弦,脉弦
太阴病证			腹满欲吐,食不下,自利,口不渴,时腹自痛,舌淡苔白滑,脉沉缓而弱	脾阳虚衰,邪从寒化,寒湿内生	腹满时痛,自利,口不渴
少阴病证	少阴寒化证		无热恶寒,脉微细,但欲寐,四肢厥冷,下利清谷,呕不能食,或食入即吐,脉微欲绝,甚则身热反不恶寒,面赤	心肾阳气虚衰,病邪入内从阴化寒,阴寒独盛	无热恶寒,肢厥,下利,脉微
	少阴热化证		心烦不得眠,口燥咽干,舌尖红少津,脉象细数	心肾阴虚阳亢,病邪入里从阳化热	心烦不得眠与阴虚证共见
厥阴病证			消渴,气上冲心,心中疼热,饥而不欲食,食则吐蛔	邪入厥阴,阴阳对峙,寒热交错,厥热胜复	心中疼热,饥而不欲食等上热下寒表现

三、六经辨证的传变

六经病证的传变，主要表现为四种方式：① 传经：病邪从外侵入，由某一经病证转变为另一经病证，其传变方式有循经传、越经传、表里传；② 直中：病邪不从阳经传入，而直接侵袭阴经；③ 合病：不经传变，两经或三经的证候同时出现；④ 并病：一经证候未罢，又见他经病证，两经证候合并出现。

第五节　卫气营血辨证概要

卫气营血辨证，是清代叶天士在其所著的《温热论》一书中创立的一种适用于外感温热病的辨证方法。

一、基本概念和临床意义

卫气营血的概念源于《内经》，叶氏将其加以引申发展，并以《伤寒论》六经辨证为基础，结合临床实践，创造性地将外感温热病发展过程中所反映的不同病理阶段，分为卫分证、气分证、营分证、血分证四大类，用以说明外感温热病的病位浅深、病势轻重及其传变规律，有效地指导温热病的临床诊治。

二、卫气营血辨证

卫气营血，标志着温热病病程发展的不同阶段，也是病邪由表入里、病情由轻变重的反映。卫分病在肺与皮毛，病情轻浅；气分病在肺、胸膈、胆、三焦、胃、肠等脏腑，病情较重；营分病在心与包络，病情深重；血分病入心、肝、肾，耗血动血，病情危重。卫气营血辨证的具体内容见表6-8。

表6-8　卫气营血辨证归纳简表

病证	临床表现	病因病机	辨证要点
卫分证	发热，微恶风寒，舌边尖红，脉浮数；伴头痛，鼻塞，口干微渴，咳嗽，咽喉肿痛等	温热之邪侵犯肌表，卫气失调，肺卫失宣	发热，微恶风寒，舌边尖红，脉浮数
气分证	发热，不恶寒反恶热，心烦，口渴，汗出，尿赤，舌红苔黄，脉数；或兼咳喘，胸闷，痰稠色黄；或兼心烦，坐卧不安；或兼日晡潮热，腹满胀痛拒按，时或谵语、狂乱，便秘或纯利稀水；或兼胁痛，口苦，干呕，脉弦数等	温热病邪内传脏腑，所犯脏腑不同，或邪热壅肺，或热扰胸膈，或热结肠道，或热郁于胆，正盛邪实，正邪剧争，阳热亢盛	发热，不恶寒反恶热，舌红苔黄，脉数有力
营分证	身热夜甚，口不甚渴或不渴，心烦不寐，甚或神昏谵语，斑疹隐现，舌红绛无苔，脉细数	温热病邪内陷，劫伤营阴，心神被扰	身热夜甚，心烦或谵语，舌红绛，脉细数
血分证	身热夜甚，烦热躁扰，甚则昏狂、谵妄，斑疹显露，色紫或黑，吐血、衄血、便血、尿血，舌质深绛，脉细数；或兼抽搐，颈项强直，角弓反张，目睛上视，牙关紧闭等；或见持续低热，暮热早凉，五心烦热，口干咽燥，神倦，耳聋，形瘦；或见手足蠕动，瘛疭等	温热病邪深入血分，热盛动血、热盛动风、热盛伤阴耗血	身热夜甚，神昏谵语，抽搐，或手足蠕动，吐衄，舌深绛，脉细数

三、卫气营血的传变

卫气营血病变的传变，主要有两种传变形式：① 顺传，即卫分→气分→营分→血分；② 逆传，邪入卫分后，不经气分阶段而直接深入营、血分。

本章重点知识导图

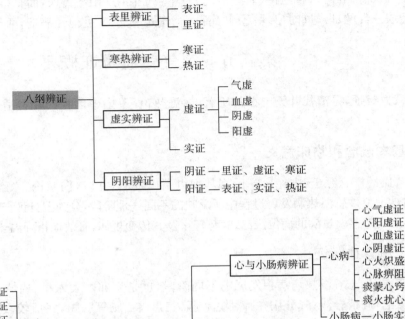

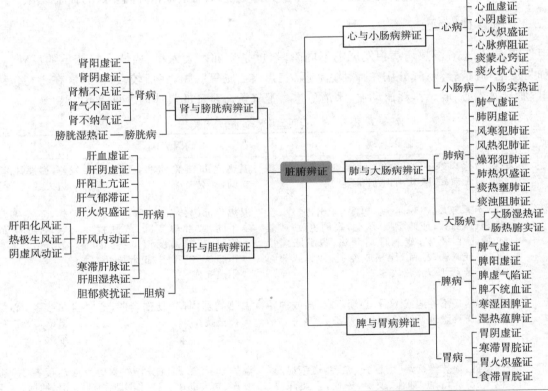

知识链接

《景岳全书·传忠录》:"凡诊病施治,必须先审阴阳,乃为医道之纲领,阴阳无谬,治焉有差。医道虽繁,而可以一言蔽之者,曰阴阳而已。"

《医学心悟·寒热虚实表里阴阳辨》:"病有总要,寒、热、虚、实、表、里、阴、阳,八字而已。病情既不外于此,则辨证之法,亦不出此。"

《素问·举痛论》:"百病皆生于气也。"

《血证论·脏腑病机论》:"脏腑各有主气,各有经脉,各有部分,故其主病,亦各有见证之不同。有一脏为病,而不兼别脏之病者,单治一脏而愈;有一脏为病,而兼别脏之病者,兼治别脏而愈。业医不知脏腑,则病源莫测,用药无方,乌睹其能治病哉?"

《伤寒论》:"太阳之为病,脉浮,头项强痛而恶寒。"

现代相关研究

1. 中医证候规范化研究 自20世纪80年代中期起,研究者开展了大量证候规范化工作,已由国家中医药管理局医政司组织专家起草、国家技术监督局颁布了中华人民共和国国家标准《中医临床诊疗术语》,初步建立了统一、科学的中医诊疗术语标准体系。

2. 中医证候计量诊断研究 采用半定量、多元分析、模糊数学、临床科研设计衡量与评价等方法,以统计学概率论为理论,将症状、体征及各种实验室结果量化,通过概率运算,使其成为诊断和鉴别诊断的重要依据。

3. 中医证候动物模型研究 始于20世纪60年代,目前已建立了百余种证的动物模型,主要有模拟中医病因模型,模拟西医病理模型,模拟病证结合的动物模型。由于证候的诊断主要依据宏观外在的表象进行,故准确复制证候模型难度较大。

4. 常见证候生物学基础研究 探讨中医证候与生物学系统指标之间的关联,探究证候的生物学基础,是当前中医证候研究的重点和热点。如对心病本质的研究,定位于西医心血管疾病,借助现代医学在心功能检测、血液循环、免疫、自主神经功能等方面进行了较深入的研究。

5. 中医证候辨证方法学研究 辨证方法学研究从过去的辨证过程研究转变为以疗效评价为基础的中医辨证指标体系研究,并创新性地提出经筋辨证方法和经系辨证方法,探讨基于疗效评价构建中医辨证论治个体化疗效评价指标,能优化临床个体化辨证诊疗方案,为中医辨证提供方法学借鉴。

6. 中医证候的临床研究 主要体现在证候标准化逐渐完善,如国家中医药管理局《中医病证诊断疗效标准》《中风病中医诊断疗效评定标准(试行)》等;证候演变规律的研究取得突破,例如,研究冠状动脉旁路移植前后的冠心病的证候演变规律,突破了传统的证候演变规律研究内容和方法;证候类中药的研发,以证候作为干预对象,以辨证论治作为理论基础,异病同治,其本身就体现了中医学的整体观念。对于部分临床诊断,病理机制不明确或者缺乏对应治疗措施的疾病,证候类中药针对其证候进行治疗,以减轻和消除患者的痛苦。

思考题

1. 如何鉴别表证与里证?形成里证的主要原因有哪些?
2. 热证为什么可以转化成寒证?
3. 何谓血瘀证?临床表现有何特点?
4. 如何鉴别亡阴证和亡阳证?
5. 怎样根据不同的主症区分心脉痹阻证的病因?
6. 风寒犯肺证、风热犯肺证、燥邪犯肺证在临床表现上有何异同?
7. 脾病虚证有哪些?如何鉴别?
8. 肝阳上亢证和肝阳化风证有何区别和联系?
9. 肾阴虚证、肾阳虚证、肾精不足证三者如何区别?
10. 何谓六经辨证和卫气营血辨证?

(郭建恩 高占华)

第七章
防治原则与治法

学习内容:治未病原则;治已病原则;传统八法;活血化瘀法、固涩法、开窍法等现代常用治法。

学习重点:治未病原则;治已病原则。

学习要求:

1. 掌握治已病原则的组成、基本概念;常用治法的概念、适用范围、注意事项。
2. 熟悉治未病原则的组成、基本概念及具体措施。
3. 了解治标与治本、正治与反治、扶正祛邪、三因制宜的具体运用。

第一节　防治原则

防治原则,就是在疾病的预防与治疗中所必须遵循的基本原则。

预防疾病与治疗疾病,是医学理论体系中不可分割的两个重要组成部分。中医学不仅在临床治疗学上建立了以整体观念和辨证论治为特点的诊疗体系,而且在预防医学方面也积累了丰富的经验。本节所介绍的防治原则包括中医治未病原则和治已病原则。

一、治未病原则

治未病即预防疾病,就是采取一定的措施,防止疾病的发生和发展。

中医学历来注重预防,早在《黄帝内经》中就提出了治未病的预防思想。《素问·四气调神大论》言:"圣人不治已病治未病,不治已乱治未乱……夫病已成而后药之,乱已成而后治之,譬犹渴而穿井,斗而铸锥,不亦晚乎。"

预防,对于健康人可防止疾病发生,对于患者则可防止疾病发展和传变。因此,治未病分为未病先防和既病防变两个方面。

（一）未病先防

未病先防,是指在疾病发生之前,采用各种措施,做好预防工作,防止疾病发生。

由于疾病的发生,关系到邪正两方面因素。邪气是导致疾病发生的重要条件,而正气不足是发生疾病的内在根据。因此,要做到未病先防,必须从以下两方面着手。

1. 调养正气,提高机体抗邪能力　"正气存内,邪不可干"。调养正气的方法主要有:调摄精神以使机体阴阳气血平和;锻炼身体以增强体质;适应自然环境的变化,合理安排饮食起居,做到劳逸适度;适当进行药物保健等。

2. 防止病邪侵害　"虚邪贼风,避之有时"。要防止各种病邪对人体的侵害。这里的病邪泛指六淫、内伤七情、饮食失调、劳逸过度等各种致病因素。

（二）既病防变

既病防变,是指在疾病的初起阶段,做到早期诊断、早期治疗,防止其发展及传变。具体包括以下两方面内容:

1. **早期诊治** 在疾病过程中,随着正邪斗争的消长变化,疾病的发展会出现由浅入深、由轻到重、由单纯到复杂的变化。而疾病初期,病位较浅,病情较轻,正气未衰,病较易治。因此诊断、治疗越早,疗效越好。早期诊治就是要掌握疾病的发生、发展变化规律,及时作出正确诊断,进行有效、彻底的治疗。

2. **防止传变** 就是在掌握疾病发生、发展规律及传变途径的基础上,早期诊断与治疗,防止疾病进一步发展。如《难经·七十七难》中提到"见肝之病,则知肝当传之于脾,故先实其脾气,无令得受肝之邪",就是根据脏腑传变规律,在治疗肝病时多配合健脾和胃法,以防止肝病影响脾胃的实例。

二、治已病原则

治已病就是对已发生的疾病,采取一定的措施来祛除病邪,恢复机体的阴阳平衡。

治已病具体包括治病求本、调整阴阳、扶正祛邪、同病异治与异病同治、三因制宜等原则。

(一)治病求本

治病求本,就是治疗疾病必须辨析出疾病的病因病机,抓住疾病的本质,并针对疾病的本质进行治疗。

下面分别从治标与治本、正治与反治两方面来分述这一治则的具体运用。

1. **治标与治本** 标与本是一个相对的概念,常用于概括说明事物的现象与本质。如以邪正关系而言,则正气为本,邪气为标;就病因与症状而言,则病因为本,症状为标;以病之先后而言,则先病、原发病为本,后病、继发病为标;就表里病位而言,则脏腑病为本,肌表经络病为标。分清标与本,有利于从复杂的疾病矛盾中找出其主要矛盾,或矛盾的主要方面,从而抓住治疗的关键。

治疗疾病,总以治本为要。但是,在疾病发展的不同阶段,矛盾有主次,病症有先后,病情有缓急,因而就有急则治标、缓则治本、标本兼治等灵活的治疗法则,见表 7-1。

表 7-1 治标与治本的具体运用

治疗法则	定义	应用举例
急则治标	指在标症较重或紧急而有可能危及生命,或后发之标病(症)影响先发之本病的治疗时的一种应急性治疗法则	如大失血的患者,无论属于何种出血,均应采取应急措施,先止血以治标,待血止而病情缓和后,再针对引起出血的原因进行治疗 如某些慢性病患者,原有宿疾又复感外邪,应先治外感之标,待外感愈后,再治宿疾之本
缓则治本	指在一般情况下,若标病(症)不急,治疗时就应根据疾病的性质,针对疾病的本质而进行辨证施治	如风寒头痛,风寒之邪为本,头痛症状为标,治疗时采取疏风散寒之法,风寒之邪得散,则头痛亦随之而解 如肺痨咳嗽,因其本多为肺肾阴虚,故治疗时滋养肺肾之阴以治其本,则咳嗽之标可除
标本兼治	是在标病与本病并重的情况下所采取的一种治疗法则,此时单治本,或单治标,均不利于疾病的治疗,故需标本兼顾而同治	如患者素体气虚,复感外邪,治宜益气解表,益气为治本,解表属治标 如患者身热、腹硬满而痛、大便燥结、口干渴、舌燥苔焦黄等,属热结阴伤之证,邪热内结为标,阴液受损为本,因标本俱急,故治当标本兼顾,泻下热结与滋阴润燥同用,泻其实热可以存阴,滋阴润燥则有利于通下,标本同治而相辅相成

需要说明的是,急则治标属于一种应急性的治疗法则,待标病(症)控制以后必当治本,故与"治病求本"的治疗原则并不矛盾;缓则治本是临床治疗疾病常用的治疗法则,因其辨证施治的依据"证"能反映疾病的本质,故其符合"治病求本"的治疗原则,病本既除,则标象自解。

2. **正治与反治** 在疾病过程中,因病有本质与征象一致者,有本质与征象不一致者,故有正治与反治的不同,二者都是"治病求本"原则的具体运用。

正治,指逆疾病证候性质而治的一种治疗法则。由于采用的方药与疾病证候性质相反,故又称为"逆治"。适用于疾病表现出来的征象与其本质一致的病证。

常用的正治法主要有寒者热之、热者寒之、虚则补之、实则泻之四种,见表7-2。

表7-2 常用正治法的具体运用

正治法	定义	应用举例
寒者热之	指寒性病证表现出寒象,可用具有温热性质的方药进行治疗,即以热药治寒证	如表寒证用辛温解表的方药治疗 如里寒证用辛热温里的方药治疗
热者寒之	指热性病证表现出热象,可用具有寒凉性质的方药进行治疗,即以寒药治热证	如表热证用辛凉解表的方药治疗 如里热证用苦寒泻热的方药治疗
虚则补之	指虚损性病证表现出虚象,可用具有补益作用的方药进行治疗	如阳虚者用温阳方药治疗 如阴虚者用滋阴方药治疗 如气虚者用益气方药治疗 如血虚者用补血方药治疗
实则泻之	指邪实性病证表现出实象,可用攻邪泻实的方药进行治疗	如食积者用消食导滞的方药治疗 如瘀血者用活血化瘀的方药治疗 如痰湿者用祛湿化痰的方药治疗

反治,指顺从病证外在的假象而治的一种治疗法则。因所采用的方药性质与病证中的假象性质相同,故又称为"从治"。适用于疾病表现出来的征象与疾病的本质不完全一致的病证。

常用的反治法主要有寒因寒用、热因热用、塞因塞用、通因通用四种,见表7-3。

表7-3 常用反治法的具体运用

反治法	定义、适应证	应用举例
寒因寒用	指用寒凉性质的方药治疗具有假寒症状的病证,即以寒治寒。适用于里热盛极,阳盛格阴,反见寒象的真热假寒证	如热厥证,由于里热盛极,阻遏阳气不能外达于四肢发挥温煦作用,而见手足厥冷、脉沉等假寒之象。若细究之,患者手足虽冷但胸腹部却灼热而欲掀衣被,同时还可见恶热,烦渴饮冷,小便短赤,舌质红绛,苔干黄或灰黄而干等里热征象,这是由于阳热内盛,深伏于里所致。其外在的寒象是假,里热盛才是病之本质,故治疗需用寒凉药以治其里热
热因热用	指用温热性质的方药治疗具有假热症状的病证,即以热治热。适用于阴寒内盛,阴盛格阳,反见热象的真寒假热证	如格阳证,由于阴寒充塞于内,逼迫阳气浮越于外,可见身反不恶寒,面赤色如妆等假热征象。但由于阴寒内盛是病的本质,同时可见下利清谷,四肢厥逆,脉微欲绝,舌质淡苔白等里寒征象,故治疗需用温热药以治其里寒
塞因塞用	指用补益性质的方药治疗具有闭塞不通症状的虚证。适用于因体质虚弱、脏腑精气功能减退而出现闭阻症状的真虚假实证	如脾气虚者,可出现纳差,体倦乏力,舌淡脉虚等虚证的表现,同时还可出现明显的脘腹胀满、大便不畅等闭塞不通的表现,此乃因脾虚气推动无力所致,故治疗当采用健脾益气的方药
通因通用	指用通利性质的方药治疗具有通泄症状的实证。适用于因实邪内阻而出现通泄症状的真实假虚证	如宿食内停,阻滞胃肠,致腹痛肠鸣泄泻,泻下物臭如败卵,苔腻垢浊而脉滑,不仅不能止泄,相反应当消食导滞攻下,使食积去而泄自止 如因瘀血内阻、血不归经所致的崩漏,可见胞宫出血淋漓不断,夹有瘀块,腹痛拒按,不仅不能止血,相反应采用活血化瘀药物,使瘀血去,血能归经则出血自止

需要说明的是,正治与反治,都是针对疾病的本质而治的,同属于治病求本的范畴。但是它们的适用病证有别。病变本质与临床表现相符者,采用正治法;病变本质与临床表现的属性不完全一致者,则适于用反治法。由于在临床上,大多数疾病的本质与其征象的属性是相一致的,因而正治法是最常用的一种治疗法则。

(二)调整阴阳

疾病的发生,其本质就是阴阳的相对平衡遭到破坏,出现阴阳偏盛偏衰的结果。调整阴阳,即纠正疾病过程中机体阴阳的偏盛偏衰,恢复人体阴阳的相对平衡。

调整阴阳主要包括损其有余和补其不足两个方面。

1. 损其有余 指对阴或阳一方偏盛有余的病证,采用"实则泻之"的方法来治疗。

对于阳盛的实热证,根据阴阳对立制约的原理,可采用寒凉药物以泻其阳热,即热者寒之;对于阴盛的实寒证,根据阴阳对立制约的原理,可采用温热药物以散其阴寒,即寒者热之。

2. 补其不足 指对阴或阳一方偏衰不足的病证,采用"虚则补之"的方法来治疗。

临床上补虚的具体方法主要有以下三种,见表 7-4。

表 7-4 补虚的具体方法

补虚方法	应用范围
阴阳互制的补虚方法	根据阴阳对立制约的原理,对阳虚无以制阴而阴盛的虚寒证,采用扶阳的方法以消退阴盛,又称为"阴病治阳""益火之源,以消阴翳"
	根据阴阳对立制约的原理,对阴虚无以制阳而阳亢的虚热证,采用滋阴的方法以制约阳亢,又称为"阳病治阴""壮水之主,以制阳光"
阴阳互济的补虚方法	根据阴阳互根互用的原理,治疗阳偏衰时,在扶阳剂中适当佐用滋阴药,使"阳得阴助而生化无穷",称为"阴中求阳"
	根据阴阳互根互用的原理,治疗阴偏衰时,在滋阴剂中适当佐用扶阳药,使"阴得阳升而泉源不竭",称为"阳中求阴"
阴阳双补的补虚方法	对于阳损及阴者,应在充分补阳的基础上配合以滋阴之剂
	对于阴损及阳者,应在充分滋阴的基础上配合以补阳之品

此外,对于阴阳亡失者,其亡阳者重在益气回阳固脱,亡阴者当以益气救阴固脱之法急治。

(三)扶正祛邪

在疾病过程中,正邪斗争的消长变化决定着疾病的发生、发展及转归。若正胜邪负,则病退,邪胜正负则病进。因此,治疗疾病就要扶助正气,祛除邪气,促使正气战胜邪气,使疾病向好转、痊愈的方向发展。

1. 扶正 即扶助机体的正气,增强体质,提高机体的抗邪及康复能力。适用于各种虚证,即"虚则补之"之意。益气、养血、滋阴、温阳以及补益脏腑等,均是在扶正原则指导下确立的治疗方法。扶正的具体措施与手段,除内服汤药外,还包括针灸、推拿、气功、食疗、精神调摄、体育锻炼等。

2. 祛邪 即祛除邪气,排除或削弱病邪的侵袭和损害,抑制亢奋有余的病理反应。适用于各种实证,即"实则泻之"之意。发汗、涌吐、攻下、清热、利湿、消导、祛痰、活血化瘀等,都是在祛邪原则指导下确立的治疗方法,祛邪的具体措施与手段也是丰富多样的。

扶正与祛邪虽然各异,但二者相互为用,相辅相成。扶正可使正气得到加强,有助于机体抗御和祛除病邪;祛邪则能排除病邪的侵害和干扰,使邪去正安,有利于正气的保存及恢复。临床上根据邪正双方的消长盛衰,扶正祛邪可有单独使用、合并使用、先后使用三种具体的运用方式,见表 7-5。

表7-5　扶正祛邪的具体运用

运用方式	种类及适用范围
单独使用	单纯扶正,适用于纯虚证、真虚假实证,以及正虚邪不盛等以正虚为矛盾主要方面的病证
	单纯祛邪,适用于纯实证、真实假虚证,以及邪盛正不虚等以邪实为矛盾主要方面的病证
合并使用	扶正兼祛邪者,即以扶正为主,佐以祛邪,适用于以正虚为主(或正虚较急重)的虚实夹杂证
	祛邪兼扶正者,即以祛邪为主,佐以扶正,适用于以邪实为主(或邪实较急重)的虚实夹杂证
先后使用	先祛邪后扶正者,即先攻后补,适应证:一是以邪盛为主,兼扶正反会助邪;二是正虚不甚,邪势方张,正气尚能耐攻者。此时可先行祛邪,邪气速去则正亦易复
	先扶正后祛邪者,即先补后攻,适应证以正虚为主,机体不能耐受攻伐者,此时可先扶正以助正气,待正气能耐受攻伐时再予以祛邪,则不致有正气虚脱之虞

需要说明的是,扶正与祛邪单独使用时,应掌握用药的峻缓轻重,补泻之峻缓,药量之重轻,应以适合病情为度;扶正与祛邪合并使用时,由于虚实有主次之分,因而攻补亦应有主次之别;扶正与祛邪先后使用时,应根据虚实的先后缓急,变通使用。

（四）同病异治、异病同治

由于病证复杂多样,因此同一种疾病可能会表现出多种证候,而同一证候也可能会出现在不同的疾病之中。根据中医证同则治同、证异则治异的辨证论治精神,临床上就有了同病异治与异病同治的原则。

1. 同病异治　指同一种疾病,由于发病的时间、地域以及患者机体的反应性不同,或处于不同的发展阶段,因此会表现出不同的证候,因而治法也就不同。如感冒这一疾病有风寒、风热、暑湿等几种不同的证,因而治疗时就应分别采用疏风散寒、疏风清热、清暑化湿等不同的治法。

2. 异病同治　指不同的疾病,在其发展变化的过程中,出现了大致相同的证候,因而就可采用大致相同的治法进行治疗。如久泻脱肛、胃下垂、子宫脱垂等,属于不同的疾病,若在其病变过程中均表现出中气下陷证,就都可用升提中气的方法进行治疗。

（五）三因制宜

因时、因地、因人制宜可统称为三因制宜,是中医整体观念、辨证论治的具体体现,又是中医治疗疾病的一个重要原则。

由于疾病的发生、发展、变化及转归,与天时气候,地域环境,患者的性别、年龄、体质、生活习惯等因素有着密切的关系,因而在治疗疾病时,就必须充分考虑这些具体因素,制订适宜的治疗方法,此即因时、因地、因人制宜。

1. 因时制宜　指根据不同季节和气候特点来考虑治疗用药,见表7-6。

表7-6　不同季节的用药特点

季节	生理、病理特点	用药特点
春夏	人体阳气升发,腠理开泄	应慎用辛温发散药物,以免开泄太过,耗伤气阴
秋冬	人体阳气收藏,腠理致密	应慎用寒凉药物,以防伤阳

2. 因地制宜　指根据不同地区的地理特点及人们的生活习惯来考虑治疗用药,见表7-7。

表7-7　不同地域的用药特点

地域	生理、病理特点	用药特点
西北地区	因天气寒冷,多食酒肉奶酪之品,故患病多为外寒内热	治疗应散外寒而清里热
东南地区	因天气温热,阳气外泄,故易生内寒	治疗时应收敛其外泄的阳气而温其内寒

3. 因人制宜　指根据患者的年龄、性别、体质、生活习惯等的不同来考虑治疗用药,见表7-8。

表7-8　不同年龄、性别、体质的用药特点

因素	生理病理特点	用药特点
年龄	小儿生机旺盛,但脏腑娇嫩,易寒易热,易虚易实,病情变化较快	治疗小儿病,忌投峻攻,少用补益,药量宜轻
	青壮年正气旺盛,体质强健,病邪一旦致病多表现为实证	治疗青壮年病,可侧重于攻邪泻实,药量亦可稍重
	老年人生机减退,气血亏虚,患病多虚证或虚实夹杂	治疗老年病,虚证宜补,有实邪的攻邪要慎重,用药量要比青壮年轻
性别	妇女不同生理阶段有经、带、胎、产的变化	治疗妇女病,应结合女性不同时期的生理特点来选择用药
体质	体质强壮或偏阳热者,患病后多表现为实证、热证,其体耐攻伐	治疗时泻实清热药量可稍重
	体质虚弱或偏阴寒者,患病后多表现为虚证、寒证或虚中夹实,其体不耐攻伐	治疗时应采用补益或温补之剂

第二节　治　　法

一、治法的基本概念

治法是在中医治疗原则指导下,所确立的治疗疾病的大法及具体治法。其中治疗大法即基本治法,是对中医许多具体治法的共性概括。而具体治法,则是在辨清疾病证候,审明病因、病机之后,有针对性地采取的个性化的治疗方法。

在本节中重点介绍具有共性的中医治疗大法。

二、常用治法

常用治法包括汗、吐、下、和、温、清、消、补、固涩、开窍。前八者治法,又被称为传统"八法"。

1. 汗法　又称解表法,是通过宣发肺气、调畅营卫、开泄腠理等作用以促进人体汗出,使在肌表的外感六淫之邪随汗而解的一种治法。适用于外感疾病初起,病邪在表而见发热恶寒、头身痛、苔薄、脉浮等症。此外,水肿腰以上肿甚、疮疡初起、麻疹将透未透、疟疾、痢疾而见表证者亦可运用。

临床上根据外感表证的寒热性质不同,汗法可分为两类,见表7-9。

表7-9　汗法的分类及适应证

分类	适应证
辛温发汗法	适用于外感风寒表证,症见恶寒重,发热轻,无汗,鼻塞,流清涕,舌苔薄白,脉浮紧等
辛凉发汗法	适用于外感风热表证,症见发热重,恶寒轻,有汗,咽痛,鼻流浊涕,舌苔薄黄,脉浮数等

发汗的方法,除了服用具有发汗解表功效的方药外,还有蒸、薰、洗、熨、针刺、艾灸、按摩、导引等多种方法。

应用汗法时应注意:①汗法的使用以遍身微微汗出为佳,勿过度发汗,因发汗太过会耗伤阴液,损伤正气;②若外感表证已解、麻疹已透、疮疡已溃,或患者出现失血、吐泻等伤津情况,应禁用汗法。

如果患者原有气虚,或血虚、阴虚、阳虚、痰饮、食积、气滞等病证,又感受外邪,治疗时应在发汗解表的同时,适当配伍益气,或养血、滋阴、温阳、化痰、消食、理气等药物,以达到扶正祛邪的目的。

2. 吐法　又称催吐法,是通过涌吐作用,引导停留在咽喉、胸膈、胃脘等部位的痰涎、宿食或毒物

从口中吐出的一种治法。适用于食积停滞在胃脘、顽痰停留在胸膈、痰涎阻滞在咽喉而病邪有上涌之势者,或误食毒物尚在胃中者。

临床上根据病邪的寒热性质、正气的盛衰,吐法可分为四类(表7-10)。

表7-10 吐法的分类及适应证

分类	适应证
寒吐法	适用于热邪郁滞于上的病证
热吐法	适用于寒邪郁滞于上的病证
峻吐法	适用于邪实在上,病势急迫的病证
缓吐法	适用于邪实正虚,病在上焦且需采用吐法的病证

涌吐的方法,除了服用具有涌吐功效的方药外,还有压舌探吐法、点天突穴法、捏喉结法等。

应用吐法应注意:①吐法属急救之法,使用恰当则收效迅速,用之不当则易伤正气,故应慎用,且中病即止,不宜反复使用;②临床凡见年老体弱、失血、喘证及孕妇均慎用;③吐后应进食少量稀粥以养胃气。

3. 下法 又称泻法,是通过荡涤肠胃作用,来泻出肠中积滞、积水或瘀血,使停留于胃肠中的宿食、燥屎、冷积、瘀血、水结、停痰留饮等从下窍而出,以祛邪除病的一种治法。适用于邪在肠胃所致之大便不通或热结旁流,以及停痰留饮、瘀血积水等里实证。

根据病邪的寒热性质及种类、正气的虚实,下法可分为四类,见表7-11。

表7-11 下法的分类及适应证

分类	适应证
寒下法	适用于里实热证之大便不通、热结旁流证,或肠垢结滞之痢疾
温下法	适用于寒痰结滞证,胃肠冷积证,或寒实结胸证
润下法	适用于肠道津液不足或阴虚血少之大便不通证
逐水法	适用于阳水实证

泻下的方法,除了服用具有泻下作用的方药外,还有推拿法。

应用下法应注意:①使用下法应以攻邪为度,凡大便已通就应中病即止,不可过量或久用,否则会损伤正气;②凡邪气在表或半表半里者不可用下法,否则会导致邪气内陷于里;③凡邪气在里,但尚未形成有形实邪结聚者,亦不可下。

峻下法易伤人体正气,使用时应注意养护胃气,凡体虚者不宜使用。

4. 和法 又称和解法,是通过和解或调和脏腑、调和阴阳、调和气血的作用,来祛除病邪、调整机体、扶助正气的一种治法。适用于外感病中邪在半表半里之少阳证,或内伤病中之气血不和证、寒热不调证,以及肝脾不和、肝胃不和、肠胃不和等脏腑不和证。

临床上根据病位之表里、病性之寒热、邪正之虚实,和法可分为六类,见表7-12。

表7-12 和法的分类及适应证

分类	适应证
和而兼汗法	适用于病位偏表而又需要和解者
和而兼下法	适用于病偏里实而又需要和解者
和而兼温法	适用于病性偏寒而又需要和解者
和而兼清法	适用于病性偏热而又需要和解者
和而兼消法	适用于内有积滞而又需要和解者
和而兼补法	适用于正气偏虚而又需要和解者

应用和法应注意：①凡病邪在表,未入少阳者,慎用和法；②凡邪气已入里、阳明热盛之实证者,不宜用和法；③凡三阴寒证,均不宜使用和法。

5. 温法　又称祛寒法,是通过温中、祛寒、回阳、通络等作用,来祛除寒邪、扶助阳气、疏通经络、滑利血脉的一种治法。适用于里寒证。

临床上根据寒邪侵犯的部位及正气的强弱,温法可分为三类,见表7-13。

表7-13　温法的分类及适应证

分类	适应证
温中散寒法	适用于寒邪侵犯中焦,或阳虚中寒证
温经散寒法	适用于寒邪凝滞经络,血行不畅的寒痹证
回阳救逆法	适用于元气大亏,亡阳虚脱,阴寒内盛的危重证候

应用温法应注意：①温法所用药物多性燥热,易耗伤阴血,故不宜久用；②凡阴虚、血虚、血热出血、内热炽盛、热痢等证,均禁用温法。

6. 清法　又称清热法,是通过清热泻火、解毒、凉血等作用,以清除火热之邪的一种治法。适用于里热证。

临床上根据热病的发展阶段和火热所伤脏腑的不同,清法可分为四类,见表7-14。

表7-14　清法的分类及适应证

分类	适应证
清热泻火法	适用于热在气分之实热证
清热解毒法	适用于时疫温病、热毒疮疡等证
清热凉血法	适用于热入营血的证候
清泻脏腑法	适用于肺热、心火、肝火、胃火等脏腑热证

应用清法应注意：①清法所用药物多寒凉,易损伤阳气,故不可久用；②凡素体虚寒,阴虚有热,或气虚血虚而发热者均不宜使用。

7. 消法　又称消导法或消散法,是通过消食导滞或消坚散结的作用,对气、血、痰、食、湿(水)、虫等积聚而成的有形实邪使之渐消缓散的一种治法。适用于气、血、痰、食、湿(水)、虫等所形成的积聚、癥瘕、痞块。

临床上根据病因的不同,消法可分为五类,见表7-15。

表7-15　消法的分类及适应证

分类	适应证
消食导滞法	适用于因饮食不当或脾胃不适所导致的饮食停滞证
活血化瘀法	适用于血瘀证
消坚化积法	适用于体内痰、湿、气、血相结而形成的痞块、积聚、癥瘕等证
消痰化饮法	适用于痰饮证
消水散肿法	适用于水液泛溢肌肤之水肿证

应用消法应注意：①消法使用不当亦会损伤人体正气；②凡因虚而致实的病证,如血枯经闭、脾虚腹胀、脾虚之水肿等,均应禁用消法。

下面重点介绍活血化瘀法。

活血化瘀法,是通过活血化瘀作用,来推动血液运行,消除体内瘀血的一种治法。适用于血行不畅或瘀血内结之证。属于"消"法范畴。

临床上根据引起瘀血的原因,活血化瘀法可分为六类(表7-16)。

应用活血化瘀法应注意:① 应用活血化瘀过猛、过久,易伤阴血及正气,必要时需配伍补益气血之品,使消瘀而不伤正;② 因活血化瘀法易动血、堕胎,故月经过多或有出血倾向者、孕妇应当慎用。

8. 补法 又称补益法,是通过滋养、补益人体气血阴阳的作用,来消除机体虚弱证候的一种治法。适用于气、血、阴、阳虚弱之证,或脏腑虚弱证。

表7-16 活血化瘀法的分类及适应证

分类	适应证
温经活血法	适用于因寒凝所致血瘀者
清热活血法	适用于瘀血化热者
补气活血法	适用于因气虚所致血瘀者
温阳活血法	适用于因阳虚所致血瘀者
养血活血法	适用于因血虚所致血瘀者
理气活血法	适用于因气滞所致血瘀者

表7-17 补法的分类及适应证

分类	适应证
补气法	适用于气虚证
补血法	适用于血虚症
补阴法	适用于阴津亏虚证
补阳法	适用于阳虚证

临床上根据气、血、阴、阳虚弱的不同,补法可分为四类(表7-17)。

应用补法应注意:① 对于邪气盛者,当慎用补法,以免造成"闭门留寇"之弊;② 应用补法时,酌情加以理气,可避免虚不受补而出现气滞证。

9. 固涩法 是通过收敛固涩作用,来治疗气、血、精、津滑脱散失之证的一种治法。适用于自汗盗汗、久咳、遗精滑泄、小便失禁、久泻久痢、崩漏带下等证。

临床上根据气、血、精、津滑脱散失的原因及部位,固涩法可分为五类(表7-18)。

表7-18 固涩法的分类及适应证

分类	适应证
固表止汗法	适用于卫气不固所致的自汗证,或阴虚有热之盗汗证
敛肺止咳法	适用于久咳肺虚,气阴耗伤之证
涩肠固脱法	适用于脾肾虚寒所致之泻痢日久,滑脱不禁等病证
涩精止遗法	适用于肾虚失藏,精关不固之遗精滑泄,或肾虚不摄,膀胱失约之遗尿尿频等病证
固崩止带法	适用于妇人血崩暴注及带下淋漓等病证

因气、血、精、津均是维持人体生理功能的重要物质基础,若其不断流失又得不到补充,则可危及生命。因此气、血、精、津滑脱散失之证,以正虚为本,气、血、精、津滑脱散失为标,根据"治病求本"的原则,治疗时应配伍补益药,以达到标本兼顾。若气、血、精、津滑脱散失较急,本着"急则治其标"的原则,应以固涩为先,然后再补虚治本。

应用固涩法应注意:凡热证汗出、痰饮咳嗽、火动遗精、伤食泄泻及血热崩漏者,均应祛邪为主,不宜使用固涩法,否则有"闭门留寇"之弊。

10. 开窍法 是通过芳香开窍醒神作用,来治疗神昏窍闭之实证的一种治法。适用于因邪气壅盛,蒙闭心窍所致之闭证。

临床上根据邪气的寒热性质,开窍法可分为两类(表7-19)。

表7-19 开窍法的分类及适应证

分类	适应证
清热开窍法	又称凉开法,适用于温热毒邪内陷心包所致之热闭证
温通开窍法	又称温开法,适用于寒邪、气郁、痰浊蒙蔽心窍之寒闭证

应用开窍法应注意:①使用开窍法前应辨清病证的虚实,本法适用于神昏窍闭之实证,而对于汗出肢冷、气息微弱、手撒遗尿、口开目合之脱证(虚证),则不宜使用;②开窍法所用药物善于辛散走窜,久服易伤正气,故应中病即止,不可久服。

第三节　中医临床思维模式

临床思维模式是医师在根据临床资料对疾病的诊断、治疗进行全面分析、判断,并做出决策的过程中所采用的思考方式、方法等的概括。在长期的临床实践中,中医形成了独特的思维模式,其总的原则是"辨证论治"。

一、中医临床思维的概念

中医临床诊治疾病的过程是一个完整、复杂的思辨过程。中医临床思维是指医生在临床诊疗过程中,以中医思维、中医理论为指导,收集疾病信息,分析病因、病机,判断疾病与证候,确立治则治法及处方用药,以探求疾病本质与治疗规律的思维活动。

二、中医临床思维的过程

中医临床诊疗疾病至少包括诊断和治疗两个环节。中医临床思维的过程大体可以分为"思诊"和"思治"两个阶段,前者是医生通过过望闻问切四诊收集病情资料,综合分析,对疾病进行整体诊察和辨识,明确疾病的病名、病机的过程;后者是医生根据诊断结果,确定治疗措施和方案,并实施、验证的过程。

1. 诊断思维过程　包括疾病信息的辨识与判断、感官信息的知觉与内化、症状信息的整合与演绎等。疾病的发生发展始终处在一个动态过程中,随着正邪胜负、阴阳消长的不断变化而变化。中医对疾病的诊断着眼于当下症状、体征,但是患者所提供或表现的症状、体征信息是散乱的、无逻辑的,需要医生遵循中医"辨证"思维、诊断原则等将这些散在的临床资料信息经过一定的理性思维加工,将多个存在某些内在关联的症状有机地联系起来,最终以"证"的形式呈现出来。

2. 治疗思维过程　是医生针对诊断结果,根据病症表现、病机特点等,确定治疗策略,选择治疗方法,并付诸实践,以期达到扭转病机、消除病症的过程。

治疗策略包括确定治疗的指导原则和方法两个方面。治疗原则的确定建立在整体观念和辨证基础之上,针对不同病情选择如扶正祛邪、标本缓急、虚实补泻、正治反治、同病异治、异病同治、三因制宜等不同的治疗原则。治疗方法是在治则大方向的指导下所采取的具体方法,是对治则的进一步细化和深化,是针对不同个体的不同疾病,在系统的中医理论认知的基础上,综合运用联想、想象、推理等方法灵活选择得来的。

治疗策略的具体实施是医生根据疾病的特点,在确定治则与治法的基础上,选择并运用最佳的治疗途径及具体的治疗手段(如中药、针灸、推拿等),遵循相应的应用理论,将治疗策略以直接的、有形的处方形式付之于实践之中。中医常用的治疗途径包括药物治疗和非药物治疗,前者以中药或中成药治疗为主,后者主要包括针灸、推拿、正骨等操作手法。

三、中医临床思维模式

随着对疾病认识的深入,由对症而审机,由辨病而辨证,由立法而定方,中医学创立了一整套复杂有序的诊治体系,形成了独特的临床思维模式。

（一）病证结合

病与证是决定治疗的两大方面,病反映疾病发生发展规律的总体特征,证是对当前阶段疾病状态的分析概括。所谓病证结合,是在了解疾病发生发展整体规律的基础上,按照中医理论探讨疾病现阶段的主要矛盾,了解疾病的病因、病位、病性、病势,对其进行辨证分析,以期对疾病做出更全面、更精准、更个体化的诊疗。

1. 中医模式下的病证结合思维　　即辨明中医理论范畴中的"病"和"证"。病证结合思维模式在中医学诊疗体系中占有重要地位,"以病为纲,辨证论治"作为病证结合的高度概括,受到历代医家的认可。实际上,中医学诊治疾病的思维模式是从认识疾病开始,逐渐发展到病证结合的思维过程。早在《五十二病方》即开始以病为基础进行研究;《黄帝内经》也侧重对众多疾病进行分析论述;而突出体现辨证论治的《伤寒论》,其辨证也是在病的基础上进行的,如"太阳病,桂枝证……"之论述;《金匮要略》更是以"病脉证并治"标注篇名,突出了病证结合的辨治思维。

2. 与西医学互参的病证结合思维　　即明确西医理论范畴中的"病"、辨明中医理论范畴中的"证"。随着西方医学的进入,西医病名越来越多地出现在中医学界的视野。西医学的"病"是建立在西医学理论体系的基础上,深入了解西医学对于疾病的研究,将西医学标准化的认识与中医学整体化分析和个体化治疗有效地结合,建立西医学疾病与中医学辨证合参的病证结合思维,对于发展与完善中医诊治疾病具有重要意义,已成为当前中医、中西医结合临床实践的主要临床思维模式。

例如,便秘之症,中医辨证可为阳明腑实之大承气汤证,或少阳阳明合病之大柴胡汤证,或寒疝之大建中汤证,或气虚无力推动之补中益气汤证,或血虚不能濡润之济川煎证,或阴虚而致燥结的增液汤证,或肾虚之济川煎证,等等。只有辨证准确,才能达到理想的治疗效果。而便秘对应的西医学疾病亦有多种可能,或为肠梗阻而单纯痉挛所致,也可能为癌症所致。这就要求在中医辨证的基础上,明确西医学的疾病诊断,两者互参进行治疗。若为癌症所致之便秘或肠梗阻,应根据中医学对于"痼疾猝疾""治标治本"的认识,针对不同症状表现分析与治疗,或对癌症进行手术治疗,或对便秘进行处方用药时兼顾癌症,或直接针对癌症这一本质进行辨证论治,而暂且不考虑便秘这一结果。如果不能认识到癌症这一疾病,仅对其进行辨证治疗,无疑难以对疾病的预后及治疗做出全面的判断。

3. 病证结合的意义　　诊治疾病是在对疾病整体认识的大前提下,对具体证情做出辨别,着眼于疾病本身,落实于辨证论治,两者结合得当与否,对治法的确立与方药的选择起着重要的作用,应成为常态化的诊病模式。辨病与辨证模式从中医学框架内的病证结合发展为中西医互参之病证结合,"以病为纲,辨证论治"的诊疗模式已得到广泛的认可。

（二）方证相应

方证相应指方剂内的药味及其配伍关系与其针对的证候病机或病理环节之间的相关性,强调方与证的契合性。方证相应思维模式是中医临床处方用药的基本要求,是辨证论治的精华所在,是方剂学理论体系的核心思想,具有中医理论特色和临床实用价值,在中医学术发展过程中占有十分重要的地位。

1. 有是证,用是方　　即当前病证与某方所主治的病因病机相同时,则可直接选用该方。如太阳病中风证与桂枝汤方所主治的病证契合,只要表现为太阳中风证候者,则可直接选桂枝汤作为主治方剂。

2. 方随证变,随证加减　　方证相应是一种动态的对应关系,某方与当前病证的病机不完全契合、有一定差异时,则需对所选方剂进行适当加减,以使化裁后的方剂与病证相符。若该证发生变化,则要在主治方基础上加减化裁以对应新证。若已完全转为其他证型,则应更改处方,达到新的契合对应关系。

3. 同证异方,同方异证　　方证相应不仅指一方与一证之间的对应关系,有时一证可与多方对应,一方亦可与多证对应。

四、中医临床思维案例分析

（一）病证结合治疗冠状动脉粥样硬化性心脏病

周某,女,72岁,河北承德县人,2021年6月18日初诊。

主诉:间断胸痛、胸闷7年,加重3年,再发4天。

现病史:患者7年前,间断出现胸痛、胸闷,疼痛位于胸骨后,放射背部至咽部,多于劳累时发作,伴心悸,乏力,持续 20 分钟左右。无上腹不适,无恶心、呕吐,夜间可平卧。每年发作数次,未予重视。3 年前无明显诱因症状加重,症状同前,发作次数频繁。4 天前患者劳累出现胸闷、胸闷,伴心悸、疼痛,与体位变化有关。

刻下:胸背、心下痛,两胁胀痛,饮热缓解,颈项僵硬,无头晕、头痛,无恶心及呕吐,神清,精神可,颜面无水肿。脉弦细,两寸沉,舌淡红,苔白厚。

辅助检查:心电图示窦性心律,频发室性期前收缩,V1-V6 导联 ST-T 段改变;胸部 CT 平扫见右肺中叶高密度影,心脏增大;实验室检查:D-二聚体、CnTI、心肌酶基本正常。

西医诊断:冠状动脉粥样硬化性心脏病,不稳定型心绞痛。

中医诊断:胸痹(饮阻气滞、胸阳痹阻)。

治法:化饮理气,通阳宣痹。

选方:瓜蒌薤白半夏汤合旋覆花汤加减。

处方:瓜蒌 15 g,薤白 12 g,清半夏 12 g,桂枝 9 g,枳实 15 g,厚朴 15 g,旋覆花 12 g,茜草 12 g,陈皮 15 g,茯苓 15 g,葛根 30 g。7 剂,每日 1 剂,水煎 200 ml,分两次口服。清淡饮食,保持心情舒畅。

二诊:服药 1 周后,自觉胸背痛、两胁胀满明显减轻,颈项僵硬稍缓解,舌淡红,苔白厚,脉弦细,两寸沉。于原方加柴胡 9 g,川芎 9 g,当归 6 g,丹参 10 g,增强行气活血之效。7 剂,水煎服,每日 1 剂,早晚分服。

三诊:颈项僵硬消失,偶有两胁胀满,舌淡红苔白,脉弦细。于上方加人参 9 g、白术 9 g、茯苓 9 g、炙甘草 6 g、陈皮 3 g、半夏 6 g 等,继服 7 剂以巩固疗效。药后症状全消,随访 3 个月,未见复发。

【诊疗思维分析】

1. 病证结合诊断方法　根据辅助检查结果,西医诊断为冠状动脉粥样硬化性心脏病,不稳定型心绞痛。根据胸背痛、胸闷,心下痛,两胁胀痛,饮热缓解,颈项僵硬,脉弦细,两寸沉,舌淡红,苔白厚等,中医诊为胸痹,证属饮阻气滞、胸阳痹阻。

2. 整体思维,个性化诊断　患者间断出现胸痛、胸闷,伴心悸,每因劳累则加重,结合病史,同时根据其两寸沉,舌苔白厚,辨证为饮阻胸阳;患者尚有心下痛,两胁胀痛,颈项僵硬,脉弦细等症状,考虑患者有肝胃不和、足太阳经气不利的情况存在,治疗时应予以兼顾。

3. 方证相应思维　辨证为饮阻气滞、胸阳痹阻,正是瓜蒌薤白半夏汤对应之证。本方出自《金匮要略》,主治"胸痹不得卧,心痛彻背者",以瓜蒌、薤白、白酒通阳散结,豁痰下气,以半夏祛痰开结,逐饮降逆,全方具有豁痰下气,宣阳通痹,降逆逐饮之功,正合本案例患者之病机。根据患者临床表现,又以茯苓、陈皮辅助瓜蒌、半夏增强化饮之力,枳实、厚朴、桂枝增强理气通阳之功,旋覆花、茜草疏肝和胃降逆,葛根缓解颈项僵硬之症。

(二)病证结合治疗肺炎发热

魏某,女,55 岁,2023 年 2 月 24 日初诊。

主诉:发热 2 个月余。

现病史:患者 2022 年 12 月 22 日感染新冠病毒后出现发热,最高体温 38.8℃,发热时轻微寒战,寒战多发生于发热前,发热后汗出明显。近 2 个月体温波动在 37.1～37.5℃,偶尔可达 37.8℃,白天及劳累后易发热,发热时有乏力、心慌、气短、汗出,纳眠可,二便调。

刻下:患者仍有发热,汗出较多,需手持纸巾不断擦拭,查体见甲状腺Ⅱ度大,质韧。舌体胖大细颤,舌质黯淡,舌底瘀滞,苔白中后部厚腐腻,右脉细滑寸浮尺弱,左脉细弱。

辅助检查:胸部 CT 显示双肺下叶炎症。

西医诊断:肺炎。

中医诊断:发热,太阳少阳并病。

选方:柴胡桂枝汤加减。

处方：柴胡 24 g，党参 20 g，黄芩 10 g，姜半夏 12 g，桂枝 12 g，赤芍 12 g，黄芪 30 g，茯苓 20 g，炒白术 15 g，丹参 20 g，川牛膝 10 g，陈皮 12 g，干姜 6 g，炙甘草 10 g。6 剂，日 1 剂，水煎 200 ml，早晚分服。

二诊：中药治疗后患者目前无明显发热，汗出明显减少，白天基本无汗出，仅夜间醒后少量出汗，身体较前有力，可胜任日常工作，近 2 周偶有两次体温高至 37.2℃，今日体温 36.3℃，偶有咽部热辣感、气急气短，纳眠可，二便调。舌体胖大细颤，舌质黯淡，舌底瘀，苔薄腻，右脉细滑关部边脉，左脉细滑略弦。在上方基础上减低柴胡、桂枝、黄芩、黄芪、茯苓用量，去牛膝、赤芍、干姜，加生姜、大枣、桔梗、知母。继服 6 剂，诸症消失。

【诊疗思维分析】

1. 方证相应　患者外感后 2 个月仍发热、汗出，虚邪并存，营卫失和，提示太阳病证未解；乏力明显，结合舌苔中后部腐腻，中焦气虚气滞湿阻，少阳枢机不利，柴胡汤证已显，太阳病转属少阳柴胡证，且外证未去，为太阳少阳并病。《伤寒论》第 146 条："伤寒六七日，发热，微恶寒，肢节烦疼，微呕，心下支结，外证未去者，柴胡桂枝汤主之"，故本案选用柴胡桂枝汤以散解外邪、疏利少阳。

2. 随症加减　本案首诊处方选用柴胡桂枝汤加减，患者舌质黯淡，用干姜替换原方中生姜；舌苔白、中后部腐腻，提示中焦脾胃湿蕴明显，去大枣，加茯苓、白术、陈皮健脾燥湿；舌底脉络瘀滞之象明显，加丹参一味养血活血，防气虚湿蕴久成瘀变生他病；右脉寸浮明显，主外邪未解，又为气血上冲之象，因此加牛膝引气血下注；外感迁延日久，乏力、出汗、心慌，右脉尺沉，气虚之象明显，加黄芪 30 g 增强补气之力。

3. 药随证转　二诊患者基本热退，出汗明显减少，仅有夜间醒后汗出，发热日久，恐损阴津，故加知母滋阴清热；右脉寸浮消失，提示外寒已尽，气血平和，故减桂枝用量，去牛膝；右脉尺弱消失提示气虚之象得以纠正，故黄芪减量；患者本次就诊仅有咽部偶发热辣感、呼吸气急，分析温热药味需减量，因此柴胡、桂枝、黄芪减量，去干姜，加生姜，并加桔梗宣肺利咽；舌苔已由腐腻改为薄腻，中焦气机得通，气行湿化，故茯苓、黄芩减量，加大枣顾护中焦。

本章重点知识导图

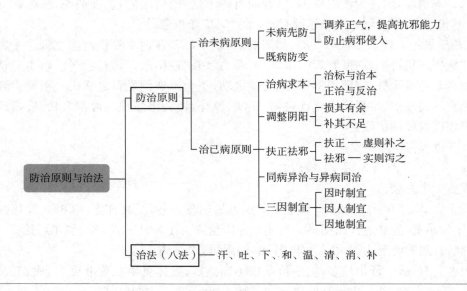

知识链接

中医"治未病"理念源于《黄帝内经·素问·四气调神大论》："是故圣人不治已病治未病，不治已乱治未乱，此之谓也"，一直是指导中医学发展的强大思想武器。一般认为主要包括：未病先防，既病防变，瘥后防复。中医"治未病"健康工程由国家中医药管理局于 2007 年启动，目的是构建中医特色明显、技术适宜、形式多样、服务规范的预防保健服务体系。中共中央、国务院《"健康中国 2030"规划纲要》进一步指出,实施中医治未病健康工程,将中医药优势与健康管理结合,探索融健康文化、健康管理、健康保险为一体的中医健康保障模式。中医"治未病"健康工程的实施,是增强国民健康素质的一种全民性保健措施,是实现国家发展、民族复兴的基础,对"健康中国"具有十分重要的战略意义。

现代相关研究

1. 汗法的作用机制　①促进汗腺分泌和血管舒张反应,以利于祛除病邪,其中可能包括排泄毒素、中和毒素、抑制细菌与病毒,以及加强机体吞噬细胞的防御能力;②扩展周围血管,以发散体温而起退热作用;③改善全身和局部的循环功能,促进代谢产物的排泄和局部炎症的吸收;④通过发汗和全身循环的增强,增加肾小管过滤等作用,以排出体内潴留的水分。

2. 下法的作用机制　可分为局部作用与全身作用两方面。局部作用:下法能刺激肠道产生排便作用加强,并通过排便排除一部分对机体有害的物质。全身作用有:①调整体液循环;②通过机械性刺激作用影响神经系统,另外还能排除对神经系统感染有影响的肠道病毒,减少其感染机会,从而减少和减轻中枢神经系统的症状;③对全身其他系统,如消化系统、呼吸系统、循环系统、免疫系统的影响;④抗菌消炎、止痛的作用。

3. 温法的作用机制　①提高能量代谢;②纠正神经系统功能紊乱;③对全身其他系统如消化系统、心血管系统、免疫系统的影响;④消炎镇痛作用;⑤抗衰老作用。

4. 补法的作用机制　①具有补充人体营养物质的作用;②其有改善或调整机体生理功能的作用;③具有增强机体抗病能力的作用。此外,还有提高智力、延年益寿、抗菌消炎等作用。

5. 活血化瘀法的作用机制　①对心脏血管方面:可扩张冠状动脉,扩张脑血管、肾血管及外周血管,增加其血流量;增加毛细血管通透性,改善微循环;加强心肌收缩力,但不增快心率;具有双向性血压调节作用。②对血液影响:可改善血液的理化性质,使患者血液、血浆黏稠度下降,红细胞电泳时间缩短,使异常的血液流变学指标恢复正常;抑制血小板聚集能力,增加人体纤维蛋白溶解酶系统活性;引起抗凝血作用;降低血浆中胆固醇,防止动脉硬化的形成和发展。③对骨髓方面:具有解除骨髓巨核细胞的病理损伤和促进其增殖、合成和成熟;促进骨髓基质功能、改善骨髓造血微环境,促进造血。④抑制结缔组织增生和抑制肿瘤的生长:可使肝硬化患者肝内增生的结缔组织大量消失,保护肝细胞,促进其再生,恢复肝功能;可软化吸收硅沉着病纤维性病变;抑制肿瘤细胞的核酸代谢及抑制癌细胞呼吸和糖酵解。⑤提高机体反应性,增强免疫功能:表现为镇静、镇痛及抗细胞缺氧作用;抑制血清抗体形成,抗变态反应渗出,促进 DNA 的合成,提高 cAMP 及 cGMP 的浓度;对体内微量元素的代谢,对消化、呼吸、心血管、内分泌等系统功能,产生广泛的影响。⑥抗菌、抗病毒作用:可减轻炎症反应和渗出,促进炎症吸收。⑦调节内分泌:可兴奋子宫,促进卵泡成熟和排卵作用。

思考题

1. 何为治未病? 治未病原则包括哪些?
2. 治病求本的具体运用体现在哪两方面?
3. 何为正治、反治? 两者的异同点有哪些?
4. 如何调整阴阳?
5. 何为扶正、祛邪? 两者的适应证及作用有哪些?

(郭建恩　高占华)

第八章
中药与方剂

学习内容：中药的概念、炮制、性能、用法；方剂的概念、方剂与治法、方剂的配伍目的、基本结构及其变化；中药的分类与各类中药的性能特点、功效及适应证；方剂的分类及各类基本方、代表方及常用方的组成、功效及主治病证。

学习重点：中药的性能；中药配伍七情；中药配伍禁忌；方剂的基本结构；各类基本药物的功效与适应证；各类基础方、代表方的组成、功效、组方意义及主治。

学习要求：

1. 掌握：中药的概念，中药性能的内容，四气五味的作用；中药七情的内容及意义；"十八反"的内容；方剂的概念、方剂基本结构中君臣佐使四个部分的意义及内容。各类基本药物的功效与应用；各类基础方、代表方的组成、功用、组方意义及主治。

2. 熟悉：各类中药的一般性能特点、功效、适应证及使用注意事项；常用方剂的组成及主治。

3. 了解：中药治病的基本原理；中药炮制的概念，中药炮制的目的及意义；妊娠用药禁忌；服中药时的饮食禁忌；方剂与治法的关系；方剂的组成变化；各类常用中药的名称；各基本方剂的现代运用。

第一节　中药的基本知识

一、概念

中药，是我国传统药物的总称，是指在中医理论指导下进行应用、具有独特理论体系和应用形式、以治疗和预防疾病为目的的一类药物。其包括植物药、动物药、矿物药及其加工品。其中以植物药占绝大多数，使用也最为普遍，故古代相沿把中药称为"本草"。

中药学，古称"本草学"，是专门研究中药的基本理论和各种中药的来源、采制、性能、功效及临床应用等知识的一门学科。

中医学学术体系可概括为理、法、方、药四个主要部分，四者是不可分割的有机整体。其中"理"是指基本理论，包括辨证的内容；"法"是指治疗法则和方法；"方"是指方剂；"药"就是药物应用。中药学是中医药学宝库的重要组成部分。

二、中药治病的基本原理

中医学认为，每一种药物都具有一定的特性和作用，或偏寒偏热，或偏润偏燥，或升或降，或补或泻等，古人称之为"偏性"。中药治病的基本原理就在于以药物之偏性纠正人体阴阳之偏颇，即"以偏纠偏"，从而祛除病邪，消除病因，恢复脏腑功能的协调，纠正阴阳的偏盛偏衰的病理现象，使之在最大程度上恢复到阴平阳秘的正常状态。正如清代医家徐灵胎所云："凡药之用，或取其气，或取其味……各以其所偏胜而即资之疗疾，故能补偏救弊，调和脏腑，深求其理，可自得之。"

三、中药的产地和采集

中药的来源,除部分人工制品外,主要是天然的动物、植物和矿物。中药的产地、采收与贮藏是否适宜是影响药材质量的重要因素。

1. 产地与药材质量、疗效的关系　由于中药大多数来源于天然的动物、植物、矿物,而这些动物、植物、矿物分布于各地,不同地区的水土、气候、日照等自然环境差异很大,同样的药材其所含的成分就有所差别,质量和疗效就不同,因而逐渐形成了"道地药材"的概念。简言之,具有明显地域性的优质药材,即道地药材,又称"地道药材"。如四川的黄连、川芎,东北的人参、细辛,河南的山药、地黄,江苏的薄荷、苍术,广东的砂仁,广西的肉桂,云南的茯苓,山东的阿胶,宁夏的枸杞等,都是著名的道地药材。

2. 药物采集时间与疗效的关系　一般植物药都有各自的生长规律,在其生长的各个时期的有效成分的含量是不同的,故药材的采收应在药物的有效成分含量最高时进行,此时其质量最好。植物药的采集一般在植物充分生长、枝叶茂盛的花前期或刚开花时采收。动物类药材因品种不同,也有一定的采收规律,其具体时间以保证药效及容易获取为原则。矿物类药材大多随时可采。

四、中药的炮制

为了充分发挥中药防治疾病的作用,并克服某些不良反应,保证安全有效,中药材在使用前必须根据病情和实际需要,采用不同的方法进行炮制处理。

（一）炮制的含义

炮制是药物在应用前或制成各种剂型以前,按照其不同性质和医疗要求进行的必要的加工方法的总称,古代称为炮炙、修治、修事等。

（二）炮制的目的和意义

1. 消除或减低药物刺激性与毒性　有些药物具有毒性、烈性或不良反应,炮制后可降低或消除其不良反应,以保证用药安全。如生川乌、草乌、附子有毒,以甘草和黑豆制后其毒性大为降低;大戟、甘遂、芫花均为有毒的峻下药,经醋制后其毒性和烈性均降低。

2. 增强药物疗效　许多药物经炮制后可增强作用,提高疗效,特别是加入辅料炮制后其增效作用更加明显。如元胡醋制后其止痛作用增强,款冬花蜜炙后润肺止咳作用增强,白术土炒后补脾止泻作用增强,荆芥、棕榈炒炭后止血作用增强等。

3. 改变药物性能,使之更能适合病情需要　中药性能包括四气五味、升降浮沉、归经等,通过炮制后可以使其原有性能发生改变或得到限制,以更加适应临床需要。如天南星苦、辛、温,功善燥湿化痰、祛风止痉,经牛、羊或猪胆汁炮制后成为胆南星,则变为苦、辛、凉,而善于清化热痰、息风定惊;何首乌生用能解毒、通便,制熟后而专补肝肾、益精血。

4. 便于服用、制剂和贮藏　通过炮制,或改变药物的某些性状,或矫除不良气味,或使药物纯净,以保证药材品质,便于服用、制剂与贮存。如植物根茎经水浸润以便于切片;质地坚硬的矿物、贝壳、甲壳类等,经火煅后易于粉碎,从而便于制剂或煎煮出有效成分;多数药材经炮制后既便于服用、保存,又可防止霉变或虫蛀。

五、中药的性能

中药的性能又称药性,是指药物本身各自具有的与治疗作用有关的若干特性,前人亦称"偏性"。其内容包括:四气五味(性味)、归经、升降浮沉及毒性。

（一）四气五味

四气五味是药性理论的重要内容,又是概括药物作用的纲领。

1. 四气　是指寒、热、温、凉四种药性,亦称四性。它既是说明药物作用性质的重要概念之一,也是临床用药的重要依据。其中温热与寒凉属于两类不同的性质,温热属阳,寒凉属阴。而温与热、寒与凉虽性质相同,但却有程度上的差异,温次于热,凉次于寒。其作用及适应证:寒凉药多具清热泻火、解毒凉血作用,适于阳证热证;温热药多具温中散寒、助阳通脉作用,适于阴证寒证。体现了《内经》"疗寒以热药,疗热以寒药""寒者热之,热者寒之"的治疗原则。实际上,还有一些药物寒热之性不甚明显,或有人认为其中寒、热成分作用均等,其作用平和,寒、热证皆可应用,称其为平性药。因此,中药的药性实际可归纳为寒、热、平三性。但因平性药进入人体发挥作用时仍有偏凉、偏热倾向,古称"入腹显性",故相沿仍称"四气"。

2. 五味　最初指辛、甘、酸、苦、咸五种滋味,是药性理论的基本内容之一。实际药物的滋味不止五种,尚有淡味和涩味,但前人一般将涩味附于酸,淡味附于甘,所以仍常以五味相称。然而淡与甘作用不同,不适合附属,故实际是六种味。

(1) 辛味　能散、能行。有发散(发散表邪、温散里寒)、行气、行血、开窍、化湿等作用。可用于治疗表证(如紫苏、薄荷)、气血阻滞证(如红花、川芎)、脾胃湿滞证(如藿香、苍术)、神昏窍闭证(如石菖蒲、麝香)等。

(2) 甘味　能补、能缓、能和、能润。有补气、补血、缓急止痛、和中、和药、润肠、润肺等作用。可用于治疗虚证(如人参补气、熟地补血)、痛证(如饴糖、甘草之缓急止痛)、脾胃不和证及药性较偏者(如甘草之调和)、燥证(如蜂蜜之甘润)等。

(3) 酸味　能收、能涩。具有收敛(止汗、止咳)固涩(止泻、止遗、止带)的作用。多用于体虚滑脱之证。如五倍子涩肠止泻,五味子敛肺止汗,金樱子涩精止遗等。另外,涩味附于酸,其作用与酸味相似,具有收敛固涩的作用。如煅龙骨、煅牡蛎、乌贼骨、禹余粮、赤石脂等均有显著的收涩作用。

(4) 苦味　能泄、能燥、能坚阴。"泄"包括通泄、降泄、清泄作用。可以治疗实热便秘、火热实证、上逆之证等,如通便泄热用大黄,降肺平喘用杏仁,降泄胃气用枇杷叶,清热泻火用栀子、黄芩等。"燥"是指苦能燥湿,可以治疗湿证,如苦温质燥的苍术可治寒湿,苦寒质燥的黄连可治湿热。"苦能坚阴",是指通过苦味"泻火",而达到间接"存阴"的效果,如大黄泄阳明邪热以存胃阴,黄柏、知母清泻相火以存肾阴。

(5) 咸味　能软、能下。有软坚散结,泻下通便的作用。多用于瘰疬、痰核、便秘等证。如海藻、昆布、牡蛎软坚散结,芒硝软坚通便等。

(6) 淡味　能渗、能利。具有渗利水湿、通利小便的作用。用于治疗水湿停聚之水肿、小便不利等证。如茯苓、猪苓等。

(二) 归经

1. 含义　是指药物对机体某部分的选择性作用,也是中药的用药规律。它是以脏腑经络学说为基础、以所治具体病症为依据总结出来的用药规律。

药物归经作用的产生,用现代信息科学观点来解释,即是由于各脏腑经络系统的功能各异,因而对不同药物的治疗信息,在接受和反应能力上有较大差异的结果。

2. 归经的意义　① 临床上有助于选择适宜的药物;② 对性能类似的药物,通过归经可借以比较异同;③ 有些药物可治疗多种疾病,可借归经进行归纳,以执简驭繁。如:黄连治口舌生疮、痈肿疮疡、心烦失眠、胃热呕吐、胃火牙痛,可归纳为黄连主入心、胃二经,主泄心胃之火。

(三) 升降浮沉

1. 含义　升降浮沉是指药物作用的趋向性。升浮主向上、向外,沉降主向下、向内。

2. 作用　升浮药:具有升阳、发散、散寒、催吐等作用。沉降药:具有清热、潜阳、降逆、泻下、渗利、消导、收敛等作用。

3. 升降浮沉的应用原则 根据人体气的升降出入的特点,以药物升降浮沉之性,调整人体气机的升降失常,或因势利导,有助于祛邪外出,而达到治病的目的。

(1)升降浮沉与病位病势的关系 基本原则是同病位而逆病势。病位在上在表,药宜升浮;病位在下在里,药宜沉降。病势上逆者药宜沉降,病势下陷者药宜升浮。如麻黄、薄荷等升浮药用治外感之表证;大黄、芒硝等攻下药用治实热便秘之里证;肝火上炎、肝阳上亢之头痛、眩晕,当用沉降之龙胆草、石决明等以清热降火、平肝潜阳;久泻脱肛、子宫脱垂等中气下陷证,则当以升浮之升麻、柴胡、黄芪等以升举阳气。

(2)升降浮沉与药物气味、质地轻重的关系 升降浮沉与药物的性味质地有不可分割的关系。一般而言,味辛甘、性温热者多升浮;味咸苦酸、性寒凉者多沉降;花、叶及质地轻者多升浮;块、根、果实、种子、介壳、矿石及质重者多沉降。当然,亦有特殊情况,如蔓荆子、苍耳子虽为种子但其性升浮,番泻叶、旋覆花虽为花叶而其性沉降。故不能仅以质地认定药性之升降浮沉。

(3)升降浮沉与炮制配伍的关系 药物的升降浮沉并非一成不变,通过炮制或配伍,可以令其改变。如升浮药经盐制等,可变为沉降药;沉降药经酒制等,可变为升浮药;升浮药与较多或作用较强的沉降药同用,可随之下降;沉降药与较多或作用较强的升浮药同用,可随之升浮。

(四)毒性

1. "毒"的含义 有广义与狭义之分。古代曾将所有药物皆称为毒药,认为凡药皆有偏性,这个偏性就是"毒"。此乃广义之毒性。所谓狭义之毒,是指药物对机体所产生的伤害性,用之不当则可能导致中毒。从《神农本草经》起直至现在,在某些药物后面标明的"有毒"或"有大毒""有小毒",就是狭义之毒性。

2. 中药中毒的原因 多种原因可造成中药中毒,大体可归纳为以下几方面:① 剂量过大或服用过久;② 误服误用毒药;③ 炮制不当;④ 配伍不当;⑤ 制剂不当等。

3. 中药中毒的预防与解救 ① 正确对待中药的毒性,在用药剂量上,应由小到大,不要过量,用药时间也不要过长,以确保用药的安全;② 发现急性中毒后,首先要清除毒药,阻止毒物的吸收;经口食入者,立即催吐、洗胃,然后可灌服蛋清、牛奶、活性炭等,阻止或减少毒物的吸收,并保护胃黏膜;③ 促进已经吸收之毒物的排泄,可大量饮水,或输液,同时应用利尿剂,使毒物通过尿液迅速排出;④ 应用解毒药,如甘草、绿豆、土茯苓等中药具有较广泛的解毒作用,可以煎汤口服,亦可应用西药对症处理;⑤ 病情危重者,可采用综合措施进行抢救。

六、中药的用法

中药的用法包括配伍、禁忌、用量、服法等内容。

(一)配伍

配伍即根据病情需要,有选择地将两种以上的药物配合使用。前人把单味药的应用和药物的配伍关系总结为"七情"。

1. 单行 单味药治病。适用于较单纯的病症或轻病。如单味人参(独参汤)治疗气虚欲脱证。

2. 相须 两种功效相类似的药物配伍以增效。如石膏配知母以增强清热泻火之力。

3. 相使 两种功效性能有某种共性的药物,分主辅合用,能提高主药的疗效。如黄芪与茯苓同用,茯苓能加强黄芪补气利水的功效。

4. 相畏 指一种药物的不良反应和毒性被另一种药物减弱或消除。如生半夏的毒性能被生姜减轻或消除,称为半夏畏生姜。

5. 相杀 指一种药物能减轻或消除另一种药物的不良反应。如生姜能减弱或消除生半夏的毒性,称为生姜杀半夏之毒。实际上,相畏与相杀是同一配伍关系的两种提法。

6. 相恶　两种药物合用,一药可使另一药的部分功效降低或丧失。如莱菔子消导行气作用能削弱人参的补气功效,故称人参恶莱菔子。

7. 相反　两种药物合用后,可产生或增强其不良反应,如"十八反""十九畏"(见"配伍禁忌")。

（二）禁忌

1. 配伍禁忌　主要是指"相恶""相反"的配伍。早在《神农本草经》即指出"勿用相恶、相反者",至金元时代概括为"十八反"和"十九畏"并编成歌诀以便记忆。其中"十八反"中的药物配伍可能危及性命,故原则上禁用;"十九畏"中的药物配伍现在认为多数是"相恶",也有可能是"相反"。"十八反""十九畏"一方面有降低疗效的弊端,另一方面也有可利用的价值,因此并非绝对禁止。"十八反"歌诀最早见于金代的《儒门事亲》:"本草名言十八反,半蒌贝蔹及攻乌,藻戟遂芫俱战草,诸参辛芍叛藜芦。""十九畏"歌诀首见于明代的《医经小学》:"硫黄原是火中精,朴硝一见便相争;水银莫与砒霜见,狼毒最怕密陀僧;巴豆性烈最为上,偏与牵牛不顺情;丁香莫与郁金见,牙硝难合京三棱;川乌草乌不顺犀,人参最怕五灵脂;官桂善能调冷气,若逢石脂便相欺;大凡修合看顺逆,炮爁炙煿莫相依。""十八反"的具体内容是:甘草反甘遂、大戟、芫花、海藻;乌头反贝母、瓜蒌、半夏、白蔹、白及;藜芦反人参、沙参、丹参、玄参、细辛、芍药。十九畏的具体内容是:硫黄畏朴硝,水银畏砒霜,狼毒畏密陀僧,巴豆畏牵牛,丁香畏郁金,川乌、草乌畏犀角,牙硝畏三棱,官桂畏石脂,人参畏五灵脂。

2. 妊娠用药禁忌　有些药物能损伤胎儿或孕妇本身,在妊娠期间用之不当可引起流产、早产或其他不良反应,故将此类药物列为妊娠禁忌药。其包括禁用和慎用两类。禁用药一般多为剧毒、峻猛或堕胎作用较强之品,如水银、砒霜、斑蝥、蟾酥、雄黄、轻粉、马钱子、川乌、草乌、胆矾、巴豆、甘遂、大戟、芫花、牵牛子、商陆、麝香、干漆、藜芦、水蛭、虻虫、三棱、莪术等。慎用药主要是破血、活血、通经、行气、祛瘀、辛热之品,如牛膝、川芎、红花、桃仁、姜黄、王不留行、枳实、大黄、番泻叶、芦荟、芒硝、附子、肉桂等。

3. 服药时的饮食禁忌　饮食禁忌,简称食忌,俗称忌口。主要包括以下方面:

（1）一般而言,在服药期间,凡属生冷、黏腻、腥膻等不易消化及有特殊刺激性的食物都应根据需要予以避免或节制。

（2）根据病证的性质忌食某些食物,以利于疾病的治疗。如:热性病应忌食辛辣、油腻、煎炸类食物;寒性病应忌食生冷;胸痹患者忌食肥腻、高脂肪类食物;疮疡、皮肤病症忌食鱼虾等腥膻发物及刺激性食品等。

（3）某些药物不宜与某些食物同食,以免降低药效,如自古有常山忌葱,茯苓忌醋,地黄、首乌忌葱、蒜、萝卜,土茯苓、使君子忌茶,薄荷忌鳖肉等记载。

（三）中药用量

中药的计量单位,以往大都采用旧制 16 进位的"钱""两"等,即 1 斤＝16 两＝160 钱。现在中医处方用药一律采用公制"克"为计量单位。与旧制计量之间一般采用近似值进行换算:1 两＝30 g,1 钱＝3 g,1 分＝0.3 g,1 厘＝0.03 g。中药的剂量,一是指每一味药的成人一日量;二是指方剂中药与药之间的比较分量,即相对剂量。每一味中药的用量,都应根据患者年龄、体质、性别、病情以及药物的性质、应用方式和目的等来确定;此外,还应根据季节、气候、居住环境、患者的生活饮食习惯等方面全面考虑,做到"因时、因地、因人制宜"。

本教材方剂中药物剂量为临床常用参考剂量,可以根据临床具体病情调整剂量。

第二节　方剂的基本知识

一、概念

方剂,是在中医理论指导下,在辨证的基础上确定治法后,依据相应的组方原则,选择合适的药物,酌定用量,妥善配伍,以防治疾病的一种用药形式。它是理、法、方、药的重要组成部分,蕴含着辨证论治的思想精髓,是中医药物疗法的主要形式。

方剂学,是研究和阐明治法与方剂的理论及其临床运用的一门学科。

二、方剂与治法

所谓治法,是指在辨清证候,审明病因、病机之后,有针对性地采取的治疗法则。辨证、治法与方剂有着密切的关系,辨证是治法的前提,治法是组方的依据,方剂是治法的体现,即所谓"方从法出,法随证立"、"方以药成"。方剂必须要针对病机,体现治法,方剂的功用、主治一定要与治法相一致,使理、法、方、药真正地融为一体,达到治疗疾病的目的。

三、方剂的配伍目的与基本结构

一首方剂的组织必须重视两个重要环节:一是要符合组方基本结构,二是讲究药物配伍技巧。

（一）方剂的配伍目的

"药有个性之专长,方有合群之妙用"（《医学源流论·方药离合论》）,表明运用配伍方法遣药组方的基本思想。从总体而言,方剂中的药物配伍,其目的不外增效与减毒,以能更好地控制方剂的主治方向或扩大治疗范围,适应复杂的病情。

（二）方剂的基本结构

方剂的组成要符合严密的组方基本结构,即"君、臣、佐、使"的组方形式,过去称为配伍原则或组方原则。早在《素问·至真要大论》即有"主病之为君,佐君之为臣,应臣之为使"的论述。后人对君臣佐使基本结构的含义理解有别,现基本公认以下的描述。

1. 君药（主药）　针对主病或主证起主要治疗作用的药物。

2. 臣药（辅药）　有两种意义:①辅助君药以加强治疗主病或主证的疗效的药物;②针对兼病或兼证起主要治疗作用的药物。

3. 佐药　有 3 种意义:①佐助药,即配合君臣加强治疗作用,或直接治疗次要症状的药物;②佐制药,即制约君臣药的毒烈之性的药物;③反佐药,是指病重邪甚,可能拒药时,配用与君药性味相反而又能在治疗中起相反相成作用的药物,以防药病格拒。

4. 使药　有两种意义:①引经药,即能引方中诸药直达病所的药物;②调和药,指具有调和方中诸药作用的药物。

这种君臣佐使的基本结构,就像一支军队,用药如用兵,如此才能主次分明,全面兼顾,扬长避短,提高疗效。下面以麻黄汤为例分析说明君、臣、佐、使理论的具体运用。麻黄汤出自《伤寒论》,主治恶寒发热、头身疼痛、无汗而喘、脉浮紧之外感风寒表实证。其病机为外感风寒,卫阳被遏,营阴郁滞,肺失宣降。治法为发汗解表,宣肺平喘。其方义如下:

君——麻黄——发汗解表、宣肺平喘（辛温）。

臣——桂枝——温经散寒,助麻黄发汗解表（甘温）。

佐——杏仁——降肺气助麻黄平喘,又助解表（苦温）。

使——甘草——调和诸药（甘温）。

学习和掌握有关配伍的知识与技能,正确理解历代名方的组方配伍规律,对今后正确地遣药组方及灵活运用成方,提高临床诊治疾病能力,保证临床疗效,具有重要意义。

(三)方剂的变化

由于中医学的整体观念及恒动观念,决定了方剂在临床运用时,必须要根据具体病情而灵活变化。

1. 药味加减 是指在主病、主证、基本病机以及君药不变的前提下,针对次要兼证,加减方中的药味,以适应病情的需要。如麻黄汤主治外感风寒表实证,若鼻塞流涕重者可加辛夷以宣通鼻窍;治疗外感风寒而兼咳喘之证,则去桂枝,名为三拗汤。再如四君子汤主治脾胃气虚证,乃治疗气虚的基本方,本方加陈皮以理气开胃,名五味异功散,调理脾胃之功更佳;若本方加陈皮、半夏,名六君子汤,适用于脾胃气虚并中焦痰湿郁阻之证。

2. 药量增减 药量与药力直接相关。方剂中某些药物用量比例的变化,有时还会改变方剂的配伍关系以及方剂的功用和主治。如:小承气汤主治阳明腑实证,病机是热实互结于胃肠,由大黄、厚朴、枳实三药组成,在本方中加重厚朴的用量,即为厚朴三物汤,用以治疗病机侧重于气闭不通之腹满而痛便秘症。

3. 剂型变化 中药剂型种类繁多且各有特点。即使同一方剂,其剂型不同,作用亦会有别。剂型的选择常取决于病情的需要及药物的特点。如理中丸用治脾胃虚寒之证,作用较为和缓,适宜于病情较轻或缓者;若证情急重,则宜改为汤剂内服,以求其速效而力峻。

四、方剂的剂型

中药的传统剂型有汤、丸、散、膏、酒、丹,以及露、条、线、擦剂等,现代又研制出了片剂、冲剂、颗粒剂、糖浆、口服液、胶囊、注射剂、气雾剂、滴丸等剂型。以上诸种剂型各有特点,临床上可根据病情与方剂特点酌情选用。一般来讲,汤剂具有吸收快、药效发挥迅速、便于随证加减等特点,适用于病证较重或病情不稳定的患者;散剂具有制作简便、吸收较快、便于服用及携带的特点;丸剂有蜜丸、水丸、糊丸、浓缩丸等,与汤剂相比,吸收较慢,药效持久,便于服用与携带,多适用于慢性、虚弱性疾病;冲剂、糖浆、口服液具有作用迅速、口感较好、便于服用及携带等共同的特点,深受患者欢迎;注射剂具有剂量准确、药效迅速、适于急救、不受消化系统影响的特点,对于意识昏迷,难以口服用药的患者尤为适宜。

第三节 常用中药与方剂

一、解表药与解表剂

(一)解表药

凡以发散表邪、解除表证为主要作用的药物,称为解表药。根据表证之风寒、风热不同证型,解表药分为发散风寒药、发散风热药两类。除主要用于外感风寒、外感风热病证,部分解表药还具有利水、止咳、透疹和除湿止痛的作用,可用于水肿、咳喘、疹发不畅、风湿疼痛等症。使用解表药以微微发汗为宜,不可发汗太过,以免耗伤阳气和津液。多汗及热病后期津液亏耗者忌用;久患疮痈、淋证及失血患者慎用。

发散风寒药

本类药物性味大多辛温,故又称辛温解表药,辛以发散,温可祛寒,故以发散风寒为主要作用。主要用于外感风寒所致恶寒发热,无汗或汗出不畅,头痛身痛,口不渴,舌苔薄白,脉浮等风寒表证。部分药物还可用治痹证及喘咳、水肿、麻疹、疮疡初起兼有风寒表证者。

麻黄

为麻黄科草本状小灌木草麻黄、木贼麻黄或中麻黄的草质茎。主产于河北、山西、内蒙古、青海等地。生用、蜜炙或捣绒用。

【性味归经】 辛、微苦,温。归肺、膀胱经。

【功效】 发汗解表,宣肺平喘,利水消肿。

【应用】

1. 风寒表实证 本品宣肺气、开腠理、透毛窍而发汗解表。用治风寒表实证,常与桂枝相须为用,如麻黄汤。

2. 咳喘实证 本品善宣肺平喘,为治疗咳喘的用药。用治风寒束肺之咳喘,能宣肺散邪而平喘,常配伍杏仁、甘草,如三拗汤;又可用于寒饮内停之咳喘,常配伍细辛、干姜、五味子,如小青龙汤;还可用于热邪壅肺之咳喘,常配伍石膏、杏仁,如麻杏石甘汤。

3. 风水证 本品可宣发肌表之湿气,并宣发肺气以利肃降,可用于治疗水肿而兼有表证者,如麻黄加术汤。

【用量用法】 3～10 g,煎服。解表应生用,平喘宜炙用或生用。

【使用注意】 本药发汗力较强,表虚自汗、阴虚盗汗、脾肾虚喘、脾虚水肿者均应忌用;高血压患者应慎用。

桂枝

为樟科植物肉桂的干燥嫩枝。主产于广东、广西、云南等地。切片或切段用。

【性味归经】 辛、甘,温。归心、肺、膀胱经。

【功效】 发汗解表,温经通脉,助阳化气。

【应用】

1. 风寒表证 用治风寒表实无汗证,常配麻黄同用,如麻黄汤。若治外感风寒,头痛、发热、恶寒、有汗等表虚证,常与白芍相配伍,如桂枝汤。

2. 寒凝血瘀诸痛证 治疗风寒湿痹,肩背肢节酸痛,常与附子配伍,如桂枝附子汤;本品能温通血脉,散寒逐瘀,用治妇女经寒瘀滞,经闭、痛经等,常与当归、川芎配伍,如温经汤;用治胸阳不足,阴寒瘀阻之胸痹、胸痛,常与栝楼、薤白配伍,如枳实薤白桂枝汤。

3. 水湿内停证 用治膀胱气化不利之小便不利、水肿等,常与茯苓、白术等配伍,如五苓散。

【用量用法】 3～10 g,煎服。

【使用注意】 凡温热病及阴虚阳盛,血热妄行诸证均忌用;孕妇及月经过多者慎用。

荆芥

为唇形科一年生草本植物荆芥的地上部分。主产于江苏、浙江、江西等地。生用、炒黄或炒炭。

【性味归经】 辛,微温。归肺、肝经。

【功效】 祛风解表,透疹止痒,消疮,止血。

【应用】

1. 外感表证 用于外感风邪,属风寒者可与防风、白芷、生姜等辛温解表药配伍,如荆防败毒散;属风热者可与薄荷、牛蒡子、连翘等辛凉解表药配伍,如银翘散。

2. 风疹、麻疹 风疹初起或麻疹透发不畅者,可与薄荷、蝉蜕、防风、牛蒡子等配伍,能祛风止痒,宣散透疹,如消风散;并可用于治疗疮疡初起有表证者,常配伍防风、银花、连翘等。

3. 吐血、便血 本品炒炭用可止血。

【用法用量】 3～10 g。生用不宜久煎,止血须炒炭用。

防风

为伞形科多年生草本植物防风的根。主产于东北、河北、四川、云南等地。晒干切片生用或炒炭用。

【性味归经】 辛、甘,微温。归膀胱、肝、脾经。

【功效】 祛风解表,胜湿止痛,止痉。

【应用】

1. 外感表证 常与荆芥配伍治疗外感风寒表证;与薄荷、连翘配伍用治外感风热证;又可治疗风疹,皮肤瘙痒,常与牛蒡子、白蒺藜等配伍。

2. 风寒湿痹 本品祛风并能除湿,用于治疗风寒湿痹,关节疼痛、四肢拘挛等,常与羌活、秦艽等配伍,如防风胜湿汤。

3. 破伤风 常与天南星、天麻、白附子等配伍,祛风止痉,如玉真散。

【用法用量】 3～10 g,入煎剂、酒剂或丸散用。

【使用注意】 凡血虚发痉及阴虚火旺者慎用。

细辛

为马兜铃科植物北细辛、汉城细辛或华细辛的干燥全草。前两种习称"辽细辛",主产于东北地区;华细辛主产于陕西、山东、河南等省。切段,生用。

【性味归经】 辛、温,有小毒。归肺、肾、心经。

【功效】 祛风散寒,通窍,止痛,温肺化饮。

【应用】

1. 外感风寒表证 本品能发散风寒,常与羌活、白芷、防风等配伍,如九味羌活汤。

2. 诸窍关节疼痛 本品具有良好的止痛作用,常用治头痛、牙痛、痹痛等症。用治风寒头痛,常与川芎、白芷等配伍,如川芎茶调散。治鼻渊,症见鼻塞头痛、流浊涕者,常配伍白芷、辛夷、薄荷等。治风湿痹痛,常与羌活、防风等祛风止痛药配伍。

3. 肺寒饮停证 本品可温肺寒,化饮邪,治疗外感风寒、内有寒饮,咳嗽气喘,痰多清稀,常配伍麻黄、干姜、五味子等,如小青龙汤。

【用法用量】 入煎剂,1～3 g;入丸散,0.5～1 g。外用适量。

【使用注意】 气虚多汗、阴虚阳亢头痛、肺燥伤阴干咳者忌服。反藜芦。

发散风热药

本类药物性味多辛,性偏寒凉,以发散风热为主要作用,发汗解表作用缓和,主要适用于外感风热表证,又称为辛凉解表药。部分发散风热药兼有清头目、利咽喉、透疹止痒、止咳的作用。

薄荷

为唇形科植物薄荷的干燥地上部分。主产于江苏、浙江、湖南等省。切段,生用。

【性味归经】 辛,凉。归肺、肝经。

【功效】 疏散风热,清利头目,利咽,透疹。

【应用】

1. 风热感冒及温病初起 本品为发散风热常用之药,常与金银花、连翘、牛蒡子、荆芥等配伍,如银翘散。

2. 头痛,目赤,咽喉肿痛 用治风热上攻,头痛,常与石膏、白芷、川芎等清热、止痛、祛风药配伍,如上清散;治疗咽喉肿痛,常配伍桔梗、生甘草、僵蚕等。

3. 麻疹不透,风疹瘙痒　本品具有轻扬宣散之性,可疏表散邪、透疹外发,常与蝉蜕、荆芥、牛蒡子、连翘、防风等同用。

4. 肝郁气滞,胸闷胁痛　在疏肝方中常少量用之,如逍遥散中薄荷与柴胡、白芍配伍。

【用法用量】　煎服,3～6 g;宜后下。

【使用注意】　表虚多汗者不宜使用。

桑叶

为桑科植物桑的干燥叶。全国各地均有野生或栽培。生用或蜜炙用。

【性味归经】　甘、苦,寒。归肺、肝经。

【功效】　疏散风热,清肺润燥,平肝明目。

【应用】

1. 风热感冒,温病初起　症见发热头痛、咳嗽咽痛等,常与菊花、连翘、薄荷配伍,如桑菊饮。

2. 肺热咳嗽、燥热咳嗽　症见咳嗽少痰,色黄而稠,或干咳痰少、鼻咽干燥等,常与杏仁、贝母、沙参、石膏、麦冬等配伍,如桑杏汤、清燥救肺汤。

3. 肝阳上亢　症见头痛眩晕,头重脚轻,烦躁易怒,常与石决明、菊花、白芍等药同用。

4. 肝火上炎或肝经风热上攻　症见目赤肿痛、流泪,可配伍菊花、蝉蜕、夏枯草、决明子等。

【用法用量】　煎服,5～10 g;或入丸、散。外用煎水洗眼。润肺止咳多用蜜制桑叶。

菊花

为菊科植物菊的干燥头状花序。主产于安徽、河南等省。晒干,生用。以亳菊和滁菊品质最优。因花色不同,又分为黄菊花和白菊花两种。

【性味归经】　辛、甘、苦,微寒。归肺、肝经。

【功效】　疏散风热,平抑肝阳,清肝明目,清热解毒。

【应用】

1. 风热感冒,温病初起　症见发热、头痛、咳嗽等,常与桑叶、连翘、薄荷、桔梗等配伍,如桑菊饮。

2. 肝阳上亢或肝火、肝经风热　肝阳上亢症见头痛、眩晕、痉厥抽搐,常与石决明、牛膝、羚羊角、钩藤、白芍等配伍,如羚角钩藤汤;肝经风热或肝火上攻之目赤肿痛,常与桑叶、蝉蜕、夏枯草、龙胆草、石决明等配伍;肝肾阴虚,目暗昏花,可与枸杞子、地黄、山茱萸等配伍,如杞菊地黄丸。

3. 疮痈肿毒　常与金银花、生甘草同用,如甘菊汤。

【用法用量】　煎服,5～10 g。疏散风热宜用黄菊花,平肝、清肝明目宜用白菊花。

柴胡

为伞形科植物柴胡或狭叶柴胡的干燥根。按性状不同,分别习称"北柴胡"及"南柴胡"。北柴胡主产于河北、河南、辽宁、湖北、陕西等省;南柴胡主产于湖北、四川、安徽、黑龙江、吉林等省。生用或醋炙用。

【性味归经】　辛、苦,微寒。归肝、胆经。

【功效】　解表退热,疏肝解郁,升举阳气。

【应用】

1. 表证发热及少阳证　对于外感表证发热,无论风热、风寒表证,皆可使用。治疗风寒感冒,恶寒发热、头身疼痛,常与防风、生姜等药配伍。若伤寒邪在少阳,寒热往来、胸胁苦满、口苦咽干、目眩,本品用之最宜,为治少阳证之要药,如小柴胡汤。

2. 肝郁气滞证　本品善条达肝气而疏肝郁,常用于肝郁气滞之胸膈满闷、胁肋胀满,多与郁金、香附、川芎、青皮等配伍;还可用于肝气郁滞之月经不调,经行腹痛等,常与白芍、当归等配伍,如逍遥散。

3. 气虚下陷,脏器脱垂 本品能升举清阳之气而治气虚下陷之脱肛、子宫脱垂、胃下垂,以及短气、乏力等症,如补中益气汤。

此外,本品还可退热截疟,常与常山、黄芩、草果等同用。

【用法用量】 煎服,3~9 g。解表退热宜生用、重用;疏肝解郁宜醋炙,升阳可生用或酒炙,用量宜轻。

【使用注意】 阴虚阳亢、肝风内动、阴虚火旺及气机上逆者忌用或慎用。

葛根

为豆科植物野葛或甘葛藤的干燥根。野葛主产于湖南、河南等省;甘葛藤多为栽培,主产于广西、广东等省。生用或煨用。

【性味归经】 甘、辛,凉。归脾、胃经。

【功效】 解肌退热,透疹,生津止渴,升阳止泻。

【应用】

1. 表证发热,项背强痛 本品对表证见有项背肌肉酸楚疼痛者最为适宜。风寒重者,可配伍麻黄、桂枝、白芍等,如葛根汤;发热重者,可配伍黄芩、石膏、柴胡等,如柴葛解肌汤。

2. 麻疹不透 本品具有解肌发散之力,可透发麻疹,常与升麻等配伍,如升麻葛根汤。

3. 热病口渴,消渴证 本品既能生津,又善鼓舞脾胃清气上行以输津液,常与麦冬、天花粉等配伍,如玉泉散。

4. 热泄热痢,脾虚泄泻 本品既能解热又能升阳,泄泻属实、属虚者均可应用。治湿热痢常与黄连、黄芩配伍,如葛根芩连汤;治脾虚腹泻常与党参、白术、木香等配伍,如七味白术散。

【用法用量】 煎服,6~15 g。解肌退热、透疹、生津宜生用,升阳止泻宜煨用。

附: ## 其 他 解 表 药

其他解表药见表 8-1。

表 8-1 其他解表药

药名		性味	归经	功效	主治	用量/g	备注
发散风寒药	紫苏	辛,温	肺、脾、胃	发散风寒 行气宽中 安胎 解毒	风寒感冒 胃寒呕吐 胎动不安 鱼蟹中毒	3~10	苏叶长于解表,苏梗长于安胎,苏子长于化痰
	生姜	辛,温	肺、脾、胃	发散风寒 温中止呕 温肺止咳	风寒感冒 胃寒呕吐 肺寒咳嗽	3~10	
	香薷	辛,微温	肺、胃、脾	发汗解表 化湿和中 利水消肿	风寒感冒 阴暑证 水肿	3~9	
	白芷	辛,温	肺、胃	祛风散寒 通窍止痛 消肿排脓 燥湿止带	风寒感冒 头痛鼻渊 疮痈肿毒 寒湿带下	3~9	

续表

药名		性味	归经	功效	主治	用量/g	备注
发散风寒药	羌活	辛、苦,温	膀胱、肾	发散风寒 胜湿止痛	风寒表证 风寒湿痹	3～9	
	辛夷	辛,温	肺、胃	发散风寒 宣通鼻窍	风寒表证 鼻渊头痛	3～9	
	藁本	辛,温	膀胱、肝	祛风散寒 胜湿止痛	风寒头痛 风寒湿痹	3～9	
发散风热药	蝉蜕	甘,寒	肺、肝	疏散风热 透疹止痒 祛风止痉 退翳明目	风热感冒 麻疹初起 惊痫夜啼 目赤翳障	3～6	止痉需大量
	牛蒡子	辛、苦,寒	肺、胃	发散风热 宣肺透疹 利咽散结 解毒消肿	风热感冒 麻疹初起 咽喉肿痛 热毒疮疡	6～12	
	升麻	辛、微甘, 微寒	肺、脾、胃、 大肠	发表透疹 清热解毒 升举阳气	外感表证 麻疹不透 热毒肿痛 中气下陷	3～9	
	蔓荆子	辛、苦,微寒	膀胱、肝、胃	发散风热 清利头目	外感风热 目赤肿痛	3～9	
	淡豆豉	甘、辛,凉	肺、胃	解表 除烦	外感表证 胸中烦闷	6～12	

（二）解表剂

凡以解表药为主组成,具有发表、解肌、透疹等作用,用以治疗表证的方剂,统称为解表剂。属于
"八法"中的"汗"法。解表剂可分为辛温解表、辛凉解表和扶正解表三大类。

麻黄汤 （《伤寒论》）

【组成】　麻黄 6 g　桂枝 9 g　杏仁 9 g　炙甘草 3 g

【用法】　水煎服,温覆取微汗。

【功用】　发汗解表,宣肺平喘。

【主治】　风寒表实证。恶寒发热,头痛身痛,无汗而喘,苔薄白,脉浮紧。

【方解】　方中麻黄苦辛性温,善开腠发汗,宣肺平喘,开闭郁之肺气,故本方用为君药。桂枝为
臣,解肌发表,温通经脉,既助麻黄解表,使发汗之力倍增;又畅行营阴,使疼痛之症得解。杏仁为佐药
降利肺气,与麻黄相伍,一宣一降,以恢复肺气之宣降,加强宣肺平喘之功,为宣降肺气的常用组合。
炙甘草既能调和麻、杏之宣降,又能缓和麻、桂相合之峻烈,使汗出不致过猛而耗伤正气,为使药而兼
佐药之用。四药配伍,表寒得散,营卫得通,肺气得宣,则诸症可愈。

【现代运用】　常用于感冒、流行性感冒、急性支气管炎、支气管哮喘等属风寒表实证者。

桂枝汤 （《伤寒论》）

【组成】　桂枝 9 g　芍药 9 g　炙甘草 9 g　生姜 9 g　大枣 3 枚

【用法】 水煎服,温覆取微汗。

【功用】 解肌发表,调和营卫。

【主治】 风寒表虚证。恶风发热,汗出头痛,鼻鸣干呕,苔薄白,脉浮缓,亦可用于内伤杂病致营卫不和而汗出恶风者。

【方解】 方中桂枝为君,解肌发表而祛在表之风邪。芍药为臣,益阴敛营,敛固外泄之营阴。生姜辛温,既助桂枝辛散表邪,又兼和胃止呕;大枣甘平,既能益气补中,且可滋脾生津。姜枣相配,是为补脾和胃、调和营卫的常用组合,共为佐药。炙甘草调和药性,合桂枝辛甘化阳以实卫,合芍药酸甘化阴以和营,功兼佐使之用。

【现代运用】 常用于感冒、流行性感冒、不明原因或产后及病后的低热、多汗、多形红斑、冻疮、荨麻疹等属营卫不和者。

麻杏石甘汤 《《伤寒论》》

【组成】 麻黄9 g 杏仁9 g 炙甘草6 g 石膏18 g

【用法】 水煎服。

【功用】 辛凉宣泄,清肺平喘。

【主治】 表邪未解,肺热咳喘证。身热不解,咳嗽,气喘鼻扇,口渴,有汗或无汗,舌苔薄白或黄,脉浮滑而数。

【方解】 方中麻黄开宣肺气以平喘,开腠解表以散邪;石膏辛甘大寒,清泄肺热以生津,辛散解肌以透邪,共用为君。杏仁味苦,降利肺气而平喘咳,与麻黄相配则宣降相因,与石膏相伍则清肃协同,为臣药。炙甘草既能益气和中,又与石膏相合而生津止渴,更能调和于寒温宣降之间,为佐使药。四药合用,解表与清肺并用,以清为主;宣肺与降气结合,以宣为主。共成辛凉疏表,清肺平喘之功。

【现代运用】 常用于感冒、上呼吸道感染、急性支气管炎、肺炎、支气管肺炎、支气管哮喘等属表证未尽,热邪壅肺者。

银翘散 《《温病条辨》》

【组成】 连翘30 g 银花30 g 苦桔梗18 g 薄荷18 g 竹叶12 g 生甘草15 g 芥穗12 g 淡豆豉15 g 牛蒡子18 g

【用法】 上杵为散,每服六钱(18 g),鲜苇根汤煎,香气大出,即取服。现代多作汤剂,水煎服,用量按原方比例酌减。

【功用】 辛凉透表,清热解毒。

【主治】 风热表证或温病初起。发热微恶风寒,无汗或有汗,头痛口渴,咳嗽咽痛,舌尖红,苔薄白或薄黄,脉浮数。

【方解】 方中银花、连翘气味芳香,既能疏散风热,清热解毒,又可辟秽化浊,重用为君药。薄荷、牛蒡子疏散风热,清利头目,且可解毒利咽;荆芥穗、淡豆豉解表散邪,配入辛凉解表方中,增强辛散透表之力。以上四药俱为臣药。芦根、竹叶清热生津,桔梗开宣肺气而止咳利咽,同为佐药。甘草既可调和药性,又可护胃安中。

【现代运用】 本方广泛用于急性发热性疾病的初起阶段,如感冒、流行性感冒、急性扁桃体炎、肺炎、麻疹、流行性脑膜炎、乙型脑炎、腮腺炎等。

附:

其他解表剂见表8-2。

其他解表剂

表8-2 其他解表剂

方名	组成			功用	主治	用法	现代运用
桑菊饮	桑叶 连翘 生甘草	菊花 薄荷 苇根	杏仁 苦桔梗	疏风清热 宣肺止咳	风热犯肺证,或表 热轻证:咳嗽,身 热不甚,口微渴, 脉浮数	水煎服	感冒、上呼吸道感染、急性 支气管炎、结膜炎等属 于风热犯肺者
柴葛解肌汤	柴胡 黄芩 芍药 大枣	干葛 羌活 桔梗	甘草 白芷 生姜	解肌清热	外感风寒,郁而化 热证:恶寒渐轻, 身热增盛,无汗, 头痛,目痛,眼眶 疼,鼻干,咽干, 耳聋,心烦不眠	水煎服	流行性感冒、上呼吸道感 染属外感风热者
败毒散	柴胡 枳壳 茯苓 甘草	前胡 羌活 桔梗 生姜	川芎 独活 人参 薄荷	散寒祛湿 益气解表	气虚并外感风寒湿 表证:恶寒发热, 肢体酸痛,鼻塞 咳嗽,脉浮无力	水煎服	感冒、流行性感冒、支气管 炎、风湿性关节炎、过敏 性皮炎、湿疹等属于外 感风寒湿邪兼气虚者

二、清热药与清热剂

(一)清热药

凡具有清热功效,主治里热证为主的药物,称为清热药。根据清热药的功效及其主治证的差异,可将其分为七类:清热泻火药、清热燥湿药、清热凉血药、清热解毒药、清热解暑药、清热明目药、清虚热药。本类药物性多寒凉,易伤脾胃,故脾胃气虚,食少便溏者慎用。

清热泻火药

清热泻火药,主入肺胃经,以清泄气分邪热为主。主要用于热病邪入气分而见高热、口渴、汗出、脉洪大等气分实热证。另外,还可用于内伤杂病引起的脏腑火热证,如肺热咳喘、胃火牙痛等。

石膏

为硫酸盐类矿物硬石膏族石膏,主含含水硫酸钙($CaSO_4 \cdot 2H_2O$)。主产于湖北、甘肃、四川、安徽等地。生用或煅用。

【性味归经】 辛、甘,大寒。归肺、胃经。

【功效】 清热泻火,除烦止渴,敛疮生肌。

【应用】

1. 温热病气分实热证 常与知母相须为用,用治温热病气分实热,症见壮热、烦渴、汗出、脉洪大者,如白虎汤。

2. 肺热喘咳证 肺热喘咳、发热口渴者,配伍止咳平喘之麻黄、杏仁等,如麻杏石甘汤。

3. 胃火牙痛、头痛、消渴证 常配黄连、升麻等药,用治胃火上攻之牙龈肿痛,如清胃散。

4. 溃疡不敛、湿疹瘙痒、水火烫伤、外伤出血 本品火煅外用,有敛疮生肌、收湿、止血等作用。

【用法用量】 生石膏煎服,15~60 g,打碎先煎。敛疮生肌,煅石膏研末撒敷,外用适量。

【使用注意】 脾胃虚寒及阴虚内热者忌用。

知母

为百合科植物知母的干燥根茎。主产于河北、山西及山东等地。切片入药,生用或盐水炙用。

【性味归经】　苦、甘,寒。归肺、胃、肾经。

【功效】　清热泻火,滋阴润燥。

【应用】

1. 热病烦渴　常与石膏相须为用,善治外感热病,高热烦渴者,如白虎汤。

2. 肺热燥咳　常与贝母配伍,用治肺热燥咳,如二母散;若配杏仁、莱菔子,可治肺燥久嗽气急,如宁嗽煎。

3. 内热消渴　用治阴虚内热之消渴证,常配天花粉、葛根等药,如玉液汤。

【用法用量】　煎服,6～12 g。

【使用注意】　脾虚便溏者慎用。

栀子

为茜草科植物栀子的干燥成熟果实。产于长江以南各省。生用、炒焦或炒炭用。

【性味归经】　苦,寒。归心、肺、三焦经。

【功效】　泻火除烦,清热利湿,凉血解毒,凉血止血。

【应用】

1. 热病心烦　本品治热病心烦,常与豆豉配伍,如栀子豉汤。若配黄芩、黄连、黄柏等,可用治热病火毒炽盛,如黄连解毒汤。

2. 湿热黄疸　常配茵陈、大黄等药用,如茵陈蒿汤;或配黄柏用,如栀子柏皮汤。

3. 血淋涩痛　善清利下焦湿热而通淋,清热凉血以止血,故可治血淋涩痛或热淋证,如八正散。

4. 血热吐衄　常配白茅根、大黄、侧柏叶等药,治血热妄行之吐血、衄血等证,如十灰散。

5. 目赤肿痛　清泻三焦热邪,可治肝胆火热上攻之目赤肿痛,常配大黄用,如栀子汤。

6. 火毒疮疡　可用治火毒疮疡、红肿热痛者,常配金银花、连翘、蒲公英等药。

【用法用量】　煎服,5～10 g。外用生品适量。

【使用注意】　脾虚便溏者不宜用。

清热解毒药

本类药品具有清火热、消肿毒的特点。清热解毒药主要适用于各种热毒病证,如疮痈、丹毒、斑疹、咽喉肿痛、痄腮以及湿热痢疾等,有些药物还可用治毒蛇咬伤、癌症等。

金银花

为忍冬科植物忍冬、红腺忍冬、山银花或毛花柱忍冬的干燥花蕾。主产于山东等省。生用、炒用或制成露剂使用。

【性味归经】　甘,寒。归肺、心、胃经。

【功效】　清热解毒,疏散风热,凉血止痢。

【应用】

1. 痈肿疔疮　可单用或与紫花地丁、蒲公英、野菊花、穿山甲等配伍;又可用治肠痈腹痛者,常与薏苡仁、黄芩、当归配伍。

2. 外感风热,温病初起　治疗外感风热或温病初起,身热头痛,咽痛口渴,如银翘散。

3. 热毒血痢　可单用浓煎口服,亦可与黄芩、黄连、白头翁等药同用。

【用法用量】 煎服,6～15 g。
【使用注意】 脾胃虚寒者忌用。

连翘

为木犀科植物连翘的干燥果实。产于我国东北、华北、长江流域至云南。生用。

【性味归经】 苦,微寒。归肺、心、小肠经。

【功效】 清热解毒,疏散风热,消肿散结。

【应用】

1. 痈肿疮毒,瘰疬痰核 有"疮家圣药"之称。用治痈肿疮毒,常与金银花、蒲公英、野菊花等解毒消肿之品同用;用治痰火郁结,瘰疬痰核,常与夏枯草、浙贝母、玄参、牡蛎等同用。

2. 风热外感,温病初起 治疗风热外感或温病初起,头痛发热、口渴咽痛,常与金银花、薄荷、牛蒡子等同用,如银翘散。

3. 热淋涩痛 多与车前子、白茅根、竹叶、木通等药配伍,如如圣散。

【用法用量】 煎服,6～15 g。

【使用注意】 脾胃虚寒及阴疽脓清者不宜用。

蒲公英

为菊科植物蒲公英、碱地蒲公英或同属数种植物的干燥全草。鲜用或生用。

【性味归经】 苦、甘,寒。归肝、胃经。

【功效】 清热解毒,消肿散结,利湿通淋。

【应用】

1. 痈肿疔毒,乳痈内痈 本品为治疗乳痈之要药。可单用本品浓煎内服;也可与全瓜蒌、金银花、牛蒡子等药同用,如五味消毒饮;用治肺痈吐脓,常与鱼腥草、冬瓜仁、芦根等同用。

2. 热淋涩痛,湿热黄疸 用治热淋涩痛,常与白茅根、金钱草、车前子等同用;治疗湿热黄疸,常与茵陈、栀子、大黄等同用。

【用法用量】 煎服,9～15 g。外用适量。

【使用注意】 用量过大,可致缓泻。

白头翁

为毛茛科植物白头翁的干燥根。主产于吉林、黑龙江、辽宁等地。生用。

【性味归经】 苦,寒。归胃、大肠经。

【功效】 清热解毒,凉血止痢,杀虫止痒。

【应用】

1. 热毒疮疡 常与蒲公英、连翘等同用。

2. 热毒血痢 本品尤善于清胃肠湿热及血分热毒,为治热毒血痢的良药。可单用,或配伍黄连、黄柏、秦皮同用,如白头翁汤。

3. 阴痒 常与苦参、秦皮煎汤外洗。

【用法用量】 煎服,9～15 g。外用适量。

【使用注意】 虚寒泻痢忌服。

清热凉血药

生地黄

为玄参科植物地黄的新鲜或干燥块根。主产于河南、河北、内蒙古及东北。鲜用或干燥生用。

【性味归经】 甘、苦,寒。归心、肝、肾经。

【功效】 清热凉血,养阴生津。

【应用】

1. 热入营血,斑疹吐衄　常与玄参、麦冬、连翘等配伍,如清营汤。

2. 阴虚内热　热病后期,低热不退,或慢性病阴虚发热,常与青蒿、鳖甲等配伍,如青蒿鳖甲汤。

3. 津伤口渴,肠燥便秘,消渴　常与玄参、麦冬配伍,如增液汤。

【用法用量】 煎服,10~15 g。鲜品用量加倍。

【使用注意】 脾虚腹满便溏者不宜使用。

牡丹皮

为毛茛科植物牡丹的干燥根皮。产于安徽、山东等地。生用或酒炙用。

【性味归经】 苦、甘,微寒。归心、肝、肾经。

【功效】 清热凉血,活血祛瘀。

【应用】

1. 温毒发斑,血热吐衄　常与生地、犀角(或水牛角)配伍,如犀角地黄汤。

2. 血瘀经闭、痛经　可配桃仁、川芎、桂枝等药,如桂枝茯苓丸。

3. 内外痈肿　如肠道壅滞之肠痈初起、腹痛便秘,常配伍大黄、桃仁、冬瓜子,如大黄牡丹皮汤;外发痈疡者,常配伍双花、连翘、白芷等。

【用法用量】 煎服,6~12 g。清热凉血宜生用,活血祛瘀宜酒炙用。

【使用注意】 血虚有寒、月经过多及孕妇不宜用。

清热燥湿药

黄芩

为唇形科植物黄芩的干燥根。主产于河北、山西等地。生用、酒炙或炒炭用。

【性味归经】 苦,寒。归肺、胆、脾、胃、大肠、小肠经。

【功效】 清热燥湿,泻火解毒,止血,安胎。

【应用】

1. 湿温、暑湿、黄疸泻痢　治湿温、暑湿证,湿热阻遏气机而致胸闷恶心呕吐、身热不扬、舌苔黄腻者,常配滑石、白豆蔻、通草等药,如黄芩滑石汤;可治大肠湿热之泄泻、痢疾,如葛根黄芩黄连汤;若配茵陈、栀子,可治湿热黄疸。

2. 肺热咳嗽　可单用,如清金丸。

3. 血热吐衄　常配大黄用,如大黄汤。

4. 痈肿疮毒　用常与黄连、黄柏、栀子配伍,如黄连解毒汤。

5. 胎动不安　可配生地黄、黄柏等药,如保阴煎;若配熟地黄、续断、人参等药,可治肾虚有热胎动不安,如泰山磐石散。

　　【用法用量】　煎服,3～10 g。清热多生用,安胎多炒用,止血炒炭用。

　　【使用注意】　脾胃虚寒者不宜使用。

黄连

　　为毛茛科植物黄连、三角叶黄连或云连的干燥根茎。以上三种分别可称为"味连""雅连""云连"。多系栽培,主产于四川、云南、湖北。生用或清炒、姜汁炙、酒炙、吴茱萸水炙用。

　　【性味归经】　苦,寒。归心、脾、胃、胆、大肠经。

　　【功效】　清热燥湿,泻火解毒。

　　【应用】

　　1. 湿热痞满、呕吐吞酸　常配苏叶用,如苏叶黄连汤;或配黄芩、干姜、半夏用,如半夏泻心汤。

　　2. 湿热泻痢　为治泻痢要药,单用有效。若配木香,可治湿热泻痢,腹痛里急后重,如香连丸。

　　3. 痈肿疔疮,目赤牙痛　用治痈肿疔毒,多与黄芩、黄柏、栀子同用,如黄连解毒汤;若配生地黄、升麻、丹皮等药用,可治胃火上攻,牙痛难忍,如清胃散。

　　【用法用量】　煎服,2～5 g。外用适量。

　　【使用注意】　脾胃虚寒者忌用,阴虚津伤者慎用。

黄柏

　　为芸香科植物黄皮树或黄檗的干燥树皮。前者习称"川黄柏",后者习称"关黄柏"。川黄柏主产于四川、贵州、湖北、云南等地,关黄柏主产于辽宁、吉林、河北等地。生用或盐水炙、炒炭用。

　　【性味归经】　苦,寒。归肾、膀胱、大肠经。

　　【功效】　清热燥湿,泻火解毒,清退虚热。

　　【应用】

　　1. 湿热带下、热淋　本品长于清泻下焦湿热。用治湿热下注之带下黄浊臭秽,常配山药、芡实、车前子等药,如易黄汤;若治湿热下注膀胱,小便短赤热痛,常配萆薢、茯苓、车前子等药,如萆薢分清饮。

　　2. 疮疡肿毒、湿疹瘙痒　内服外用均可,如黄连解毒汤。治湿疹瘙痒,可配荆芥、苦参、白鲜皮等煎服。

　　3. 骨蒸劳热,盗汗,遗精　常与知母、生地黄、山药等药同用,如知柏地黄丸。

　　【用法用量】　煎服,3～12 g。外用适量。

龙胆草

　　为龙胆科植物条叶龙胆、龙胆、三叶龙胆或坚龙胆的干燥根及根茎。生用。

　　【性味归经】　苦,寒。归肝、胆经。

　　【功效】　清热燥湿,泻肝胆火。

　　【应用】

　　1. 湿热黄疸、阴肿阴痒、带下、湿疹瘙痒　善清下焦湿热,常用治下焦湿热所致诸证。治湿热黄疸,可配苦参用,如苦参丸;带下黄臭,阴肿阴痒,湿疹瘙痒,可配栀子、大黄、白茅根等药,如龙胆散。

　　2. 肝火头痛、目赤耳聋、胁痛口苦　本品善泻肝火胆实火,治上述诸症,多配柴胡、黄芩、栀子等药,如龙胆泻肝汤。

3. 惊风抽搐　常配牛黄、青黛、黄连等药,如凉惊丸,或配黄柏、大黄、芦荟等药,如当归芦荟丸。

【用法用量】　煎服,3～6 g。

【使用注意】　脾胃寒者不宜用,阴虚津伤者慎用。

清热解暑药

荷叶

为睡莲科植物莲的叶片。主产于湖南、湖北、江苏等地。生用。

【性味归经】　苦、涩,性凉。

【功效】　清热解暑,健脾升阳,凉血止血。

【应用】

1. 暑热证　暑热所致发热烦渴、头痛眩晕,常与西瓜翠衣、扁豆花等同用。
2. 脾虚泄泻　常与白术、黄芪、山药等配伍。
3. 血热出血证　常与生地黄、生侧柏叶等配伍,如四生丸。

【用法用量】　煎服,3～10 g。

青蒿

为菊科植物黄花蒿的干燥地上部分。全国大部地区均有分布。鲜用或阴干,切段生用。

【性味归经】　苦、辛,寒。归肝、胆经。

【功效】　清热解暑,清透虚热,清胆截疟。

【应用】

1. 暑热外感,发热口渴　常与连翘、滑石、西瓜翠衣等同用,如清凉涤暑汤。
2. 温邪伤阴,夜热早凉　常与鳖甲、生地、知母、丹皮等同用,如青蒿鳖甲汤。
3. 阴虚发热,劳热骨蒸　常与银柴胡、胡黄连、知母、鳖甲等同用,如清骨散。
4. 疟疾寒热　善除疟疾寒热,为治疗疟疾之良药。

【用法用量】　煎服,6～12 g,不宜久煎;或鲜用绞汁服。

【使用注意】　脾胃虚弱,肠滑泄泻者忌服。

清热明目药

凡具有清热明目功效,以治疗肝热和风热目疾为主的药物,称为清热明目药,常用于治疗目赤肿痛、目暗不明等目疾。

决明子

为豆科植物决明或小决明的干燥成熟种子。全国南北各地均有栽培,主产于安徽、广西、四川、浙江、广东等地。生用或炒用。

【性味归经】　甘、苦、咸,微寒。归肝、大肠经。

【功效】　清热明目,润肠通便。

【应用】

1. 目赤肿痛、羞明多泪、目暗不明　本品为治疗目疾常用药物。治肝热目赤肿痛,常配黄芩、赤芍、木贼,如决明子散;治肝肾阴亏,视物昏花、目暗不明,常配山茱萸、生地黄等药,如决明散。

2. 肠燥便秘 可与火麻仁、瓜蒌仁等同用。

【用法用量】 煎服,10~15 g。

【使用注意】 用于润肠通便,不宜久煎。气虚便溏者不宜用。

谷精草

为谷精草科植物谷精草的干燥带花蕾的头状花序。主产于浙江、江苏、安徽等地。生用。

【性味归经】 辛、甘,平。归肝、肺经。

【功效】 疏散风热,明目,退翳。

【应用】

1. 肝热或风热目疾 可与决明子、荆芥、龙胆草等配伍,如谷精草汤。

2. 风热头痛、牙痛 常配菊花、薄荷、牛蒡子等药用。

【用法用量】 煎服,5~10 g。

【使用注意】 阴虚血亏之眼疾者不宜用。

清虚热药

本类药物大多味甘苦,性寒凉,入肝肾经,具有清退虚热的作用,适用于虚热证。如阴虚内热之骨蒸潮热、五心烦热、咽干盗汗、舌红少苔、脉细数,以及热病伤阴之低热不退、夜热早凉。常需配伍生地、麦冬、鳖甲、龟板等养阴药,以标本兼顾。

银柴胡

为石竹科植物银柴胡的干燥根。产于我国西北部及内蒙古等地。生用。

【性味归经】 甘,微寒。归肝、胃经。

【功效】 清虚热,除疳热。

【应用】

1. 阴虚发热 本品为退虚热除骨蒸之常用药。多与地骨皮、青蒿、鳖甲同用,如清骨散。

2. 疳积发热 常与胡黄连、鸡内金、使君子等药同用。

【用法用量】 煎服,3~9 g。

【使用注意】 外感风寒,血虚无热者不宜用。

地骨皮

为茄科植物枸杞或宁夏枸杞的干燥根皮。分布于我国南北各地。生用。

【性味归经】 甘,寒。归肺、肝、肾经。

【功效】 清退虚热,清泻肺热。

【应用】

1. 阴虚发热,盗汗骨蒸 常与知母、鳖甲、银柴胡等配伍,如地骨皮汤;治盗汗骨蒸、肌瘦潮热,常与秦艽、鳖甲配伍,如秦艽鳖甲散。

2. 肺热咳嗽 常与桑白皮、甘草等同用,如泻白散。

【用法用量】 煎服,9~15 g。

【使用注意】 外感发热及脾虚便溏者不宜用。

附：

其他清热药

其他清热药见表8-3。

表8-3 其他清热药

药名		性味	归经	功效	主治	用量/g	备注
清热泻火药	芦根	甘,寒	肺、胃	清热生津 除烦止呕 清泻肺热 清热利尿	热病烦渴,胃热呕吐 肺热咳嗽,热淋涩痛	15～30	
	天花粉	甘、微苦, 微寒	肺、胃	清热生津 清肺润肺 消肿排脓	热病口渴,肺热咳嗽 痈肿疮疡	10～15	反乌头, 孕妇 慎用
	竹叶	甘、辛、 淡,寒	心、胃、小肠	清热除烦 清心利尿	热病烦渴,尿赤涩痛	6～15	
清热解毒药	板蓝根	苦,寒	心、胃	清热解毒 凉血利咽	温病发热,大头瘟疫 丹毒痄腮	10～15	
	鱼腥草	辛,微寒	肺	清热解毒 消痈排脓 利尿通淋	肺热咳嗽,肺痈肠痈 热淋尿赤	15～30	
	败酱草	辛、苦,微寒	肝、胃、大肠	清热解毒 消痈排脓 祛瘀止痛	疮痈疼痛,肠痈肺痈 产后瘀阻	6～15	
	射干	苦,寒	肺	清热解毒 利咽祛痰	痰痈咳喘,咽喉肿痛	3～10	
	山豆根	苦,寒	肺胃	清热解毒 利咽消肿	疮痈痈肿,咽喉肿痛	3～6	
	蚤休	苦,微寒,有 小毒	肝	清热解毒 消肿止痛 息风定惊	痈肿疮毒,跌打损伤 小儿惊风	3～10	阴疽者及 孕妇不 宜服用
	穿心莲	苦,寒	肺、胃、大 肠、小肠	清热解毒 清热燥湿 凉血消肿	痈肿疮毒,湿热泻痢 湿疹瘙痒	6～10	
	马齿苋	酸,寒	肝、大肠	清热解毒 凉血止痢	疮痈肿毒,热毒血痢 崩漏便血	10～15	
	野菊花	苦、辛,微寒	肺、肝	清热解毒 清肝泻火	疮痈疔肿,风火赤眼	10～15	
	紫花地丁	苦、寒	心、肝	清热解毒 消痈散结	疮痈疔肿,乳痈肠痈	15～30	
清热凉血药	玄参	甘、苦、 咸,寒	肺、胃、肾	清热凉血 滋阴解毒	热入营血,阴虚发热	10～15	
	水牛角	苦、咸,寒	心、肝、胃	清热凉血 解毒消斑	热入营血,血热吐衄	15～30	
	赤芍	苦,寒	肝	清热凉血 祛瘀止痛	斑疹吐衄,经闭痛经	6～12	

续表

药名		性味	归经	功效	主治	用量/g	备注
清热燥湿药	紫草	甘、咸，寒	心、肝	凉血活血 解表透疹	斑疹紫黑，麻疹不透	3～10	
	苦参	苦，寒	心、肝、胃、大肠、膀胱	清热燥湿 杀虫止痒 清热利湿	湿热泻痢，皮肤瘙痒 小便涩痛	3～10	反藜芦
	秦皮	苦、涩，寒	大肠、肝	清热燥湿 涩肠止泻	湿热泻痢，久泻久痢	6～12	
	白鲜皮	苦，寒	脾、胃	清热燥湿 祛风止痒	湿热疮毒，湿疹疥癣	6～10	
清热解暑药	绿豆	甘，寒	心、胃	消暑利尿 清热解毒	暑热烦渴，疮痈肿毒 药食中毒	15～30	
清热明目药	夏枯草	辛、苦，寒	肝、胆	清肝明目 消肿散结	目赤肿痛，瘰疬瘿瘤	10～15	
	青葙子	苦，微寒	肝	清肝泻火 明目退翳	目赤肿痛，目生翳障	5～15	青光眼患者忌服
	密蒙花	甘，微寒	肝	清肝养肝 明目退翳	目赤肿痛，目生翳障	3～10	
清虚热药	胡黄连	苦，寒	心、肝、胃、大肠	清虚热 除疳热 清湿热	阴虚发热，疳积发热 湿热泻痢	3～10	
	白薇	苦、咸，寒	胃、肝	清虚热 清热凉血 利尿通淋 解毒疗疮	阴虚发热，热入营血 热淋血淋，疮痈咽痛	5～10	

（二）清热剂

以清热药为主组成，具有清热、泻火、凉血、解毒、滋阴透热等作用，治疗里热证的方剂，称为"清热剂"，属于"清"法的范畴。因里热有在气分、营分、血分、脏腑之异，以及虚、实、轻、重之分，因此清热剂又分为清气分热、清热凉血、清热解毒、清脏腑热、清虚热及清热祛暑剂等六类。

白虎汤 《伤寒论》

【组成】　石膏 50 g　知母 18 g　炙甘草 6 g　粳米 9 g

【用法】　上四味，以水一斗，煮米熟汤成，去滓，温服一升，日三服。

【功用】　清热生津。

【主治】　阳明气分热盛证。壮热面赤，烦渴引饮，汗出恶热，舌苔黄，脉洪大有力。

【方解】　生石膏为君，辛甘大寒，善清泻肺胃之热，除烦止渴。知母为臣，苦寒质润，寒助石膏以清热，润助石膏以生津。佐以粳米、炙甘草益胃生津，亦可防止大寒伤中之弊。炙甘草兼以调和诸药为使。

【现代运用】　常用于感染性疾病出现高热多汗，如肺炎、流行性出血热、流行性乙型脑炎、牙龈炎，以及小儿夏季热、糖尿病、风湿性关节炎等属气分热盛者。

清营汤 （《温病条辨》）

【组成】 犀角(水牛角代)30 g 生地黄 15 g 元参 9 g 竹叶心 3 g 麦冬 9 g 丹参 6 g 黄连 5 g 银花 9 g 连翘 6 g

【用法】 作汤剂，水牛角镑片先煎，后下余药。

【功用】 清营解毒，透热养阴。

【主治】 热入营分证。身热夜甚，心烦不眠，时有谵语，或斑疹隐隐，舌绛而干，脉细数。

【方解】 方用苦咸寒之水牛角清解营分之热毒，为君药。生地黄凉血滋阴，麦冬清热养阴生津，玄参滋阴降火解毒，三药共为臣药。君臣相配，咸寒与甘寒并用，清营热而滋营阴，祛邪扶正兼顾。银花、连翘、竹叶清热解毒，轻清透泄，使营分热邪有外达之机；黄连苦寒，清心解毒；丹参清热凉血，并能活血散瘀，可防热与血结。上述五味均为佐药。

【现代运用】 常用于流行性脑脊髓膜炎、乙型脑炎、败血症、肠伤寒或其他热性病证属营分有热者。

黄连解毒汤 （《外台秘要》）

【组成】 黄连 9 g 黄芩 黄柏各 6 g 栀子 9 g

【用法】 水煎服。

【功用】 泻火解毒。

【主治】 三焦火毒证。热盛烦躁，口咽干燥，错语不眠；或热甚发斑；或吐血、衄血；或身热下利；或湿热黄疸；或痈疡疔毒；小便黄赤，舌红苔黄，脉数有力。

【方解】 方中黄连大苦大寒，清泻心火为君，兼泻中焦之火。黄芩为臣以清上焦之火。黄柏泻下焦之火为佐；栀子清泻三焦之火，导热下行，引邪热从小便而出。四药合用，苦寒直折，三焦之火邪去而热毒解，诸症可愈。

【现代运用】 常用于脓毒血症、败血症、肺炎、泌尿系感染、痢疾、流行性脑脊髓膜炎、乙型脑炎以及感染性炎症等属热毒为患者。

导赤散 （《小儿药证直诀》）

【组成】 生地黄 木通 生甘草梢各等份(各 6 g)

【用法】 上药为末，每服三钱(9 g)，水一盏，入竹叶同煎至五分，食后温服。现代多为水煎服。

【功用】 清心利水养阴。

【主治】 心经火热证。心烦面赤，口渴喜饮冷，口舌生疮；或小便赤涩刺痛，舌红，脉数。

【方解】 方中生地入心肾经，凉血滋阴以制心火；木通苦寒，上清心经之火，下导小肠之热。两药相配，滋阴制火而不恋邪，利水通淋而不伤阴，共为君药。竹叶甘淡，清心除烦，淡渗利窍，导心火下行，为臣药。生甘草梢清热解毒，尚可直达茎中而止痛，并能调和诸药，还可防木通、生地之寒凉伤胃，为方中佐使。四药合用，共收清热利水养阴之效。

【现代运用】 常用于口腔炎、鹅口疮、小儿夜啼等属心经有热者，亦可加减用治急性泌尿系感染属下焦湿热者。

龙胆泻肝汤 （《医方集解》）

【组成】 龙胆草 6 g 黄芩 9 g 栀子 9 g 泽泻 12 g 木通 6 g 当归 3 g 生地黄 9 g 柴胡 6 g 生甘草 6 g 车前子 9 g(原书无用量)

【用法】 水煎服,亦可制成丸剂,每服 6～9 g,每日 2 次,温开水送下。

【功用】 清泻肝胆实火,清利肝胆湿热。

【主治】 肝胆实火上炎或肝胆湿热循经下注头痛目赤,胁痛口苦,耳聋耳肿,烦躁易怒,舌红苔黄,脉弦数;阴肿,阴痒,阴汗,小便淋浊,或妇女带下黄臭,舌红苔黄腻,脉弦数。

【方解】 方中龙胆草大苦大寒,既能泻肝胆实火,又能利肝经湿热,故为君药。黄芩、栀子苦寒泻火、燥湿清热,加强君药泻火除湿之力,用以为臣。泽泻、木通、车前子,导湿热从水道而去;柴胡疏畅肝胆之气,并能引诸药归于肝胆之经;甘草调和诸药,护胃安中。二药并兼佐使之用。

【现代运用】 常用于治疗急性黄疸型肝炎、急性胆囊炎、头部湿疹、顽固性偏头痛、高血压、急性结膜炎、虹膜睫状体炎、外耳道疖、鼻炎,以及泌尿生殖系炎症、带状疱疹等属于肝经实火或湿热者。

白头翁汤 （《伤寒论》）

【组成】 白头翁 15 g 黄柏 9 g 黄连 9 g 秦皮 9 g

【用法】 水煎服。

【功用】 清热解毒,凉血止痢。

【主治】 热毒痢疾。下痢脓血,赤多白少,腹痛,里急后重,肛门灼热,舌红苔黄,脉弦数。

【方解】 方用白头翁为君,清热解毒,凉血止痢。黄连苦寒,泻火解毒,燥湿厚肠,为治痢要药;黄柏清下焦湿热。两药共助君药清热解毒,尤能燥湿治痢,共为臣药。秦皮苦涩而寒,清热解毒而兼以收涩止痢,为佐使药。四药合用,共奏清热解毒,凉血止痢之功。

【现代运用】 常用于阿米巴痢疾、急性细菌性痢疾等属热毒偏盛者。

青蒿鳖甲汤 （《温病条辨》）

【组成】 青蒿 6 g 鳖甲 15 g 细生地 12 g 知母 6 g 丹皮 9 g

【用法】 水煎服。

【功用】 养阴透热。

【主治】 温病后期,久热伤阴证。夜热早凉,热退无汗,舌红苔少,脉细数。

【方解】 方中鳖甲咸寒,直入阴分,滋阴退热,入络搜邪;青蒿苦辛而寒,其气芳香,清中有透散之力,清热透络,引邪外出。两药相配,为君药。生地甘寒,滋阴凉血;知母苦寒质润,滋阴降火;共助鳖甲以养阴退虚热,为臣药。丹皮辛苦性凉,泄血中伏火,以助青蒿清透阴分伏热,为佐药。

【现代运用】 本方可用于原因不明的发热、各种传染病恢复期低热、慢性肾盂肾炎、肾结核等属阴虚内热,低热不退者。

附: **其 他 清 热 剂**

其他清热剂见表 8-4。

表 8-4 其他清热剂

方名	组成				功用	主治	用法	现代运用
普济消毒饮	黄芩 黄连 陈皮 甘草 玄参 柴胡 桔梗 连翘 板蓝根 马勃 牛蒡子 薄荷 僵蚕 升麻				清热解毒 疏风散邪	感受风热疫毒之大头瘟:恶寒发热,头面红肿热痛,舌红苔白兼黄,脉浮数	水煎服	腮腺炎、头面痈疮肿痛、急性腭扁桃体炎、丹毒、淋巴结炎伴淋巴管回流障碍等

方名	组成	功用	主治	用法	现代运用
仙方活命饮	白芷 贝母 防风 赤芍药 当归尾 甘草 皂角刺 穿山甲 天花粉 乳香 没药 金银花 陈皮	清热解毒 消肿散结 活血止痛	阳证痈疡肿毒初起：局部红肿热痛，或身热恶寒，脉数有力	水煎服，或水酒各半煎服	化脓性炎症，如化脓性扁桃体炎、乳腺炎、蜂窝织炎、脓疱疮、疖等
五味消毒饮	金银花 野菊花 蒲公英 紫花地丁 紫背天葵	清热解毒 消散疔疮	火毒结聚之痈疖疔疮	水煎服，加酒一、二匙调服	疔、痈、丹毒、蜂窝织炎等各种感染性疾病
玉女煎	石膏 熟地 麦冬 知母 牛膝	清胃热 滋肾阴	胃热阴虚证：头痛牙痛，齿松牙衄，烦热口渴，舌红苔黄而干	水煎服	急性口腔炎、舌炎、牙龈炎、糖尿病等属胃热阴虚者
清暑益气汤	西洋参 石斛 麦冬 黄连 竹叶 荷梗 知母 甘草 粳米 西瓜 翠衣	清暑益气 养阴生津	暑热耗伤气津证：身热汗多，口渴尿赤，神疲乏力，脉虚数	水煎服	小儿夏季热等属气津不足者

三、泻下药与泻下剂

（一）泻下药

凡具有泻下通便作用，排除胃肠积滞和燥屎的药物，称为泻下药。本类药物主要适用于肠胃积滞，大便秘结；腹水停饮、水肿、小便不利。另外，尚可用于肠道寄生虫症、胆道蛔虫症、胆石症、肠梗阻等。泻下药根据作用强弱可分为三类：攻下药、润下药、逐水药。其中，逐水药作用最强，攻下药次之，润下药润滑肠道，作用缓和。久病体弱、妇女胎前产后及月经期应慎用或忌用泻下药。

攻下药

本类药物具有较强的泻下作用，主要适用于实热积滞之燥屎坚硬、大便秘结以及宿食停滞等里实证，常与行气药、清热药相配伍；若与温里药配伍亦可用治寒积便秘。

大黄

为蓼科植物掌叶大黄、唐古特大黄或药用大黄的干燥根及根茎。掌叶大黄和唐古特大黄药材称北大黄，主产于青海、甘肃等地。药用大黄药材称南大黄，主产于四川。生用，或酒炒，酒蒸，炒炭用。

【性味归经】 苦，寒。归脾、胃、大肠、肝、心包经。

【功效】 泻下攻积，清热泻火，凉血解毒，逐瘀通经，利湿退黄。

【应用】

1. 热结便秘 常与芒硝、枳实、厚朴同用，以增强泻下通腑泄热作用，如大承气汤。

2. 血热吐衄，目赤咽肿 血热吐血、衄血、咯血，常与黄连、黄芩同用，如泻心汤；目赤、咽喉肿痛，常与黄芩、栀子等药同用，如凉膈散。

3. 热毒疮疡，烧烫伤 治热毒疮疡，常与金银花、蒲公英、连翘等同用；治疗热毒肠痈腹痛，可与牡丹皮、桃仁、芒硝等同用，如大黄牡丹汤。用于烫火烧伤，可单用大黄或与地榆等量为末，香油调涂患处。

4. 瘀血证 血瘀经闭者可配伍桃仁、䗪虫，如下瘀血汤；外伤胸痛者可配伍柴胡、当归、桃仁、红花，如复元活血汤。

5. 黄疸、淋证 治湿热黄疸，常配茵陈、栀子，如茵陈蒿汤；治湿热淋证者，常配木通、车前子、栀子等,如八正散。

【用法用量】 水煎服,3~12 g。外用适量。攻下者宜生用,且入汤剂应后下,或开水泡服;缓下者可用酒制大黄或大黄久煎,活血祛瘀者亦用酒制大黄;止血者宜用大黄炭。

【使用注意】 脾胃虚寒,妇女孕期、经期、哺乳期应慎用或忌用。

芒硝

为硫酸盐类矿物硫酸钠经精制而成的结晶体。主含含水硫酸钠($Na_2SO_4 \cdot 10H_2O$)。主产于河北、河南、山东、江苏等地。芒硝经风化失去结晶水而成白色粉末称为玄明粉(元明粉)。

【性味归经】 咸、苦,寒。归胃、大肠经。

【功效】 软坚泻下,泻火消肿。

【应用】

1. 热结便秘 常与大黄相须为用,如大承气汤、调胃承气汤。

2. 咽痛、口疮、目赤及痈疮肿痛 治咽痛、口疮,可与硼砂、朱砂、冰片等配伍,如冰硼散;或制成西瓜霜(置芒硝于西瓜内于阴凉处析出的白霜)使用;用治眼疮、目赤肿痛,可以玄明粉化水滴眼;用治肠痈、乳痈,可以芒硝局部外敷,以解毒消肿,并可用以回乳。

【用法用量】 10~15 g,冲入药汁内或开水溶化后服。外用适量。

【使用注意】 孕妇及哺乳期妇女忌用或慎用。

润下药

本类药物多为植物种子和种仁,富含油脂,味甘质润,多入脾、大肠经,能润滑大肠,促使排便而不致峻泻。适用于年老津枯、产后血虚、热病伤津及失血等所致的肠燥津枯便秘。

火麻仁

为桑科植物大麻的干燥成熟果实。全国各地均有栽培。主产于山东、河北、黑龙江、吉林、辽宁、江苏等地。生用,用时打碎。

【性味归经】 甘,平。归脾、胃、大肠经。

【功效】 润肠通便。

【应用】 肠燥便秘。尤适于血虚津枯之肠燥便秘,常与当归、熟地、杏仁等配伍,如益血润肠丸;另外,本品亦可与大黄、厚朴等配伍,用治邪热伤阴或素体火旺之习惯性便秘、痔便秘等,如麻子仁丸。

【用法用量】 煎服,10~15 g。

【使用注意】 孕妇及哺乳期妇女忌用或慎用。食入过量可致中毒。

郁李仁

为蔷薇科植物欧李、郁李或长柄扁桃的干燥成熟种子。前两种习称"小李仁",后一种习称"大李仁"。主产于内蒙古、河北、辽宁等地。生用,去皮捣碎用。

【性味归经】 辛、苦、甘,平。归脾、大肠、小肠经。

【功效】 润肠通便,下气利水。

【应用】

1. 肠燥便秘 常与火麻仁、柏子仁、杏仁等润肠药同用,如五仁丸。

2. 水肿胀满及脚气水肿 常与桑白皮、牵牛子、白茅根等配伍,如郁李仁汤。

【用法用量】 煎服,6~12 g。

【使用注意】 孕妇慎用。

逐水药

本类药物泻下峻猛,服药后能引起剧烈连续性水泻性腹泻,适应于水肿、臌胀、胸胁停饮等病证。本类药攻伐力强,多为有毒之品,易伤正气,当中病即止,不可久服,体虚者慎用,孕妇忌用,使用时常配伍补益药以保护正气。临床应用应注意本类药物的炮制、剂量、用法及禁忌等,以确保用药安全、有效。

大戟

为大戟科植物大戟的干燥根。主产于江苏、四川、江西、广西等地。生用或醋制用。

【性味归经】 苦,寒。有毒。归肺、脾、肾经。

【功效】 泻水逐饮,消肿散结。

【应用】

1. 水肿、臌胀、胸胁停饮　可单用,也可配伍甘遂、芫花、大枣同用,如十枣汤。

2. 痈肿疮毒,瘰疬痰核　可鲜用捣烂外敷;或配当归、白术、生半夏为丸服。

【用法用量】 煎服,内服醋制用,1.5～3 g;入丸、散服,每次 1 g。外用适量。

【使用注意】 虚弱者及孕妇忌用。不宜与甘草同用。

附：

其他泻下药

其他泻下药见表 8-5。

表 8-5　其他泻下药

药名		性味	归经	功效	主治	用量/g	备注
攻下药	番泻叶	甘、苦,寒	大肠	泻下导滞	热结便秘 腹水臌胀	3～6	孕妇慎用
	芦荟	苦,寒	肝、大肠	泻下 清肝 杀虫	热结便秘 肝经实火 小儿疳积	入丸散1～2	脾胃虚弱者及孕妇慎用
润下药	松子仁	甘,温	肺、肝、大肠	润燥滑肠 润肺止咳	肠燥便秘 肺燥咳嗽	5～10	
逐水药	甘遂	苦,寒,有毒	肺、肾、大肠	泻下逐饮 消肿散结	水肿臌胀 胸胁停饮 风痰癫痫 痈肿疮毒	入丸散0.5～1	内服醋制 脾胃虚弱者及孕妇忌用 反甘草
	芫花	辛、苦,温, 有毒	肺、肾、大肠	泻水逐饮 祛痰止咳 杀虫疗疮	胸胁停饮 水肿臌胀 咳嗽痰喘 痈疽肿毒 秃疮顽癣	入丸散0.3～0.6	内服醋制 脾胃虚弱者及孕妇忌用 反甘草
	巴豆	辛,热, 有大毒	胃、大肠、肺	峻下冷积 逐水退肿 祛痰利咽 外用蚀疮	寒积便秘 腹水臌胀 喉痹痰阻 疥癣恶疮	入丸散0.1～0.3	不宜与牵牛子同用 孕妇忌用

续表

药名	性味	归经	功效	主治	用量/g	备注
牵牛子	苦,寒,有毒	肺、肾、大肠	泻下逐水 去积杀虫	水肿臌胀 痰壅喘咳 热结便秘 虫积腹痛	入丸散1.5～3	不宜与巴豆同用 孕妇忌用

（二）泻下剂

凡以泻下药为主组成,具有通导大便、泻下积滞、荡涤实热,或攻逐水饮等作用,以治疗里实证的方剂,统称为泻下剂。属于"八法"中的"下"法。因形成里实证的病因不同,治法、用药亦有异。热结者当用寒下,冷积者当用温下,燥结者宜予润下,水饮内结者宜逐水以泻之,邪实正虚者又当攻补兼施。因此,泻下剂分为寒下、温下、润下、逐水和攻补兼施剂五类。

大承气汤 （《伤寒论》）

【组成】　大黄12 g　厚朴24 g　枳实12 g　芒硝9 g

【用法】　水煎,先煎厚朴、枳实,后下大黄,芒硝溶服。

【功用】　峻下热结。

【主治】

1. 阳明腑实证　大便秘结,矢气频转,脘腹痞满硬痛拒按,或潮热谵语,手足濈然汗出,舌苔焦黄起刺或焦黑燥裂,脉沉实。

2. 热结旁流证　下利稀水臭秽,脐腹疼痛,按之坚硬有块,舌干红苔黄,脉滑实。

3. 里热实证　热厥、痉病或发狂等。

【方解】　方中大黄为君,泻热通便,攻积导滞。芒硝为臣,咸寒泻热,软坚润燥。硝、黄配合,相须为用,泻下热结之功益峻。佐以厚朴、枳实行气消痞除满。四药相合,共奏峻下热结之功。

【现代运用】　常用于单纯性肠梗阻、蛔虫性肠梗阻、粘连性肠梗阻、急性胆囊炎、急性胰腺炎、幽门梗阻,以及某些热性病过程中出现高热、神昏谵语、惊厥、发狂而见大便不通、苔黄脉实者。

大黄牡丹皮汤 （《金匮要略》）

【组成】　大黄12 g　牡丹皮6 g　桃仁9 g　冬瓜仁30 g　芒硝9 g

【用法】　水煎服。

【功用】　泻热破瘀,散结消肿。

【主治】　肠痈初起,湿热瘀滞证。右下腹疼痛拒按,甚则局部肿块,舌苔黄腻,脉滑数。

【方解】　方中大黄苦寒降泄,泻火解毒,活血化瘀以通滞,尤宜于热结瘀滞之内痈证;桃仁,破血散瘀,又能通降下行,使瘀热之邪从下而解,共为君药。芒硝清热泻下、软坚散结,牡丹皮凉血散瘀,同为臣药。冬瓜仁清肠中湿热,排脓散结消痈,为佐药。

【现代运用】　常用于急性单纯性阑尾炎、肠梗阻、急性胆道感染、胰腺炎、急性盆腔炎、子宫附件炎、输卵管结扎后感染等属湿热瘀滞者。

温脾汤 （《备急千金要方》）

【组成】　大黄15 g　当归　干姜各9 g　附子　人参　芒硝　甘草各6 g

【用法】　水煎服。

【功用】　攻下冷积,温补脾阳。

【主治】 阳虚寒积证 腹痛便秘,脐下绞结,手足不温,口不渴,苔白,脉沉弦而迟。

【方解】 方中附子、大黄为君,附子大辛大热温脾散寒,大黄泻下。芒硝软润肠坚,干姜温中助阳,均为臣药。人参、当归益气养血,甘草益气,调和诸药为使。

【现代运用】 常用于单纯性肠梗阻或不全梗阻等属脾阳不足而寒积内阻者。

附: **其他泻下剂**

其他泻下剂见表8-6。

表8-6 其他泻下剂

方名	组成		功用	主治	用法	现代运用
小承气汤	大黄 厚朴	枳实	轻下热结	阳明腑实证:大便不通,脘腹痞满,潮热谵语,舌苔老黄,脉滑而疾	水煎服	急性腹膜炎、肠梗阻、胰腺炎等
麻子仁丸(脾约丸)	麻子仁 芍药 大黄 杏仁	枳实 厚朴	润肠通便	脾约证(胃肠燥热,津液不足):大便干结,小便频数	每次9g,每日1~2次	习惯性便秘、虚人及老年人肠燥便秘、产后便秘、痔术后便秘等
十枣汤	芫花 大戟	甘遂 大枣	攻逐水饮	悬饮、水肿证:咳唾胸胁引痛,心下痞硬,或水肿腹胀,大小便不利,脉沉弦	前三味为末,每服0.5~1g,以大枣10枚煎汤送服	胸膜炎、胸腔积液、心包积液、肝硬化腹水、肾炎水肿
增液承气汤	玄参 生地 芒硝	麦冬 大黄	滋阴增液 泻热通便	阳明热结阴亏证:大便干燥,口干唇燥,舌红苔黄,脉细数	水煎服,芒硝冲服	习惯性便秘 痔疮便秘等

四、温里药与温里剂

(一)温里药

凡具有温补阳气、祛除寒邪等作用,治疗里寒证为主的药物,称为温里药,又称祛寒药。个别药物尚能助阳、回阳,用以治疗虚寒证、亡阳证。本类药物多辛热燥烈,易耗阴动火,故天气炎热时或素体火旺者当减少用量;热伏于里,热深厥深,真热假寒证禁用;凡实热证、阴虚火旺、津血亏虚者忌用;孕妇慎用。

附子

为毛茛科植物乌头的子根的加工品。主产于四川、湖北、湖南等地。加工炮制为盐附子、黑附片(黑顺片)、白附片、淡附片、炮附片。

【性味归经】 辛、甘,大热。有毒。归心、肾、脾经。

【功效】 回阳救逆,补火助阳,散寒止痛。

【应用】

1. 亡阳证 本品为"回阳救逆第一品药"。治吐利汗出,发热恶寒,四肢拘急,手足厥冷,或大汗、大吐、大泻所致亡阳证,常与干姜、甘草同用,如四逆汤。亡阳兼气脱者,配伍人参,如参附汤。

2. 阳虚证 治肾阳不足所致阳痿滑精、宫寒不孕者,常与肉桂、山茱萸、熟地等同用,如右归丸;治脾肾阳虚所致脘腹冷痛、大便溏泻,配干姜、人参、白术等,如附子理中汤;若治心阳衰弱、胸痹心痛者,可与人参、桂枝等同用。

3. 寒痹证　凡风寒湿痹关节疼痛者均可用之,常与桂枝、白术、甘草同用,如甘草附子汤。

【用法用量】　煎服,3～15 g;本品有毒,宜先煎 0.5～1 小时,至口尝无麻辣感为度。

【使用注意】　阴虚阳亢者及孕妇忌用。反半夏、瓜蒌、贝母、白蔹、白及。内服须炮制。若内服过量,或炮制、煎煮方法不当,可引起中毒。

干姜

为姜科植物姜的干燥根茎。主产于四川、广东、广西、湖南、湖北等地。生用。

【性味归经】　辛,热。归脾、胃、肾、心、肺经。

【功效】　温中散寒,回阳通脉,温肺化饮。

【应用】

1. 腹痛,呕吐,泄泻　治脾胃虚寒腹痛、腹泻,常与党参、白术等同用,如理中丸。治胃寒呕吐,常配高良姜,如二姜丸。

2. 亡阳证　亡阳厥逆,脉微欲绝者,与附子相须为用,如四逆汤。

3. 寒饮喘咳　常与细辛、五味子、麻黄等同用,如小青龙汤。

【用法用量】　煎服,3～10 g。

【使用注意】　阴虚内热、血热妄行者忌用。

肉桂

为樟科植物肉桂的干燥树皮。主产于广东、广西、海南、云南等地。生用。

【性味归经】　辛、甘,大热。归肾、脾、心、肝经。

【功效】　补火助阳,散寒止痛,温经通脉。

【应用】

1. 阳痿,宫冷　常配附子、熟地、山茱萸等,如肾气丸、右归饮。

2. 腹痛,寒疝　治脾胃虚寒腹痛,可单用研末,酒煎服;治寒疝腹痛,多与吴茱萸、小茴香等同用。

3. 阴疽,痛经　治阳虚寒凝之阴疽、流注等,与鹿角胶、炮姜、麻黄等同用;治冲任虚寒,寒凝血滞的闭经、痛经等证,配伍川芎、当归、小茴香等同用,如少腹逐瘀汤。

【用法用量】　煎服,1～4.5 g,宜后下或焗服;研末冲服,每次 1～2 g。

【使用注意】　阴虚火旺、里有实热、血热妄行出血及孕妇忌用。畏赤石脂。

附：　## 其 他 温 里 药

其他温里药见表 8-7 所示。

表 8-7　其他温里药

药名	性味	归经	功效	主治	用量/g	备注
吴茱萸	辛、苦,热,有小毒	肝、脾、胃、肾	散寒止痛 疏肝降逆 助阳止泻	寒凝肝脉 呕吐吞酸 虚寒泄泻	1.5～6	辛温燥烈,不宜多用、久服
丁香	辛,温	脾、胃、肾	温中降逆 散寒止痛 温肾助阳	胃寒呕吐 呃逆 脘腹冷痛 肾虚阳痿	1.5～6	畏郁金

续表

药名	性味	归经	功效	主治	用量/g	备注
小茴香	辛,温	肝、肾、脾、胃	散寒止痛 理气和中	寒疝腹痛 中寒气滞	3~6	
高良姜	辛,热	脾、胃	散寒止痛 温中止呕	胃寒腹痛 胃寒呕吐	3~6	

（二）温里剂

凡以温热药为主组成,具有温里散寒、助阳通脉等作用,治疗里寒证的方剂,统称为温里剂,属于"八法"中的"温"法。里寒证的形成,病因有寒从中生与外寒直中之分,病位有脏腑经络之异,病势有轻重缓急之别,故温里剂又分为温中祛寒、回阳救逆、温经散寒剂三类。

理中丸 （《伤寒论》）

【组成】 人参　干姜　炙甘草　白术各 90 g

【用法】 上药共研细末,炼蜜为丸,每丸重 9 g,每次 1 丸,温开水送服,每日 2~3 次。或作汤剂,水煎服。

【功用】 温中散寒,健脾益气。

【主治】 脾胃虚寒证。脘腹绵绵作痛,喜温喜按,呕吐食少,大便稀溏,畏寒肢冷,舌淡苔白润,脉沉细或沉迟无力。

【方解】 方中干姜为君,温脾祛寒。人参为臣,补气健脾。白术为佐,健脾燥湿。炙甘草益气健脾、缓急止痛又兼调和药性,为佐使之药。

【现代运用】 常用于急慢性胃肠炎、胃及十二指肠溃疡、胃下垂、胃扩张、慢性结肠炎等属脾胃虚寒者。

小建中汤 （《伤寒论》）

【组成】 桂枝 9 g　炙甘草 6 g　大枣 6 枚　芍药 18 g　生姜 9 g　胶饴 30 g

【用法】 水煎取汁,兑入饴糖,文火加热溶化,分 2 次温服。

【功用】 温中补虚,和里缓急。

【主治】 中焦虚寒、肝脾不和之虚劳里急证。脘腹拘急疼痛,喜温喜按,神疲乏力,虚怯少气;或虚劳而心中悸动,虚烦不宁,面色无华。舌淡苔白,脉细弦。

【方解】 方中重用饴糖为君,温补中焦,缓急止痛。桂枝为臣,温阳祛寒;白芍养营阴,缓肝急,止腹痛。佐以生姜、大枣、炙甘草温胃散寒,健脾益气。

【现代运用】 常用于慢性胃炎、胃及十二指肠溃疡、肠功能紊乱、慢性肝炎、神经衰弱、再生障碍性贫血、功能性发热、过敏性结肠炎等属中焦虚寒、肝脾不和者。

四逆汤 （《伤寒论》）

【组成】 炙甘草 6 g,　干姜 6 g　附子 15 g

【用法】 水煎服。

【功用】 回阳救逆。

【主治】 阴盛阳衰证。四肢厥逆,畏寒蜷卧,神衰欲寐,面色苍白,或冷汗淋漓,腹痛下利,舌苔白滑,脉微细。

【方解】 方中生附子为君,温阳逐寒,回阳救逆。干姜为臣,温中散寒,助阳通脉。炙甘草既能益气补中,缓姜、附峻烈之性且可调和药性,并使药力作用持久,是为佐药而兼使药之用。

【现代运用】 常用于心力衰竭、心肌梗死、急性体液脱失(如吐泻或出汗过多)而见休克属阴盛阳衰者。

附:

其他温里剂

其他温里剂如表8-8所示。

表8-8 其他温里剂

方名	组成	功用	主治	用法	现代运用
阳和汤	熟地 麻黄 鹿角胶 白芥子 肉桂 生甘草 炮姜炭	温阳补血 散寒通滞	阳虚血弱寒凝之阴疽:局部漫肿无头,皮色不变,酸痛无热,舌淡苔白,脉沉细或迟细	水煎服	骨结核、慢性骨髓炎、淋巴结炎、血栓闭塞性脉管炎、深部脓肿等
当归四逆汤	当归 桂枝 芍药 细辛 炙甘草 通草 大枣	温经散寒 养血通脉	血虚寒厥证:手足厥寒,或肢体疼痛,舌淡苔白,脉沉细或细而欲绝	水煎服	雷诺病、血栓闭塞性脉管炎、风湿性关节炎、痛经、冻疮等

五、理气药与理气剂、和解剂

(一)理气药

凡以疏理气机为主要作用,治疗气滞或气逆证的药物,称为理气药,又称行气药。气机不畅主要与脾、胃、肝、肺等脏腑功能失调有关。脾胃气滞证常见脘腹胀痛、嗳气吞酸、恶心呕吐、腹泻或便秘等;肝气郁滞常见胁肋胀痛、抑郁不乐、疝气痛、乳房胀痛、月经不调等;肺气壅滞常见呼吸不畅、胸闷胸痛、咳嗽气喘等。本类药物大多芳香温燥,易于耗气伤阴,故阴虚、气虚者慎用。

陈皮

为芸香科植物橘及其栽培变种的干燥成熟果皮。主产于广东、福建、四川等地。以陈久者为佳,故称陈皮。药材分为"陈皮"和"广陈皮",其中产于广东新会者称为新会皮。切丝,生用。

【性味归经】 辛、苦,温。归脾、肺经。

【功效】 理气健脾,燥湿化痰。

【应用】

1. 脾胃气滞证 常与苍术、厚朴等同用,如平胃散。

2. 呕吐、呃逆证 常配伍生姜、竹茹、大枣,如橘皮竹茹汤。

3. 湿痰、寒痰咳嗽 治湿痰咳嗽,痰多色白,多与半夏、茯苓等同用,如二陈汤。若治寒痰咳嗽,多与细辛、干姜、五味子等同用,如苓甘五味姜辛汤。

4. 胸痹证 可配伍枳实、生姜,如橘皮枳实生姜汤。

【用法用量】 煎服,3~10 g。

枳实

为芸香科植物酸橙及其栽培变种或甜橙的干燥幼果。主产于四川、江西、福建、江苏等地。生用或麸炒用。

【性味归经】 苦、辛、酸,微寒。归脾、胃经。

【功效】 破气除痞,化痰消积。

【应用】

1. 胃肠积滞，湿热泻痢　若胃肠积滞，腹满胀痛，常与大黄、芒硝、厚朴等同用，如大承气汤；治湿热泻痢，里急后重，多与黄芩、黄连同用，如枳实导滞丸。

2. 胸痹、结胸　治胸阳不振、痰阻胸痹，多与薤白、桂枝、瓜蒌等同用，如枳实薤白桂枝汤；治心下痞满，食欲下降，可与半夏曲、厚朴等同用，如枳实消痞丸。

【用法用量】　煎服，3~10 g。

【使用注意】　孕妇慎用。

木香

为菊科植物木香的干燥根。木香原产于印度、巴基斯坦、缅甸，从广州进口，称为广木香，现我国已栽培成功。主产于云南、广西者，称为云木香。生用或煨用。

【性味归经】　辛、苦，温。归脾、胃、大肠、胆、三焦经。

【功效】　行气止痛，健脾消食。

【应用】

1. 脾胃气滞证　可单用本品或配砂仁、藿香等同用，如木香调气散；若脾虚气滞之脘腹胀满、食少便溏，可与党参、白术、陈皮等同用，如香砂六君子汤。

2. 泻痢里急后重　常与黄连配伍，如香连丸；若治饮食积滞之脘腹胀满、大便秘结或泻而不爽，可与槟榔、青皮、大黄等同用，如木香槟榔丸。

3. 气滞血瘀之胸痹　可配郁金、甘草等同用，如颠倒木金散。

另外，治气血不足等证，可在黄芪、党参、白术、当归、龙眼肉等滋补药中加入木香，以防滋腻碍胃，如归脾汤。

【用法用量】　煎服，3~6 g。生用行气力强，煨用行气力缓而止泻。

香附

为莎草科植物莎草的干燥根茎。全国大部分地区均产，主产于广东、河南、四川、浙江、山东等地。生用，或醋炙用。

【性味归经】　辛、微苦、微甘，平。归肝、脾、三焦经。

【功效】　行气解郁，调经止痛，理气宽中。

【应用】

1. 肝郁气滞证　治肝气郁结之胁肋胀痛，多与柴胡、川芎、枳壳等同用，如柴胡疏肝散；治疗脾胃气滞腹痛可配砂仁、甘草同用，如快气汤。

2. 月经不调，痛经，乳房胀痛　本品为妇科调经之要药。治月经不调、痛经，可单用，或与柴胡、川芎、当归等同用，如香附归芎汤；若治乳房胀痛，多与柴胡、青皮、瓜蒌皮等同用。

3. 脾胃气滞证　治脾胃气滞之脘腹胀痛，常与砂仁、木香等同用。

【用法用量】　煎服，6~9 g。醋炙止痛力增强。

薤白

为百合科植物小根蒜或薤的干燥鳞茎。全国各地均有分布，主产于江苏、浙江等地。晒干生用。

【性味归经】　辛、苦，温。归心、肺、胃、大肠经。

【功效】　通阳散结，行气导滞。

【应用】

1. 胸痹证　本品为治胸痹之要药。常与瓜蒌、半夏、枳实等配伍,如瓜蒌薤白白酒汤、瓜蒌薤白半夏汤、枳实薤白桂枝汤等。

2. 脘腹痞满胀痛,泻痢里急后重　治疗脘腹胀痛,常与高良姜、砂仁、木香等同用;若治胃肠气滞,泻痢里急后重,可单用本品或与木香、枳实配伍。

【用法用量】　煎服,5～9 g。

附： 其他理气药

其他理气药如表8-9所示。

表8-9　其他理气药

药名	性味	归经	功效	主治	用量/g	备注
青皮	苦、辛,温	肝、胆、胃	疏肝破气 消积化滞	肝气郁结 食积气滞	3～10	
沉香	辛、苦,微温	脾、胃、肾	行气止痛 降逆止呕 温肾纳气	寒凝气滞 胃寒呕吐 虚喘	1.5～4.5	
乌药	辛,温,	肺、脾、肾、膀胱	行气止痛 温肾散寒	寒凝气滞 膀胱虚冷	3～10	
川楝子	苦,寒;有小毒	肝、小肠、膀胱	行气止痛 疏肝泻热 杀虫疗癣	胁肋胀痛 肝郁化火 虫积腹痛	3～10	用量不可过大
大腹皮	辛,微温	脾、胃、大肠、小肠	行气宽中 利水消肿	胃肠气滞 脚气肿痛	5～10	
佛手	辛、苦、酸,温	肝、脾、胃、肺	疏肝解郁 理气和中 燥湿化痰	肝郁气滞 脾胃气滞 痰湿壅肺	3～10	
柿蒂	苦,涩,平	胃	降气止呃	呃逆证	6～10	

(二)理气剂

凡以理气药为主组成,具有疏通、调理气机的作用,治疗气滞或气逆病证的方剂,统称为理气剂。气滞证以脾胃气滞与肝气郁滞多见,治以行气为主;气逆证以肺气上逆与胃气上逆为多,治以降气为宜。故理气剂可分为行气与降气两类。

越鞠丸 《丹溪心法》

【组成】　香附　川芎　苍术　栀子　神曲各等分(各6～10 g)

【用法】　水丸,每服6～9 g,温开水送服。亦可按参考用量比例作汤剂煎服。

【功用】　行气解郁。

【主治】　六郁。胸膈痞闷,脘腹胀痛,嗳腐吞酸,恶心呕吐,饮食不消,脉弦或滑。

【方解】　方中香附行气解郁为君药,以治气郁。川芎为血中气药,活血祛瘀治血郁,又可助香附行气解郁;栀子清热泻火,以治火郁;苍术燥湿运脾,以治湿郁;神曲消食导滞,以治食郁,四药共为臣佐。至于痰郁,或因气滞湿聚而生,或因饮食积滞而致,或因火邪炼液而成,今五郁得解,则痰郁自消。

【现代运用】　常用于胃肠神经症、胃及十二指肠溃疡、慢性胃炎、肝炎、胆囊炎、肋间神经痛、痛经等属于气、血、痰、火、湿、食郁滞者。

旋覆代赭汤 《《伤寒论》》

【组成】　旋覆花9g　人参6g　生姜15g　代赭石3g　炙甘草9g　半夏9g　大枣3枚

【用法】　水煎服。

【功用】　降逆化痰,益气和胃。

【主治】　胃虚痰阻气逆证。胃脘痞满,嗳气频繁,或呕吐呃逆,纳差,舌苔白腻,脉缓或弦滑。

【方解】　方中旋覆花为君,下气消痰,降逆止嗳。代赭石为臣,质重而沉降,善镇冲逆。半夏辛温,祛痰散结,降逆和胃;生姜于本方用量独重,和胃降逆止呕,宣散水气以助祛痰之功,又可制约代赭石的寒凉之性;人参、炙甘草、大枣益脾胃,补气虚,俱为佐药。炙甘草调和药性,兼作使药。

【现代运用】　常用于胃神经症、慢性胃炎、胃扩张、胃下垂、胃及十二指肠溃疡、幽门不全性梗阻、神经性呃逆等属胃虚痰阻者。

附：　　　　　　　其他理气剂

其他理气剂如表8-10所示。

表8-10　其他理气剂

方名	组成			功用	主治	用法	现代运用
柴胡疏肝散	陈皮　柴胡　川芎　香附　枳壳　芍药　炙甘草			疏肝解郁行气止痛	肝气郁滞证:胁肋疼痛,胸闷,抑郁或易怒,脉弦	水煎服	肝炎、肋间神经痛等证
瓜蒌薤白白酒汤	瓜蒌实　薤白　白酒			通阳散结行气消痰	胸阳不振、气滞痰阻之胸痹轻证:胸背疼痛,喘息气短,舌苔白腻,脉弦紧	水煎服	冠心病心绞痛、肋间神经痛等

（三）和解剂

凡具有和解少阳、调和肝脾、调和肠胃等作用,以治疗邪犯少阳、肝脾不和、肠胃不和等病证的方剂,统称和解剂。属于"八法"中"和法"的范畴。因为人体的气机枢纽有二,一为调和外内气机的枢纽,即少阳,厥阴;二为调和上下气机的枢纽,即脾与胃。这些枢纽的调节需要用理气药作为主导药物,故将和解剂放在本章。

小柴胡汤 《《伤寒论》》

【组成】　柴胡24g　黄芩9g　人参9g　炙甘草9g　半夏9g　生姜9g　大枣4枚

【用法】　水煎服。

【功用】　和解少阳。

【主治】

1. 伤寒少阳证　往来寒热,胸胁苦满,默默不欲饮食,心烦喜呕,口苦,咽干,目眩,舌苔薄白,脉弦者。

2. 热入血室证　妇人伤寒,经水适断,寒热发作有时。

3. 疟疾、黄疸等病　见少阳证者。

【方解】　方中柴胡为君药,苦平,透泄少阳之邪,并能疏泄气机之郁滞,使少阳半表之邪得以疏散。黄芩清泄少阳半里之热,为臣药。佐以半夏、生姜和胃降逆止呕,佐以人参、大枣益气健脾。炙甘草助参、枣扶正,且能调和诸药,为使药。

【现代运用】　常用于感冒、流行性感冒、疟疾、急慢性胆囊炎、慢性肝炎、肝硬化、胆结石、胰腺炎、胸膜炎、中耳炎、产褥热、胆汁反流性胃炎等有少阳证者。

逍遥散　（《太平惠民和剂局方》）

【组成】　炙甘草4.5 g　当归　茯苓　白芍　白术　柴胡各9 g

【用法】　上为粗末,每服6 g,加薄荷少许,煨姜9 g,水煎热服;亦可作汤剂。

【功用】　疏肝解郁,养血健脾。

【主治】　肝郁血虚脾弱证。胸胁疼痛,倦怠食少,头痛目眩,或月经不调,乳房胀痛,脉弦细。

【方解】　方中柴胡疏肝解郁,条达肝气为君药。当归养血和血,白芍养血敛阴,柔肝缓急,共为臣药。白术、茯苓、甘草健脾益气,使营血生化有源,共为佐药。薄荷少许,疏散郁遏之气,透达肝经郁热;煨生姜温运和中,且能辛散达郁,亦为佐药。

【现代运用】　常运用于慢性肝炎、肝硬化、胃及十二指肠溃疡、慢性胃炎、胃肠神经症、经前期紧张综合征、乳腺小叶增生、围绝经期综合征、月经不调、子宫肌瘤等属于肝郁血虚脾弱者。

附：

其 他 和 解 剂

其他和解剂见表8-11。

表8-11　其他和解剂

方名	组成	功用	主治	用法	现代运用
四逆散	炙甘草　枳实　柴胡　芍药	透邪解郁疏肝理脾	阳郁厥逆证及肝脾不和证:手足不温,或胁肋胀痛,脘腹疼痛,或泄泻,脉弦	研细末,每次6 g,每日2~3次	慢性肝炎、胆囊炎、肋间神经痛、胃及十二指肠溃疡、胃肠神经症等
葛根黄芩黄连汤	葛根　黄芩　黄连　炙甘草	清泄里热解肌散邪	表证未解,协热下利:身热下利,口干,舌红苔黄,脉数	水煎服	急性肠炎、细菌性痢疾、胃肠型感冒等
大柴胡汤	柴胡　黄芩　芍药　半夏　生姜　枳实　大枣　大黄	和解少阳内泻热结	少阳阳明合病:往来寒热,胸胁苦满,呕吐,心下痞硬,或心下满痛,便秘或协热下利,苔黄,脉弦	水煎服	急性胆囊炎、急性胰腺炎、胆石症、胃及十二指肠溃疡等
痛泻要方	白术　白芍　陈皮　防风	补脾柔肝祛湿止泻	脾虚肝旺之痛泻:肠鸣腹痛,泄泻,泻必腹痛,泻后痛缓,脉左弦而右缓	水煎服	急性肠炎、慢性结肠炎、肠道易激综合征等
防风通圣散	防风　川芎　当归　芍药　大黄　薄荷　麻黄　连翘　芒硝　石膏　黄芩　桔梗　滑石　甘草　荆芥　白术　栀子	疏风解表泻热通里	外热壅盛,表里皆实证:发热恶寒,口苦咽干,便秘尿赤,苔黄,脉数	研细末,每服6 g,或加生姜同煎	急性化脓性中耳炎、流行性脑脊髓膜炎、流行性乙型脑炎、结核性脑膜炎及肥胖症等

六、理血药与理血剂

（一）理血药

凡具有调理血分，治疗血分病证的药物，称为理血药。血分疾病包含血虚、血热、血瘀、出血四个方面的证，治疗时血虚宜补血，血热宜凉血，血瘀宜活血，出血宜止血。补血方药和凉血方药分别列入补益方药和清热方药部分，本节介绍活血、止血药物和方剂。

活血药

凡具有通利血脉，促进血行、消散瘀血为主要作用的药物称为活血化瘀药，简称活血药。适用于跌打损伤、月经不畅、产后恶露瘀滞不净、肿块等瘀血阻滞之证。本类药物不宜用于妇女月经过多者，对于孕妇，尤当慎用或忌用。

川芎

为伞形科植物川芎的根茎。主产于四川、贵州、云南，以四川产者质优。切片生用或酒炙。

【性味归经】 辛，温。归肝、胆、心包经。

【功效】 活血行气，祛风止痛。

【应用】

1. 血瘀气滞诸痛证　本品为"血中之气药"，治肝郁气滞之胁痛，常配柴胡、白芍、香附，如柴胡疏肝散；用治血瘀气滞所致的月经不调、痛经、闭经、产后瘀阻腹痛等症，常与当归、白芍、香附、益母草等同用。

2. 头痛　本品为治头痛要药，风寒、风湿、风热、血虚、血瘀等多种原因所致头痛者皆可配伍使用。治风寒头痛，常配羌活、细辛、白芷，如川芎茶调散；治血瘀头痛，可配赤芍、麝香，如通窍活血汤。

3. 风湿痹痛　常配独活、秦艽、防风、桂枝等，如独活寄生汤。

【用法用量】 煎服，3～9 g。

【使用注意】 阴虚火旺，月经过多，出血性疼痛者不宜使用。

丹参

为唇形科植物丹参的根及根茎。多为栽培，全国大部分地区均有。主产于四川、安徽、江苏、河南、山西等地。春、秋两季采挖，除去茎叶，洗净，润透，切成厚片，晒干。生用或酒炙用。

【性味归经】 苦，微寒。归心、肝经。

【功效】 活血调经，祛瘀止痛，凉血消痈，清心除烦。

【应用】

1. 月经不调，闭经痛经，产后瘀滞腹痛　本品为妇科调经常用药，常与川芎、红花等同用。

2. 血脉瘀阻之胸痹心痛、脘腹疼痛　可配伍砂仁、檀香等，如丹参饮。

3. 疮痈肿毒　常配伍金银花、连翘等清热解毒药，如消乳汤。

4. 热病神昏　常与生地、玄参、黄连等配伍，如清营汤。

【用法用量】 煎服，10～15 g。活血化瘀宜酒炙用。

【使用注意】 反藜芦。孕妇慎用。

桃仁

为蔷薇科植物桃或山桃的成熟种子。桃全国各地均产，多为栽培；山桃主产于辽宁、河北、河南、山东、四川、云南等地,野生。生用或炒用。

【性味归经】　苦、甘,平。有小毒。归心、肝、大肠经。

【功效】　活血祛瘀,润肠通便,止咳平喘。

【应用】

1. 瘀血阻滞证　常用于妇女月经不调、经行不畅、痛经、经闭、产后腹痛、恶露不尽等证,可单味熬膏内服,也可与当归、川芎等药配伍使用,增强疗效。

2. 肺痈、肠痈　治肺痈可配苇茎、冬瓜仁等药,如苇茎汤;治肠痈配大黄、丹皮等药,如大黄牡丹皮汤。

3. 肠燥便秘　常配伍当归、火麻仁、瓜蒌仁等,如润肠丸。

4. 咳嗽气喘　治咳嗽气喘,既可单用煮粥食用,又常与杏仁同用,如双仁丸。

【用法用量】　煎服,5～10 g,捣碎用;桃仁霜入汤剂宜包煎。

【使用注意】　孕妇忌用。便溏者慎用。本品有毒,不可过量。

红花

为菊科植物红花的筒状花冠。主产于河南、湖北等地。生用。

【性味归经】　辛,温。归心、肝经。

【功效】　活血通经,祛瘀止痛。

【应用】

1. 血滞经闭、痛经、产后瘀滞腹痛　治经闭、痛经,常与当归、川芎、桃仁等相须为用,如桃红四物汤。治产后瘀滞腹痛,常与蒲黄、荷叶、牡丹皮等配伍,如红花散。

2. 胸痹心痛、血瘀腹痛　治胸痹心痛,常配瓜蒌、桂枝、丹参等药用;治瘀滞腹痛,常与川芎、桃仁、牛膝等同用,如血府逐瘀汤。

3. 跌打损伤,瘀滞肿痛　常配木香、苏木、乳香、没药等药;或制为红花油、红花酊涂擦。

【用法用量】　煎服,3～10 g。外用适量。

【使用注意】　孕妇忌用。有出血倾向者慎用。

止血药

凡具有止血功效,治疗各种出血病证为主的药物,称为止血药。止血药主要适用于体内外出血病证,如咯血、衄血、吐血、便血、尿血、崩漏、紫癜以及外伤出血等。因其药性有寒、温、散、敛之异,止血药可分为凉血止血药、化瘀止血药、收敛止血药、温经止血药四类,临床必须根据出血的不同原因和病情,选择药性相宜的止血药,并进行必要的配伍。

仙鹤草

为蔷薇科植物龙牙草的全草。主产于浙江、江苏、湖南、湖北等地。生用或炒炭用。

【性味归经】　苦、涩,平。归心、肝经。

【功效】　收敛止血,截疟,止痢,杀虫,补虚。

【应用】

1. 出血证　广泛用于全身内外各种出血之证。因其药性平和,不易敛邪,故出血无论寒热,皆可应用。

2. 疟疾　用治疟疾寒热,可单用研末,于疟发前 2 小时吞服,或水煎服。

3. 血痢,久泻久痢　本品既能止血又能补虚,故对血痢及久病泻痢、小儿疳积尤宜。可单用或随证配伍他药同用。

4. 阴痒带下 本品对滴虫、血吸虫、阿米巴原虫均有抑制作用,尤以治滴虫性阴道炎疗效最佳。能杀虫止痒,治疗阴痒带下。

5. 脱力劳伤 本品药性平和,有补虚强壮之功,可配大枣同用。

【用法用量】 煎服,6~12 g;大剂量可用至 30~60 g。

白及

为兰科植物白及的块茎。主产于贵州、四川、湖南等地。晒干,生用。

【性味归经】 苦、甘、涩,微寒。归肺、胃、肝经。

【功效】 收敛止血,消肿生肌。

【应用】

1. 各种出血证 可单用本品研末,用糯米或凉开水调服。也可随证配伍相应的药物,如治肺阴不足、干咳咯血证,常与百合、麦冬、阿胶、枇杷叶等药配伍;治疗消化性溃疡出血,常与乌贼骨同用,即乌芨散。

2. 痈肿疮疡、手足皲裂、水火烫伤 治疮痈初起未溃破者,常配银花、天花粉、皂角刺等同用;治疮痈已溃,久不收口,常研末外用;治手足皲裂,可研末用麻油调涂。

【用法用量】 煎服,6~15 g;研末吞服,每次 3~6 g。外用适量。

【使用注意】 反乌头。

三七

为五加科植物三七的干燥根及根茎。主产于云南、广西等地。生用或研细粉用。

【性味归经】 甘、微苦,温。归肝、胃经。

【功效】 化瘀止血,消肿定痛。

【应用】

1. 出血证 对人体内外各种出血,无论有无瘀滞均可应用,单味内服外用均有良效,或配其他止血药。

2. 跌打损伤,瘀血肿痛 本品为伤科之要药,可单味应用,以三七为末,黄酒或白开水送服。

【用法用量】 多研末吞服,1~3 g。外用适量。

【使用注意】 孕妇慎用。

蒲黄

为香蒲科植物水烛香蒲、东方香蒲或同属植物的干燥花粉。主产于浙江、江苏等地。生用或炒用。

【性味归经】 甘,平。归肝、心包经。

【功效】 止血,化瘀,通淋。

【应用】

1. 出血证 治吐血、衄血、咯血、尿血、崩漏等,可单用冲服,亦可配伍其他止血药同用。

2. 瘀血痛证 治疗痛经、心腹疼痛等,常与五灵脂同用,如失笑散。

3. 血淋尿血 常与生地、冬葵子同用,如蒲黄散。

【用法用量】 煎服,5~10 g,包煎。炒用止血,化瘀、利尿多生用。

附： 其他理血药

其他理血药见表8-12。

表8-12 其他理血药

药名		性味	归经	功效	主治	用量/g	备注
活血药	延胡索	辛、苦,温	肝、脾	活血 行气止痛	血瘀气滞诸痛	3～10	孕妇忌用
	郁金	辛、苦,寒	肝、心、胆	活血止痛 行气解郁 凉血清心 利胆退黄	胸胁腹痛 热病神昏 肝郁化火 肝胆湿热	3～10	畏丁香
	姜黄	辛、苦,温	肝、脾	破血行气 通络止痛	血瘀诸痛 风寒湿痹	3～10	孕妇忌用
	乳香	辛、苦,温	心、肝、脾	活血止痛 消肿生肌	血瘀诸痛 疮疡痈肿	3～10	孕妇忌用
	没药	辛、苦,平	心、肝、脾	活血止痛 消肿生肌	血瘀诸痛 疮疡痈肿	3～10	孕妇忌用
	益母草	苦、辛,微寒	肝、心包、 膀胱	活血祛瘀 利水消肿 清热解毒	经产诸证 水肿尿少 疮痈肿毒	10～30	孕妇忌用
	牛膝	苦、酸、甘,平	肝、肾	活血通经 补肝肾 强筋骨 引火(血)下行 利尿通淋	血瘀诸痛 肝肾不足 腰膝疼痛 上部火热 小便不利	6～15	孕妇忌用
	泽兰	苦、辛,微温	肝、脾	活血化瘀 通经 利水消肿	血滞痛经 跌打损伤 产后水肿	6～12	
	鸡血藤	苦、甘,温	肝、肾	活血补血 舒筋活络	月经不调 风湿痹痛	10～15	
	王不留行	苦,平	肝、脾	活血通经 下乳消痈 利水通淋	血瘀痛经 乳汁不下 热淋血淋	5～10	孕妇慎用
	骨碎补	苦,温	肝、肾	活血续筋 补骨强骨 外用消风祛斑	筋伤骨折 肾虚腰痛	3～10	
	血竭	甘、咸,平	心、肝	活血化瘀止痛 止血敛疮生肌	跌打损伤 外伤出血 疮疡不敛	入丸散1～2	
	莪术	辛、苦,温	肝、脾	破血行气 消积止痛	癥瘕积聚 食积腹胀	3～10	孕妇忌用
	三棱	辛、苦,平	肝、脾	破血行气 消积止痛	癥瘕积聚 食积腹胀	3～10	孕妇忌用

续表

	药名	性味	归经	功效	主治	用量/g	备注
止血药	大蓟	甘、苦,凉	心、肝	凉血止血 散瘀解毒消痈	血热出血 热毒疮痈	10~15	
	小蓟	甘、苦,凉	心、肝	凉血止血 散瘀解毒消肿	血热出血 热毒疮痈	10~15	
	地榆	苦、酸、涩, 微寒	肝、大肠	凉血止血 解毒敛疮	血热出血 痈疽肿毒 水火烫伤	10~15	
	槐花	苦、微寒	肝、大肠	凉血止血 清肝明目	血热出血 肝火目赤	6~15	
	侧柏叶	苦、涩,寒	肺、肝、脾	凉血止血 祛痰止咳 生发乌发	血热出血 咳嗽痰多证 血热脱发 须发早白	6~12	
	白茅根	甘,寒	肺、胃、大肠	凉血止血 清热利尿	血热出血 热淋水肿	15~30	
	茜草	苦,寒	肝	凉血止血 活血通经	血热出血 血瘀经闭	6~10	
	五灵脂	苦、咸,甘,温	肝、脾	化瘀止血 活血止痛	瘀血出血 瘀血诸痛积	3~10	
	艾叶	辛、苦,温	肝、脾、肾	温经止血 散寒止痛 调经安胎 祛湿止痒	虚寒出血 虚寒腹痛 胎动不安 带下湿疹	3~10	散寒止痛 生用,止 血炒用
	炮姜	辛,热	脾、胃、肾	温经止血 温中止痛 温中止泻	虚寒出血 虚寒腹痛 虚寒腹泻	3~9	

（二）理血剂

凡以理血药为主组成,具有活血祛瘀或止血作用,治疗血瘀证或出血证的方剂,统称理血剂。本节主要介绍活血祛瘀剂和止血剂。活血祛瘀剂适用于各种瘀血证,止血剂适用于各种出血证。活血祛瘀剂多易破血,月经过多及孕妇等当慎用或禁用。止血剂需辨清寒热虚实及病位,不可误用。

血府逐瘀汤 （《医林改错》）

【组成】 桃仁12 g 红花9 g 当归9 g 生地黄9 g 川芎4.5 g 赤芍6 g 牛膝9 g 桔梗4.5 g 柴胡3 g 枳壳6 g 甘草6 g

【用法】 水煎服。

【功用】 活血化瘀,行气止痛。

【主治】 胸中血瘀证。胸痛头痛日久,痛如针刺而有定处,或呃逆日久不止,或干呕,或内热烦闷,或心悸失眠,午后潮热;或痛经、闭经,舌暗红或有瘀斑、瘀点,脉涩或弦紧。

【方解】 方中桃仁、红花活血祛瘀以止痛,共为君药。赤芍、川芎、牛膝活血通经,祛瘀止痛,引血下行,共为臣药。生地、当归清热活血,养血益阴;桔梗、枳壳,宽胸行气;柴胡疏肝解郁,使气行则血行;并为佐药。桔梗并能载药上行,兼有使药之用;甘草调和诸药,亦为使药。

【现代运用】 常用于冠心病心绞痛、风湿性心脏病、胸部挫伤及肋软骨炎之胸痛,血栓闭塞性脉管炎、神经症、高脂血症、脑震荡后遗症之头痛头晕等属于气滞血瘀者。

补阳还五汤 （《医林改错》）

【组成】 黄芪120 g 当归尾6 g 赤芍4.5 g 地龙3 g 川芎3 g 红花3 g 桃仁3 g

【用法】 水煎服。

【功用】 补气,活血,通络。

【主治】 气虚血瘀之中风后遗症。半身不遂,口眼㖞斜,语言不利,口角流涎,小便频数或失禁,舌暗淡,苔白,脉缓。

【方解】 本方重用生黄芪,补益元气,使气旺血行,为君药。当归尾活血通络,为臣药。赤芍、川芎、桃仁、红花活血祛瘀;地龙通经活络,力专善走,周行全身,以行药力;共为佐药。

【现代运用】 常用于脑血管意外后遗症、脊髓灰质炎后遗症,以及其他原因引起的偏瘫、截瘫或肢体痿软等属气虚血瘀者。

附: 其 他 理 血 剂

其他理血剂见表8-13。

表8-13 其他理血剂

方名	组成	功用	主治	用法	现代运用
生化汤	当归 川芎 桃仁 炮姜 炙甘草	养血祛瘀 温经止痛	血虚寒凝,瘀血阻滞证:产后恶露不行,小腹冷痛	水煎服,或酌加黄酒同煎	加速产后子宫复旧、预防产褥感染等
桂枝茯苓丸	桂枝 茯苓 丹皮 桃仁 芍药	活血化瘀 缓消癥块	瘀阻胞宫证:妇人素有癥块,或经闭腹痛,或产后恶露不尽,腹痛拒按,血色紫黑晦暗,舌暗或有瘀点,脉沉涩	共为末,炼蜜和丸,每日服3~5 g	子宫肌瘤、卵巢囊肿、子宫内膜异位症、慢性盆腔炎等
小蓟饮子	生地黄 小蓟 滑石 木通 蒲黄 藕节 淡竹叶 当归 山栀子 甘草	凉血止血 利水通淋	热结下焦之血淋、尿血,小便频数,赤涩热痛,舌红,脉数	水煎服	急性泌尿系感染、泌尿系结石等

七、补益药与补益剂

(一) 补益药

凡能补虚扶弱,增强体质,提高抗病能力,纠正人体气血阴阳虚衰的病理偏向,以治疗虚证为主的药物,称为补益药,或称补虚药。根据各种药物的功效及主治病证的不同,补益药可分为补气药、补阳药、补血药、补阴药四类。

补气药

凡具有补气功效,主治气虚病证的药物称为补气药。脏腑功能不同,气虚表现各异。心气虚,症见胸闷气短,心悸怔忡。肺气虚,症见气少声低,咳嗽无力,甚或喘促,体倦汗出等。脾气虚,症见食欲下降,大便溏薄,面色萎黄,体瘦乏力甚或脏器下垂,摄血不固等。元气虚极欲脱,可见气息短促,脉微欲绝。

人参

为五加科植物人参的根和根茎。主产于吉林、辽宁、黑龙江。以吉林抚松县产量最大,质量最好,称为吉林参。野生者名"山参",栽培者称"园参"。生用,或炮制后切片用。

【性味归经】 甘、微苦,微温。归肺、脾、心、肾经。

【功效】 大补元气,补脾益肺,生津养血,安神益智。

【应用】

1. 元气虚脱证 本品为拯危救脱之要药,治各种原因所致元气虚极欲脱,气短神疲,脉微欲绝。单用有效,如独参汤。

2. 肺脾心肾气虚证 治肺气虚咳喘、痰多者,常与五味子、苏子、杏仁等药同用,如补肺汤;治脾虚不运,常与白术、茯苓等配伍,如四君子汤;治脾虚不能摄血之出血证,常与黄芪、白术等配伍,如归脾汤;治疗心气虚弱导致心悸怔忡、胸闷气短、失眠健忘等,常与酸枣仁、柏子仁等药配伍,如天王补心丹。本品尚能补益肾气,可用于肾不纳气之短气虚喘等症。

3. 热病气虚津伤口渴及消渴证 治热病口渴,常与知母、石膏同用,如白虎加人参汤。人参既能补益肺脾肾之气,又能生津止渴,故亦常用于治疗消渴病。

【用法用量】 煎服,3~9 g;挽救虚脱 15~30 g。宜文火另煎分次兑服。研末吞服,每次 2 g,每日 2 次。

【使用注意】 反藜芦。

党参

为桔梗科植物党参、素花党参或川党参的根。主产于山西、陕西、甘肃。生用。

【性味归经】 甘,平。归脾、肺经。

【功效】 补脾肺气,补血,生津。

【应用】

1. 脾肺气虚证 治疗脾气虚弱,食少便溏等症,常与白术、茯苓等同用;治疗肺气虚弱、咳嗽气喘等症,可与黄芪、蛤蚧等同用。

2. 气血两虚证 本品既能补气,又能补血,常用于气血两虚证,面色萎黄或苍白,乏力头晕,常与当归、熟地、黄芪、白术等配伍。

3. 气津两伤证 热伤气津见神疲、心烦口渴,常与麦冬、五味子等养阴生津之品同用。

【用法用量】 煎服,10~30 g。

黄芪

为豆科植物蒙古黄芪或膜荚黄芪的根。主产于内蒙古、山西、黑龙江等地。切片,生用或蜜炙用。

【性味归经】 甘,微温。归脾、肺经。

【功效】 健脾补中,升阳举陷,益卫固表,利尿,托毒生肌。

【应用】

1. 脾气虚证 常与人参、升麻、柴胡等品同用,治疗脾虚中气下陷之久泻脱肛、内脏下垂,如补中益气汤;治疗脾虚出血证,常与人参、白术等品同用,如归脾汤;治疗血虚证,具有补气生血的作用,常与当归配伍,如当归补血汤;治疗脾虚水湿内停之水肿尿少者,常与白术、茯苓等利水消肿之品配伍。

2. 肺气虚证　治疗肺气虚弱，咳喘日久，常与杏仁、紫菀、款冬花等祛痰止咳平喘之品配伍。

3. 气虚自汗证　治疗表虚自汗而易感风邪者，常与白术、防风等品同用，如玉屏风散；或与牡蛎、麻黄根等止汗之品同用，如牡蛎散。

4. 气虚水肿　治疗气虚不运、水湿停聚之水肿，小便不利，常与白术、茯苓、防己等配伍，如防己黄芪汤。

5. 气血亏虚所致疮疡难溃或溃久难敛　对疮疡脓成难溃者，本品可扶助正气，托脓毒外出，常与人参、当归、升麻、白芷等品同用，如托里透脓散；溃疡后期，疮口难敛者，常与人参、当归、肉桂等品同用，如十全大补汤。

【用法用量】　煎服，9～30 g。蜜炙可增强其补中益气作用。

白术

为菊科植物白术的根茎。主产于浙江、湖北、湖南等地。生用或土炒、麸炒用。

【性味归经】　甘、苦，温。归脾、胃经。

【功效】　健脾益气，燥湿利水，止汗，安胎。

【应用】

1. 脾气虚证　治脾虚湿盛，食少便溏，或水肿者，常与人参、茯苓、陈皮等配伍，如四君子汤、参苓白术散。

2. 气虚自汗　常与黄芪、防风等配伍，以固表御邪，如玉屏风散。

3. 脾虚胎动不安　治疗脾虚胎儿失养，宜与人参、阿胶等补益气血之品配伍；治疗脾虚妊娠水肿，常与健脾利水之品配伍使用。

【用法用量】　煎服，6～12 g。补气健脾、止泻宜炒用。

【使用注意】　本品性偏温燥，热病伤津及阴虚燥渴者不宜。

甘草

为豆科植物甘草、胀果甘草或光果甘草的根及根茎。主产于内蒙古、新疆、甘肃等地。生用或蜜炙用。

【性味归经】　甘，平。归心、肺、脾、胃经。

【功效】　补脾益气，祛痰止咳，缓急止痛，清热解毒，调和诸药。

【应用】

1. 脾气虚证　常与人参、白术、黄芪等配伍，如四君子汤。

2. 心气不足，脉结代、心动悸　常与人参、阿胶、生地黄等品配伍，如炙甘草汤。

3. 咳喘　单用有效，可随证配伍用于寒热虚实多种咳喘，有痰无痰均宜。

4. 脘腹、四肢挛急疼痛　对筋脉失养，四肢挛急作痛，或阴血不足，脘腹挛急作痛，均常与白芍同用，即芍药甘草汤。

5. 热毒疮疡、咽喉肿痛及药物、食物中毒　治疗痈疽疮疡，常与金银花、连翘同用；治热毒咽喉肿痛，常与板蓝根、牛蒡子等药配伍。本品对附子等多种药物中毒，或多种食物所致中毒，有一定解毒作用。

6. 缓和药性　在复方中用之，可降低或缓和药物的偏性和毒烈之性；因其甜味浓郁，也可矫正方中药物的滋味。

【用法用量】　煎服，2～10 g。生用清热解毒，蜜炙补气、润肺。

【使用注意】　反京大戟、芫花、甘遂。大剂量久服可导致水钠潴留，引起水肿，故水肿者慎用。

补血药

熟地黄

为玄参科多年生草本植物地黄的块根,经加工炮制而成。切片用,或炒炭用。

【性味归经】 甘,微温。归肝、肾经。

【功效】 补血养阴,填精益髓。

【应用】

1. 血虚诸证 如血虚面色萎黄,眩晕失眠,心悸怔忡,月经不调,经闭等,常与当归、白芍、川芎同用,即四物汤。

2. 肝肾阴虚诸证 常与山药、山茱萸等同用,如六味地黄丸;若阴虚潮热,可与龟甲、知母、黄柏等同用,如大补阴丸。

【用量用法】 煎服,10~15 g。

【使用注意】 凡脘腹胀痛、食少便溏者忌服。

当归

为伞形科多年生草本植物当归的根。生用,或经酒拌、酒炒用。

【性味归经】 甘、辛,温。归肝、心、脾经。

【功效】 补血调经,活血止痛,润肠通便。

【应用】

1. 血虚诸证 常配黄芪等以益气生血,如当归补血汤。

2. 血虚血瘀之月经不调、经闭、痛经等 常与熟地、白芍、川芎同用,如四物汤,此方既为补血之要剂,亦为妇科调经的基础方。

3. 跌打损伤瘀痛等 若跌打损伤瘀血作痛,与乳香、没药、桃仁、红花等配伍,如复元活血汤;治疗风湿痹痛,与羌活、防风、黄芪等同用,如蠲痹汤。

4. 血虚肠燥便秘 常与肉苁蓉、牛膝、升麻等同用。

【用量用法】 煎服,6~12 g。

【使用注意】 湿盛中满、大便泄泻者忌服。

白芍

为毛茛科多年生草本植物芍药的根。生用、酒炒或清炒用。

【性味归经】 苦、酸,微寒。归肝、脾经。

【功效】 补血调经,柔肝止痛,平抑肝阳,敛阴止汗。

【应用】

1. 血虚证 血虚月经不调,常与熟地、当归等同用,如四物汤。

2. 胸胁腹痛或四肢挛急疼痛 若血虚肝郁,胁肋疼痛,常配柴胡、当归、白芍等药,如逍遥散;若脾虚肝旺,腹痛泄泻,与白术、防风、陈皮同用,如痛泻要方;若血虚手足挛急作痛,配甘草缓急止痛,即芍药甘草汤。

3. 肝阳上亢证 配牛膝、代赭石、龙骨、牡蛎等,如镇肝熄风汤、建瓴汤。

4. 虚汗证 治疗营卫不和的表虚自汗,与桂枝等配伍,如桂枝汤;治阴虚盗汗,与龙骨、牡蛎、浮小麦等同用。

【用量用法】 煎服,6~15 g。

【使用注意】 阳衰虚寒之证不宜用。反藜芦。

何首乌

为蓼科多年生草本植物何首乌的块根。晒干或微烘,称为生首乌;若以黑豆煮汁拌蒸,晒后变为黑色,称为制首乌。

【性味归经】 苦、甘、涩,微温。归肝、心、肾经。

【功效】 制首乌:补益精血,乌须发;生首乌:解毒截疟,润肠通便。

【应用】

1. 精血亏虚之头晕眼花、须发早白、腰膝酸软、遗精崩带等 单用制首乌泡酒常服,或与当归、枸杞子、菟丝子等同用。

2. 久疟、痈疽、瘰疬 治疗疟疾日久,气血虚弱,与人参、当归、陈皮、煨姜同用,如何人饮;若瘰疬痈疮、皮肤瘙痒,可以生品解毒。

3. 肠燥便秘证 可与肉苁蓉、当归、火麻仁等同用。

【用量用法】 煎服,制首乌 6～12 g,生首乌 3～6 g。

【使用注意】 大便溏泄及湿痰较重者不宜用。

补阴药

凡以滋养阴液,生津润燥为主要治疗作用,用于治疗阴虚证的药物,称为补阴药。阴虚证临床表现为皮肤、咽喉、口鼻、眼目干燥或肠燥便秘或见午后潮热、盗汗、五心烦热、两颧发红;或阴虚阳亢,头晕目眩。本类药大多甘寒滋腻,凡脾胃虚弱、痰湿内阻、腹满便溏者慎用。

北沙参

北沙参为伞形科多年生草本植物珊瑚菜的根,主产于山东、河北等地。生用。

【性味归经】 甘、微苦,微寒。归肺、胃经。

【功效】 养阴清肺,益胃生津。

【应用】

1. 肺阴虚证 治疗阴虚肺燥有热之干咳少痰,常与麦冬、南沙参、杏仁、桑叶、玄参等药同用。

2. 胃阴虚证 治疗胃阴虚有热之口干多饮、饥不欲食、大便干结,常与石斛、玉竹、生地等养阴生津之品同用。

【用法用量】 煎服,5～12 g。

【使用注意】 反藜芦。

麦冬

为百合科多年生草本植物麦冬的块根。主产于四川、浙江、江苏等地。生用。

【性味归经】 甘、微苦,微寒。归肺、胃、心经。

【功效】 养阴生津,润肺清心。

【应用】

1. 肺阴虚证 治燥伤肺阴之干咳少痰,常与石膏、桑叶、枇杷叶、阿胶等同用,如清燥救肺汤。

2. 胃阴虚证 治胃阴不足,口干舌燥,饥不欲食,可与生地、玉竹、沙参等同用;治热邪伤津之肠燥便秘,常与生地、玄参同用,如增液汤;治消渴内热,可与天花粉、乌梅等同用。

3. 心阴虚证 治疗阴虚火旺,心烦失眠,常与沙参、酸枣仁、柏子仁等同用,如天王补心丹;治疗邪热扰心,神昏谵语,常与丹参、生地、玄参等同用,如清营汤。

【用法用量】　煎服,6～12 g。

百合

为百合科多年生草本植物百合或细叶百合的肉质鳞叶。生用或蜜炙用。

【性味归经】　甘,寒。归肺、心经。

【功效】　养阴润肺,清心安神。

【应用】

1. 肺阴虚证　症见干咳少痰、咽干音哑或咯血等,常与生地黄、玄参、川贝母、桔梗等配伍,如百合固金汤。

2. 阴虚有热之失眠心悸　常与生地黄、知母等养阴清热之品同用。

【用法用量】　煎服,6～12 g。蜜炙可增加润肺作用。

枸杞子

为茄科落叶灌木植物枸杞的成熟果实。主产于宁夏、甘肃、新疆等地。生用。

【性味归经】　甘,平。归肝、肾经。

【功效】　滋补肝肾,益精明目。

【应用】

1. 肝肾阴虚　症见腰膝酸软、两目干涩、内障目昏,常与熟地、山茱萸、山药、菊花等同用,如杞菊地黄丸。

2. 精亏血虚之早衰　症见须发早白、视力减退、腰膝酸软、梦遗滑精等,可单用或与牛膝、菟丝子、何首乌等配伍,如七宝美髯丹。

【用法用量】　煎服,6～12 g。

补阳药

凡具有温补阳气,治疗阳虚病证的药物,称为补阳药。主要适用于肾阳不足,脾肾阳虚,肺肾两虚,肾不纳气之虚喘以及肾阳亏虚,下元虚冷,崩漏带下等证。补阳药性多燥烈,易助火伤阴,故阴虚火旺者忌用。

鹿茸

为鹿科梅花鹿或马鹿的雄鹿头上尚未骨化而带茸毛的幼角。主产于吉林、黑龙江、辽宁等地。切片后阴干或烘干入药。

【性味归经】　甘、咸,温。归肾、肝经。

【功效】　补肾阳,益精血,强筋骨,调冲任,托疮毒。

【应用】

1. 肾阳虚衰,精血不足证　症见阳痿早泄、宫冷不孕等,常与人参、天冬、熟地等配伍,如参茸固本丸。

2. 肾虚骨弱,腰膝无力或小儿发育迟缓　多与五加皮、熟地、山萸肉等同用,如加味地黄丸;治骨折后期,愈合不良,可与骨碎补、川断、自然铜等同用。

3. 妇女冲任虚寒,崩漏带下　常与乌贼骨、龙骨、川断等同用,如鹿茸散。

4. 疮疡久溃不敛,阴疽疮肿内陷不起　常与黄芪、当归、肉桂等配伍。

【用法用量】　研末吞服,1～2 g;或入丸、散。

【使用注意】　宜从小量开始,缓缓增加。凡发热者均当忌服。

杜仲

为杜仲科植物杜仲的树皮。主产于四川、云南、贵州、湖北等地。晒干。生用或盐水炒用。

【性味归经】 甘,温。归肝、肾经。

【功效】 补肝肾,强筋骨,安胎。

【应用】

1. 肾虚腰痛及各种腰痛　治肾虚腰痛或足膝痿弱,可与胡桃肉、补骨脂同用,如青娥丸;治风湿腰痛冷重,与独活、桑寄生、细辛等同用,如独活寄生汤;治外伤腰痛,与川芎、桂心、丹参等同用,如杜仲散。

2. 胎动不安或习惯堕胎　单用有效,亦可与桑寄生、续断、阿胶、菟丝子、山药等同用。

【用法用量】 煎服,6～10 g。

【使用注意】 阴虚火旺者慎用。

淫羊藿

为小檗科植物淫羊藿、箭叶淫羊藿、柔毛淫羊藿或朝鲜淫羊藿的全草。主产于陕西、辽宁、山西等地。生用或以羊脂油炙用。

【性味归经】 辛、甘,温。归肝、肾经。

【功效】 温肾壮阳,祛风除湿。

【应用】

1. 肾阳虚衰,阳痿尿频,腰膝无力　常与肉苁蓉、巴戟天、杜仲等同用,如填精补髓丹。

2. 风寒湿痹,肢体麻木　常与威灵仙、苍耳子、川芎、肉桂等同用,即仙灵脾散。

【用法用量】 煎服,6～10 g。

【使用注意】 阴虚火旺者不宜服。

冬虫夏草

为麦角菌科真菌冬虫夏草菌的子座及其寄生蝙蝠蛾科昆虫绿蝙蝠蛾幼虫尸体的复合体。主产于四川、青海、云南、贵州、西藏等地。微火烘干。生用。

【性味归经】 甘,平。归肺、肾经。

【功效】 补肾益肺,止血化痰。

【应用】

1. 阳痿遗精、腰膝酸痛　可单用浸酒服,或与淫羊藿、杜仲、巴戟天等同用。

2. 久咳虚喘、劳嗽痰血　可单用,或与沙参、川贝母、阿胶、生地、麦冬等同用。

【用法用量】 煎服,3～9 g,亦可入丸、散。

【使用注意】 有表邪者不宜用。

附： # 其 他 补 益 药

其他补益药见表8-14。

表8-14 其他补益药

药名		性味	归经	功效	主治	用量/g	备注
补气药	西洋参	甘、微苦,凉	心、肺、肾	补气养阴 清火生津	阴虚火旺 喘咳痰血 气阴两伤	3～6	反藜芦

	药名	性味	归经	功效	主治	用量/g	备注
	太子参	甘、微苦,平	脾、肺	补气健脾 生津润肺	脾气虚弱 气虚津伤	10～30	反藜芦
	山药	甘,平	脾、肺、肾	补脾肺肾 益气养阴 固精止遗	脾胃虚弱 肺肾虚弱 阴虚内热	15～30	健脾炒用 生津生用
	大枣	甘,温	脾、胃、心	补中益气 养血安神 缓和药性	脾虚食少 血虚脏燥 制约峻毒	6～15	
补血药	阿胶	甘,平	肺、肝、肾	补血止血 滋阴润燥	血虚诸证 各种出血 阴虚诸燥	3～10	烊化兑服
	龙眼肉	甘,温	心、脾	补益心脾 养血安神	心脾虚损 血虚失眠	10～15	
	紫河车	甘、咸,温	肺、肝、肾	温肾补精 益气养血	肾气不足 精血亏虚	2～3	
补阴药	天冬	甘、苦,寒	肺、肾	养阴润燥 清火生津	阴虚肺热 内热消渴 肠燥便秘	6～12	脾虚便溏者忌用
	石斛	甘,微寒	胃、肾	养阴清热 益胃生津	低热烦渴 胃阴不足	6～12	
	玉竹	甘,微寒	肺、胃	养阴润燥 生津止渴	阴虚肺燥 热病烦渴	6～12	
	黄精	甘,平	脾、肺、肾	养阴润肺 补脾益气 补肾填精	阴虚劳嗽 脾胃虚弱 肾虚精亏	10～15	
	女贞子	甘、苦,凉	肝、肾	补肝肾阴 乌须明目	肝肾阴虚 须发早白	6～12	
	龟板	咸、甘,微寒	肝、肾、心	滋阴潜阳 益肾健骨 固经止血 养血补心	阴虚阳亢 肾虚骨痿 冲任不固 心虚惊悸	10～25	打碎先煎
	鳖甲	咸,微寒	肝、肾	滋阴潜阳 软坚散结 退热除蒸	阴虚阳亢 癥瘕积聚	10～25	打碎先煎
补阳药	巴戟天	甘、辛,微温	肾、肝	壮肾阳 强筋骨 祛风湿	阳痿不孕 月经不调 筋骨痿软 风湿久痹	3～10	
	补骨脂	辛、苦,温	肾、脾	补肾助阳 固精缩尿 暖脾止泻 纳气平喘 外用消风 祛斑	命门火衰 遗精尿频 五更泄泻 肾虚气喘 白癜风、 斑秃等	6～10	

续表

药名	性味	归经	功效	主治	用量/g	备注
益智仁	辛,温	肾、脾	补肾助阳 固精缩尿 温脾止泻 开胃摄唾	遗精滑精 遗尿尿频 脾寒泄泻 胃冷吐涎	3～9	阴虚火旺者忌用
肉苁蓉	甘、咸,温	肾、大肠	补肾阳 益精血 润肠通便	阳痿不育 腰膝酸软 肠燥便秘	6～9	阴虚火旺者忌用
蛤蚧	咸,平	肺、肾	补肾助阳 补肺益肾 纳气平喘	阳痿遗精 虚喘久嗽	3～6	研末服用
菟丝子	辛、甘,平	肝、肾、脾	补肾固精 养肝明目 止泻 安胎 外用消风 祛斑	阳痿遗精 目昏目暗 脾肾虚泄 胎动不安 白癜风	6～12	阴虚火旺,大便 燥结,小便短 赤者忌用
续断	苦、辛,微温	肝、肾	补肝肾 强筋骨 止血安胎 疗伤续折	腰痛脚弱 风湿痹痛 崩漏经多 胎动欲坠 骨折肿痛	9～15	

（二）补益剂

凡以补益药为主组成,治疗气、血、阴、阳不足证,或脏腑虚损之证者,统称为补益剂。属于"八法"中的"补法"。补益剂按证候不同分为补气、补血、补阴、补阳四大类。临床虚损病证,常有阴阳并弱,气血两虚者,因此又有气血双补、阴阳并补的治法,且气血相依,阴阳相应,临床应用当灵活配伍。补益剂是为虚证而设,辨治虚证,必须辨别真假,勿犯"虚虚实实"之戒,补益之方药大多滋腻,必须顾及脾胃。

补气剂

四君子汤　（《太平惠民和剂局方》）

【组成】　人参　白术　茯苓各9g　炙甘草6g
【用法】　水煎服。
【功用】　益气健脾。
【主治】　脾胃气虚证。倦怠乏力,语声低微,动则气短,食少便溏,舌淡苔白,脉虚弱。
【方解】　本方为治疗气虚证的基本方。方中人参为君,益气健脾;白术为臣,健脾燥湿;茯苓为佐,渗湿健脾;使以炙甘草,益气和中,调和诸药。
【现代运用】　常用于慢性胃炎、胃及十二指肠溃疡、消化不良等属脾胃气虚者。

补中益气汤　（《内外伤辨惑论》）

【组成】　黄芪18g　炙甘草9g　人参6g　当归3g　橘皮6g　升麻6g　柴胡6g　白术9g
【用法】　水煎服。或作丸剂,每服10～15g,每日2～3次,温开水或姜汤下。
【功用】　补中益气,升阳举陷。

【主治】

1. 脾虚气陷证　脾胃虚弱,四肢困倦,少气懒言,面色萎黄,食少便溏,舌淡脉虚;或中气下陷,脱肛,子宫脱垂,久泻久痢,崩漏等。

2. 气虚发热证　身热心烦,喘渴自汗,头痛恶寒,气短懒言,舌淡,脉虚大无力。

【方解】　方中重用黄芪,补中益气,升阳固表,为君药。配伍人参、炙甘草、白术补气健脾为臣。当归养血和营,陈皮理气和胃,使诸药补而不滞,共为佐药。并以少量升麻、柴胡升阳举陷,共为佐使。炙甘草调和诸药,亦为使药。

【现代运用】　常用于胃下垂、子宫脱垂等内脏下垂,久泻久痢,脱肛,以及重症肌无力,眼睑下垂,肾病综合征,产后癃闭,习惯性便秘等,辨证属于脾虚或中气下陷者。

补血剂

四物汤　(《仙授理伤续断秘方》)

【组成】　当归 9 g　川芎 6 g　白芍 9 g　熟地黄 12 g

【用法】　水煎服。

【功用】　补血调经。

【主治】　营血虚滞证。头晕目眩,心悸失眠,面色无华,唇甲色淡,妇人月经量少或经闭,痛经,舌淡,脉细或细涩。

【方解】　方中熟地黄滋养阴血,补肾填精,为君药。当归补血活血,养血调经,为臣药。佐以白芍养血益阴,川芎活血行气。

【现代运用】　常用于月经不调、胎产疾病,以及荨麻疹、过敏性紫癜等属营血虚滞者。

归脾汤　(《济生方》)

【组成】　白术　当归　茯神　黄芪　远志　龙眼肉　酸枣仁各 3 g　人参 3 g　木香 1.5 g　炙甘草 1 g

【用法】　加生姜、大枣,水煎服。

【功用】　益气补血,健脾养心。

【主治】

1. 心脾气血两虚证　心悸怔忡,健忘失眠,多梦易惊,体倦乏力,食少面黄,盗汗,舌淡苔白,脉细弱。

2. 脾不统血证　便血,皮下紫癜,妇女月经提前,量多色淡,或淋漓不止,舌淡,脉细弱。

【方解】　方中以参、芪、术补脾益气以生血为君药;当归、龙眼肉补血养心,为臣药;茯神、酸枣仁、远志宁心安神;木香理气醒脾,为佐药;炙甘草,补气健脾,调和药性为使药。

【现代运用】　常用于胃及十二指肠溃疡出血、功能性子宫出血、血小板减少性紫癜、再生障碍性贫血、神经衰弱等属于心脾两虚或脾不统血者。

补阴剂

六味地黄丸　(《小儿药证直诀》)

【组成】　熟地黄 24 g　山萸肉　山药各 12 g　泽泻　牡丹皮　茯苓各 9 g

【用法】　上为末,炼蜜为丸,每服 6 g,每日 2 次;或水煎服。

【功用】　滋阴补肾。

【主治】　肾阴虚证。腰膝酸软,头晕目眩,耳鸣耳聋,消渴,遗精,或潮热盗汗,手足心热,口咽干燥,或足跟作痛,或小儿囟门不合,舌红少苔,脉沉细数。

【方解】 方中重用熟地黄滋阴补肾为君药。山茱萸滋养肝肾,秘涩精气;山药补益脾阴,亦能固肾;共为臣药。三药称为"三补"。泽泻泄浊利湿,并防熟地之滋腻恋邪;茯苓淡渗脾湿,并助山药健脾;丹皮清泻相火,并制山茱萸之温。三药称为"三泻",均为佐药。六味合用,三补三泻,是以补为主,为本方的配伍特点。

【现代运用】 常用于慢性肾炎、肾结核、糖尿病、高血压、甲状腺功能亢进症、中心性视网膜炎、围绝经期综合征及无排卵性功能性子宫出血等属肾阴虚者。

补阳剂

肾气丸 （《金匮要略》）

【组成】 干地黄 240 g　山药　山茱萸各 120 g　泽泻　茯苓　牡丹皮各 90 g　桂枝　炮附子各 30 g

【用法】 上为细末,炼蜜和丸,每服 6 g,每日 2 次。

【功用】 补肾助阳。

【主治】 肾阳不足证。腰痛膝软,下半身畏寒,少腹拘急,小便不利或小便频数,夜间多尿,阳痿早泄,头晕耳鸣,舌淡而胖,脉虚弱,尺部沉细,以及痰饮咳喘,水肿,消渴,脚气等。

【方解】 重用干地黄滋阴补肾,为君药;配伍山茱萸、山药补肝脾而益精血;少用附、桂,加入大量滋补肾阴药中,温助肾中之阳,升发少火,鼓舞肾气,取"少火生气"之理,共为臣药。泽泻、茯苓利水渗湿;丹皮清泻肝火,可调血分之滞,补而不滞,均为佐药。诸药合用,阴中求阳,阴阳并补。

【现代运用】 常用于慢性肾炎、糖尿病、神经衰弱、甲状腺功能减退症、醛固酮增多症、尿崩症、肾上腺皮质功能减退、慢性支气管炎、支气管哮喘、围绝经期综合征等属肾阳不足者。

附：
其 他 补 益 剂

其他补益剂见表 8-15。

表 8-15　其他补益剂

方名	组成	功用	主治	用法	现代运用
参苓白术散	莲子肉　薏苡仁　缩砂仁　桔梗　白扁豆　白茯苓　人参　甘草　白术　山药	益气健脾渗湿止泻	脾虚湿盛证：饮食不化,泄泻,乏力,面色萎黄,苔白腻,脉虚缓	共为末,或炼蜜为丸,每服 6 g,日 2 次	慢性胃肠炎、贫血、慢性支气管炎、慢性肾炎等
玉屏风散	防风　黄芪　白术	益气固表止汗	表虚自汗证：自汗恶风,面色㿠白,舌淡,脉浮虚。或虚人易感冒者	研末,每服6 g,日 2 次;或水煎服	过敏性鼻炎、上呼吸道感染、免疫力低下而易患上呼吸道感染者
生脉散	人参　麦门冬　五味子	益气生津敛阴止汗	热病耗伤气阴证：神疲体倦,气短,咽干,或干咳少痰,舌红,脉虚细	水煎服	冠心病、心肌炎、心力衰竭等。新剂型生脉注射液可用于抢救休克及治疗多种心血管疾病

续表

方名	组成	功用	主治	用法	现代运用
当归补血汤	黄芪　当归	补气生血	血虚发热证：肌热面赤，口渴，脉大而虚，重按无力	水煎服	妇人经期、产后发热以及各种贫血、过敏性紫癜等
炙甘草汤	炙甘草　生姜　桂枝　人参　生地黄　阿胶　麦门冬　麻仁　大枣	益气滋阴通阳复脉	阴血阳气虚弱，心脉失养证：心动悸，脉结代，虚羸少气，舌光少苔。亦治虚劳肺痿	水煎服，阿胶烊化冲服	功能性心律失常、冠心病、风湿性心脏病、病毒性心肌炎等
百合固金汤	熟地　生地　当归身　白芍　甘草　桔梗　玄参　贝母　麦冬　百合	滋养肺肾止咳化痰	肺肾阴亏，虚火上炎证。咳嗽气喘，痰中带血，午后潮热，舌红少苔，脉细数	水煎服	肺结核、慢性支气管炎、支气管扩张、慢性咽喉炎、自发性气胸等
一贯煎	北沙参　麦冬　当归身　生地黄　枸杞子　川楝子	滋阴疏肝	肝肾阴虚，肝气郁滞证：胸脘胁痛，吞酸吐苦，舌红少津，脉虚弦	水煎服	慢性肝炎、胃炎、胃及十二指肠溃疡、肋间神经痛等

八、固涩药与固涩剂

（一）固涩药

凡以收敛固涩为主要功效，治疗各种滑脱病证的药物称为固涩药，又称收涩药。根据本类药物的作用特点可将其分为固表止汗药、敛肺涩肠药、固精缩尿止带药三类。收涩药主要用于久病体虚、正气不固、脏腑功能减退所致的体虚自汗、盗汗、久咳虚喘、久泻、久痢、遗精、滑精、遗尿、尿频、崩漏、带下不止等病证。

固表止汗药

凡具有止汗功效，用于治疗汗出不止的药物，称为固表止汗药。临床常用于气虚自汗和阴虚盗汗等病证。凡实邪所致汗出，应以祛邪为主，本类药物不宜用之。

麻黄根

为麻黄科植物草麻黄或中麻黄的根及根茎。主产于河北、山西、内蒙古等地。生用。

【性味归经】　甘、微涩，平。归心、肺经。

【功效】　固表止汗。

【应用】　自汗、盗汗证。治气虚自汗，常与黄芪、煅牡蛎同用，如牡蛎散；治阴虚盗汗，常与熟地黄、当归等同用，如当归六黄汤。

【用法用量】　煎服，3～9 g。外用适量。

【使用注意】　有表邪者忌用。

敛肺涩肠药

本类药物以酸涩为主，主入肺和大肠经，以收敛肺气和固涩大肠为主要作用。前者适用于久病肺虚喘咳,或肺肾虚喘证;后者适用于病久体寒久泻久痢。本类药物容易敛邪,故咳喘、泄泻属于实证者不宜使用。

五味子

为木兰科植物五味子或华中五味子的成熟果实。前者习称"北五味子",主产于东北;后者习称"南五味子",主产于西南及长江流域以南各省。生用或经醋、蜜拌蒸晒干用。

【性味归经】 酸、甘,温。归肺、心、肾经。

【功效】 收敛固涩,益气生津,补肾宁心。

【应用】

1. 自汗,盗汗 可与麻黄根、牡蛎等同用。

2. 久咳虚喘 可与罂粟壳同用,如五味子丸;或者配伍山茱萸、熟地、山药等同用,如都气丸。

3. 遗精,滑精,遗尿,尿频 可与桑螵蛸、附子、龙骨等同用,如桑螵蛸丸。

4. 久泻不止 可与吴茱萸同炒研末,米汤送服,如五味子散;或与补骨脂、肉豆蔻、吴茱萸同用,如四神丸。

5. 津伤口渴,消渴 常与人参、麦冬同用,如生脉散;治消渴证,多与山药、知母、天花粉、黄芪等同用,如玉液汤。

6. 心悸,失眠多梦 常与麦冬、丹参、生地、酸枣仁等同用,如天王补心丹。

【用法用量】 煎服,3～6 g;研末服,1～3 g。

【使用注意】 凡表邪未解、内有实热、咳嗽初起、麻疹初期者不宜用。

肉豆蔻

为肉豆蔻科植物肉豆蔻的成熟种仁。主产于马来西亚、印度尼西亚;我国广东、广西、云南亦有栽培。干燥,煨制去油用。

【性味归经】 辛,温。归脾、胃、大肠经。

【功效】 涩肠止泻,温中行气。

【应用】

1. 脾肾阳虚,五更泄泻 配补骨脂、五味子、吴茱萸,如四神丸。

2. 胃寒胀痛,食少呕吐 常与木香、干姜、半夏等药同用。

【用法用量】 煎服,3～9 g;入丸、散服,每次 0.5～1 g。内服需煨制去油。

【使用注意】 湿热泻痢者忌用。

乌梅

为蔷薇科植物梅的近成熟果实。主产于浙江、福建、云南等地。去核生用或炒炭用。

【性味归经】 酸、涩,平。归肝、脾、肺、大肠经。

【功效】 敛肺止咳,涩肠止泻,安蛔止痛,生津止渴。

【应用】

1. 肺虚久咳 与罂粟壳、杏仁等同用,如一服散。

2. 久泻,久痢 与罂粟壳、诃子等同用,如固肠丸。

3. 蛔厥腹痛,呕吐 常配伍细辛、川椒、黄连、附子等同用,如乌梅丸。

4. 虚热消渴 可单用煎服,或与天花粉、麦冬、人参等同用,如玉泉散。

【用法用量】 煎服,6～12 g,大剂量可用至 30 g。敛肺、生津、安蛔宜生用,止泻、止血宜炒炭用。

【使用注意】 外有表邪或内有实热积滞者均不宜服。

固精缩尿止带药

凡具有涩精止遗、固摄小便、固崩止带作用,治疗肾虚不固,膀胱失约所致的遗精、滑精、遗尿、尿频以及带脉不固之带下清稀等证的药物,称为固精缩尿止带药。常与补肾药配伍同用,宜标本兼治。凡湿热下注所致的遗精、尿频等不宜用。

山茱萸

为山茱萸科落叶小乔木植物山茱萸的成熟果肉。生用或酒炖法、酒蒸法制用。

【性味归经】 酸、涩,微温。归肝、肾经。

【功效】 补益肝肾,收敛固涩。

【应用】

1. 腰膝酸软,阳痿 治肝肾阴虚,腰酸耳鸣者,常与熟地、山药等配伍,如六味地黄丸;治肾阳虚阳痿者,多与鹿茸、补骨脂、巴戟天、淫羊藿等配伍。

2. 遗精滑精,遗尿,尿频 治肾虚遗精、滑精者,常与熟地、山药等同用,如六味地黄丸、肾气丸;治肾虚遗尿、尿频,常与覆盆子、金樱子、沙苑子、桑螵蛸等同用。

3. 崩漏带下,月经过多 治脾气虚弱,冲任不固,漏下不止者,常与龙骨、黄芪、白术、五倍子等同用,如固冲汤。

4. 大汗不止,体虚欲脱 常与人参、附子、龙骨等同用,如来复汤。

【用法用量】 煎服,6~12 g;急救固脱 20~30 g。

【使用注意】 素有湿热而致小便淋涩者,不宜服用。

金樱子

为蔷薇科植物金樱子的成熟果实。主产广东、四川等地。生用。

【性味归经】 酸、甘、涩,平。归肾、膀胱、大肠经。

【功效】 固精缩尿,固崩止带,涩肠止泻。

【应用】

1. 遗精滑精、遗尿、尿频、带下、崩漏 常配伍菟丝子、补骨脂、海螵蛸等补肾固涩之品同用。

2. 久泻、久痢 可单用浓煎服;或配伍五味子、芡实、人参、白术等同用,如秘元煎。

【用法用量】 煎服。6~12 g。

【使用注意】 邪气实者不宜使用。

桑螵蛸

为螳螂科昆虫大刀螂、小刀螂或巨斧螳螂的卵鞘。置沸水浸杀其卵,或蒸透晒干用。

【性味归经】 甘、咸,平。归肝、肾经。

【功效】 固精缩尿,补肾助阳。

【应用】

1. 遗精滑精,遗尿、尿频,白浊 常与龙骨、五味子、制附子等同用,如桑螵蛸丸。

2. 阳痿 常与鹿茸、肉苁蓉、菟丝子等补肾壮阳药同用。

【用法用量】 煎服,6~10 g。

【使用注意】 阴虚火旺,膀胱蕴热而致小便短涩者忌用。

附：

其他固涩药

其他固涩药见表8-16。

表8-16　其他固涩药

药名		性味	归经	功效	主治	用量/g	备注
固表止汗药	浮小麦	甘,凉	肺、心	固表止汗 益气除热	自汗盗汗 骨蒸劳热	15~30	
	糯稻根须	甘,平	肺、胃、肾	止汗退热 益胃生津	自汗盗汗 骨蒸潮热	30~60	
敛肺涩肠	诃子	苦、酸、涩,平	肺、大肠	涩肠止泻 敛肺止咳 利咽开音	久泻久痢 肺虚久咳 咽痛音哑	3~10	
	五倍子	酸、涩,寒	肺、大肠、肾	敛肺降火 涩肠止泻 固精止遗 敛汗止血	久咳热咳 久泻久痢 遗精滑精 自汗盗汗 多种出血	3~10	
固精缩尿止带药	覆盆子	甘、酸,微温	肝、肾	固精缩尿 益肾养肝	遗精遗尿 阳痿目暗	5~10	
	莲子	甘、涩,平	脾、肾、心	补脾止泻 固涩止带 益肾固精 养心安神	脾虚泄泻 脾虚带下 遗精遗尿 虚烦失眠	10~15	
	芡实	甘、涩,平	脾、肾	补脾止泻 益肾固精 除湿止带	脾虚泄泻 遗精滑精 带下白浊	10~15	
	海螵蛸	咸、涩,微温	肝、肾	固精止带 收敛止血 制酸止痛 收湿敛疮	遗精带下 各种出血 胃痛吐酸 溃疡不敛	6~12	收湿 敛疮 煅用

（二）固涩剂

凡由收涩药为主组成,具有收敛固涩作用,治疗气、血、精、津耗散滑脱等证的方剂,统称固涩剂。临床常用于治疗自汗、盗汗、久泻、遗精、滑泄、小便失禁、久咳虚喘、崩漏、带下不止等病证。凡属实邪病证,均不宜使用本类药物。

四神丸　（《证治准绳》）

【组成】　肉豆蔻60 g　补骨脂120 g　五味子60 g　吴茱萸30 g

【用法】　以上4味,共研细末。另取生姜200 g,压榨取汁,与上述粉末泛丸,干燥即得。每服6~9 g,每日1~2次,临睡用淡盐汤或温开水送服;亦作汤剂,加姜、枣水煎,临睡温服,用量按原方比例酌减。

【功用】　温肾暖脾,涩肠止泻。

【主治】　脾肾阳虚泄泻。五更泄泻,纳呆,饮食不消,或久泻不愈,腹痛喜暖,神疲乏力,腰酸肢冷,舌淡苔薄白,脉沉迟无力。

【方解】　方中重用补骨脂,补命门之火以温养脾土,为君药。肉豆蔻为臣,温中涩肠;吴茱萸温脾暖胃;五味子固肾涩肠,均为佐药。姜、枣温补脾胃,诸和药性,为使。

【现代运用】　常用于慢性结肠炎、慢性痢疾、肠结核、肠易激综合征等属脾胃虚寒者。

牡蛎散　（《太平惠民和剂局方》）

【组成】　黄芪　麻黄根　牡蛎各 30 g

【用法】　上为粗散,每服 9 g,加小麦 30g,水煎温服;亦作汤剂,用量按原方比例酌减,加小麦 30 g,水煎服。

【功用】　益气固表,敛阴止汗。

【主治】　体虚自汗、盗汗证。多汗,夜卧益甚,心悸短气,神疲烦倦,舌淡红,脉细弱。

【方解】　方中煅牡蛎敛阴潜阳,固涩止汗,为君药。生黄芪益气实卫,固表止汗,为臣药。麻黄根收敛止汗,为佐药。小麦养气阴,退虚热,为佐使药。

【现代运用】　常用于病后或产后体弱、自主神经功能紊乱等所致多汗者。

附：
其他固涩剂

其他固涩剂见表 8-17。

表 8-17　其他固涩剂

方名	组成	功用	主治	用法	现代运用
金锁固精丸	沙苑蒺藜　芡实　莲须　龙骨　牡蛎	涩精补肾	肾虚精关不固之遗精遗尿	每服 9 g,每日 1~2 次	慢性前列腺炎、精囊炎、神经衰弱等
清带汤	生山药　生龙骨　生牡蛎　海螵蛸　茜草	健脾固涩止带	妇女赤白带下	水煎服	老年性阴道炎、宫颈环切后阴道排液过多等

九、祛痰止咳平喘药与祛痰止咳平喘剂

（一）祛痰止咳平喘药

凡能祛痰或消痰,治疗痰证为主要作用的药物,称为祛痰药,或称化痰药;以制止或减轻咳嗽、喘息为主要作用的药物,称止咳平喘药。因痰与咳、喘的关系密切,故将这两类药并为一节。根据药性、功效的不同,本节药物分为温化寒痰药、清化热痰药及止咳平喘药三类。

温化寒痰药

凡具有温肺祛寒、燥湿化痰作用,主治寒痰、湿痰证的药物称为温化寒痰药。肺部痰证临床可见咳嗽气喘、痰多色白、苔腻等表现;其他痰证可有眩晕、肢体麻木、阴疽流注,疮痈肿毒等证候。本类药物大多温燥,对于肺热干咳、咯血、阴虚内热者当忌用。

半夏

为天南星科植物半夏的块茎。主产于四川、湖北、江苏等地。一般经姜汁、明矾炮制后入药。

【性味归经】　辛,温。有毒。归脾、胃、肺经。

【功效】　燥湿化痰,降逆止呕,消痞散结;外用散结消肿止痛。

【应用】

1. 湿痰、寒痰证　治疗寒痰咳嗽,痰白质稀者,常配伍细辛、桂枝、干姜等药,如小青龙汤;治疗湿痰上犯,头痛眩晕,常配伍天麻、白术,如半夏白术天麻汤。

2. 呕吐　半夏为止呕要药,对痰饮或胃寒所致的胃气上逆呕吐尤宜,常与生姜同用,如小半夏汤。

3. 心下痞,结胸,梅核气　治痰热阻滞,心下痞满,常配干姜、黄连等药,如半夏泻心汤;若痰热结

胸,配瓜蒌、黄连,如小陷胸汤;治梅核气,配厚朴、茯苓等,如半夏厚朴汤。

4. 瘿瘤,痰核,痈疽肿毒及毒蛇咬伤 治瘿瘤痰核,常配昆布、海藻、贝母等药;治痈疽肿毒初起或毒蛇咬伤,可用生品研末调敷。

【用法用量】 煎服,3～10 g。外用适量。

【使用注意】 反乌头。阴虚燥咳、血证、热痰、燥痰应慎用。生品毒性大,内服宜慎。

天南星

为天南星科植物天南星、异叶天南星或东北天南星的块茎。主产于河南、河北、江苏、辽宁、吉林等地。晒干,即生南星;用姜汁、明矾制用,为制南星。

【性味归经】 苦、辛,温。有毒。归肺、肝、脾经。

【功效】 燥湿化痰,祛风止痉;外用散结消肿。

【应用】

1. 湿痰、寒痰证 常与半夏相须为用,并配枳实、橘红等药,如导痰汤。

2. 中风,破伤风 治风痰留滞经络,半身不遂,手足麻木,口眼㖞斜等,配半夏、川乌、白附子等,如青州白丸子;治破伤风,配白附子、天麻、防风等,如玉真散。

3. 痈疽肿痛,蛇虫咬伤 可研末醋调敷;治毒蛇咬伤,可配雄黄外敷。

【用法用量】 煎服,3～10 g,多制用。外用适量。

【使用注意】 阴虚燥痰及孕妇忌用。生品毒性大,内服宜慎。

清化热痰药

凡具有清化热痰作用,主治热痰证的药物,称为清化热痰药。肺系热痰证临床多表现咳嗽气喘、痰黄质稠;痰火也可导致癫痫、中风惊厥、瘿瘤、瘰疬等。本类药物药性寒凉,寒痰与湿痰证不宜使用。

川贝母

为百合科植物川贝母、暗紫贝母、甘肃贝母或梭砂贝母的鳞茎。主产于四川、云南、甘肃等地。生用。

【性味归经】 苦、甘,微寒。归肺、心经。

【功效】 清热化痰,润肺止咳,散结消痈。

【应用】

1. 虚劳咳嗽,肺热燥咳 治肺阴虚劳嗽,久咳有痰者,常与沙参、麦冬等同用;治肺热、肺燥咳嗽,常配以知母,如二母散。

2. 乳痈、肺痈、瘰疬 治疗乳痈、肺痈,常配蒲公英、鱼腥草等;治疗瘰疬,常配玄参、牡蛎等药,如消瘰丸。

【用法用量】 煎服,3～10 g;研末服,1～2 g。

【使用注意】 反乌头。脾胃虚寒及有湿痰者不宜用。

浙贝母

为百合科植物浙贝母的鳞茎。原产于浙江象山,现主产于浙江鄞县。生用。

【性味归经】 苦,寒。归肺、心经。

【功效】 清热化痰,散结消痈。

【应用】

1. 风热、痰热咳嗽 治风热咳嗽,常配桑叶、牛蒡子等;治痰热咳嗽,多配瓜蒌、知母等。

2. 瘰疬,瘿瘤,乳痈疮毒 治痰火瘰疬,可配玄参、牡蛎等,如消瘰丸;治瘿瘤,配海藻、昆布;治疮毒乳痈,多配连翘、蒲公英等。

【用法用量】 煎服,3～10 g。
【使用注意】 反乌头。

前胡

为伞形科植物白花前胡或紫花前胡的根。前者主产于浙江、河南等地;后者主产于江西、安徽等地。切片生用或蜜炙用。
【性味归经】 苦、辛,微寒。归肺经。
【功效】 降气化痰,疏散风热。
【应用】
1. 痰热咳喘 常配杏仁、桑白皮、贝母等药,如前胡散。
2. 风热咳嗽 常配桑叶、牛蒡子、桔梗等同用。
【用法用量】 煎服,6～10 g;或入丸、散。

桔梗

为桔梗科植物桔梗的根,主产于我国东北部地区。生用。
【性味归经】 苦、辛,平。归肺经。
【功效】 开宣肺气,祛痰排脓,利咽。
【应用】
1. 咳嗽痰多证 治风寒咳嗽,配紫苏、杏仁等,如杏苏散;治风热或温病初起咳嗽,配桑叶、菊花、杏仁等,如桑菊饮。
2. 肺痈 治肺痈胸痛发热,咳吐脓血,痰黄腥臭者,可配鱼腥草、黄芩等药。
3. 咽喉肿痛,失声 若系风热犯肺,配甘草,即桔梗汤;若系热毒壅盛,咽喉肿痛,常配射干、马勃、板蓝根等。
【用法用量】 煎服,3～10 g。
【使用注意】 本品性升散,凡气机上逆,呕吐呛咳,眩晕,阴虚火旺咳血等不宜用。用量过大宜致恶心、呕吐。

止咳平喘药

凡以止咳平喘为主,治疗咳嗽气喘的药物,称为止咳平喘药。喘咳的证候较为复杂,有干咳无痰,有咳吐稀痰或稠痰,有外感咳嗽气急,有虚劳咳喘等,寒热虚实各不相同,必须辨证论治,选用相宜的配伍。

苦杏仁

为蔷薇科植物山杏、西伯利亚杏、东北杏或杏的成熟种子。主产于我国东北、内蒙古、华北等地。生用或炒用。
【性味归经】 苦,微温。有小毒。归肺、大肠经。
【功效】 止咳平喘,润肠通便。
【应用】
1. 咳嗽气喘 本品为治咳喘之要药。治风寒咳喘,配麻黄、甘草,如三拗汤;治风热咳嗽,配桑叶、菊花,如桑菊饮。
2. 肠燥便秘 常配柏子仁、郁李仁等药,如五仁丸。
【用法用量】 煎服,3～10 g,宜打碎入煎,或入丸、散。生品入煎剂宜后下。
【使用注意】 本品有小毒,用量不宜过大;婴儿慎用。

款冬花

为菊科植物款冬的花蕾。主产于河南、甘肃、山西等地。生用,或蜜炙用。

【性味归经】 辛、微苦,温。归肺经。

【功效】 润肺下气,止咳化痰。

【应用】 用于各种咳喘证,无论寒热虚实,皆可配伍应用。咳嗽偏寒,可与干姜、紫菀、五味子同用;治肺热咳喘,则与知母、桑叶、川贝母同用。

【用法用量】 煎服,5～10 g。外感暴咳宜生用,内伤久咳宜蜜炙用。

附: **其他祛痰止咳平喘药**

其他祛痰止咳平喘药见表8-18。

表8-18 其他祛痰止咳平喘药

药名		性味	归经	功效	主治	用量/g	备注
温化寒痰药	白前	辛、苦,微温	肺	温化寒痰 降气平喘	肺寒咳嗽 胸满喘急	3～10	
	白芥子	辛,温	肺	温肺化痰 利气散结 通络止痛	寒痰壅肺 阴疽流注 关节肿痛	3～10	对皮肤黏膜有 刺激,过量 可致腹泻
	白附子	辛、甘,温;有毒	胃、肝	燥湿化痰 祛风止痉 解毒散结	寒痰湿痰 诸风抽搐 瘰疬痈疽	3～5	有毒,炮制入 药,生品不 可内服
清热化痰药	瓜蒌 (栝楼)	甘、微苦,寒	肺、胃、 大肠	清热化痰 利气宽胸 散结消痈 润燥滑肠	痰热咳喘 胸痹结胸 肺肠乳痈 肠燥便秘	10～15	仁偏润肠 壳偏宽胸 反乌头
	竹茹	甘,微寒	肺、胃	清化热痰 开郁除烦 清胃止呕	肺热咳嗽 心烦失眠 胃热呕吐	3～10	寒痰咳嗽及胃 寒呕吐忌用
	竹沥	甘,寒	心、肺、肝	清热滑痰 定惊利窍	肺热咳喘 中风痰迷	冲服30～50	寒痰、脾虚便 溏不宜
	天竺黄	甘,寒	心、肝	清化热痰 清心定惊	痰热咳喘 惊风神昏	煎服3～6	入丸散, 0.6～1 g
	海藻	咸,寒	肝、胃、肾	消痰软坚 利水消肿	瘿瘤瘰疬 水肿脚气	10～15	反甘草
	昆布	咸,寒	肝、胃、肾	消痰散结 利水消肿	瘿瘤瘰疬 水肿脚气	6～12	
止咳平喘药	苏子	辛,温	肺、大肠	降气化痰 润肠通便	痰壅咳喘 肠燥便秘	3～10	
	百部	甘、苦,微温	肺	清肺止咳 杀虫灭虱	新久咳嗽 诸虫疥癣	3～10	
	紫菀	苦、甘,微温	肺	润肺下气 化痰止咳	咳嗽气喘 咳痰不爽	5～10	

续表

药名	性味	归经	功效	主治	用量/g	备注
枇杷叶	苦,微寒	肺、胃	清肺化痰 降逆止呕	肺热咳嗽 胃热呕逆	5~10	止咳宜蜜炙用 止呕宜生用
桑白皮	甘,寒	肺	泻肺平喘 利水消肿	肺热咳喘 水肿尿少	6~12	利水生用 平喘炙用
葶苈子	苦、辛,大寒	肺、膀胱	泻肺平喘 利水消肿	痰壅咳喘 胸腹积水	3~10	包煎
白果	甘、苦、涩,平; 有毒	肺	敛肺平喘 收涩止带 固精缩尿	久咳 支气管哮喘 带下白浊 便频遗尿	3~10	生食有小毒, 不宜久服、 多服

（二）祛痰止咳平喘剂

凡以祛痰药或平喘药为主组成,具有祛除痰饮,平息喘咳作用,治疗各种咳嗽、哮喘的方剂,称为祛痰剂或止咳平喘剂。根据痰证的性质及兼证的不同,可分为湿痰、热痰、燥痰、寒痰、风痰五种痰证,而祛痰剂也相应分为燥湿化痰、清热化痰、润燥化痰、温化寒痰、治风化痰剂五类。

二陈汤 （《太平惠民和剂局方》）

【组成】 半夏 橘红各15 g 白茯苓9 g 炙甘草4.5 g

【用法】 加生姜7片,乌梅1个,水煎温服。

【功用】 燥湿化痰,理气和中。

【主治】 湿痰证。咳嗽痰多,色白易咯,恶心呕逆,胸膈痞闷,脘腹胀满,肢体困重,或头眩心悸,苔白滑或腻,脉滑。

【方解】 本方为治湿痰证的基本方剂。方中半夏为君,燥湿化痰,降逆止呕。橘红为臣,既可理气行滞,又能燥湿化痰。佐以茯苓健脾渗湿化痰;煎加生姜,一可制半夏之毒,二可化痰降逆、和胃止呕;少许乌梅,收敛肺气,散中兼收;均为佐药。炙甘草为佐使,健脾和胃,调和诸药。

【现代运用】 常用于慢性支气管炎、慢性胃炎、神经性呕吐等属湿痰者。

小青龙汤 （《伤寒论》）

【组成】 麻黄9 g 芍药9 g 细辛6 g 干姜6 g 炙甘草6 g 桂枝9 g 五味子6 g 半夏9 g

【用法】 水煎服。

【功用】 解表散寒,温肺化饮。

【主治】 外寒内饮证。咳喘,甚或不能平卧,痰白清稀量多,恶寒发热,头身疼痛,无汗,胸痞,或干呕,或头面四肢水肿,舌苔白滑,脉浮或弦。

【方解】 方中麻黄、桂枝为君,麻黄发汗解表,宣发肺气,平喘咳,桂枝化气行水以利内饮之化。干姜、细辛为臣,温肺化饮,兼助麻、桂解表祛邪。五味子敛肺止咳,芍药和营养血;半夏燥湿化痰,和胃降逆;均为佐药。炙甘草益气和中,调和药性,为使。

【现代运用】 常用于支气管炎、支气管哮喘、肺炎、肺气肿、肺源性心脏病(肺心病)、过敏性鼻炎等属外寒内饮者。

清气化痰丸 （《医方考》）

【组成】 陈皮 杏仁 枳实 黄芩 瓜蒌仁 茯苓各30 g 胆南星 制半夏各45 g

【用法】　姜汁为丸，每服 6 g，温开水送下。亦可作汤剂。

【功用】　清热化痰，理气止咳。

【主治】　痰热咳嗽。咳嗽气喘，咳痰黄稠，胸膈痞闷，烦躁不宁，舌红苔黄腻，脉滑数。

【方解】　方中以胆南星为君，取其味苦性凉，清热化痰。黄芩、半夏、瓜蒌仁，化痰降逆，泻火清肺，为臣药。杏仁泻火降肺，枳实破气化痰以宽胸，陈皮理气化痰，茯苓健脾利湿，共为佐药。姜汁解半夏、南星之毒，又兼化痰，也为佐使。

【现代运用】　常用于肺炎、慢性支气管炎急性发作等属痰热内结者。

附：

其他祛痰止咳平喘剂

其他祛痰止咳平喘剂见表 8-19。

表 8-19　其他祛痰止咳平喘剂

方名	组成			功用	主治	用法	现代运用
贝母瓜蒌散	贝母 茯苓 白果	瓜蒌 橘红 麻黄	花粉 桔梗 苏子	润肺化痰	燥痰咳嗽：咳嗽呛急，咳痰不爽，咽喉干燥，苔白而干	水煎服	肺结核、肺炎等属燥痰证者
定喘汤	甘草 桑白皮 法半夏	冬花 黄芩	杏仁	宣降肺气 清热化痰	风寒外束，痰热内蕴证：咳喘痰多气急，咳痰黄稠，或微恶风寒，苔黄腻，脉滑数	水煎服	支气管哮喘、支气管哮喘性支气管炎、急性支气管炎等属痰热壅肺证者
苏子降气汤	紫苏子 厚朴 当归	半夏 陈皮 肉桂	前胡 甘草	降气平喘 祛痰止咳	上实下虚喘咳证：痰涎壅盛，喘咳胸闷，或肢体水肿，苔白滑或白腻，脉弦滑	加生姜、大枣、苏叶，水煎服	慢性支气管炎、肺气肿、支气管哮喘等属痰涎壅盛证者

十、祛湿药与祛湿剂

（一）祛湿药

凡具有祛除湿邪功效，治疗体内水湿停留的药物，称为祛湿药。本类药物因其功用不同，将其分为化湿燥湿药、利水渗湿药、清热利湿药三类。祛湿药物易耗气伤阴，气虚、血虚、阴虚者慎用。

化湿燥湿药

凡具有燥化湿浊、芳香运脾作用的药物，称为化湿燥湿药。因本类药物大多气味芳香，也可称为芳香化湿药。适用于湿阻中焦，临床表现脘腹痞满、食少体倦、口黏多涎、舌苔白腻等。

藿香

为唇形科植物广藿香或藿香的地上部分。广藿香主产于广东、海南等地。藿香，全国大部分地区均产。切段生用。

【性味归经】　辛，微温。归脾、胃、肺经。

【功效】　化湿，止呕，解暑。

【应用】

1. 湿阻中焦　常与苍术、厚朴等同用，如不换金正气散。

2. 呕吐　治湿浊阻滞中焦所致呕吐，常与半夏、丁香等同用，如藿香半夏汤。

3. 暑湿证　治夏月外感风寒,内伤生冷所致暑湿证者,配紫苏、厚朴、半夏等,如藿香正气散。

【用法用量】　煎服,5～10 g。鲜品 10～30 g。

苍术

为菊科植物茅苍术或北苍术的干燥根茎。前者主产于江苏、湖北等地,后者主产于内蒙古、山西等地。生用、麸炒用。

【性味归经】　辛,苦,温。归脾、胃、肝经。

【功效】　燥湿健脾,祛风湿,解表散寒,明目。

【应用】

1. 湿阻中焦证　症见腹胀,呕恶,吐泻,苔白腻等,常与厚朴、陈皮等配伍,如平胃散。

2. 风湿痹证　本品尤宜治疗寒湿痹证,可与薏苡仁、独活等祛风湿药同用,如薏苡仁汤。若湿热痹痛,可配石膏、知母等清热泻火药,如白虎加苍术汤。

3. 风寒表证挟湿　常与羌活、白芷、防风等同用,如神术散。

4. 夜盲、眼目昏涩　可单用或与羊肝、猪肝煮食。

【用法用量】　煎服,5～10 g。

【使用注意】　阴虚内热,气虚多汗者忌用。

利水渗湿药

凡能通利小便,渗泄水湿,治疗水湿停聚的药物,称利水渗湿药。本类药物主要适用于水肿、小便不利、泄泻、淋证等水湿所致的各种病证。本类药物淡渗滑利,易伤津液,阴亏精虚者宜慎用或忌用。有些药物有较强的通利作用,孕妇应慎用。

茯苓

为多孔菌科真菌茯苓的干燥菌核。野生或栽培,主产于云南、安徽等地。生用。

【性味归经】　甘、淡,平。归心、肺、脾、肾经。

【功效】　利水渗湿,健脾补虚,宁心安神。

【应用】

1. 水肿、小便不利　常与泽泻、猪苓、白术、桂枝等同用,如五苓散。

2. 痰饮证　常配伍桂枝、白术、甘草同用,如苓桂术甘汤。

3. 脾虚泄泻　可与山药、白术、薏苡仁同用,如参苓白术散。

4. 心悸,失眠　多与酸枣仁、当归、远志同用,如归脾汤。

【用法用量】　煎服,10～15 g。

猪苓

为多孔菌科真菌猪苓的干燥菌核。主产于陕西、山西等地。生用。

【性味归经】　甘、淡,平。归肾、膀胱经。

【功效】　利水渗湿。

【应用】　水肿,小便不利,泄泻。本品用于各种水肿,单味应用即可取效;或配伍泽泻、茯苓、白术等同用,如四苓散。

【用法用量】 煎服,6～12 g。

清热利湿药

凡以清泄湿热或清热利湿退黄为主要作用,治疗湿热证的药物,称为清热利湿药。主要用于湿热黄疸、湿疮痈肿、热淋、血淋等证。

茵陈

为菊科植物滨蒿或茵陈蒿的地上干燥部分。我国大部分地区有分布,主产于陕西、山西、安徽等地。生用。

【性味归经】 苦、辛,微寒。归脾、胃、肝、胆经。

【功效】 利湿退黄,除湿止痒。

【应用】

1. 黄疸 若证属阳黄,身目发黄,颜色鲜明,常与栀子、黄柏、大黄同用,如茵陈蒿汤;若证属阴黄,多与附子、干姜等配用,如茵陈四逆汤。

2. 湿疮瘙痒 可单味煎汤外洗,也可与黄柏、苦参、地肤子等同用。

【用法用量】 煎服,10～15 g。外用适量。

【使用注意】 蓄血发黄及血虚萎黄者慎用。

木通

本品主要有关木通、川木通、木通和淮通四类。关木通为马兜铃科植物东北马兜铃的藤茎;川木通为毛茛科植物小木通、绣球藤等的藤茎;木通为木通科植物木通、三叶木通或白木通的藤茎;淮通为马兜铃科植物宝兴马兜铃的藤茎。晒干,切片,生用。

【性味归经】 苦,寒。归心、小肠、膀胱经。

【功效】 利尿通淋,通经下乳,清心除烦。

【应用】

1. 湿热淋证 多与生地、甘草、竹叶等配用,如导赤散;或配伍大黄、萹蓄、瞿麦等,如八正散。

2. 经闭乳少 治血瘀经闭,常配桃仁、红花、丹参等药;治产后乳汁不通,乳少者可与王不留行、穿山甲等同用,或与猪蹄炖汤服。

【用法用量】 煎服。3～9 g。

【使用注意】 孕妇慎用。不宜长期或大量服用。关木通用量过大,可引起急性肾衰竭,国家已于2004 年下文停用。

金钱草

为报春花科植物过路黄的干燥全草。江南各省均有分布。切段生用。

【性味归经】 甘、咸,微寒。归肝、胆、肾、膀胱经。

【功效】 利湿退黄,利尿通淋,解毒消肿。

【应用】

1. 湿热黄疸 常与茵陈蒿、栀子、虎杖等同用。

2. 石淋,热淋 治石淋,可单用本品煎汤代茶饮,或与鸡内金、海金沙、滑石等同用;治热淋,常与车前子、萹蓄等同用;治肝胆结石,常配伍大黄、郁金等。

3. 痈肿疔疮、毒蛇咬伤　可用鲜品捣汁内服或捣烂外敷。

【用法用量】　煎服,15~60 g。鲜品加倍。外用适量。

车前子

为车前科植物车前或平车前的干燥成熟种子。前者分布于全国各地,后者分布于北方各省。生用或盐水炙用。

【性味归经】　甘,微寒。归肝、肾、肺、小肠经。

【功效】　清热利尿通淋,渗湿止泻,清肝明目,清肺祛痰。

【应用】

1. 淋证,水肿　治疗膀胱湿热,小便淋沥涩痛者,常与滑石、木通、瞿麦等同用,如八正散;若水湿水肿,可与猪苓、茯苓、泽泻同用。

2. 泄泻　治疗湿盛水泻,小便不利,可单用本品研末,米汤送服。

3. 目赤肿痛　治疗肝热目痛,多与菊花、决明子等同用。

4. 痰热咳嗽　多与贝母、瓜蒌、桔梗等同用。

【用法用量】　煎服,9~15 g。包煎。

【使用注意】　孕妇及肾虚遗滑者慎用。

泽泻

为泽泻科植物泽泻的干燥块茎。主产于福建、四川、江西等地。麸炒或盐水炒用。

【性味归经】　甘、淡,寒。归肾、膀胱经。

【功效】　利水消肿,渗湿,泄热。

【应用】

1. 水肿,小便不利　常和茯苓、猪苓、桂枝配用,如五苓散。

2. 淋证　治湿热淋证,常与木通、车前子等药同用。

【用法用量】　煎服,5~10 g。

附:　　　　　　　　　## 其他祛湿药

其他祛湿药见表8-20。

表8-20　其他祛湿药

药名		性味	归经	功效	主治	用量/g	备注
化湿燥湿药	佩兰	辛,平	脾、胃、肺	化湿 解暑	湿滞中焦 外感暑湿	3~10	
	厚朴	苦、辛,温	脾、胃、肺、大肠	燥湿,行气 消积,平喘	湿阻中焦 肠胃积滞 痰饮喘咳	3~10	孕妇慎用
	砂仁	辛,温	脾、胃	化湿开胃 温脾止泻 理气安胎	湿阻气滞 虚寒吐泻 胎动不安	3~6	入煎剂宜 后下
	白豆蔻	辛,温	肺、脾、胃	化湿行气 温中止呕	湿滞中焦 脾胃气滞 呕吐	3~6	入煎剂宜 后下

续表

药名		性味	归经	功效	主治	用量/g	备注
	草豆蔻	辛,温	脾、胃	燥湿行气 温中止呕	寒湿中阻 脾胃气滞 虚寒夹湿久泻	3～6	阴虚津亏 者忌用
化湿燥湿药	草果	辛,温	脾、胃	燥湿散寒 除痰截疟	寒湿中阻 疟疾	3～6	阴虚津亏 者忌用
利水渗湿药	薏苡仁	甘、淡,微寒	脾、胃、肺	利水渗湿 健脾止泻 清热排脓 除痹止痛	水肿尿少 脾虚泄泻 肺痈肠痈 湿痹拘挛	10～30	
	萆薢	苦,平	脾、胃、膀胱	利湿浊 祛风湿	膏淋白浊 风湿痹证	6～15	
清热利湿药	赤小豆	甘,平	心、小肠	利水消肿 解毒排脓 利湿退黄	水肿尿少 痈疮肿毒 湿热黄疸	10～30	性质滑利 孕妇慎用
	滑石	甘、淡,寒	膀胱、胃	利尿通淋 清热解暑 祛湿敛疮	热淋石淋 暑热烦渴 湿温疮痒	10～15	布包入煎
	通草	甘、淡,微寒	肺、胃、膀胱	利尿通淋 通经下乳	湿热淋证 乳滞乳少	3～5	孕妇慎用
	瞿麦	苦,寒	心、小肠、膀胱	利尿通淋 破血通经	热淋尿痛 血瘀经闭	10～15	孕妇慎用
	扁蓄	苦,微寒	膀胱	利尿通淋 杀虫止痒	热淋血淋 湿疹阴痒 虫积腹痛	10～15	
	海金沙	甘,寒	膀胱、小肠	利尿通淋	各种淋证	6～15	布包入煎
	石韦	苦、甘,微寒	肺、膀胱	利尿通淋 清肺止咳 凉血止血	热淋石淋 肺热咳喘 血热出血	6～12	
	灯心草	甘、淡,微寒	心、肺、小肠	利尿通淋 清心除烦	热淋尿痛 心烦失眠	1～3	
	虎杖	苦,微寒	肝、胆、肺	利胆退黄 清热解毒 活血祛瘀 祛痰止咳	黄疸淋浊 痈疮肿毒 经闭痛经 肺热咳嗽	9～15	孕妇忌用

（二）祛湿剂

凡以祛湿药物为主组成,具有化湿利水、通淋泻浊作用,治疗水湿病证的方剂,统称祛湿剂。依据水湿病证的证候不同,祛湿剂可分为五类:芳香化湿剂,适用于外受风寒,内伤湿邪证;苦温燥湿剂,适用于湿困脾胃证;清热祛湿剂,适用于湿热俱盛证;利水渗湿剂,适用于水湿停留证;温化水湿剂,适用于阳气不足,寒湿内停证。

平胃散 （《简要济众方》）

【组成】 苍术 120 g　厚朴 90 g　陈皮 60 g　炙甘草 30 g

【用法】 共为细末，每服 4～6 g，大枣生姜汤送服；或作汤剂。

【功用】 燥湿运脾，行气和胃。

【主治】 湿滞脾胃证。脘腹胀满，恶心呕吐，肢体沉重，或兼见腹泻，舌苔白腻而厚，脉缓。

【方解】 方中以苍术为君，燥湿健脾。厚朴为臣，行气除满化湿。陈皮为佐，理气和胃，燥湿醒脾。甘草为使，益气健脾和中，调和诸药。

【现代运用】 常用于慢性胃炎、胃肠功能紊乱、胃及十二指肠溃疡等属湿滞脾胃者。

五苓散 （《伤寒论》）

【组成】 猪苓 9 g　泽泻 15 g　白术 9 g　茯苓 9 g　桂枝 6 g

【用法】 散剂，每服 6～10 g；或作汤剂。

【功用】 利水渗湿，温阳化气。

【主治】 膀胱蓄水证。小便不利，烦渴欲饮，或水入即吐，头痛微热，脉浮；或脐下动悸，头晕吐涎沫；或水肿，泄泻，小便短少。

【方解】 方中重用泽泻为君，利水渗湿。茯苓、猪苓为臣，助君药利水渗湿。白术、茯苓为佐，健脾以运化水湿。桂枝亦为佐，解表散邪，温阳化气利水。

【现代运用】 常用于肾炎水肿、心源性水肿、肝硬化腹水、尿潴留等属水湿内停者。

茵陈蒿汤 （《伤寒论》）

【组成】 茵陈 18 g　栀子 12 g　大黄 6 g

【用法】 水煎服。

【功用】 清热，利湿，退黄。

【主治】 湿热黄疸（阳黄）。一身面目俱黄，黄色鲜明，发热，口渴，腹微满，小便不利或短赤，舌红苔黄腻，脉滑数。

【方解】 方中重用茵陈为君药，清热利湿退黄，为治黄疸要药。栀子为臣，清热泻火利尿；大黄为佐，泻热逐瘀，通利大便而退黄。

【现代运用】 常用于传染性黄疸型肝炎、早期肝硬化、胆囊炎、胆石症、钩端螺旋体病等呈现阳黄证者。

附：　　　　　　　其他祛湿剂

其他祛湿剂见表 8-21。

表 8-21　其他祛湿剂

方名	组成		功用	主治	用法	现代运用
藿香正气散	大腹皮 紫苏 半夏曲 陈皮 桔梗 炙甘草	白芷 茯苓 白术 厚朴 藿香	解表化湿 理气和中	外感风寒，内伤湿滞证：恶寒发热，头痛，胸膈满闷，恶心呕吐，苔白腻，脉浮缓	散剂，每服9 g，大枣生姜汤送服；或作汤剂	急性胃肠炎或四时感冒而见上证者

续表

方名	组成		功用	主治	用法	现代运用
三仁汤	杏仁 白通草 竹叶 薏苡仁	滑石 白蔻仁 厚朴 半夏	宣畅气机 清利湿热	湿温初起,湿重于热: 头痛恶寒,胸闷不 饥,身重倦怠,午后 身热,苔白腻,脉弦 细而濡	水煎服	肠伤寒、胃肠炎、肾 盂肾炎、肾小球肾 炎、关节炎等
八正散	车前子 萹蓄 栀子 木通	瞿麦 滑石 炙甘草梢 大黄	清热泻火 利水通淋	湿热淋证:尿频尿急, 尿痛,口燥咽干,苔 黄腻,脉滑数	散剂,每服6~ 10 g,灯心 煎汤送服; 或作汤剂	泌尿系感染或结石、 急性前列腺炎、术 后或产后尿潴 留等
苓桂术甘汤	茯苓 白术	桂枝 炙甘草	温阳化饮 健脾利湿	中阳不足之痰饮:胸胁 支满,目眩心悸,短 气而咳,苔白滑,脉 弦滑	水煎服	慢性支气管炎、心力 衰竭、心律失常、 梅尼埃病
真武汤	茯苓 白术 附子	芍药 生姜	温阳利水	脾肾阳虚,水湿内停之 证:畏寒肢冷,肢体沉 重或水肿,小便不利, 心悸,头眩,筋肉瞤 动,苔白滑,脉沉	水煎服	慢性肾小球肾炎、肾 病综合征、心源性 水肿、慢性支气管 炎等
防己黄芪汤	防己 甘草	黄芪 白术	益气祛风 健脾利水	表虚风水、风湿证:汗 出恶风,身重微肿, 小便不利,苔白, 脉浮	水煎服	慢性肾小球肾炎、类 风湿关节炎、心源 性水肿等

十一、祛风湿药与疏散外风剂

(一)祛风湿药

凡具有祛风除湿功效,主治风湿痹证的药物,称为祛风湿药。本类药物大多以祛风除湿作用为主,适用于风湿痹证之关节疼痛、肿大,筋脉拘挛等症。部分药物还有补肝肾、强筋骨作用,适用于肝肾不足,腰膝酸软、下肢痿弱等。祛风湿药根据其药性和功效的不同,可分为三类:祛风湿散寒药,以独活为代表;祛风湿清热药,以秦艽、威灵仙为代表;祛风湿强筋骨药,以五加皮为代表。

独活

为伞形科植物重齿毛当归的干燥根。主产于四川、湖北等地。切片,生用。

【性味归经】 辛、苦,微温。归肾、膀胱经。

【功效】 祛风除湿,通痹止痛,解表。

【应用】

1. 风寒湿痹 本品善于治疗腰膝以下关节疼痛。治风寒湿痹,常与当归、白术、牛膝等同用,如独活汤;久痹正虚,关节屈伸不利,常配伍桑寄生、杜仲、人参等,如独活寄生汤。

2. 少阴头痛 常与细辛、川芎等相配,如独活细辛汤。

3. 风寒挟湿表证 症见头痛如裹,周身尽痛,多配羌活、藁本、防风等,如羌活胜湿汤。

【用法用量】 煎服,3~10 g。外用,适量。

秦艽

为龙胆科植物秦艽、麻花秦艽、粗茎秦艽或小秦艽的干燥根。主产于陕西、甘肃、内蒙古等地。切片,生用。

【性味归经】 辛、苦,平。归胃、肝、胆经。

【功效】 祛风除湿,清热除蒸,清利湿热。

【应用】

1. 风湿痹证 本品药性偏寒,故对热痹尤为适宜,多配防己、牡丹皮、忍冬藤等。

2. 骨蒸潮热,疳积发热 治骨蒸潮热,常与地骨皮、知母、青蒿等同用,如秦艽鳖甲散;治小儿疳积发热,多配伍薄荷、炙甘草,如秦艽散。

3. 湿热黄疸 可单用为末服,亦可配伍茵陈蒿、栀子、大黄等。

【用法用量】 煎服,3~9 g。

威灵仙

为毛茛科植物威灵仙、棉团铁线莲或东北铁线莲的干燥根及根茎。主产于江苏、安徽、浙江等地。生用。

【性味归经】 辛、咸,温。归膀胱经。

【功效】 祛风湿,通络止痛,消骨鲠。

【应用】

1. 风湿痹痛 可单用为末服,如威灵仙散;或与独活、秦艽、羌活等同用。

2. 骨鲠咽喉 可单用或与砂糖、醋同煎后慢慢咽下。《本草纲目》则与砂仁、砂糖煎服。

【用法用量】 煎服,6~9 g。治疗骨鲠,可用 30~50 g。

【使用注意】 本品辛散走窜,气血虚弱者慎服。

五加皮

为五加科植物细柱五加的干燥根皮。习称"南五加皮"。主产于湖北、河南、安徽等地。夏、秋采挖,剥取根皮,晒干。切厚片,生用。

【性味归经】 辛、苦,温。归肝、肾经。

【功效】 祛风湿,补肝肾,强筋骨,利水消肿。

【应用】

1. 风湿痹证 本品祛风湿散寒,且兼补益之功,尤宜于久病体虚者及老年人。可单用或配当归、牛膝、地榆等,如五加皮酒。

2. 筋骨痿软,小儿行迟,体虚乏力 治肝肾不足,筋骨痿软,常配伍杜仲、牛膝等药,如五加皮散;治小儿行迟,常与与龟甲、牛膝、木瓜等配伍。

3. 水肿,脚气 与茯苓皮、大腹皮、生姜皮、地骨皮配伍,如五皮散。

【用法用量】 煎服,6~9 g;或酒浸、入丸、散服。

附： **其他祛风湿药**

其他祛风湿药见表8-22。

表8-22 其他祛风湿药

药名		性味	归经	功效	主治	用量/g	备注
祛风湿散寒药	川乌	辛、苦,热;有大毒	心、肝、肾	祛风除湿散寒止痛	风寒湿痹寒湿诸痛	有大毒,内服宜炮制1.5~3	反半夏、白及、白蔹、瓜蒌、贝母、天花粉,宜先煎、久煎
	马钱子	苦,温;有大毒	肝、脾	祛风除湿通络止痛散结消肿	风湿痹痛跌打肿腿痛疽肿痛	0.3~0.6	有大毒,炮制后入丸散
	木瓜	酸,温	肝、脾	祛风除湿舒筋活络除湿和胃	风湿痹痛脚气肿痛吐泻转筋	6~10	
祛风湿清热药	防己(汉防己)	苦、辛,寒	膀胱、肾、脾	祛风除湿清热利湿利水消肿	风湿热痹水肿尿少脚气肿痛	6~10	木防己含有马兜铃酸,有肾毒性,慎用
	雷公藤	辛、苦,寒;有大毒	心、肝	祛风除湿通络止痛杀虫解毒	风湿顽痹疔疮肿毒麻风顽癣	3~10	有毒,生育期人群不宜用
	稀莶草	苦、辛,寒	肝、肾	祛风除湿通经活络清热解毒	风湿痹痛肢体麻木疮痈肿毒	6~12	
祛风湿强筋骨药	桑寄生	苦、甘,平	肝、肾	祛风湿益肝肾强筋骨安胎	风湿痹痛腰膝酸软胎漏下血胎动不安	6~15	

（二）疏散外风剂

具有疏散外风的作用,治疗外风病证的方剂,统称疏散外风剂。风病可分为外风病和内风病两类,外风病主要是指以风邪为主或兼夹寒、热、痰、湿等邪气侵袭人体的头面、经络、肌肉、关节、筋骨等所致的病证。临床以头痛,关节痹痛,口眼㖞斜、风疹、湿疹等为主要症状表现。内风病将在平息内风剂讲述。

川芎茶调散 《太平惠民和剂局方》

【组成】 薄荷240 g 川芎 荆芥各120 g 细辛30 g 防风45 g 白芷 羌活 炙甘草各60 g

【用法】 共为细末,每次6 g,清茶调服;亦可作汤剂。

【功用】 疏风止痛。

【主治】 外感风邪头痛。偏正头痛,或巅顶作痛,目眩,或恶风发热,舌苔薄白,脉浮。

【方解】 方中川芎为治诸经头痛之要药,祛风活血止痛,长于治少阳、厥阴经头痛,为君药。薄荷、荆芥、防风疏风解表、清利头目,共为臣药。羌活、白芷、细辛祛风止痛,羌活善治太阳经头痛,白芷善治阳明经头痛,细辛善治少阴经头痛,共为佐药。甘草益气和中,调和诸药为使。清茶苦凉轻清,上清头目,下利小便,且制约温燥,为佐使药。

【现代运用】 常加减用于感冒、慢性鼻炎、鼻窦炎所致的头痛,以及血管神经性头痛、神经性头痛等。

独活寄生汤 《备急千金要方》

【组成】 独活 9 g 桑寄生 怀杜仲 牛膝 细辛 秦艽 茯苓 肉桂心 防风 川芎 人参 炙甘草 当归 芍药 干地黄各 6 g

【用法】 水煎服。

【功用】 祛风湿,止痹痛,益肝肾,补气血。

【主治】 痹证日久,肝肾不足,气血两虚证。腰膝痿软冷痛,肢节屈伸不利,或麻木不仁,畏寒喜暖,舌淡苔白,脉细弱。

【方解】 方中重用独活为君,善祛下焦与筋骨间的风寒湿邪。防风、秦艽祛风除湿,细辛祛寒止痛,桂心温经散寒、通利血脉,共为臣药。桑寄生、杜仲、牛膝补益肝肾、强筋骨、壮腰膝,人参、茯苓、甘草健脾益气,当归、川芎、地黄、芍药养血治血,均为佐药。甘草调和诸药,兼使药之用。

【现代运用】 常用于慢性关节炎、类风湿关节炎、坐骨神经痛、骨关节病等属于风寒湿痹日久而正气不足者。

附: 其他疏散外风剂

其他疏散外风剂见表 8 - 23。

表 8 - 23 其他疏散外风剂

方名	组成	功用	主治	用法	现代运用
消风散	当归 生地 防风 蝉蜕 知母 苦参 胡麻 荆芥 苍术 牛蒡子 石膏 甘草 木通	疏风除湿 清热养血	风疹、湿疹。皮肤瘙痒,疹色红,苔白或黄,脉浮数	水煎服	急性荨麻疹、湿疹、过敏性皮炎、稻田性皮炎、神经性皮炎等
大秦艽汤	秦艽 甘草 川芎 当归 白芍 细辛 羌活 防风 黄芩 石膏 白芷 白术 生地黄 熟地黄 白茯苓 川独活	疏风清热 养血活血	风邪初中经络证。口眼㖞斜,舌强不能言语,手足不能运动,或恶寒发热,苔白或黄,脉浮数或弦细	水煎服	面神经麻痹、缺血性脑卒中等
牵正散	白附子 白僵蚕 全蝎	祛风化痰 通络止痉	风痰中头面经络。口眼㖞斜	散剂,每服 3 g;亦可作汤剂	面神经麻痹、三叉神经痛、偏头痛等

十二、平肝息风药与平息内风剂

(一)平肝息风药

凡具有平肝潜阳、息风止痉功效,主治肝阳上亢、肝风内动病证的药物,称为平肝息风药。肝阳上亢证常由素体阴虚,或者肝郁化火,肝肾阴亏所致,临床症见头目胀痛、晕眩、耳鸣、面红、目赤、烦躁易怒等;肝风内动证常由高热动风,或肝阳上亢化风,或阴虚、血虚风动,或者痰火化风等所致,临床症见:头痛,眩晕欲仆,肢体震颤,或者猝然晕倒,不省人事,偏身瘫痪或惊痫抽搐等。本类药物多为质重之介类或矿石类药物,多兼有平肝潜阳和息风止痉两种功效,故并为一节。

天麻

为兰科多年生寄生草本植物天麻的块茎。主产于湖北、四川、云南、贵州等地。用时润透,切片。

【性味归经】 甘,平。归肝经。

【功效】 息风止痉,平抑肝阳,祛风通络。

【应用】

1. 肝风内动,惊痫抽搐 天麻可治疗各种原因引起的肝风内动证,不论寒热虚实皆可配伍应用。如用治小儿急惊风,配伍羚羊角、钩藤、全蝎等药,即钩藤饮子。

2. 眩晕、头痛 常与钩藤、石决明、牛膝等同用,如天麻钩藤汤;治风痰上扰之头痛、眩晕,常与半夏、白术、茯苓等同用,如半夏白术天麻汤。

3. 肢麻痉挛抽搐,风湿痹痛 治风湿痹痛,多与秦艽、羌活、桑枝等祛风湿药同用,如秦艽天麻汤。

【用法用量】 煎服,3～10 g。

钩藤

为茜草科常绿木质藤本植物钩藤、大叶钩藤、毛钩藤、华钩藤或无柄果钩藤的带钩茎枝。产于长江以南至福建、广东、广西等省。切段,生用。

【性味归经】 甘,凉。归肝、心包经。

【功效】 息风定惊,清热平肝。

【应用】

1. 肝风内动,惊痫抽搐 治疗温热病热极生风,痉挛抽搐,多配伍菊花、羚羊角、白芍等,如羚角钩藤汤。

2. 头痛、眩晕 若为肝火上攻所致,常与夏枯草、栀子、黄芩等配伍;若属肝阳上亢者,常与天麻、石决明、菊花等配伍。

【用法用量】 煎服,3～12 g,后下。

全蝎

为钳蝎科动物东亚钳蝎的干燥体。主产于河南、山东、湖北、安徽等地。置沸水或沸盐水中,煮至全身僵硬捞出,置通风处,阴干。

【性味归经】 辛,平;有毒。归肝经。

【功效】 息风镇痉,攻毒散结,通络止痛。

【应用】

1. 痉挛抽搐 本品可用于治疗各种原因所致的痉挛抽搐,常与蜈蚣相须为用,研细末服,如止痉散;治风中经络,口眼㖞斜,可配伍白僵蚕、白附子等,如牵正散。

2. 疮疡肿毒,瘰疬结核 《医学衷中参西录》记载以本品焙焦,黄酒服下,可消颌下肿硬;《经验方》记载以本品配半夏、马钱子、五灵脂等,可治流痰、瘰疬、瘿瘤等证。

3. 风湿顽痹 治疗风寒湿痹日久,可用全蝎配麝香少许,共为细末,温酒送服,如全蝎末方;亦常与川乌、白花蛇等除痹、通络之品同用。

4. 顽固性偏正头痛 可单味研末吞服;或配伍蜈蚣、僵蚕、天麻、川芎等。

【用法用量】 煎服,3～6 g。

【使用注意】 本品有毒,用量不宜过大。孕妇禁用。

附：

其他平肝息风药

其他平肝息风药见表 8-24。

表 8-24 其他平肝息风药

药名	性味	归经	功效	主治	用量/g	备注
石决明	咸,寒	肝	平肝潜阳 清肝明目	肝阳上亢 目赤翳障	3~15	打碎先煎
珍珠母	咸,寒	肝、心	平肝潜阳 安神定惊 明目退翳	肝阳上亢 惊悸失眠 目赤眼花	10~25	打碎先煎
牡蛎	咸,微寒	肝、胆、肾	重镇安神 潜阳补阴 软坚散结	惊悸失眠 眩晕耳鸣 瘰疬痰核 癥瘕痞块	9~30	打碎先煎 收敛固涩 制酸止痛 宜用煅用
代赭石	苦,寒	肝、心、肺、胃	平肝潜阳 重镇降逆 凉血止血	肝阳上亢 呃逆噫气喘息 血热出血	9~30	打碎先煎 生用止呕 煅用止血
羚羊角	咸,寒	肝、心	平肝息风 清肝明目 散血解毒	惊痫抽搐 头晕目眩 目赤翳障	1~3,宜另煎2小 时以上;磨汁或 研末服用,每次 0.3~0.6	
牛黄	甘,凉	肝、心	凉肝息风 清心豁痰 开窍醒神 清热解毒	惊厥抽搐 神昏口噤 咽喉肿痛 痈疽疔毒	入丸散,每次 0.15~0.35	孕妇慎用
蜈蚣	辛、温;有毒	肝	息风镇痉 攻毒散结 通络止痛	痉挛抽搐 疮疡肿毒 风湿顽痹	3~5	孕妇禁用
僵蚕	咸、辛,平	肝、肺、胃	息风止痉 祛风止痛 化痰散结	惊痫抽搐 风中经络 痰核瘰疬	5~10	
地龙	咸,寒	肝、脾、膀胱	清热定惊 通络 清热平喘 利尿	高热惊痫 半身不遂 肺热咳喘 水肿尿少	5~10	

（二）平息内风剂

平息内风剂常以平肝息风药为主组方,适用于内风病证。内风证是由脏腑功能失调所致的病证,包括热极生风、肝阳化风、阴虚动风、血虚生风等证。临床表现如眩晕震颤、四肢抽搐、猝然晕倒、不省人事、口眼㖞斜、半身不遂等症。

羚角钩藤汤 （《通俗伤寒论》）

【组成】 羚角片(先煎)4.5 g　霜桑叶 6 g　京川贝 12 g　鲜生地 15 g　双钩藤(后下)9 g　滁菊花 9 g　茯神木 9 g　生白芍 9 g　生甘草 2.4 g　淡竹茹 15 g

【用法】 水煎服。

【功用】　凉肝息风,增液舒筋。

【主治】　热极动风证。高热不退,心中烦闷,手足抽搐,甚则神昏,舌绛而干,或舌焦起刺,脉弦数。

【方解】　方中羚羊角凉肝息风,钩藤清热平肝、息风解痉,共为君药。桑叶、菊花清热凉肝,为臣药。鲜地黄、白芍养阴泄热,柔肝舒筋,二药配以甘草,酸甘化阴,舒筋缓急;川贝母、鲜竹茹清热化痰;茯神宁心安神;均为佐药。甘草兼调和诸药,为使。

【现代运用】　常用于流行性脑脊髓膜炎、流行性乙型脑炎以及妊娠子痫、产后惊风、高血压所致的眩晕、抽搐等属热盛动风者。

镇肝熄风汤　(《医学衷中参西录》)

【组成】　怀牛膝30 g　生赭石30 g　生龙骨15 g　生牡蛎15 g　生龟板15 g　生杭芍15 g　玄参15 g　天冬15 g　川楝子6 g　生麦芽6 g　茵陈6 g　甘草4.5 g

【用法】　水煎服。

【功用】　镇肝息风,滋阴潜阳。

【主治】　阴虚阳亢,肝风内动。头痛眩晕,目胀耳鸣,或发热,或心中烦热,或面色如醉,或肢体渐觉不利,口眼渐形㖞斜;甚或眩晕颠仆,昏不知人,移时始醒,或醒后不能复元,肢体痿废,脉弦长有力。

【方解】　方中怀牛膝引血下行,补益肝肾,为君。代赭石镇肝降逆,龙骨、牡蛎、龟板、白芍益阴潜阳、镇肝息风,共为臣药。玄参、天冬滋阴清热,柔肝缓急;茵陈、川楝子、生麦芽清泄肝热,疏肝理气;均为佐药。甘草调和诸药,合生麦芽能和胃安中。

【现代运用】　常用于高血压、脑梗死、脑出血、血管神经性头痛等属于阴虚阳亢动风者。

附:　　　　　　　　　　其他平息内风剂

其他平息内风剂见表8-25。

表8-25　其他平息内风剂

方名	组成			功用	主治	用法	现代运用
大定风珠	生白芍 干地黄 生牡蛎 鸡子黄	阿胶 麻仁 麦冬 鳖甲	生龟板 五味子 炙甘草	滋阴息风	阴虚风动证:手足瘛疭,头目眩晕,神倦,舌绛少苔,脉虚弱	水煎去渣,入阿胶烊化,再入鸡子黄搅匀服	流行性乙型脑炎后期眩晕抽搐,甲亢术后手足搐搦症、神经性震颤等
天麻钩藤饮	天麻 山栀 杜仲 夜交藤	钩藤 黄芩 益母草 朱茯神	生决明 川牛膝 桑寄生	平肝息风 清热活血 补益肝肾	肝阳偏亢,肝风上扰证:头痛眩晕,失眠多梦,或口苦面红,舌红苔黄,脉弦	水煎服	原发性高血压、急性脑血管病、内耳性眩晕等

十三、安神药与安神剂

（一）安神药

凡具有安定神志功效,治疗心神不宁病证为主的药物,称为安神药。本类药物可分为重镇安神及养心安神药两类。重镇安神药多为矿石、化石、介类药物,重可祛怯,故有镇安心神、平惊定志、平肝潜阳等作用,主要适用于实证,如心火炽盛、痰火扰心等原因引起的心神不宁、心悸、失眠。代表药物如朱砂、龙骨。养心安神药多为植物类种仁,有滋养心肝、益阴补血等作用,主要适用于虚证,如阴血不足、心脾两虚等原因导致的虚烦不眠等证,代表药物如酸枣仁、远志。

朱砂

为三方晶系硫化物类矿物辰砂族辰砂,主含硫化汞(HgS)。主产于贵州、湖南、四川、云南等地。水飞后干燥用。

【性味归经】 甘,微寒;有毒。归心经。

【功效】 清心镇惊,安神,明目,解毒。

【应用】

1. 心火亢盛之心烦不眠　常配伍黄连、莲子心等,以增强清心安神作用。

2. 高热神昏、惊厥　常与牛黄、麝香等同用,如安宫牛黄丸;治小儿急惊风,多与牛黄、全蝎、钩藤等配伍,如牛黄散。

3. 疮疡肿毒　多与雄黄、大戟、山慈姑等配伍,如紫金锭;治咽痛、口疮,常配伍冰片、硼砂等药,如冰硼散。

【用法用量】 入丸散或研末冲服,每次 0.1～0.5 g,不宜入煎剂。外用适量。

【使用注意】 本品有毒,不宜大量服用,也不宜少量久服;孕妇及肝肾功能不全者禁用;忌火煅。

龙骨

为古代多种大型哺乳动物(如三趾马、犀类、鹿类、牛类、象类等)的骨骼化石或象类门齿的化石。主产于山西、内蒙古等地。生用或煅用。

【性味归经】 甘、涩,平。归心、肝、肾经。

【功效】 镇惊安神,平肝潜阳,收敛固涩。

【应用】

1. 心神不宁,心悸失眠,健忘多梦　常与朱砂、酸枣仁、柏子仁等安神之品配伍。

2. 肝阳上亢,头晕目眩、烦躁易怒　常与代赭石、牡蛎、牛膝等配伍,如镇肝熄风汤。

3. 滑脱诸证　凡遗精、遗尿、崩漏、带下、多汗等滑脱之证皆可用之。常与牡蛎、沙苑子、芡实等配伍,如金锁固精丸。

4. 湿疮痒疹及疮疡久溃不愈等证　常配伍牡蛎,研粉外敷。

【用法用量】 煎服,15～30 g,宜先煎。外用适量,煅用。

酸枣仁

为鼠李科落叶灌木或小乔木植物酸枣的成熟种子。主产于河北、陕西等地。生用或炒用,用时打碎。

【性味归经】 甘、酸,平。归心、肝、胆经。

【功效】 养心补肝,宁心安神,敛汗,生津。

【应用】

1. 心悸、失眠　肝虚有热之虚烦不眠,常与知母、茯苓、川芎等配伍,如酸枣仁汤;心脾两虚之心悸失眠,常与当归、龙眼肉、党参等配伍,如归脾汤。

2. 体虚多汗　常与五味子、山茱萸、黄芪等同用。

【用法用量】 煎服,10～15 g。

远志

为远志科多年生草本植物远志或卵叶远志的根。主产于河北、山西等地。生用或炙用。

【性味归经】 苦、辛,微温。归心、肾、肺经。

【功效】 安神益智,交通心肾,祛痰开窍,消散痈肿。

【应用】

1. 心肾不交之心神不宁、失眠健忘　常与人参、龙齿、茯神等配伍,如安神定志丸。
2. 痰阻心窍之癫痫抽搐及癫狂　癫狂发作常配伍石菖蒲、郁金、白矾等药。
3. 咳嗽痰多　常与杏仁、贝母、桔梗等同用。
4. 痈疽疮毒,乳房肿痛　可单用研末,黄酒送服;兼外用调敷患处即效。

【用法用量】　煎服,5～15 g。外用适量。

【使用注意】　有胃炎及胃溃疡者慎用。

附：

其他安神药

其他安神药见表8-26。

表8-26　其他安神药

药名		性味	归经	功效	主治	用量/g	备注
重镇安神药	磁石	咸,寒	心、肝、肾	镇惊安神 平肝潜阳 聪耳明目 纳气平喘	心神不宁 肝阳眩晕 目暗耳聋 肾虚喘促	9～30	打碎先煎
	琥珀	甘,平	心、肝、膀胱	镇惊安神 活血散瘀 利尿通淋	心神不宁 痛经闭经 淋证癃闭	研末冲服;或入 丸散,1.5～3	不入煎剂 忌火煅
养心安神药	柏子仁	甘,平	心、肾、大肠	养心安神 止汗,润肠 通便	心悸失眠 阴虚盗汗	3～10	
	合欢皮	甘,平	心、肝、肺	解郁安神 活血消肿	烦躁不眠 跌打骨折 痈肿疮毒	6～12	孕妇慎用
	首乌藤	甘,平	心、肝	养血安神 祛风通络	虚烦不眠 血虚身痛 风湿痹痛	9～15	
	灵芝	甘,平	心、肺、 肝、肾	补气安神 止咳平喘	心悸失眠 痰多咳嗽	6～12	

（二）安神剂

　　凡以重镇安神药或滋养安神药为主组成,具有安神定志作用,治疗神志不安病证的方剂,统称为安神剂。本类方剂可分为重镇安神剂与滋养安神剂,前者主要由重镇安神药如朱砂、磁石等为主组成,后者主要由养心安神药为主组成。因重镇安神剂多由金石药物组成,滋养安神剂多由滋腻补养药物组成,均有碍胃气,不宜久服,常可配伍健脾和胃之品。

天王补心丹 《《校注妇人良方》》

【组成】　人参　茯苓　玄参　丹参　桔梗　远志各15 g　当归　五味　麦门冬　天门冬　柏子仁　酸枣仁各30 g　生地黄120 g

【用法】　上为末,炼蜜为丸,用朱砂水飞9～15 g为衣,每服6～9 g,温开水送下,或以桂圆肉煎汤送服;亦可作汤剂,用量按原方比例酌减。

【功用】　滋阴清热,养血安神。

【主治】　阴虚血少,神志不安证。心悸健忘,虚烦失眠,手足心热,口舌生疮,或梦遗,大便干结,舌红少苔,脉细数。

【方解】 方中重用生地黄,上能入心养血,下能入肾滋阴,并清泻虚火,为君药。玄参、天冬、麦冬滋阴清热,酸枣仁、柏子仁养心安神,共为臣药。当归、丹参补血和血,清心安神;远志交通心肾,安神定志;人参、茯苓补气以生血,宁心益智;五味子敛心气之耗散;以上共为佐药。桔梗载药上行,朱砂为衣取其入心以镇心安神,共为使药。诸药合用,共奏滋阴养血、益水降火、补心安神之功。

【现代运用】 常用于神经衰弱、冠心病、精神分裂症、围绝经期综合征、甲状腺功能亢进症、高血压所致的心悸失眠等属于心肾阴虚血少者。

酸枣仁汤 《金匮要略》

【组成】 酸枣仁15 g 甘草3 g 知母6 g 茯苓6 g 川芎6 g

【用法】 水煎服。

【功用】 养血安神,清热除烦。

【主治】 肝血不足,虚热内扰证。虚烦失眠,心悸不安,咽干口燥,舌红,脉弦细。

【方解】 方中重用酸枣仁为君,养血补肝,宁心安神。茯苓宁心安神,知母滋阴润燥、清热除烦,共为臣药。川芎活血调肝为佐。甘草和中缓急,调和诸药,为使。

【现代运用】 常用于神经衰弱、心脏神经症、围绝经期综合征见烦躁失眠等属于心肝血虚,虚热内扰者。

附: 其 他 安 神 剂

其他安神剂见表8-27。

表8-27 其他安神剂

方名	组成	功用	主治	用法	现代运用
朱砂安神丸	朱砂 黄连 炙甘草 生地黄 当归	镇心安神 清心泻火	心火亢盛,阴血不足证:失眠多梦,惊悸怔忡,心烦神乱,舌尖红,脉细数	上药研末,炼蜜为丸,每服6~9 g	神经衰弱之失眠健忘,精神疾病的神志恍惚,以及心律失常等

十四、开窍药与开窍剂

(一)开窍药

凡具有开窍醒神作用,治疗闭证神昏证的药物,称为开窍药。闭证主要由温病热陷心包、痰浊蒙清窍所致。闭证又分寒闭和热闭,寒闭临床症见神昏、面青、身凉、苔白、脉迟,需配伍温里祛寒之品;热闭症见神昏、面赤、身热、苔黄、脉数等,需配伍清热解毒之品。本类药物辛香走窜,只宜暂服,不能久用;内服只入丸、散剂。

麝香

为鹿科动物林麝、马麝或原麝成熟雄体香囊中的干燥分泌物。主产于四川、西藏等地。本品应密闭,避光贮存。

【性味归经】 辛,温。归心、脾经。

【功效】 开窍醒神,活血通经,消肿止痛。

【应用】

1. 闭证神昏 本品为醒神回苏之要药。可用于各种原因所致之闭证神昏,常配伍牛黄、冰片、朱砂等,如安宫牛黄丸、至宝丹等;或配伍苏合香、檀香、安息香等,如苏合香丸。

2. 疮疡肿毒,咽喉肿痛　治疮疡肿毒,常与雄黄、乳香、没药同用;治咽喉肿痛,可与牛黄、蟾酥、珍珠等配伍,如六神丸。

3. 头痛,跌打损伤　治偏正头痛,常与川芎、桃仁、赤芍等合用,如通窍活血汤。麝香又为伤科要药,内服、外用均有良效,常与乳香、没药、红花等配伍,如七厘散。

4. 难产,死胎,胞衣不下　常与肉桂配伍,如香桂散。

【用法用量】　入丸、散,每次 0.03~0.1 g。外用适量。不宜入煎剂。

苏合香

为金缕梅科植物苏合香树的树干渗出的香树脂。主产于非洲、印度及土耳其等地,我国广西、云南有栽培。成品应置于阴凉处,密闭保存。

【性味归经】　辛,温。归心、脾经。

【功效】　开窍醒神,辟秽,止痛。

【应用】

1. 寒闭神昏　本品作用与麝香相似而力稍逊,为治疗寒闭神昏之要药。治疗中风痰厥、惊痫等属于寒邪、痰浊内闭者,常与麝香、安息香、檀香等同用,如苏合香丸。

2. 胸腹冷痛,满闷　用治痰浊、血瘀或寒凝气滞之胸腹痞满、冷痛等症,常配冰片等,如苏冰滴丸、冠心苏合丸。

【用法用量】　入丸、散,0.3~1 g。外用适量,不入煎剂。

附：　　　　其他开窍药

其他开窍药见表8-28。

表8-28　其他开窍药

药名	性味	归经	功效	主治	用量/g	备注
冰片	辛、苦,微寒	心、脾、肺	开窍醒神 清热止痛	闭证神昏 目赤肿痛 疮疡肿痛 溃后不敛	入丸散 0.15~0.3	外用适量 不入煎剂 孕妇慎用
安息香	辛、苦,平	心、脾	开窍醒神 行气活血 止痛	闭证神昏 气郁暴厥 心腹疼痛	入丸散 0.6~1.5	外用适量 不入煎剂 孕妇慎用
石菖蒲	辛、苦,温	心、胃	开窍豁痰 醒神益智 化湿和胃	痰闭神昏 湿阻腹胀	3~10	

（二）开窍剂

凡以开窍药为主组成,具有开窍醒神复苏,治疗神昏窍闭之证的方剂,统称开窍剂。由于闭证有热闭和寒闭之别,热闭者治宜清,寒闭者治宜温,所以本类药物分为凉开和温开两大类。凉开剂以安宫牛黄丸为代表方,温开剂以苏合香丸为代表方。本类方药仅用于急救,不可久服。

安宫牛黄丸 《温病条辨》

【组成】 牛黄30 g 郁金30 g 犀角(水牛角代)30 g 黄连30 g 朱砂30 g 梅片7.5 g 麝香7.5 g 珍珠15 g 山栀30 g 雄黄30 g 黄芩30 g

【用法】 上为极细末,炼老蜜为丸,每丸一钱(3 g),金箔为衣,蜡护。每服1丸,日1~2丸。

【功用】 清热解毒,开窍醒神。

【主治】 邪热内陷心包证。高热烦躁,神昏谵语,舌红或绛,脉数有力;或治疗邪热内闭致中风昏迷,小儿惊厥证。

【方解】 本方为清热开窍的代表方剂。方中牛黄清心解毒,辟秽开窍;水牛角清心凉血解毒;麝香芳香开窍醒神。三药相配,共为君药。臣以黄连、黄芩、山栀清热泻火解毒;冰片、郁金芳香辟秽,化浊通窍。雄黄解毒豁痰,朱砂、珍珠镇心安神,金箔为衣,重镇安神,均为佐药。炼蜜为丸,和胃调中,为使药。

【现代运用】 常用于乙型脑炎、流行性脑脊髓膜炎、中毒性痢疾、小儿高热惊厥等感染性疾病及脑血管意外、肝性脑病等属热陷心包,痰热内闭者。

附: 其他开窍剂

其他开窍剂见表8-29。

表8-29 其他开窍剂

方名	组成	功用	主治	用法	现代运用
至宝丹	生乌犀(水牛角代)生玳瑁 琥珀 朱砂 雄黄 牛黄 龙脑 麝香 安息香 金箔 银箔	化浊开窍清热解毒	痰热内闭心包证:神昏谵语,身热烦躁,舌绛苔黄腻,脉滑数;中暑、小儿惊厥	为末,炼蜜为丸,每丸重3 g。每服1丸,每日1次,小儿减量	急性脑血管病、乙型脑炎、流行性脑脊髓膜炎、肝性脑病、尿毒症、中暑、癫痫等属痰热内闭心包者
苏合香丸	苏合香 冰片 乳香 安息香 麝香 沉香 丁香 香附 白术 青木香 朱砂 诃子 白檀香 荜茇 犀角(水牛角代)	芳香开窍行气止痛	寒闭证:突然晕倒,不省人事,牙关紧闭,苔白脉迟;或心腹卒痛,甚则晕厥	为末,炼蜜成为丸。每服1丸,小儿酌减,每日1~2次,温开水送服	急性脑血管病、癫痫、有毒气体中毒、冠心病、阿尔茨海默病、乙型脑炎、肝性脑病等属寒闭者

十五、消食药与消食剂

(一)消食药

凡具有消食化积功效,主治饮食积滞病证的药物,称为消食药。本类药大多性平味甘,具有消食化积、健脾和中等功效,主要适用于宿食停滞证,症见脘腹胀满,恶心呕吐,不思饮食,嗳气吞酸,大便失常,矢气臭秽等。

山楂

本品为蔷薇科植物山里红或山楂的成熟果实。主产于河南、山东、河北等地。切片,干燥,生用或炒用。

【性能】 酸、甘,微温。归脾、胃、肝经。

【功效】 消食健胃,行气散瘀,化浊降脂。

【应用】

1. 饮食积滞证　本品能治各种饮食积滞,尤其擅长消化油腻肉食积滞。可单用本品煎服,也可以与麦芽、神曲、莱菔子等药配伍。

2. 痛经,瘀滞胸腹痛　本品还能活血祛瘀止痛,性较温和。治痛经、瘀滞胸腹痛,常与川芎、桃仁、红花等同用。

3. 泻痢腹痛　若一般伤食腹痛泄泻者,可单用炒山楂研末服;治疗脾虚食滞、腹胀腹泻,可配人参、白术、茯苓等,如启脾丸;治疗痢疾初起,身热腹痛、里急后重者,可配黄连、苦参、木香等。

【用法用量】　煎服,9～12 g。消食、散瘀多用生山楂、炒山楂;止泻痢多用焦山楂。

【使用注意】　脾胃虚弱、胃酸过多者及孕妇均需慎用。

鸡内金

为雉科动物家鸡的干燥砂囊内壁。全国各地均产。生用、炒用或醋制入药。

【性能】　甘,平。归脾、胃、小肠、膀胱经。

【功效】　消食健胃,涩精止遗,通淋化石。

【应用】

1. 饮食积滞,小儿疳积　本品有较强的消食化积作用,并可健脾胃,故广泛用于米面薯芋乳肉等各种食积证。

2. 遗精、遗尿　治遗精,可与芡实、莲肉等同用;治遗尿,多与桑螵蛸、覆盆子、益智仁等同用。

3. 砂石证　用于石淋、胆结石等,多与金钱草、海金沙同用。

【用法用量】　煎服,3～10 g;研末服,每次 1.5～3 g。研末服较煎剂效果为佳。

附：其他消食药

其他消食药见表 8-30。

表 8-30　其他消食药

药名	性味	归经	功效	主治	用量/g	备注
莱菔子	辛、甘,平	脾、胃、肺	消食除胀 化气降痰	饮食积滞 咳嗽气喘	5～12	不宜与人参同用
神曲	甘、辛,温	脾、胃	消食化积	饮食积滞	6～15	
麦芽	甘,平	脾、胃、肝	行气健脾开胃 回乳消胀	饮食积滞 乳汁郁积	10～15,回 乳炒用 60	哺乳期妇女不宜用

（二）消食剂

凡以消食药物为主组成,具有消食健脾、化积消痞作用,治疗饮食积滞的方剂,统称消食剂。消食剂属于"八法"中的消法范畴。

保和丸　《丹溪心法》

【组成】　山楂 180 g　神曲 60 g　半夏　茯苓各 90 g　陈皮　连翘　莱菔子各 30 g

【用法】　上为末,水泛为丸,每服 6～9 g,温水送服;或水煎服。

【功用】　消食和胃。

【主治】　饮食积滞证。脘腹痞满胀痛,嗳腐吞酸,畏食呕吐,或大便泄泻,舌苔厚腻,脉滑。

【方解】　方中山楂为君,能消一切饮食积滞,尤长于消肉食之积。神曲长于化酒食陈腐之积;莱菔子行气消胀,长于消谷面之积;并为臣药。三药相配,能消各种饮食积滞。半夏、陈皮理气化湿,和胃止呕;茯苓健脾利湿,和中止泻;连翘散结清热;均为佐药。诸药配伍,消食化积,和胃理气,湿去热清,则诸症自除。

【现代运用】 常用于消化不良、急慢性胃肠炎、婴幼儿腹泻等属于食积者。

枳实导滞丸 （《内外伤辨惑论》）

【组成】 大黄 30 g 枳实 神曲各 15 g 茯苓 黄芩 黄连 白术各 9 g 泽泻 6 g

【用法】 上为细末,水泛为丸,每服 6～9 g,温开水送下,每日 2 次。或水煎服。

【功用】 消导化积,清热利湿。

【主治】 湿热食积证。脘腹胀痛,下痢泄泻,或便秘尿赤,舌苔黄腻,脉沉实。

【方解】 方中大黄为君,苦寒攻积泻热,使积热从大便而下。枳实为臣,行气消积除满;神曲消食和胃,亦为臣药。黄连、黄芩清热燥湿止痢;茯苓、泽泻渗湿止泻;白术健脾燥湿,消积而不伤正均为佐药。此方属"通因通用"之法,使积去食消,湿去热清,诸症自除。

【现代运用】 常用于胃肠功能紊乱、慢性痢疾等属湿热积滞者。

十六、催吐药与催吐剂

（一）催吐药

凡以引起或促使呕吐为主要作用,祛除胃脘内毒物、宿食、痰涎的药物,称为催吐药,又称涌吐药。本类药物大多有毒性,而且作用竣猛,只宜暂用,不可久服。

瓜蒂

为葫芦科植物甜瓜的果蒂。全国各地均产。生用或炒黄用。

【性能】 苦,寒。有毒。归胃经。

【功效】 涌吐痰食,祛湿退黄。

【应用】

1. 风痰、宿食停滞及食物中毒诸证 可单用本品取吐;或与赤小豆为末,香豉汤汁送服,如瓜蒂散。

2. 湿热黄疸 多单用本品研末吹鼻。

【用法用量】 煎服,2.5～5 g;入丸、散服,每次 0.3～1 g。

【使用注意】 体虚、吐血、咯血、胃弱、孕妇及上部无实邪者忌用。

附： 其 他 催 吐 药

其他催吐药见表 8-31。

表 8-31 其他催吐药

药名	性味	归经	功效	主治	用量/g	备注
常山	辛、苦,寒;有毒	肺、心、肝	涌吐痰涎 截疟	胸中痰饮证 疟疾	5～9	体虚及孕妇慎用;有催吐副作用,用量不宜过大
胆矾	苦、涩,寒;有毒	胃、肝	内服涌吐 外用解毒蚀疮	痰食停滞证 口疮牙疳 甲疽胬肉	温汤化服, 0.1～0.3	口服极易中毒。外用适量

（二）催吐剂

凡以涌吐药为主组成,具有涌吐痰涎、宿食、毒物等作用,治疗痰涎壅滞、误食毒物、痰厥、食积等病证的方剂,统称为催吐剂。属"八法"中的吐法。

瓜蒂散 《《伤寒论》》

【组成】 瓜蒂 1 g　赤小豆 1 g

【用法】 上药研细末,和匀,每服 1.5～3 g,以淡豆豉 9 g 煎汤送服。

【功用】 涌吐痰食。

【主治】 痰涎、宿食壅滞胸脘证。胸中痞硬,烦恼不安,欲吐不出,气上冲咽喉不得息,寸脉微浮。

【方解】 瓜蒂味苦,其性升而善于涌吐,为君药。赤小豆味酸平,与瓜蒂相须为用,酸苦涌泄,增强催吐之力;淡豆豉轻清宣泄,煎汁送服,宣泄上焦邪气,以增强涌吐的作用;为佐药。本方药性较峻,宜从小剂量开始,不吐,逐渐加量,中病即止,不可过剂。

【现代运用】 用于误食毒物的早期,以及暴饮暴食所致之急性胃炎等属痰食阻滞于胃者。

十七、驱虫药与驱虫剂

(一) 驱虫药

凡以驱除或杀灭人体内寄生虫为主要作用,治疗寄生虫病的药物,称为驱虫药。驱虫药大多有毒性,应严格控制剂量。

使君子

为使君子科植物使君子的干燥成熟果实。主产于广东、广西、云南、四川等地。生用或炒香用。

【性能】 甘,温。归脾、胃经。

【功效】 杀虫,消积。

【应用】

1. 蛔虫病、蛲虫病　本品善驱蛔虫与蛲虫。轻证单用本品研末服或炒香嚼服;重证可与槟榔、苦楝皮、芜荑等同用,如使君子散。

2. 小儿疳积　用治小儿疳积面色萎黄、腹痛有虫者,常与槟榔、神曲、麦芽、人参等同用。

【用法用量】 煎服,9～12 g,捣碎;炒香嚼服,6～9 g。小儿每岁 1～1.5 粒,一日总量不超过 20 粒。空腹服用,每日 1 次,连用 3 日。

【使用注意】 不宜大量服用,因为有可致中毒反应。服药时忌茶。

附: ## 其 他 驱 虫 药

其他驱虫药见表 8-32。

表 8-32 其他驱虫药

药名	性味	归经	功效	主治	用量/g	备注
雷丸	微苦,寒;有小毒	胃、大肠	杀虫消积	绦虫、蛔虫、钩虫病 小儿疳积	入丸、散 每次 5～7 每日 3 次	含蛋白酶,加热易破坏,故不宜入煎剂
苦楝皮	苦,寒;有毒	肝、脾、胃	杀虫疗癣	蛔虫、蛲虫、绦虫、钩虫病;疥疮头癣	3～6	不宜过量或持续久服,孕妇及肝肾功能不全者慎用
槟榔	苦、辛,温	胃、大肠	杀虫消积 行气利水 截疟	肠道寄生虫病 食积、气滞、水肿;疟疾	3～10; 驱绦虫、姜片虫 30～60	生用效果优于炒用
南瓜子	甘,平	胃、大肠	杀虫	绦虫、丝虫、血吸虫	60～120	研粉生用,冷开水调服

（二）驱虫剂

凡以驱虫药物为主组成，具有驱虫或杀虫，用于治疗人体肠道寄生虫病的方剂，称为驱虫剂。

乌梅丸 （《伤寒论》）

【组成】 乌梅480 g　细辛180 g　干姜300 g　黄连480 g　当归120 g　附子（炮制，去皮）180 g　蜀椒120 g　桂枝180 g　人参180 g　黄柏180 g

【用法】 上十味，研末，以酸醋浸渍乌梅一宿，去核，打烂，加入余药末，拌匀，烘干或晒干，研为细末，加蜜制丸，每服9 g，日2～3次，空腹服；亦可作汤剂，水煎服。

【功用】 温脏安蛔。

【主治】 蛔厥证。腹痛，烦闷呕吐，时发时止，或食入吐蛔，手足厥冷。又治久痢，久泻。

【方解】 柯琴《名医方论》云："蛔得酸则静，得辛则伏，得苦能下。"方中重用乌梅为君药，味酸安蛔止痛。蜀椒、细辛味辛能驱蛔，温脏祛寒，为臣药。黄连、黄柏味苦能下蛔，寒能清上热；干姜、桂枝、附子温脏以祛下寒；人参、当归补养气血，与温中药相配，以温补下焦虚寒，养血通脉，调和阴阳以治四肢厥冷；均为佐药。白蜜甘缓和中为使药，和蜜为丸而缓图之。诸药配伍，共达温脏安蛔、寒热并治、邪正兼顾之功。

【现代运用】 常用于治疗蛔虫病、血吸虫及钩虫病，以及慢性痢疾、慢性胃肠炎、慢性萎缩性胃炎、消化性溃疡、胆囊炎等见泄泻呕吐属于寒热错杂、气血虚弱者。

十八、外用药与外用剂

（一）外用药

凡以在体表使用为主要给药途径的药物，称为外用药。主要适用于某些外科皮肤及五官科病证，如疮痈疔毒、疥癣、湿疹、梅毒及虫蛇咬伤等。本类药物多具不同程度的毒性，均应严格掌握剂量及用法，不可过量或持续使用，以防发生不良反应。

硫黄

为自然元素类矿物硫族自然硫。主产于山东、山西、陕西、河南等地。生硫黄只作外用，内服常与豆腐同煮后阴干用。

【性能】 酸，温。有毒。归肾、大肠经。

【功效】 外用解毒杀虫疗疮，内服补火助阳通便。

【应用】

1. 疥癣、湿疹、阴疽疮疡　本品为治疗疥疮的要药。治疥癣即单取硫黄为末，麻油调涂外用。

2. 阳痿、虚喘冷哮、虚寒便秘　硫黄常与鹿茸、补骨脂、蛇床子等同用治肾虚阳痿。若配附子、肉桂、沉香，可治肾不纳气之喘促等，如黑锡丹。硫黄配半夏可治虚冷便秘，即半硫丸。

【用法用量】 外用适量，研末敷或加油调敷患处。内服1～3 g，炮制后入丸、散服。

【使用注意】 阴虚火旺及孕妇忌服；本品有毒，不可多服、久服。

雄黄

为硫化物类矿物雄黄族雄黄，主含二硫化二砷（As_2S_2）。主产于广东、河南、湖南等地。生用。

【性能】 辛，温。有毒。归肝、胃、大肠经。

【功效】 解毒杀虫，燥湿祛痰，截疟。

【应用】

1. 疔疮肿毒、虫蛇咬伤　治疗疮毒，可与蟾酥、朱砂等药合用外敷，或制成丸剂内服；如虫蛇所伤，可配伍五灵脂,研成细末外敷,或制成蛇药内服。

2. 虫积腹痛、疥癣 本品能毒杀蛔虫等一些肠寄生虫,内服可作驱虫药,一般与苦楝根皮、槟榔、牵牛子、大黄等同用;治疗疥癣,可配伍黄柏、冰片、枯矾等外敷。

【用法用量】 外用适量,熏涂患处。内服 0.05~0.1 g,入丸、散用。

【使用注意】 切忌火煅;内服宜慎,不可久服。孕妇禁用。

炉甘石

为碳酸盐类矿物方解石族菱锌矿,主含碳酸锌($ZnCO_3$)。主产于广西、四川、湖南等地。水飞用。

【性能】 甘,平。归肝、脾经。

【功效】 解毒明目退翳,收湿止痒敛疮。

【应用】

1. 目赤翳障 本品为眼科外用常用药。可配黄连、芒硝、硼砂、冰片等,制成滴眼液滴眼,可疗翳膜胬肉、睑缘炎及结膜炎等。

2. 疮疡、湿疹 治疗湿疹及疮疡不敛、脓水淋沥,常与黄柏、滑石、青黛、石膏粉等同用。

【用法用量】 外用适量,研末撒布或调敷,不作内服。

【使用注意】 宜炮制后用。

附: # 其他外用药

其他外用药见表 8-33。

表 8-33 其他外用药

药名	性味	归经	功效	主治	用量/g	备注
硼砂	甘、咸,凉	肺、胃	清热解毒 消肿退翳 清肺化痰	咽喉肿痛 目赤翳障 痰热咳嗽	入丸、散, 1.5~3	化痰生用 外敷煅用
蟾酥	辛,温;有毒	心、胃	解毒散结 开窍醒神 麻醉止痛	咽喉肿痛 暑湿秽浊 黏膜麻醉	入丸、散, 0.01~0.03	外用不可入目 不入煎剂
白矾	酸、涩,寒	肺、脾、肝、大肠	外用解毒杀虫 燥湿止痒 内服止血止泻 祛除风痰	湿疹瘙痒 便血崩漏 久泻久痢 痰厥癫狂	外用适量; 内服入丸散, 0.6~1.5	体虚胃弱忌服

（二）外用剂

如意金黄散 (《外科正宗》)

【组成】 大黄 黄柏 姜黄 白芷各 160 g 厚朴 陈皮 甘草 苍术 生天南星各 64 g 天花粉 320 g

【用法】 共研细末,外用。患处红肿热痛,用清茶调敷;漫肿无头,用醋调敷,亦可用植物油或蜂蜜调敷。

【功用】 清热解毒,消肿止痛。

【主治】 阳证疮疡初起。局部红肿、灼热疼痛,尚未成脓,舌红苔黄,脉滑数。

【方解】 方中大黄、黄柏、天花粉清热解毒,消肿止痛,为君药;苍术、白芷、陈皮、厚朴、天南星燥湿行气,消肿散结为臣药;姜黄活血散瘀止痛为佐药;甘草调和药性为使药。

　　【现代运用】　常用于治疗肌肉深部脓肿、下肢丹毒、急性乳腺炎、静脉炎、压疮等阳证疮疡。

附：
抗肿瘤处方中常用中草药

　　近年来,经大量临床实践和实验研究证明,许多中草药有一定的抗肿瘤作用。此类药物主要涉及之前所学的清热解毒类、活血化瘀类、化痰散结类、利水化湿类、补益类等药物,其中以清热解毒类药为最多,如穿心莲、白花蛇舌草、苦参、半枝莲、山慈菇等均有较好的抗肿瘤作用。目前已从一些中药中分离出了多种有效的抗癌活性成分,如长春新碱、喜树碱、天花粉蛋白、三尖杉碱、秋水仙碱等,并研制成中成药制剂应用于临床。临床处方时,在辨证论治的基础上适当加用此类药物,能够提高疗效。需要注意的是,有些药物有毒,临床需要严格掌握剂量,年老体弱者及孕妇慎用或忌用。

　　1. 对肿瘤细胞有杀伤和抑制作用的中草药

　　(1)清热解毒类　半枝莲、白花蛇舌草、冬凌草、青黛、山豆根、穿心莲、白英、牡丹皮、龙葵、重楼、天花粉、黄连等。

　　(2)活血祛瘀类　三棱、莪术、三七、川芎、当归、丹参、赤芍、红花、延胡索、乳香、没药、穿山甲、全蝎、牡丹皮、石见穿、五灵脂、喜树果、降香等。

　　(3)软坚散结类　鳖甲、藤梨根、石见穿、莪术、八月札、海藻、瓜蒌、地龙、牡蛎、土鳖虫、昆布等。

　　(4)其他　长春花、秋水仙、紫杉、美登木、马蔺子、雪莲花、瑞香狼毒、芦笋等。

　　2. 对免疫系统有调节作用的中草药　黄芪、人参、女贞子、淫羊藿、枸杞子、冬虫夏草、黄精、灵芝、香菇、猪苓、北五味子、雷公藤、刺五加、肉苁蓉等。

　　3. 对肿瘤细胞有促分化作用的中草药　葛根、乳香、人参、丹参、三尖杉、熊胆、巴豆、三七、刺五加、灵芝、莪术等。

　　4. 具有抗诱变作用的中草药　山楂、苦杏仁、枸杞子、甘草、冬虫夏草、绞股蓝、大枣、党参、鹿茸、茯苓、丹参、女贞子、半枝莲、蛇床子、柴胡、大黄、牡丹皮、菊花、黄芪、白术等。

　　5. 具有诱导肿瘤细胞凋亡作用的中草药　香菇、冬虫夏草、柴胡、当归、川芎、桂枝、茯苓、枸杞子、党参、五味子、芍药、黄芩、生地黄、甘草等。

　　此外,部分虫类药也具有抗肿瘤的作用。如斑蝥用于治疗肝癌、食管癌、胃癌;全蝎用于缓解肺癌、颅脑肿瘤、胃癌、肝癌、骨肿瘤等癌性疼痛;蟾酥用于治疗肺癌、肝癌、胃癌、恶性淋巴瘤、白血病;蜈蚣用于治疗恶性淋巴瘤、白血病、胃癌、食管癌、肝癌、子宫颈癌、皮肤癌;地龙用于治疗恶性淋巴瘤、舌癌、肝癌等。

半枝莲

　　为唇形科黄芩属植物半枝莲的干燥全草。主产于华东、华南等地。生用。

　　【性味归经】　辛、苦,寒。归肺、肝、肾经。

　　【功效】　清热解毒,化瘀利尿。

　　【应用】

　　1. 多种肿瘤　如消化道肿瘤、肺癌、肝癌、子宫颈癌、绒毛膜上皮癌、侵蚀性葡萄胎、乳腺癌等。治疗胃肠道肿瘤,常配伍白花蛇舌草、石见穿、八月札等。治疗绒毛膜上皮癌及侵蚀性葡萄胎,常配伍穿心莲、葵树子、石上柏、紫草等。

　　2. 肺痈、肠痈、瘰疬、毒蛇咬伤　《药镜拾遗赋》曾记载本品为解蛇伤之仙草。

　　3. 各种出血　吐血、衄血、血淋等均可配伍应用。

4. 臌胀腹水　本品用量大有一定导泻作用,可配伍白花蛇舌草治疗肝硬化或肝癌引起的腹水症。

【用法用量】　煎服,15～30 g。外用鲜品适量,捣敷患处。

白花蛇舌草

为茜草科植物白花蛇舌草的全草。产于福建、广东、广西等地。生用。

【性味归经】　微苦、甘,寒。归胃、大肠、小肠经。

【功效】　清热解毒,利湿通淋。

【应用】

1. 多种恶性肿瘤　尤常用于消化系统肿瘤,如食管癌、胃癌、直肠癌、肝癌等。治胃肠道肿瘤,常与石见穿、石打穿、苦参、薏苡仁等配伍;治疗肝癌,多与茵陈、山栀、大黄等配伍;治疗肺癌、淋巴肉瘤,可配伍夏枯草、牡蛎、浙贝母、昆布等。

2. 痈肿疮毒、咽喉肿痛、毒蛇咬伤　治疗痈肿疮毒,可配伍金银花、连翘、野菊花等;若治咽喉肿痛,可与黄芩、玄参、板蓝根等药同用;治毒蛇咬伤,可单用鲜品捣烂绞汁,内服或水煎服,渣敷伤口,疗效较好。

3. 热淋涩痛　常与白茅根、车前草、石韦等同用。

【用法用量】　煎服,15～60 g。外用适量。

山慈菇

为兰科植物杜鹃兰、独蒜兰或云南独蒜兰的干燥假鳞茎。前者习称"毛慈菇",后二者习称"冰球子"。主产于四川、贵州等地,为正品。另外,百合科植物老鸦瓣和丽江山慈菇的鳞茎亦作山慈菇用,此二种药材商品通称"光慈菇",含有秋水仙碱,有毒。切片或捣碎,生用。

【性味归经】　甘、微辛,凉。归肝、脾经。

【功效】　清热解毒,化痰散结。

【应用】

1. 多种肿瘤　主要用于乳腺癌,亦可治疗恶性淋巴瘤、甲状腺癌、皮肤癌、宫颈癌、鼻咽癌、食管癌、白血病、胃癌等。治疗鼻咽癌,常与昆布、海藻、白毛夏枯草等配伍;治疗淋巴肿瘤、甲状腺腺瘤,常与夏枯草、漏芦、牡蛎等配伍。

2. 痈疽疔毒、瘰疬痰核　常与雄黄、朱砂、麝香等解毒疗疮药合用。

【用法用量】　煎服,3～9 g;外用适量。

【使用注意】　光慈菇毒性较强,用药后可有胃肠道反应,如恶心、腹泻等,并有骨髓抑制、引起白细胞减少、中枢神经系统抑制等不良反应。丽江山慈菇每次 0.6～0.9 g,即可引起中毒,大剂量可引起死亡。

矮地茶

为紫金牛科植物紫金牛的干燥全草。主产于湖南省及长江以南各省区。生用。

【性味归经】　辛、微苦,平。归肺、肝经。

【功效】　化痰止咳,清利湿热,活血化瘀。

【应用】

1. 各类肿瘤　可治疗胸腺癌、肺癌、结肠癌、表皮样癌和荷尔蒙依赖性前列腺癌。

2. 咳嗽、气喘　可单用本品水煎服,或配伍百部、桑白皮等。

另外,本品亦可用于治疗绦虫病、阿米巴痢疾和阴道滴虫病。

【用法用量】 煎服,15~30 g。

石见穿

为唇形科鼠尾草属植物石见穿的全草,主产于江苏、安徽、江西等地,生用。

【性味归经】 苦、辛,平。归肝、脾经。

【功效】 活血化瘀,清热利湿,消肿散结。

【应用】

1. 多种癌肿 治疗肝癌,配伍白花蛇舌草、半枝莲等;治疗肺癌,配伍白花蛇舌草等;尚可治疗食管癌、鼻咽癌、胃癌、直肠癌等。

2. 月经不调 治疗痛经、经闭,可配伍丹参、当归等活血化瘀药同用。

3. 湿热黄疸 治疗黄疸,可配伍茵陈蒿、金钱草等。

【用法用量】 内服煎汤,6~15 g;或绞汁。外用适量,捣敷。

黄药子

为薯蓣科植物黄独的块茎。主产于湖北、湖南、江苏等地。切片晒干生用。

【性味归经】 苦,寒。有毒。归肺、肝经。

【功效】 化痰散结消瘿,清热凉血解毒。

【应用】

1. 多种肿瘤 如食管癌、胃癌、鼻咽癌、甲状腺肿瘤、肠癌及胰腺癌、淋巴肉瘤、横纹肌肉瘤、肺癌、子宫颈癌等。治疗食管癌、胃癌,常与白花蛇舌草、石见穿等配伍。

2. 瘿瘤 可单以本品浸酒饮;可与海藻、牡蛎等配伍同用,如海药散。

3. 其他 可用于疮痈肿毒、咽喉肿痛、毒蛇咬伤。

【用法用量】 煎服,5~15 g;研末服,1~2 g。外用适量。

【使用注意】 本品有毒,不宜过量。如多服、久服可引起胃肠道反应及肝肾损害。

蜂房

为胡蜂科昆虫果马蜂、日本长脚胡蜂或异腹胡蜂的巢。全国均有,南方较多,均为野生。晒干或蒸,除去死蜂死蛹后再晒干,剪块生用或炒用。又称露蜂房。

【性味归经】 甘,平。归胃经。

【功效】 攻毒杀虫,祛风止痛。

【应用】

1. 癌肿 常用于热毒壅滞的乳房肿块、子宫癌及食管癌等。可与其他抗癌药组成复方,对肺癌、大肠癌、胆管癌、结肠癌、睾丸肿瘤均有疗效,可配伍莪术、全蝎、僵蚕等。

2. 疮痈肿毒、乳痈、瘰疬、顽癣瘙痒 治疮肿初发,配伍生南星、白矾、赤小豆,共为细末,淡醋调涂;治头上癣疮,单用研末,猪脂调涂外擦。

3. 风湿痹痛、牙痛、风疹瘙痒 治风湿痹痛,可配伍全蝎、蜈蚣、地鳖虫;治牙痛,可配细辛,水煎漱口;治风疹瘙痒,常与蝉衣等同用。

【用法用量】 内服,3~5 g;外用适量,研末油调敷患处,或煎水漱,或洗患处。

本章重点知识导图

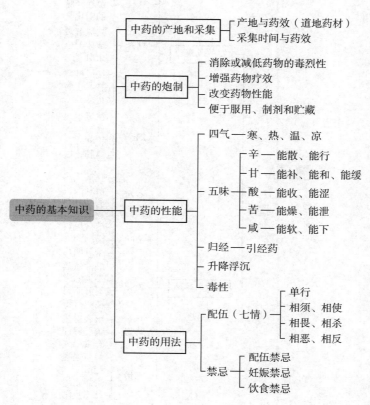

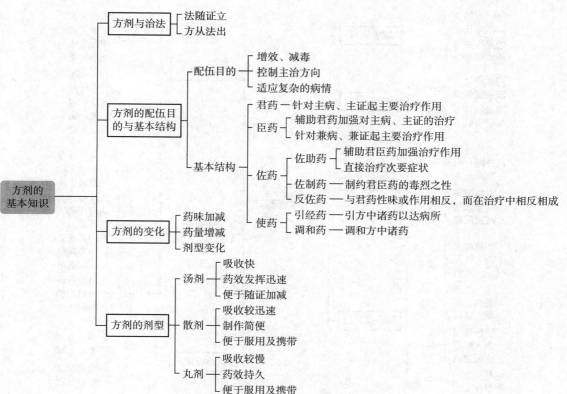

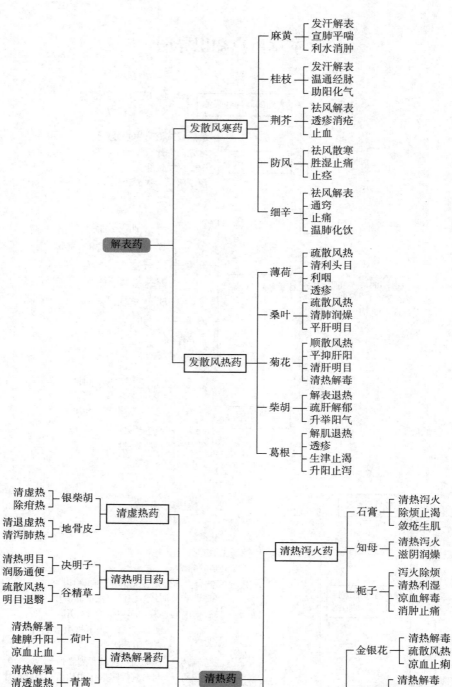

解表药
- 发散风寒药
  - 麻黄
    - 发汗解表
    - 宣肺平喘
    - 利水消肿
  - 桂枝
    - 发汗解表
    - 温通经脉
    - 助阳化气
  - 荆芥
    - 祛风解表
    - 透疹消疮
    - 止血
  - 防风
    - 祛风散寒
    - 胜湿止痛
    - 止痉
  - 细辛
    - 祛风解表
    - 通窍
    - 止痛
    - 温肺化饮
- 发散风热药
  - 薄荷
    - 疏散风热
    - 清利头目
    - 利咽
    - 透疹
  - 桑叶
    - 疏散风热
    - 清肺润燥
    - 平肝明目
  - 菊花
    - 顺散风热
    - 平抑肝阳
    - 清肝明目
    - 清热解毒
  - 柴胡
    - 解表退热
    - 疏肝解郁
    - 升举阳气
  - 葛根
    - 解肌退热
    - 透疹
    - 生津止渴
    - 升阳止泻

清热药
- 清虚热药
  - 银柴胡
    - 清虚热
    - 除疳热
  - 地骨皮
    - 清退虚热
    - 清泻肺热
- 清热明目药
  - 决明子
    - 清热明目
    - 润肠通便
  - 谷精草
    - 疏散风热
    - 明目退翳
- 清热解暑药
  - 荷叶
    - 清热解暑
    - 健脾升阳
    - 凉血止血
  - 青蒿
    - 清热解暑
    - 清透虚热
    - 清胆截疟
- 清热燥湿药
  - 黄芩
    - 清热燥湿
    - 泻火解毒
    - 止血
    - 安胎
  - 黄连
    - 清热燥湿
    - 泻火解毒
  - 黄柏
    - 清热燥湿
    - 泻火解毒
    - 清退虚热
  - 龙胆草
    - 清热燥湿
    - 泻肝胆火
- 清热泻火药
  - 石膏
    - 清热泻火
    - 除烦止渴
    - 敛疮生肌
  - 知母
    - 清热泻火
    - 滋阴润燥
  - 栀子
    - 泻火除烦
    - 清热利湿
    - 凉血解毒
    - 消肿止痛
- 清热解毒药
  - 金银花
    - 清热解毒
    - 疏散风热
    - 凉血止痢
  - 连翘
    - 清热解毒
    - 疏散风热
    - 消肿散结
  - 蒲公英
    - 清热解毒
    - 消肿散结
    - 利尿通淋
  - 白头翁
    - 清热解毒
    - 凉血止痢
    - 杀虫止痒
- 清热凉血药
  - 生地黄
    - 清热凉血
    - 养阴生津
  - 牡丹皮
    - 清热凉血
    - 活血祛瘀

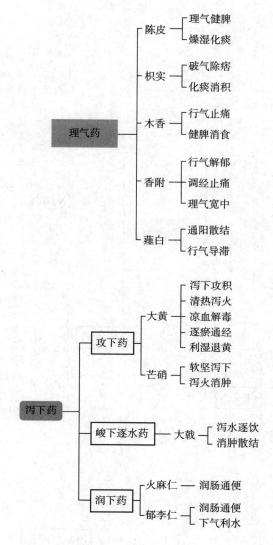

理气药
- 陈皮
  - 理气健脾
  - 燥湿化痰
- 枳实
  - 破气除痞
  - 化痰消积
- 木香
  - 行气止痛
  - 健脾消食
- 香附
  - 行气解郁
  - 调经止痛
  - 理气宽中
- 薤白
  - 通阳散结
  - 行气导滞

泻下药
- 攻下药
  - 大黄
    - 泻下攻积
    - 清热泻火
    - 凉血解毒
    - 逐瘀通经
    - 利湿退黄
  - 芒硝
    - 软坚泻下
    - 泻火消肿
- 峻下逐水药
  - 大戟
    - 泻水逐饮
    - 消肿散结
- 润下药
  - 火麻仁 —— 润肠通便
  - 郁李仁
    - 润肠通便
    - 下气利水

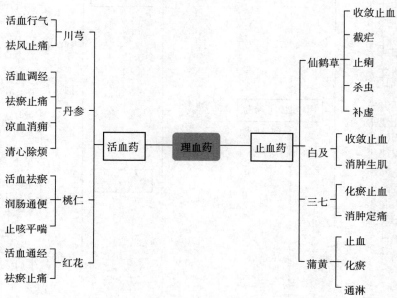

理血药
- 活血药
  - 川芎
    - 活血行气
    - 祛风止痛
  - 丹参
    - 活血调经
    - 祛瘀止痛
    - 凉血消痈
    - 清心除烦
  - 桃仁
    - 活血祛瘀
    - 润肠通便
    - 止咳平喘
  - 红花
    - 活血通经
    - 祛瘀止痛
- 止血药
  - 仙鹤草
    - 收敛止血
    - 截疟
    - 止痢
    - 杀虫
    - 补虚
  - 白及
    - 收敛止血
    - 消肿生肌
  - 三七
    - 化瘀止血
    - 消肿定痛
  - 蒲黄
    - 止血
    - 化瘀
    - 通淋

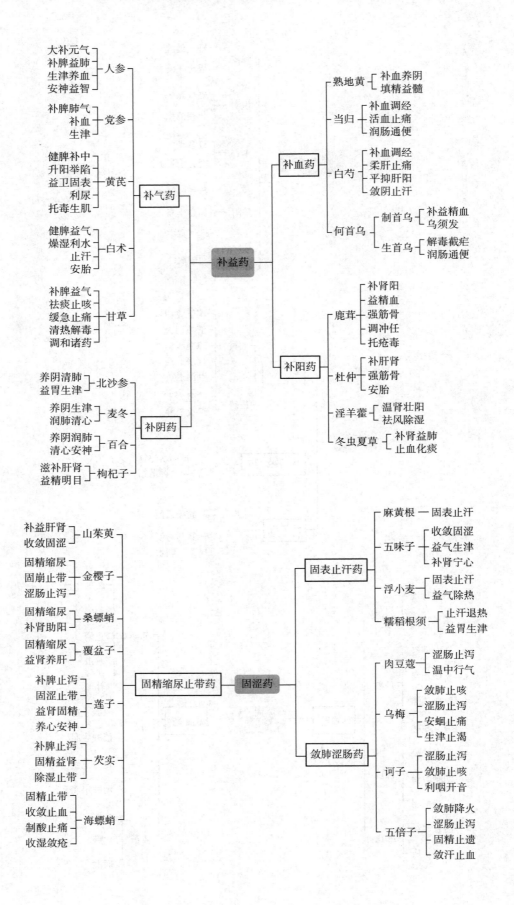

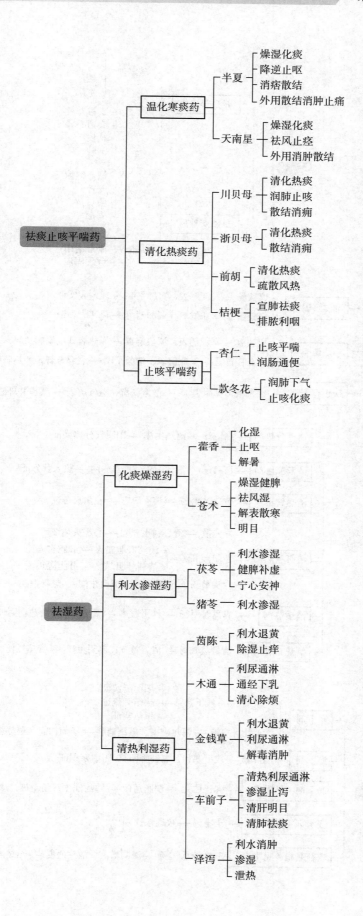

祛痰止咳平喘药
- 温化寒痰药
  - 半夏
    - 燥湿化痰
    - 降逆止呕
    - 消痞散结
    - 外用散结消肿止痛
  - 天南星
    - 燥湿化痰
    - 祛风止痉
    - 外用消肿散结
- 清化热痰药
  - 川贝母
    - 清化热痰
    - 润肺止咳
    - 散结消痈
  - 浙贝母
    - 清化热痰
    - 散结消痈
  - 前胡
    - 清化热痰
    - 疏散风热
  - 桔梗
    - 宣肺祛痰
    - 排脓利咽
- 止咳平喘药
  - 杏仁
    - 止咳平喘
    - 润肠通便
  - 款冬花
    - 润肺下气
    - 止咳化痰

祛湿药
- 化痰燥湿药
  - 藿香
    - 化湿
    - 止呕
    - 解暑
  - 苍术
    - 燥湿健脾
    - 祛风湿
    - 解表散寒
    - 明目
- 利水渗湿药
  - 茯苓
    - 利水渗湿
    - 健脾补虚
    - 宁心安神
  - 猪苓
    - 利水渗湿
- 清热利湿药
  - 茵陈
    - 利水退黄
    - 除湿止痒
  - 木通
    - 利尿通淋
    - 通经下乳
    - 清心除烦
  - 金钱草
    - 利水退黄
    - 利尿通淋
    - 解毒消肿
  - 车前子
    - 清热利尿通淋
    - 渗湿止泻
    - 清肝明目
    - 清肺祛痰
  - 泽泻
    - 利水消肿
    - 渗湿
    - 泄热

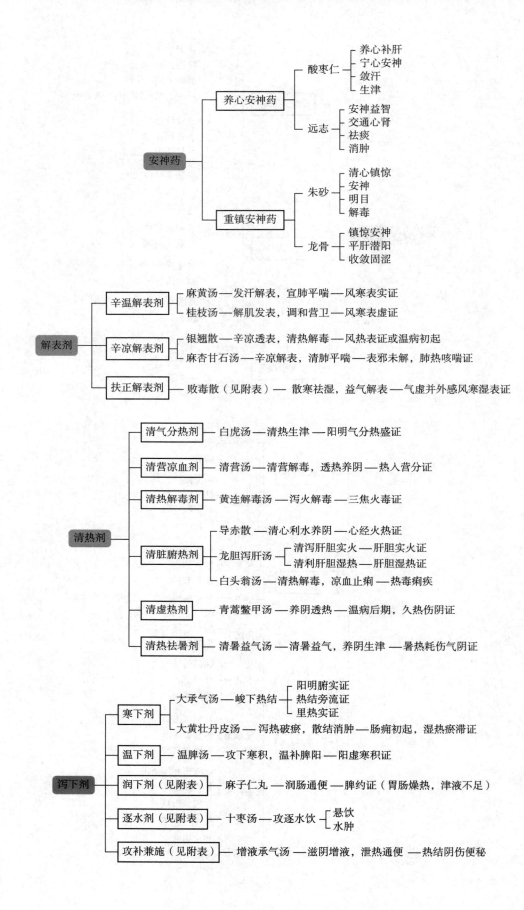

安神药
- 养心安神药
  - 酸枣仁
    - 养心补肝
    - 宁心安神
    - 敛汗
    - 生津
  - 远志
    - 安神益智
    - 交通心肾
    - 祛痰
    - 消肿
- 重镇安神药
  - 朱砂
    - 清心镇惊
    - 安神
    - 明目
    - 解毒
  - 龙骨
    - 镇惊安神
    - 平肝潜阳
    - 收敛固涩

解表剂
- 辛温解表剂
  - 麻黄汤 — 发汗解表，宣肺平喘 — 风寒表实证
  - 桂枝汤 — 解肌发表，调和营卫 — 风寒表虚证
- 辛凉解表剂
  - 银翘散 — 辛凉透表，清热解毒 — 风热表证或温病初起
  - 麻杏甘石汤 — 辛凉解表，清肺平喘 — 表邪未解，肺热咳喘证
- 扶正解表剂
  - 败毒散（见附表） — 散寒祛湿，益气解表 — 气虚并外感风寒湿表证

清热剂
- 清气分热剂 — 白虎汤 — 清热生津 — 阳明气分热盛证
- 清营凉血剂 — 清营汤 — 清营解毒，透热养阴 — 热入营分证
- 清热解毒剂 — 黄连解毒汤 — 泻火解毒 — 三焦火毒证
- 清脏腑热剂
  - 导赤散 — 清心利水养阴 — 心经火热证
  - 龙胆泻肝汤
    - 清泻肝胆实火 — 肝胆实火证
    - 清利肝胆湿热 — 肝胆湿热证
  - 白头翁汤 — 清热解毒，凉血止痢 — 热毒痢疾
- 清虚热剂 — 青蒿鳖甲汤 — 养阴透热 — 温病后期，久热伤阴证
- 清热祛暑剂 — 清暑益气汤 — 清暑益气，养阴生津 — 暑热耗伤气阴证

泻下剂
- 寒下剂
  - 大承气汤 — 峻下热结
    - 阳明腑实证
    - 热结旁流证
    - 里热实证
  - 大黄壮丹皮汤 — 泻热破瘀，散结消肿 — 肠痈初起，湿热瘀滞证
- 温下剂 — 温脾汤 — 攻下寒积，温补脾阳 — 阳虚寒积证
- 润下剂（见附表） — 麻子仁丸 — 润肠通便 — 脾约证（胃肠燥热，津液不足）
- 逐水剂（见附表） — 十枣汤 — 攻逐水饮
  - 悬饮
  - 水肿
- 攻补兼施（见附表） — 增液承气汤 — 滋阴增液，泄热通便 — 热结阴伤便秘

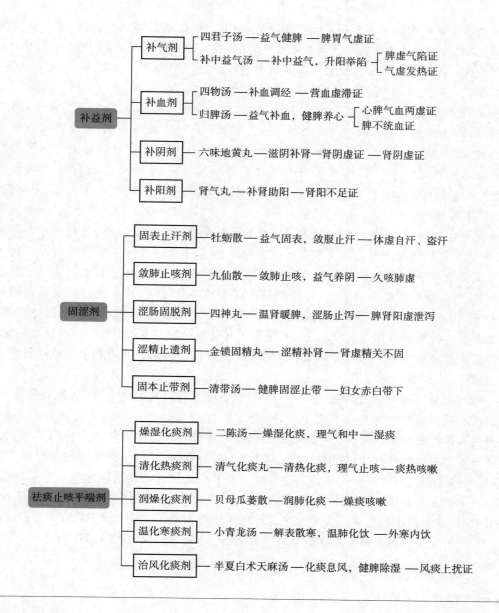

四君子汤 —益气健脾 —脾胃气虚证
补中益气汤 —补中益气，升阳举陷 —{ 脾虚气陷证 / 气虚发热证 }
四物汤 —补血调经 —营血虚滞证
归脾汤 —益气补血，健脾养心 —{ 心脾气血两虚证 / 脾不统血证 }
六味地黄丸 —滋阴补肾 —肾阴虚证 —肾阴虚证
肾气丸 —补肾助阳 —肾阳不足证

牡蛎散 —益气固表，敛服止汗 —体虚自汗、盗汗
九仙散 —敛肺止咳，益气养阴 —久咳肺虚
四神丸 —温肾暖脾，涩肠止泻 —脾肾阳虚泄泻
金锁固精丸 —涩精补肾 —肾虚精关不固
清带汤 —健脾固涩止带 —妇女赤白带下

二陈汤 —燥湿化痰，理气和中 —湿痰
清气化痰丸 —清热化痰，理气止咳 —痰热咳嗽
贝母瓜蒌散 —润肺化痰 —燥痰咳嗽
小青龙汤 —解表散寒，温肺化饮 —外寒内饮
半夏白术天麻汤 —化痰息风，健脾除湿 —风痰上扰证

知识链接

中国人使用陈皮已有上千年历史，其丰富并滋润着中国人的生活，也形成了独特深厚的陈皮文化。广东气候湿热，不论泡茶、煲汤、炖肉，还是做甜品，都离不开陈皮。陈皮之于广东人就像辣椒之于四川人，陈醋之于山西人。广东新会的陈皮更是珍品中的珍品，曾被慈禧太后指定为贡品。时至今日，北京故宫还收藏着年份近百年的新会陈皮。新皮要经过3年陈化，才能称为"陈皮"，具有基础的药效价值。"一两陈皮一两金，百年陈皮胜黄金"，陈皮年份越久越好，越陈越香，价值越大。当然"百年陈皮胜黄金"也体现了陈皮从制作到晒制，到干燥保存、避免发霉，需要经历重重困难。陈皮的岁月沉淀，不但是中华文化的凝练，也给我们的人生带来重要提示。

现代相关研究

1. 抗肿瘤中药相关研究 中药种类繁多，资源丰富，大量研究表明植物药、动物药和矿物药具有抗肿瘤活性，如萜类、生物碱、皂苷类、黄酮类、多糖类等，蛋白多肽类、三氧化二砷等抗肿瘤活性成分，在肿瘤生长的各个阶段发挥重要作用,表现在以下几方面:① 提高机体免疫活性,降低肿瘤细胞的免疫抑制作用,抑制肿瘤细胞生长;② 调节特定信号通路,抑制肿瘤细胞增殖,促进其凋亡与自噬;③ 抑制肿瘤血管生成;④ 抑制肿瘤细胞侵袭和转移的能力;⑤ 诱导肿瘤细胞周期停滞,促进其凋亡。{毕启瑞,李运,高敏,等.抗肿瘤中药研究进展[J].中医肿瘤学杂志,2021,3(04):1-11}

2. 方剂药理学相关研究　① 药效物质基础研究:方药中化学成分的性质及其量比,决定了该方的临床治疗效果,故对复方中药效物质进行分析是方剂配伍研究的基本内容,如水煎液中所含化学成分研究和血清中移行成分研究。② 中药复方药物代谢动力学研究:应用药代动力学原理研究中药复方在体内的运动过程及动力学规律,常用研究方法有血药浓度法、生物效应法。③ 方药作用机制研究:本研究逐渐从分子生物学水平上升到系统生物学层次,与以往的分子生物学相比,更具有整体性、动态性,与方剂"多成分、多靶点、多环节"整合调节效应的特点相吻合。④ 拆方研究:是方剂学现代化实验研究的主要方法之一,能够对复方组方配伍结构的科学性进行有效阐明,寻找方中药物的最佳配伍比例,因此对方剂配伍规律研究具有较高的适应性。目前,主要分为中医药理论指导下的拆方研究和数学设计模式指导下的拆方研究两类。⑤ 有效组分配伍研究:是传统方剂配伍理论与现代化科学技术相结合的产物,是在明确有效成分、作用机制和靶点的基础上,按照中医药基础理论的指导选取有效成分组方,既坚持了中医药整体观,又保留了中药复方多靶点、多环节、多渠道的综合疗效优势。实现的基本方法包括单味药标准组分配伍、中药复方有效组分配伍、构成复方的有效组分配伍、针对病理环节的有效组分配伍。{万娟,吴亚姗,杨力强.方剂配伍实验研究概况[J].西部中医药,2022,35(06):153-157}

3. 中药方剂在新冠肺炎中的研究进展　玉屏风散、连花清瘟、清肺排毒汤、热炎宁注射剂、藿香正气汤为目前已有研究验证的有效的中药复方,希望为治疗新型冠状病毒肺炎提供参考。金银花、甘草、黄芪、槲皮素等部分中草药(天然产物)在新型冠状病毒肺炎诊治中的作用也得到了研究。中药复方一般具有较多的药理活性物质、较低的药理活性效价和弱毒性作用,通过长期的累积来发挥药物的最大药效,这使得中药具有更高的安全性。中药复方有着广泛的药理作用谱体现多种药效作用,以此形成了以"点(多靶点)-线(多通路)-面(药理作用)-体(药效云)"为主体的"中药药理谱云学说"。在此学说的引导下,基于网络药理学层面对于中药治愈新冠肺炎的工作会更加清晰。{吴舒灵,朱宇,郑丹丹,等.中医药在新型冠状病毒肺炎治疗中的研究进展[J].药学研究,2022,41(09):588-594.}

思考题

1. 中药的性能包括哪些内容?五味各有什么作用?
2. 中药炮制的目的有哪些?
3. 简述方剂的配伍目的及基本结构。
4. 常用的解表药有哪些?
5. 清热药主要分几类?写出各类药的常用药名。
6. 补虚药主要分几类?写出各类药的常用药名。
7. 桂枝汤的组成、功用及主治是什么?
8. 按君、臣、佐、使解释麻黄汤、银翘散、六味地黄丸的组方意义。
9. 白虎汤、五苓散、小柴胡汤、补中益气汤的组成、功用及主治是什么?

（孙　冰　林海燕　王海霞　闫川慧　孙　闵）

下篇

临 床 中 医 学

第九章

针灸与推拿

学习内容:经络的概念、组成、作用、走向、交接、分布、表里关系及流注次序;腧穴的基本概念、腧穴的分类、腧穴的主治规律、腧穴的定位方法;十四经脉常用腧穴及部分经外奇穴;针灸方法;针灸的治疗原则、选穴和配穴及常见病的针灸治疗;推拿的概念、作用原理、常用手法;耳针疗法、拔罐疗法、水针疗法、穴位埋线疗法。

学习重点:经络的组成、走向、交接规律;腧穴的定位方法;常用腧穴定位及主治病证;针灸疗法;针灸的选穴和配穴原则;推拿常用手法的名称和动作要领。

学习要求:

1. 掌握经络的概念、组成、作用、走向、交接规律;腧穴的定位方法、常用腧穴定位及主治病证。毫针的进针法、行针法及针刺的角度和深度;常用灸法的操作技能及针刺异常情况的处理和预防。

2. 熟悉针灸的选穴和配穴原则;常见病的针灸治疗;常用腧穴的操作方法;推拿常用手法的适用范围和注意事项。

3. 了解十二经脉的经脉循行和主治概要,奇经八脉的作用和任督二脉的循行及功能;推拿的作用原理;耳针疗法、拔罐疗法、水针疗法、穴位埋线疗法。

针灸学是以中医理论为指导,运用针刺和艾灸等防治疾病的一门临床学科。推拿学是以中医理论为指导,运用推拿手法防治疾病的一门学科。针灸推拿学是中医学的重要组成部分。针灸推拿疗法具有适应证广、疗效明显、操作简便、经济安全、绿色疗法等特点,经过漫长的发展,积累了丰富的临床经验,形成了系统的理论,由一种临床治疗手段发展为一个专业学科。

第一节 经　　络

经络学说是中医学理论体系的重要组成部分,是古代医学家在漫长的医疗实践中不断观察总结和发展起来的,它是研究人体经络系统的组成、分布、循行、生理功能、病理变化及其与脏腑和体表相互关系的理论学说。《灵枢·经别》曰:"夫十二经脉者,人之所以生,病之所以成,人之所以治,病之所以起,学之所始,工之所止也。"阐明了经络在疾病的发生、发展、诊断及治疗的过程中具有重要的意义。因此,经络学说从产生至今,一直指导着中医临床各科的诊断和治疗。尤其是对针灸、推拿、按摩、气功等都起到了重要的指导作用,是针灸临床治疗疾病的主要理论基础。

一、经络的概念

经络是人体内运行气血、联络脏腑、沟通内外、贯穿上下的通路,是经脉和络脉的总称。它是人体功能活动的联络、调节和反应系统。《医学入门·经脉起止》说:"经者,径也,径直者为经;经之支脉旁出者为络。"《灵枢·脉度》曰:"经脉为里,支而横者为络,络之别者为孙。"经即经脉,是经络系统的主干,如同路径,贯通上下,沟通内外,呈纵行分布,循行的部位较深,有一定的循行路线;络即络脉,是经脉的分支,比较细小,如同网络,纵横交错网络全身,大部分没有一定的循行路线,循行的部位较浅,有的络脉还浮现于体表。经络在内络属于脏腑,在外连络于肢节,将人体的各个脏腑、组织器官联络成为统一的有机整体,并藉以营阴阳,行气血,使人体脏腑功能活动保持协调和相对平衡的状态。一旦这种平衡状态受到破坏,人体就会发生疾病。《灵枢·本藏》说:"经脉者,所以行血气而营阴阳,濡筋骨,利关节者也。"指出了经络是一种运行气血,沟通联系脏腑肢节及上下内外的通道。

二、经络学说的内容

经络系统由经脉、络脉及其连属部分构成。经络循行于周身,通达表里,贯穿上下,具有运行气血,联系脏腑肢节,抵御外邪,保卫机体的作用。《灵枢·海论》说:"夫十二经脉者,内属于腑脏,外络于肢节。"

经脉包括正经、奇经、十二经别。正经共有十二条,即手三阳经、足三阳经和手三阴经、足三阴经,是气血通行的要道。十二经脉在人体的分布有一定的循行部位,与五脏六腑有直接的络属关系。奇经是指督、任、冲、带、阴跷、阳跷、阴维、阳维八条经脉,有统率、联络和调节十二经脉的作用。十二经别是十二经脉别出的分支,加强了十二经脉内外联系和络属脏腑在体腔深部的联系,补充正经之不足。

络脉包括别络、浮络和孙络。十二经脉与督脉、任脉各有一支别络,再加上脾之大络,称为"十五络脉"。它们的作用是加强表里阴阳两经的联系与调节作用。浮络是浮现于浅表部的络脉,孙络极细极小。《灵枢·脉度》说:"经脉为里,支而横者为络,络之别者为孙。"

经筋和皮部,是十二经脉与筋肉和体表的连属部分。十二经筋是十二经脉之气"结、聚、散、络"于筋肉、关节的体系,是十二经脉的附属部分,有主司关节运动,连接约束四肢百骸的作用。十二皮部是十二经脉的功能活动反映于体表的部位,也是经络之气散布的部位,见图9-1。

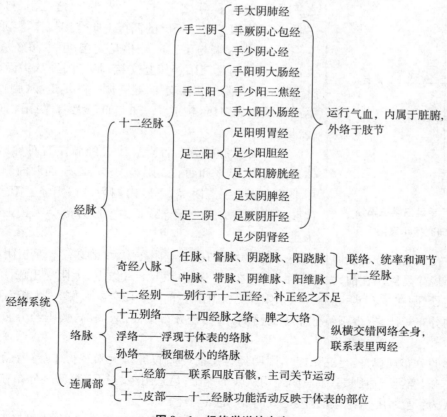

图9-1 经络学说的内容

三、十二经脉

1. **十二经脉的名称** 是根据手足、阴阳、脏腑来命名的,它们的名称为手阳明大肠经、手少阳三焦经、手太阳小肠经、手太阴肺经、手厥阴心包经、手少阴心经、足阳明胃经、足少阳胆经、足太阳膀胱经、足太阴脾经、足厥阴肝经、足少阴肾经。主要行于上肢,起于或止于手的经脉,称为"手经";主要行于下肢,起于或止于足的经脉,称为"足经"。循行于四肢外侧面的经脉叫阳经,循行于四肢内侧面的经脉叫阴经。根据阴阳消长的规律,阴阳又分为三阴(太阴、厥阴、少阴)、三阳(阳明、少阳、太阳)。十二经脉与脏腑有联属的关系,根据经脉联属的脏腑进一步命名,属腑的为阳经,属脏的为阴经。所以,每一经脉的名称都包含了手或足、脏或腑、阴或阳三个部分。例如:手太阴肺经,说明这条经脉循行在手的内侧面,属于阴经,与肺脏有直接的联属关系。其他经脉亦如是命名,见表 9 - 1。

表 9 - 1 十二经脉名称表

	阳经 (属腑)	阴经 (属脏)	循行部位 (阳经行于外侧,阴经行于内侧)		
手	阳明大肠经 少阳三焦经 太阳小肠经	太阴肺经 厥阴心包经 少阴心经	上肢	前缘 中线 后缘	
足	阳明胃经 少阳胆经 太阳膀胱经	太阴脾经 厥阴肝经 少阴肾经	下肢	前缘 中线 后缘	

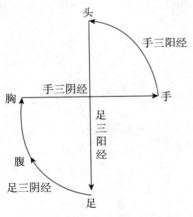

**图 9 - 2　手足三阴三阳经
走向交接示意图**

2. **十二经脉的走向交接规律** 《灵枢·逆顺肥瘦》篇曰:"手之三阴,从脏走手,手之三阳,从手走头,足之三阳,自头走足,足之三阴,自足走腹。"十二经脉的循行走向交接规律是:手三阴经从胸走手,在手指末端与手三阳经相互交接;手三阳经从手指末端走头,在头面部与足三阳经相互交接;足三阳经从头面部走足,在足趾末端与足三阴经相互交接;足三阴经从足走腹(胸),在腹(胸)与手三阴经相互交接,构成了一个"如环无端,阴阳相贯"的循环路径,见图 9 - 2。

3. **十二经脉的分布特点** 十二经脉左右对称地分布于人体体表的头面、躯干和四肢。阴经大多分布于四肢内侧及胸腹部,其中上肢内侧为手三阴经,下肢内侧为足三阴经。阳经大多分布于四肢外侧面及头面、躯干部,其中上肢外侧为手三阳经,下肢外侧为足三阳经。

十二经脉在四肢的分布规律是:手三阴经为太阴在前、厥阴在中、少阴在后。足三阴经在内踝上 8 寸以下的分布规律是厥阴在前、太阴在中、少阴在后。在内踝上 8 寸以上,太阴交出厥阴之前,分布规律为太阴在前、厥阴在中、少阴在后。六条阳经为"阳明"在前,"少阳"在中(侧),"太阳"在后。

在头部的分布规律是:少阳经分布于头两侧,阳明经分布于面部、额部,太阳经分布于颊部、头顶及头后部。

在躯干部的分布规律是:足三阳经中阳明经行于前(胸、腹部),太阳经行于后(背、腰部),少阳经行于侧面;手三阳经行于肩胛部;手三阴经均从腋下走出;足三阴经均行于腹部。分布在腹部的经脉,从内到外依次为:足少阴经、足阳明经、足太阴经、足厥阴经。

4. **十二经脉与脏腑的络属关系** 十二经脉通过络脉和支脉的沟通连接,在体内与脏腑相连属,形成六组"络属"关系,即阴经属脏络腑,阳经属腑络脏,阴阳配对。如手少阴心经属心络小肠,与手太阳小肠经相互为表里;手太阳小肠经属小肠络心,与手少阴心经相互为表里。其余经脉皆效仿此。互为表里的经脉密切相关,在生理上相互联系,在病理上相互影响,在治疗上相互为用,详见表9-2。

表9-2 十二经脉络属关系

阴经		属脏	络腑		阳经		属腑	络脏
手三阴	手太阴	肺	大肠		手三阳	手阳明	大肠	肺
	手厥阴	心包	三焦			手少阳	三焦	心包
	手少阴	心	小肠			手太阳	小肠	心
足三阴	足太阴	脾	胃		足三阳	足阳明	胃	脾
	足厥阴	肝	胆			足少阳	胆	肝
	足少阴	肾	膀胱			足太阳	膀胱	肾

5. 十二经脉气血的流注次序 十二经脉中气血的运行是循着经脉依次流注的,首先从中焦的手太阴肺经开始,然后依次流注各经,最后传到足厥阴肝经,再复流到手太阴肺经。如此周而复始,环流不息,以营养全身各个脏腑器官,构成了一个"阴阳相贯,如环无端"的十二经脉整体循行系统,见图9-3。

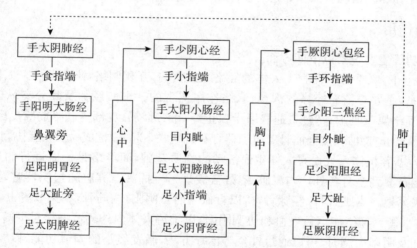

图9-3 十二经脉气血流注图

四、奇经八脉

(一)奇经八脉的概念和功能

1. 奇经八脉 是指督脉、任脉、冲脉、带脉、阴维脉、阳维脉、阴跷脉、阳跷脉八条经脉。奇即奇异、不同的意思,由于这八条经脉与脏腑没有直接的联属关系,也没有阴阳相配,相互之间也没有表里关系,分布和作用亦不同于十二正经,"别道奇行",所以称之为奇经。在八条经脉中,由于督脉和任脉均有其循行的部位和所属腧穴,所以常与十二经相提并论,合称为"十四经"。其他六条脉的腧穴都是寄附在正经上。奇经八脉中八脉的命名,是根据其作用和分布的部位而定的。

2. 生理功能 奇经八脉的共同生理功能为:进一步加强沟通十二经脉之间的联系,调节十二经脉的气血。奇经八脉对十二经脉气血有蓄积和渗灌的调节作用,当十二经脉气血有余时,则蓄藏于奇经八脉;当十二经脉气血不足时,则由奇经渗灌及时给予补充。另一方面,奇经八脉与肝、肾等脏及女子胞、脑、髓等奇恒之腑有着十分密切的关系,相互之间在生理、病理上均有一定的联系和影响。

在八脉之中,督、任、冲三脉均起于胞中,同出会阴,称为"一源三歧"。

（二）与临床密切相关的四条奇经

1. 督脉

（1）循行　起于胞中，出入会阴，循行于人体腰骶、背、项、头后部的正中线，上行到头面，入脑，上行至巅顶，沿前额下行至鼻柱，止于上唇系带处。其分支贯心、络肾。

（2）作用　人体六条阳经都与督脉交会于大椎，总督一身阳经，有调节阳经气血的作用，故称为"阳脉之海"，与脑、髓、肾有密切联系。

2. 任脉

（1）循行　起于胞中，循行于人体胸腹正中，主干沿前正中线上行，绕口唇，经面部进入目眶下，联系于目。

（2）作用　具有调节全身诸阴经经气的作用，总任一身之阴经，为"阴脉之海"，因任脉起于胞中，具有调节月经，促进女子生殖功能的作用，与孕育胎儿有关，所以又有"任主胞胎"之说。

3. 冲脉　起于胞中，挟脐而上，环绕口唇，十二经脉均来汇聚。冲脉与任脉、督脉，足阳明、足少阴等经有联系，能调节十二经脉气血，故称为"十二经脉之海"。因其又与妇女月经有密切关系，冲、任二脉盛，月经才能正常排泄，故又称之为"血海"。

4. 带脉　起于季胁，斜向下行到带脉穴、五枢穴、维道穴，约束冲、任、督三脉，横行腰腹，绕身一周。统束纵行诸经，故有"诸脉皆属于带脉"之说，并有固护胎儿和主司妇女带下的作用。

五、经络的作用

经络的生理功能主要包括以下四方面。

1. 沟通内外上下，联系脏腑器官　人体的经络纵横交错，互相网络，遍布全身。人体各个脏腑、组织器官之间的联系，主要是依靠经络的沟通、联络作用实现的。十二经脉及其分支纵横交错，通达上下，入里出表，相互络属于脏腑；奇经贯通联络十二正经；十二经筋、皮部等联络筋脉皮肉。经络使机体五脏六腑、四肢百骸、五官九窍、皮肉筋骨等组织器官有机地联系起来，构成一个相互协调的统一整体。

2. 运行气血，濡养机体　气血是人体生命活动的物质基础，而经络是气血运行的通道，通过经络的传输，气血才能布散到全身各处，"内溉脏腑，外濡腠理"，发挥其营养脏腑组织器官，抗御外邪，保卫机体的作用。故《灵枢·本脏》曰："经脉者，所以行血气而营阴阳，濡筋骨，利关节者也。"

3. 调节机体平衡　经络能运行气血和协调阴阳，以维持人体内外环境的相对平衡，当人体发生疾病，出现气血不和及阴阳失调时，可以通过针灸等治疗方法，激发经络的调节功能，以"泻其有余，补其不足，阴阳复平"。

4. 感应传导作用　感应传导是指经络对于针刺或其他刺激的感觉传递和通导作用。经络是人体各部之间的信息传导网，具有传递信息的作用。当体表受到某种刺激时，这种刺激可沿着经络的通路传到体内相关脏腑，从而影响该脏腑的功能。在针刺治疗时，针刺刺激通过体表穴位沿着经络循行线路而传导、放射，称为"行气"，患者出现酸、胀、麻、重等感觉，称为"得气"。所以，"行气"现象及"得气"现象就是经络传导感应作用的具体表现。

六、经络的应用

（一）阐述病理变化

在人体发生病变的情况下，经络可成为传递病邪和反映病候的途径。

1. 传递病邪　在正虚邪盛时，经络可成为外邪从皮毛内传于脏腑的传变途径。如：表邪（感冒）入里（肺炎）。另一方面，由于脏腑之间有经络沟通联系，当脏腑发生病变时，经络可成为脏腑之间病变相互影响的途经，如心移热于小肠等。

2. 反映病候　当脏腑发生病变时，经络可将脏腑所发生的病证沿着经络的通路反映到体表上来。

具体表现在某些特定的部位或与其相应的官窍上。例如：胃火炽盛可见牙龈肿痛，肝气郁结常见两胁及小腹胀痛（足厥阴肝经抵小腹，布胁肋）。

（二）指导疾病的诊断

由于经络有一定的循行分布部位，与脏腑存在着属络关系，所以脏腑经络病变可在一定部位反映出来。人们在医疗实践中发现，当某脏器发生病变时，有些患者在体表相应部位可有皮疹、色泽改变，出现压痛、条索状物、结节以及其他感觉异常或病理反应，这些都有助于对疾病的诊断。所以在临床上，可根据疾病症状出现的部位，结合经络的循行部位及其联系的脏腑，作为疾病诊断的依据。例如：两胁痛多是肝胆病变；肺有病，在中府穴有压痛或在肺俞穴触摸到结节性阳性反应物；肝胆疾病可见阳陵泉穴有压痛；胃腑有热可致牙龈肿痛等。又如头痛：两侧头痛多与少阳经有关，前额部头痛多与阳明经有关，颈项头痛多与太阳经有关，巅顶头痛多与厥阴经有关。

（三）指导疾病的治疗

1. 指导针灸治疗　经脉之气运行正常对于疾病的治疗与康复起重要作用。大医喻嘉言说："凡治病不明脏腑经络，开口动手便错。"针灸治疗疾病是通过刺灸穴位，以疏通经络，调节脏腑气血功能，从而达到治疗疾病的目的。在临床上，当某一经或某一脏腑发生病变，可在其病变的邻近部位或经络循行的远隔部位上取穴，通过针灸，施以一定的刺激量，以激发和增强经络的自动调节和控制功能，达到疏通经气，调整脏腑阴阳虚实，恢复人体脏腑气血的功能，使疾病得到痊愈。例如，胃痛循经远取足三里、梁丘穴，少阳经头痛循经取外关穴，胃火牙痛循经取内庭穴。这些都是"经络所过，主治所及"的具体表现。

另一方面，临床上的其他常用治疗方法，如按摩、皮肤针、耳针、电针、穴位埋线、刮痧、穴位结扎等治疗方法，都是经络学说在针灸治疗方面的体现。

2. 指导药物归经　临床上运用中药治疗疾病时也是以经络为传递输送渠道，使药物直达病所，发挥其治疗作用。根据药物的归经理论，选择相应的药物作为他药的向导，使药物更好地发挥治疗作用。如麻黄入肺、膀胱经，故能发汗、平喘和利尿。又如治疗头痛：太阳经头痛，选用入太阳经的藁本、羌活；阳明经头痛，选用入阳明经的白芷；少阳经头痛，选用入少阳经的柴胡；厥阴经头痛，选用入厥阴经的吴茱萸等。

（四）指导养生保健

《扁鹊心书》曰："人于无病时，常灸关元、气海、命门、中脘。虽不得长生，亦可得百年寿。"临床上可以用调理经络的方法来养生保健治未病。例如，针刺三阴交可以调整妇科、泌尿系疾病；常灸足三里穴可强身防病，延年益寿；灸大椎、风门、足三里可防感冒；经常按摩太溪、涌泉、关元穴，可以养肾补肾；保健灸可选关元、足三里、中脘穴等。

第二节　腧　穴

腧穴是人体脏腑经络之气血输注于体表的特殊部位，既是疾病的反应点，又是针灸、推拿的临床刺激点。腧，本写作"输"，或从简作"俞"，有转输、输注的含义，言经气转输之所；穴，原义为"土室"，引申指孔隙、空窍、凹陷处，言经气所居之处。所以，腧穴的本义是指人体脏腑经络之气转输或输注于体表的分肉腠理和骨节交会的特定的孔隙。

虽然"腧""输""俞"三者均指腧穴，但在具体应用时却各有所指。腧穴，是对穴位的统称；输穴，是对五输穴中的第三个穴位的专称；俞穴，专指特定穴中的背俞穴。

一、腧穴的分类

人体的腧穴一般可分为十四经穴、奇穴、阿是穴三类。

1. 十四经穴 指具有固定名称和位置,且分布于十二经脉和任脉、督脉的腧穴,是全身腧穴的主要部分。这类腧穴具有主治本经和所属脏腑病证的共同作用,因此归纳于十四经脉系统中,简称"经穴"。十四经穴共有 361 个,是腧穴的主要部分。

2. 奇穴 指有一定的名称和明确的位置,但尚未归入十四经系统的腧穴。这类腧穴的主治范围比较单一,多数对某些病证有特殊疗效,如落枕穴治疗落枕,四缝穴治疗小儿疳积等,因而未归入十四经系统,故又称"经外奇穴"。目前,我国国家标准《经穴部位》对 48 个奇穴的部位确定了统一的定位标准。

3. 阿是穴 又称"天应穴""不定穴""压痛点"等,是指既无固定名称,亦无固定位置,而是以压痛点或其他反应点作为针灸施术部位的一类腧穴。这类腧穴既不是经穴,又不是奇穴,只是按压痛点取穴。"阿是"之名首见于唐代《备急千金要方》:"有阿是之法,言人有病痛,即令捏(掐)其上,若里(果)当其处,不问孔穴,即得便快成(或)痛处,即云阿是,灸刺皆验,故曰阿是穴也。"阿是穴无一定数目。

二、腧穴的主治规律

腧穴的治疗作用包括局部的近治作用、远部的远治作用及某些腧穴的特殊治疗作用,这与其所属经络和所在部位的不同有直接联系。无论是腧穴的局部治疗作用,还是远部的治疗作用,都是以经络学说为依据的,即"经络所过,主治所及"。一般而言,腧穴的主治规律包括腧穴的分经主治规律、分部主治规律两方面。

1. 分经主治规律 十四经腧穴的分经主治,既能主治本经的病证,又能主治两经相同的病证,或主治三经相同的病证。说明分经主治既有其特性,又有其共性,其主治异同如表9-3至表9-6所示。

表9-3 手三阴经穴主治

经络名	本经主治	二经相同	三经相同
手太阴肺经	肺、喉病		胸部病
手厥阴心包经	心、胃病	神志病	
手少阴心经	心病		

表9-4 手三阳经穴主治

经络名	本经主治	二经相同	三经相同
手阳明大肠经	前头、鼻、口齿病		眼病、咽喉病、热病
手少阳三焦经	侧头、胁肋病	耳病	
手太阳小肠经	后头、肩胛、神志病		

表9-5 足三阴经穴主治

经络名	本经主治	二经相同	三经相同
足太阴脾经	脾胃病		腹部病、妇科病
足厥阴肝经	肝病	前阴病	
足少阴肾经	肾、肺、咽喉病		

表9-6 足三阳经穴主治

经络名	本经主治	二经相同	三经相同
足阳明胃经	前头、口、齿、咽喉、胃肠病		神志病、热病
足少阳胆经	侧头、耳病、项、胁肋、胆病	眼病	
足太阳膀胱经	后头、项、背腰、肛肠病		

2. 分部主治规律　头身部从上而下分为头、胸、上下腹，各与背腰部前后对应，"脏腑腹背，气相通应"，这是分部主治规律，体现经脉在纵行分经的基础上又有横行分部的关系。腧穴分部主治规律各有其特点。如颈项和肩胛区腧穴，主局部病证，颈项当头与背之间，还主咽喉、热病和上肢病证；胸部与上背部相应，与上焦肺、心范围相类；少腹部与腰骶部相应，主治前后阴、肾、肠、膀胱等下焦病。各部经穴主治具体见表 9-7 和表 9-8。

表9-7　头面颈项部经穴主治

分部	主治
前头、侧头区	鼻病、眼病
后头区	头部病、神志病
项区	神志病、头项病、咽喉病、眼病
眼区	眼病
鼻区	鼻病
颈区	颈部病、舌病、咽喉病、气管病

表9-8　胸腹背腰部经穴主治

前	后	主治
胸膺部	上背部	心、肺（上焦病）
胁腹部	下背部	脾、胃、肝、胆（中焦病）
少腹部	腰骶部	肾、膀胱、前后阴（下焦病）

三、腧穴定位方法

腧穴定位法，是指确定腧穴具体位置的基本方法。现代临床常用的腧穴定位与取穴方法包括骨度分寸定位法、体表标志定位法、手指同身寸定位法及简便取穴四种方法。

（一）骨度分寸定位法

骨度分寸法，是将人体的各个部位分别规定其折算长度，作为量取腧穴的标准。例如，前额两发角之间为 9 寸，两乳间为 8 寸，膝中至外踝尖为 16 寸等（表 9-9，图 9-4～图 9-6）。

表9-9　常用骨度表

部位	起止点	折量寸	度量法	说明
头部	前发际至后发际	12寸	直	如前发际不明，从眉心至大椎穴作 18 寸，眉心至前发际 3 寸，大椎穴至后发际 3 寸
	前额两发角之间	9寸	横	
	耳后两完骨（乳突）之间	9寸	横	用于量头部的横寸
胸腹部	天突至歧骨（胸剑联合）	9寸	直	胸部与胁肋部取穴直寸，一般根据肋骨计算，每一肋骨作 1.6 寸（天突穴至璇玑穴可作 1 寸，璇玑穴至中庭穴，各穴间可作 1.6 寸计算）
	歧骨至脐中	8寸	直	
	脐中至横骨上廉（耻骨联合上缘）	5寸	直	
	两乳头之间	8寸	横	胸腹部取穴横寸，可根据两乳头间的距离折量，女性可用锁骨中线代替
背腰部	大椎以下至尾骶	21椎	直	背腰部腧穴以脊椎棘突作为定位标志。两肩胛骨下角连线平第 7 胸椎棘突，两髂嵴连线平第 4 腰椎棘突
	肩胛骨内侧缘到后正中线之间	3寸	横	
上肢部	腋前纹头（腋前皱襞）至肘横纹	9寸	直	用于手三阴、手三阳经的骨度分寸
	肘横纹至腕横纹	12寸	直	

续表

部位	起止点	折量寸	度量法	说明
下肢部	横骨上廉至内辅骨上廉	18寸	直	内辅骨上廉指股骨内侧髁上缘
	内辅骨下廉至内踝尖	13寸	直	内辅骨下廉指胫骨内侧髁下缘
	髀枢至膝中	19寸	直	内踝尖指内踝向内的凸起处
	膝中至外踝尖	16寸	直	臀横纹至膝中,可作14寸折量
	外踝尖至足底	3寸	直	膝中的水平线,前平膝盖下缘,后平腘横纹,屈膝时可平犊鼻穴

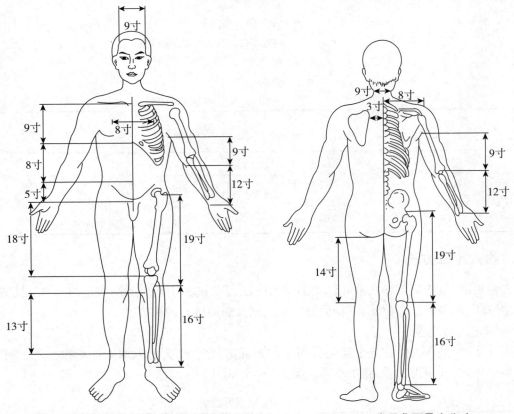

图 9-4　常用正面骨度分寸　　　　　图 9-5　常用背面骨度分寸

图 9-6　常用侧面骨度分寸

（二）体表标志定位法

体表标志定位法又称自然标志定位法,是以人体的各种体表标志为依据来确定穴位位置的方法。体表标志,主要指分布于全身体表的骨性标志和肌性标志,可分为固定标志和动作标志两类。

1. 固定标志　指不受人体活动影响而固定不移的标志,如五官、毛发、爪甲、乳头、脐窝和骨节凸起、凹陷及肌肉隆起等。这些自然标志固定不移,有利于腧穴的定位,如鼻尖取素髎;两眉中间取印堂;俯首显示最高的第7颈椎棘突下取大椎等;在两骨分歧处,如锁骨肩峰端与肩胛冈分歧处取巨骨;胸骨下端与肋软骨分歧处取中庭等。

2. 动作标志　指关节、肌肉、皮肤必须采取相应的动作才能出现的孔隙、凹陷、皱纹等标志,如张口取耳门、听宫、听会;外展上臂时肩峰前下方的凹陷中取肩髃等。

（三）手指同身寸定位法

手指同身寸定位法，是以患者手指为标准，进行测量定穴的方法。临床常用以下三种，具体见图 9-7。

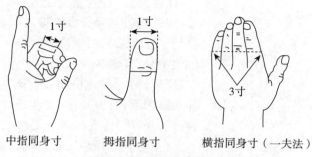

中指同身寸　　　拇指同身寸　　　横指同身寸（一夫法）

图 9-7　手指同身寸定位法

1. 中指同身寸　是以患者的中指中节屈曲时内侧两端横纹头之间作为 1 寸，可用于四肢部取穴的直寸和背部取穴的横寸，这种"同身寸"法与骨度分寸相比略为偏长，临床应用时应予以注意。

2. 拇指同身寸　是以患者拇指指关节的横度作为 1 寸，亦适用于四肢部的直寸取穴。与中指同身寸比较，拇指同身寸标志清晰，应用方便，故是指寸法中较为常用的一种。

3. 横指同身寸　又称"一夫法"，是令患者将示指、中指、环指和小指并拢，以中指中节横纹处为准，四指并指测量为 3 寸。横指同身寸也是指寸法中较为常用的一种。

手指同身寸定位法是在体表标志和骨度法的基础上应用，不能以指寸悉量全身各部，否则长短失度。

（四）简便取穴

临床上常用一种简便易行的取穴方法，常用的简便取穴方法有：两手伸开，于虎口交叉，当示指端处取列缺；半握拳，当中指端所指处取劳宫；两手自然下垂，于中指端处取风市；垂肩屈肘于平肘尖处取章门；两耳角直上连线中点取百会等。

第三节　十四经脉常用腧穴及部分经外奇穴

十四经脉是十二经脉与任督二脉的总称。掌握每一条经脉的循行路线，才能够较好地理解腧穴的主治范围，为针灸的临床奠定基础。

（一）手太阴肺经腧穴

【经脉循行】

起始于中焦—络大肠—循胃口—上膈肌—属肺。

从肺系—出腋下—循臑内—下肘中—循臂内—入寸口—循鱼际—止拇指桡侧端。

分支从腕后分出—止于示指桡侧端—交手阳明大肠经。

【主治概要】　患手太阴肺经疾病者，主要反应在喉、胸、肺，以肺为主。常见病候：咳嗽、咯血、气喘、伤风、少气不足以息、胸部胀满、咽喉肿痛、缺盆部和手臂内侧前缘痛、肩背部寒冷、掌中发热、疼痛等。

【本经腧穴】

1. 尺泽

【定位】　在肘横纹中，肱二头肌腱桡侧凹陷处（图 9-8）。

【解剖】　在肘关节，肱桡肌起始部，当肘二头肌腱之外方；布有前臂外侧皮神经，直下为桡神经；有桡侧返动、静脉分支及头静脉。

【主治】　咳嗽，咯血，气喘，咽喉肿痛，急性吐泻，肘臂挛痛，中暑，小儿惊风。

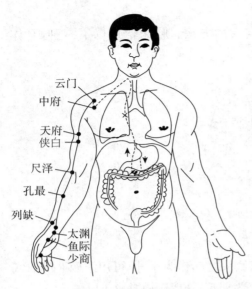

图9-8 手太阴肺经腧穴图

【刺灸法】 直刺0.8～1.2寸,或点刺出血。

【附注】 手太阴肺经所入为"合"。

2. 列缺

【定位】 桡骨茎突上方,前臂桡侧缘,腕横纹上1.5寸,当肱桡肌与拇长展肌腱之间。简便取穴法:两手虎口自然平直交叉,一手示指按在另一手桡骨茎突上,指尖下凹陷中是穴(图9-8)。

【解剖】 在肱桡肌腱与拇长展肌腱之间,桡侧腕长伸肌腱内侧;有头静脉,桡动、静脉分支;布有前臂外侧皮神经和桡神经浅支的混合支。

【主治】 咳嗽,气喘,齿痛,咽喉肿痛,头痛,项强,口眼㖞斜。

【刺灸法】 向上斜刺0.3～0.5寸。

【附注】 手太阴肺经络穴;八脉交会穴(通于任脉)。

3. 少商

【定位】 在手拇指末节桡侧,距指甲角0.1寸(图9-8)。

【解剖】 有指掌固有动、静脉所形成的动、静脉网;布有前臂外侧皮神经和桡神经浅支混合支,正中神经的掌侧固有神经的末梢神经网。

【主治】 咽喉肿痛,高热,昏迷,鼻出血,癫狂。

【刺灸法】 浅刺0.1寸,或点刺出血。

【附注】 手太阴肺经所出为"井"。

手太阴肺经其他常用腧穴见表9-10。

表9-10 手太阴肺经其他常用腧穴

穴名	定位	主治	刺灸法	附注
鱼际	在手拇指本节(第1掌指关节)后凹陷处,赤白肉际处,约当第1掌骨中点桡侧	咳嗽、咯血、咽喉肿痛、咽干、失声、小儿疳积	直刺0.5～0.8寸	肺经荥穴
太渊	在腕掌侧远端横纹桡侧,桡动脉搏动处	咳嗽、气喘、无脉症、腕臂痛	避开桡动脉,直刺0.3～0.5寸	肺经腧穴、原穴、八会穴之脉会
孔最	在前臂掌面桡侧,当尺泽与太渊连线上,腕横纹上7寸处	咳喘、咯血、咽喉肿痛、肘臂挛痛	直刺0.5～1寸	肺经郄穴
中府	在胸前壁外上方,前正中线旁开6寸,平第1肋间隙,云门下1寸	咳嗽、气喘、肩背痛	向外斜刺或平刺0.5～0.8寸	肺经募穴

（二）手阳明大肠经腧穴

【经脉循行】

起于示指之端—出合谷—入两筋—行曲池—上肩—出大椎—入缺盆—入络肺—下膈属大肠。

缺盆部支脉:从缺盆上颈—贯颊—入下齿—夹口—交会人中—对侧鼻旁—交足阳明胃经。

【主治概要】 患手阳明大肠经疾病者,主要反应在头、面、耳、鼻、喉及热病。常见病候:牙痛、鼻炎、鼻流清涕、鼻血、面痒、面瘫、颈肿、口干、喉肿痛、肩臑痛、示指不能动和本经循行部位疼痛、热肿或寒冷等症。

【本经腧穴】

1. 合谷

【定位】　在手背第1、2掌骨间,当第2掌骨桡侧的中点处。简便取穴:以一手的拇指指骨关节横纹,放在另一手拇、示指之间的指蹼缘上,当拇指尖下是穴(图9-9)。

【解剖】　头静脉的起部,腧穴近侧正当桡动脉从手背穿向手掌之处;布有桡神经浅支的掌背侧神经,深部有正中神经的指掌侧固有神经。

【主治】　齿痛,头痛,目赤肿痛,鼻出血,耳聋,口眼㖞斜;外感发热恶寒病证,热病无汗或多汗;滞产,经闭。

【刺灸法】　直刺0.5～1寸。

【附注】　手阳明大肠经所过为"原"。

2. 曲池

【定位】　屈肘,在肘横纹外侧端,当尺泽与肱骨外上髁连线中点(图9-9)。

【解剖】　肱桡肌的桡侧,桡侧腕长伸肌起始部;有桡返动脉的分支;布有前臂背侧皮神经,内侧深层为桡神经本干。

【主治】　热病,高血压,癫狂,齿痛,瘾疹,湿疹,瘰疬,目赤痛,咽喉肿痛,上肢不遂,手臂痹痛,腹痛吐泻。

【刺灸法】　直刺0.8～1.2寸。

【附注】　手阳明大肠经所入为"合"。

3. 迎香

【定位】　当鼻唇沟中,在鼻翼外缘中点旁(图9-9)。

【解剖】　在上唇方肌中,深部为梨状孔的边缘;有面动、静脉及眶下动、静脉分支;布有面神经与眶下神经的吻合丛。

【主治】　衄蚵,口歪,面痒,鼻塞,胆道蛔虫症。

【刺灸法】　向内上方斜刺或平刺0.3～0.5寸。

【附注】　手、足阳明经交会穴。

手阳明大肠经脉其他常用穴位见表9-11。

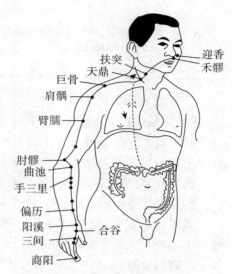

图9-9　手阳明大肠经腧穴图

表9-11　手阳明大肠经脉其他常用穴位

穴名	定位	主治	刺灸法	附注
商阳	距指甲角0.1寸,在手示指末节桡侧	咽喉肿痛、齿痛、急症、热证	浅刺0.1寸,或点刺出血	大肠经井穴
三间	微握拳,在第2掌指关节后,桡侧凹陷处	咽喉肿痛、齿痛、腹痛、肠鸣、腹胀、泄泻	直刺0.3～0.5寸	大肠经腧穴
阳溪	在腕背横纹桡侧,手拇指向上翘起时,当拇短伸肌腱与拇长伸肌腱之间的凹陷中	手腕痛、目赤、耳聋、头痛、齿痛	直刺0.5～0.8寸	大肠经经穴
偏历	屈肘,在前臂背面桡侧,腕横纹上3寸,当阳溪与曲池连线上	鼻出血、喉痛、耳鸣、腹部胀满、水肿、手臂酸痛	直刺或斜刺0.5～0.8寸	大肠经络穴

续表

穴名	定位	主治	刺灸法	附注
手三里	在前臂背面桡侧,肘横纹下 2 寸处,当阳溪与曲池连线上	上肢不遂、手臂无力、腹痛、腹泻、颊肿、齿痛	直刺1~1.5寸	
肩髃	在三角肌区,肩峰外侧缘前端与肱骨大结节两骨间的凹陷中	上肢不遂、肩臂挛痛、瘾疹	直刺或向下斜刺0.8~1.5寸	手阳明大肠经与阳跷脉交会穴

（三）足阳明胃经腧穴

【经脉循行】

起于眼下—循鼻外—入上齿—夹口还唇—下承浆—沿口腮—出大迎—循颊车—上耳前—循发际—至额颅。

面部支脉:从大迎—下人迎—循喉咙—入缺盆—下膈—属胃—络脾。

胸腹部的直行脉:从缺盆—下乳外廉—下挟脐—入气冲。

胃下口部支脉:起于胃下口—循腹里—下气冲会合—下髀关—抵伏兔—入膝髌中—下胫骨外缘—下足跗—入第 2 足趾外侧端。

小腿部支脉:从足三里—下入足中趾外侧端。

足跗部支脉:从冲阳分出—入足大趾内侧端—交足太阴脾经。

【主治概要】　患足阳明胃经疾病者,主要反应在头、面、鼻、齿、喉以及脑病、肠胃病、发热病。常见病候:胃痛、呕吐或消谷善饥、肠鸣腹胀、水肿、口渴、咽喉肿痛、鼻出血、热病、发狂、胸及膝髌等本经循行部位疼痛、麻木等症。

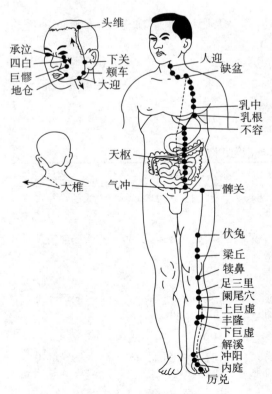

图 9 - 10　足阳明胃经腧穴图

【本经腧穴】

1. 地仓

【定位】　在面部,上直瞳孔,口角外侧（图 9 - 10）。

【解剖】　在口轮匝肌中,深层为颊肌;有面动、静脉;布有面神经和眶下神经分支,深层为颊肌神经的末支。

【主治】　流涎,口歪,眼睑瞤动。

【刺灸法】　斜刺或平刺 0.5~0.8 寸。可向颊车透刺。

【附注】　手足阳明经、阳跷脉交会穴。

2. 颊车

【定位】　在面颊部,下颌角前上方约一横指,闭口咬紧牙时咬肌隆起,放松时按之有凹陷处（图 9 - 10）。

【解剖】　在下颌角前方,有咬肌;有咬肌动、静脉;布有耳大神经、面神经及咬肌神经。

【主治】　颊肿,口歪,齿痛,口噤不语。

【刺灸法】　直刺 0.3~0.5 寸,平刺 0.5~1 寸。可向地仓透刺。

3. 下关

【定位】　在面部耳前方,当颧弓与下颌切迹所形成的凹陷中(图9-10)。

【解剖】　当颧弓下缘,皮下有腮腺,为咬肌起始部;有面横动、静脉,最深层为上颌动、静脉;正当面神经颧眶支及耳颞神经分支,最深层为下颌神经。

【主治】　耳鸣,耳聋,聤耳,口噤,齿痛,口眼㖞斜。

【刺灸法】　直刺0.5～1寸。

【附注】　足阳明胃经、足少阳胆经交会穴。

4. 足三里

【定位】　在小腿前外侧,当犊鼻下3寸,距胫骨前缘一横指(中指)(图9-10)。

【解剖】　在胫骨前肌,趾长伸肌之间;有胫前动、静脉;为腓肠外侧皮神经及隐神经的皮支分布处,深层当腓深神经。

【主治】　呕吐,胃痛,腹胀,肠痛,噎膈,便秘,泄泻,痢疾,乳痈,水肿,癫狂,脚气,下肢痹痛,虚劳羸瘦,为强壮保健要穴。

【刺灸法】　直刺1～2寸。

【附注】　足阳明胃经所入为"合"。

足阳明胃经其他常用穴位见表9-12。

表9-12　足阳明胃经其他常用穴位

穴名	定位	主治	刺灸法	附注
头维	在头侧部,头正中线旁4.5寸,当额角发际上0.5寸	头痛、目痛、目眩、流泪	平刺0.5～1寸	足阳明胃经、足少阳胆经与阳维脉交会穴
天枢	在腹中部,距脐中2寸	肠鸣腹胀、绕脐痛、泄泻、痢疾、便秘;痛经、月经不调	直刺1～1.5寸	大肠的募穴
上巨虚	在小腿前外侧,距胫骨前缘一横指(中指),当犊鼻下6寸	肠鸣、腹痛、肠痈、泄泻、便秘;下肢痿痹、脚气	直刺1～2寸	大肠经下合穴
丰隆	在小腿前外侧,距胫骨前缘二横指(中指),当外踝尖上8寸,条口外一横指	眩晕、头痛、癫狂;痰多咳嗽;下肢痿痹;便秘、腹胀	直刺1～1.5寸	足阳明胃经络穴
解溪	在足背与踝关节横纹中央凹陷处,当姆长伸肌腱与趾长伸肌腱之间	踝关节病、下肢痿痹足下垂;眩晕、头痛;癫狂;便秘、腹胀	直刺0.5～1寸	足阳明胃经所行为"经"
内庭	在足背,当第2、3趾间,趾蹼缘后方赤白肉际处	热病;齿痛、口歪、咽喉肿病、鼻出血;胃病吐酸、腹胀、便秘、泄泻、痢疾	直刺或斜刺0.5～0.8寸	足阳明胃经所溜为"荥"

(四)足太阴脾经腧穴

【经脉循行】

起于隐白—循趾内侧赤白肉际—上内踝前—上膝股—入腹—属脾络胃—上膈—上挟咽—连舌本,散舌下。

胃部支脉:从胃别出—上膈—注心中—交手少阴心经。

【主治概要】　患足太阴脾经疾病者,主要反应在胃肠疾病为主。常见病候:舌根强痛、食则呕、胃脘痛、嗳气、腹胀便溏、黄疸、身重无力、下肢内侧肿胀、厥冷等症。

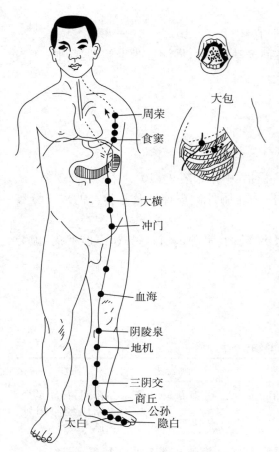

图 9 - 11　足太阴脾经腧穴图

【本经腧穴】

1. 隐白

【定位】　在足大趾末节内侧,距趾甲角旁 0.1 寸(图 9 - 11)。

【解剖】　有趾背动脉;为腓浅神经的足背支及足底内侧神经。

【主治】　崩漏、月经过多;尿血、便血;癫狂、多梦;惊风。

【刺灸法】　浅刺 0.1 寸。

【附注】　足太阴脾经所出为"井"。

2. 三阴交

【定位】　在小腿内侧,胫骨内侧缘后方,当足内踝尖上 3 寸(图 9 - 11)。

【解剖】　在胫骨后缘和比目鱼肌之间,深层有屈趾长肌;有胫后动、静脉,大隐静脉;有小腿内侧皮神经,深层后方有胫神经。

【主治】　泄泻、肠鸣腹胀;带下、不孕、月经不调、阴挺、滞产;阳痿、遗精、遗尿、疝;失眠;下肢痿痹。

【刺灸法】　直刺 1~1.5 寸。孕妇禁针。

【附注】　足太阴脾经、足少阴肾经、足厥阴肝经交会穴。

3. 阴陵泉

【定位】　在小腿内侧,当胫骨内侧髁后下方凹陷处(图 9 - 11)。

【解剖】　在胫骨后缘和腓肠肌之间,比目鱼肌起点上;前方有膝最上动脉,大隐静脉,最深层有胫后动、静脉;布有小腿内侧皮神经本干,最深层有胫神经。

【主治】　泄泻、腹胀、黄疸、水肿、小便不利或失禁;膝痛。

【刺灸法】　直刺 1~2 寸。

【附注】　足太阴脾经所入为"合"。

4. 血海

【定位】　屈膝,在大腿内侧,髌骨内侧端上 2 寸,当股四头肌内侧头的隆起处。简便取穴法:患者屈膝,医者以掌心按于患者髌骨上缘,二至五指向上伸直,拇指约呈 45° 斜置,拇指尖下是穴(图 9 - 11)。

【解剖】　在股内侧肌中间,股骨内上髁上缘;有股动、静脉肌支;布有股前皮神经、股神经肌支。

【主治】　崩漏、月经不调、经闭;湿疹、瘾疹、丹毒。

【刺灸法】　直刺 1~1.5 寸。

足太阴脾经其他常用穴位见表 9 - 13。

表9-13 足太阴脾经其他常用穴位

穴名	定位	主治	刺灸法	附注
太白	在足内侧缘,当足大趾(第1跖趾关节)后下方赤白肉际凹陷处	腹胀、肠鸣、胃痛、泄泻、便秘;体重节痛	直刺0.5~0.8寸	足太阴脾经所注"输";脾经原穴
公孙	在足内侧缘,当第1跖骨基底部的前下方赤白肉际处	胃痛、腹痛、呕吐、泄泻、痢疾;失眠、心烦、狂证;气上冲心	直刺0.6~1.2寸	足太阴脾经络穴;八脉交会穴之一,通于冲脉
地机	在小腿内侧,当内踝尖与阴陵泉的连线上,阴陵泉下3寸	痛经、月经不调、崩漏;腹痛、泄泻;小便不利	直刺1~1.5寸	足太阴脾经郄穴
大横	在腹中部,距脐中4寸	泄泻、便秘、腹痛	直刺1~2寸	足太阴脾经与阴维脉交会穴

（五）手少阴心经腧穴

【经脉循行】

起于心中—出心系—下膈—络小肠。

"心系"向上支脉:出心系—上挟咽—系目系。

"心系"直行的脉:出心系—复上肺—出下腋—至肘—抵掌中—入小指之内—交手太阳小肠经。

【主治概要】 患手少阴心经疾病者,主要反应在心与神志病、胸腔疾病。常见病候:心痛、口渴、咽干、胁痛、目黄、上臂内侧痛、手心发热等症。

【本经腧穴】

1. 神门

【定位】 在腕部,腕掌侧远端横纹尺侧端,尺侧腕屈肌腱的桡侧凹陷处(图9-12)。

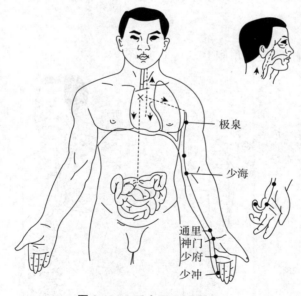

图9-12 手少阴心经腧穴图

【解剖】 在尺侧腕屈肌与指浅屈肌之间,深层为指深屈肌;有尺动脉通过;尺侧布有尺神经及前臂内侧皮神经。

【主治】 心烦、惊悸、怔忡、心病、失眠、健忘、癫狂痫;高血压;胸胁痛。

【刺灸法】 直刺0.3~0.5寸。

【附注】 手少阴心经所注为"输",心经原穴。

2. 少冲

【定位】 在手小指末节桡侧,指甲根角侧上方0.1寸(图9-12)。

【解剖】 有指掌侧固有动、静脉所形成的动、静脉网;布有指掌侧固有神经。

【主治】 心痛、心悸、癫狂、昏迷,热病;胸胁痛。

【刺灸法】 浅刺0.1寸或点刺出血。

【附注】 手少阴心经所出为"井"。

手少阴心经其他常用穴位见表9-14。

表9-14 手少阴心经其他常用穴位

穴名	定位	主治	刺灸法	附注
少海	屈肘,当肘横纹内侧端与肱骨内上髁连线的中点处	癫症、心痛、神志病;肘臂挛痛;腋胁痛;瘰疬	直刺0.5~1寸	手少阴心经所入为"合"
通里	在前臂掌侧,腕远端横纹上1寸,当尺侧腕屈肌腱的桡侧缘	心悸、怔忡、舌强不语、暴喑;腕臂痛	直刺0.3~0.5寸。不宜深刺,以免伤及血管和神经	手少阴心经络穴

(六)手太阳小肠经腧穴

【经脉循行】

起于小指之端—循手外上腕部—上肘—绕肩—入缺盆—入络心—下膈抵胃—属小肠。

缺盆部支脉:从缺盆—循颈—上颊—至目外眦—转入耳中。

颊部支脉:上目眶下—抵鼻旁—至目内眦—交足太阳膀胱经。

【主治概要】 患手太阳小肠经疾病者,主要反应在头部两侧及耳部。常见病候:耳聋、颊肿、目黄、咽喉肿痛、少腹痛、腰脊痛引睾丸、肩臂外侧后缘痛等。

【本经腧穴】

1. 少泽

【定位】 在手小指尺侧,距指甲角侧上方0.1寸(图9-13)。

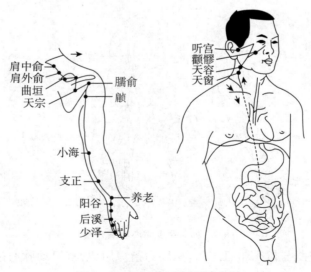

图9-13 手太阳小肠经腧穴图

【解剖】 有指背动脉形成的动、静脉网,指掌侧固有动、静脉;布有尺神经手背支。

【主治】 乳汁少、乳痛;热病、昏迷;目翳、咽喉肿痛。

【刺灸法】 浅刺0.1寸或点刺出血。孕妇慎用。

【附注】 手太阳小肠经所出为"井"。

2. 颧髎

【定位】 在面部,当目外眦直下,颧骨下缘凹陷处(图9-13)。

【解剖】 在颧骨下颌突的后下缘稍后,颧肌中,咬肌的起始部;有面横动、静脉分支;布有眶下神经及面神经。

【主治】 齿痛、颊肿、眼睑瞤动、口眼㖞斜、三叉神经痛。

【刺灸法】 直刺0.3～0.5寸,斜刺或平刺0.5～1寸。

【附注】 手少阳三焦经、手太阳小肠经交会穴。

3. 听宫

【定位】 在耳屏前,下颌骨髁状突的后方,张口时呈凹陷处(图9-13)。

【解剖】 有颞浅动、静脉的耳前支;布有三叉神经的第三支的耳颞神经及面神经。

【主治】 耳聋、聤耳、耳鸣;齿痛。

【刺灸法】 张口,直刺1～1.5寸。留针时要保持一定的张口姿势。

【附注】 手、足少阳经与手太阳小肠经交会穴。

手太阳小肠经其他常用穴位见表9-15。

表9-15 手太阳小肠经其他常用穴位

穴名	定位	主治	刺灸法	附注
后溪	在手掌尺侧,微握拳,当小指本节(第5指掌关节)尺侧近端赤白肉际凹陷中	腰背痛、头项强痛、手指及肘臂挛痛;耳聋、咽喉肿痛、目赤;癫狂;疟疾	直刺0.5～1寸。治手指挛痛可透刺合谷	手太阳小肠经所注为"输";八脉交会穴之一,通督脉
养老	在前臂背面尺侧,尺骨小头近端桡侧凹陷中	目视不明;肩、背、肘、臂酸痛	直刺或斜刺0.5～0.8寸	手太阳小肠经郄穴
支正	在前臂背面尺侧,腕掌侧远端横纹上5寸,尺骨尺侧与尺侧腕屈肌之间	项强、头痛、肘臂酸痛;热病;癫狂;疣症	直刺或斜刺0.5～0.8寸	手太阳小肠经络穴
天宗	在肩胛部,肩胛冈中点与肩胛骨下角连线上1/3与下2/3连线的凹陷中	气喘;肩胛疼痛;乳痈	直刺或斜刺0.5～1寸。遇到阻力不可强行进针	

(七)足太阳膀胱经腧穴

【经脉循行】

起于目内眦—上额交会于巅顶。

巅顶部支脉:从头顶分出—至耳上角。

巅顶部直行的脉:从头顶分出—入络脑—下项—沿肩胛内侧—挟脊柱—抵腰中—入络肾—属膀胱。

腰部支脉:过臀部—入腘窝。

后项部支脉:沿肩胛内缘直下—过髋关节—沿大腿后外侧—与腰部下来的支脉会合于腘窝中—向下—出外踝后—至小趾外侧端—交足少阴肾经。

【主治概要】 患足太阳膀胱经疾病者,主要反应在眼、鼻、头颈、腰背、脑病、发热症。常见病候:目痛,见风流泪,鼻塞多涕,鼻出血,头痛,小便不通,遗尿、癫狂,疟疾,项、背、臀部及下肢循行部位痛麻等。

【本经腧穴】

1. 风门

【定位】 在背部,当第2胸椎棘突下,后正中线旁开1.5寸(图9-14)。

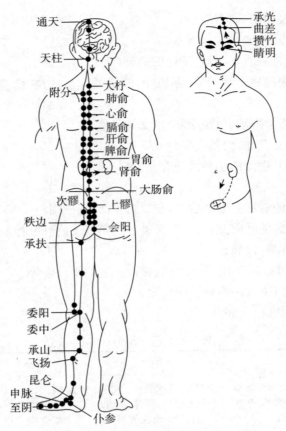

图 9-14　足太阳膀胱经腧穴图

【解剖】　有菱形肌,斜方肌,上后锯肌,深层为最长肌;有第 2 肋间动、静脉后支;布有第 2、3 胸神经后支的内侧皮支,深层为第 2、3 胸神经后支的肌支。

【主治】　发热,感冒,咳嗽,头痛;项强,胸背痛。

【刺灸法】　斜刺 0.5～0.8 寸。热证宜点刺放血。

2. 脾俞

【定位】　在背部,后正中线旁开 1.5 寸,当第 11 胸椎棘突下(图 9-14)。

【解剖】　在背阔肌,最长肌和髂肋肌之间;有第 11 肋间动、静脉后支;布有第 10、11 胸神经后支的皮支,深层为第 10、11 胸神经后支肌支。

【主治】　腹泻,腹胀,呕吐,便血,痢疾;背痛。

【刺灸法】　斜刺 0.5～0.8 寸。

【附注】　脾之背俞穴。

3. 胃俞

【定位】　在背部,后正中线旁开 1.5 寸,当第 12 胸椎棘突下(图 9-14)。

【解剖】　在腰背筋膜,最长肌和髂肋肌之间;有肋下动、静脉后支;布有第 12 胸椎、第 1 腰椎后支的皮支,深层为第 12 胸椎、第 1 腰椎后支的肌支。

【主治】　腹胀,胃脘痛,呕吐,肠鸣。

【刺灸法】　斜刺 0.5～0.8 寸。

【附注】　胃之背俞穴。

4. 肾俞

【定位】　在腰部,后正中线旁开 1.5 寸,当第 2 腰椎棘突下(图 9-14)。

【解剖】 在腰背筋膜,最长肌和髂肋肌之间;有第 2 腰动、静脉后支;布有第 2、3 腰神经后支的外侧皮支,深层为第 2、3 腰神经后支的肌支。

【主治】 阳痿,遗尿,遗精;腰痛;月经不调,带下;耳鸣,耳聋;消渴。

【刺灸法】 直刺 0.5～1 寸。

【附注】 肾之背俞穴。

5. 次髎

【定位】 在骶部,当髂后上棘内下方,正对第 2 骶后孔处。

【解剖】 在臀大肌起始部;当骶外侧动、静脉后支处;为第二骶神经后支通过处。

【主治】 痛经,月经不调,带下;小便不利;疝;遗精;腰骶痛,下肢痿痹。

【刺灸法】 直刺 1～1.5 寸。

6. 委中

【定位】 在腘横纹中点,当股二头肌肌腱与半腱肌肌腱的中间(图 9-14)。

【解剖】 在腘窝正中,有腘筋膜;皮下有股腘静脉,深层内侧为腘静脉,最深层为腘动脉;有股后皮神经,正当胫神经处。

【主治】 腰背痛,下肢痿痹;急性吐泻;遗尿;小便不利,丹毒。

【刺灸法】 直刺 1～1.5 寸,或用三棱针点刺腘静脉出血。针刺不宜过快、过强、过深,以免损伤血管和神经。

【附注】 足太阳膀胱经所入为"合",膀胱之下合穴。

7. 承山

【定位】 腓肠肌两肌腹与肌腱交角处,当伸直小腿或足跟上提时,腓肠肌肌腹下出现尖角凹陷处(图 9-14)。

【解剖】 在腓肠肌两肌腹交界下端;有小隐静脉,深层为胫后动、静脉;布有腓肠内侧皮神经,深层为胫神经。

【主治】 腰腿拘急、疼痛;便秘,痔;腹痛、疝气。

【刺灸法】 直刺 1～2 寸。不宜做过强的刺激,以免引起腓肠肌痉挛。

足太阳膀胱经其他常用穴位如表 9-16。

表 9-16 足太阳膀胱经其他常用穴位

穴名	定位	主治	刺灸法	附注
攒竹	在面部,当眉头陷中,眶上切迹处	眉棱骨痛,头痛;眼睑下垂、眼睑瞤动、目视不明、目赤肿痛,呃逆	可向眉中平刺或斜刺 0.5～0.8 寸或直刺 0.2～0.3 寸。禁灸	
肺俞	在背部,后正中线旁开 1.5 寸,当第 3 胸椎棘突下	咳嗽,咯血,气喘;骨蒸潮热、盗汗,瘙痒、隐疹等皮肤病	斜刺 0.5～0.8 寸。热证宜点刺放血	肺之背俞穴
心俞	在背部,后正中线旁开 1.5 寸,当第 5 胸椎棘突下	心痛,惊悸,健忘,失眠,癫痫;咳嗽,咯血,盗汗,遗精	斜刺 0.5～0.8 寸	心之背俞穴
膈俞	在背部,后正中线旁开 1.5 寸,当第 7 胸椎棘突下	呕吐,吐血,呃逆;贫血,瘾疹,皮肤瘙痒,潮热,盗汗	斜刺 0.5～0.8 寸	八会穴之血会
肝俞	在背部,后正中线旁开 1.5 寸,当第 9 胸椎棘突下	黄疸,目疾,胸胁胀痛;癫狂痫;脊背痛	斜刺 0.5～0.8 寸	肝之背俞穴
大肠俞	在腰部,后正中线旁开 1.5 寸,当第 4 腰椎棘突下	腰腿痛;腹泻,便秘,腹胀	直刺 0.8～1.2 寸	大肠之背俞穴

穴名	定位	主治	刺灸法	附注
秩边	在臀部，骶正中嵴旁开 3寸，平第 4 骶后孔	腰骶痛，下肢痿痹；小便不利；痔疾	直刺 1.5～2 寸	
飞扬	在小腿后面，承山穴外下方 1 寸，昆仑穴直上7 寸	痔疾；头痛、目眩；腰腿疼痛；鼻塞、鼻衄	直刺 1～1.5 寸	足太阳膀胱经络穴
昆仑	在足部外踝后方，当外踝尖与跟腱之间的凹陷处	项强，后头痛，腰骶疼痛，足踝肿痛；滞产；癫痫	直刺 0.5～0.8 寸。孕妇禁用，经期慎用	足太阳膀胱经经穴
申脉	在足外侧部，外踝直下方凹陷中	眩晕，头痛；癫狂痫证，失眠；腰腿酸痛	直刺 0.3～0.5 寸	八脉交会穴，通阳跷脉
至阴	在足小趾末节外侧，距趾甲角 0.1 寸侧后方	胎位不正，滞产；头痛，目痛，鼻塞，鼻出血	浅刺 0.1 寸；胎位不正用灸法	足太阳膀胱经所出为"井"

（八）足少阴肾经腧穴

【经脉循行】

起于小趾之下—斜走足心—循内踝—入跟中—上腨内—出腘内—上股内—贯脊属肾—入络膀胱。

肾部直行脉：上贯肝膈—入肺中—循喉咙—挟舌本。

肺部支脉：从肺出—络心—注胸中—交手厥阴心包经。

【主治概要】 患足少阴肾经疾病者，主要反应在生育、小腹、肠病，与喉咙、肺疾病有关。常见病候：气喘、咯血、咽痛、舌干、水肿、便秘、泄泻、腰痛、脊股内后侧痛、痿弱无力、足心热等证。

【本经腧穴】

1. 涌泉

【定位】 在足底部，卷足时足前部凹陷处，约当足底第 2、3 趾趾蹼缘端与足跟连线的前 1/3 与后 2/3 交点上（图 9-15）。

【解剖】 有趾短屈肌腱，趾长屈肌腱，第二蚓状肌，深层为骨间肌；有来自胫前动脉的足底弓；布有足底内侧神经支。

【主治】 中暑，晕厥，癫痫，小儿惊风；头晕，头痛；咯血，咽喉肿痛；小便不利，便秘；足心热；奔豚气。

【刺灸法】 直刺 0.5～1 寸，针刺时要防止刺伤足底动脉弓。临床常用灸法或药物敷贴。

【附注】 足少阴肾经所出为"井"。

2. 太溪

【定位】 在足内侧，内踝后方，当内踝尖与跟腱之间的中点凹陷处（图 9-15）。

【解剖】 有胫后动、静脉；布有小腿内侧皮神经、胫神经。

【主治】 目眩，头痛，齿痛，咽喉肿痛，耳聋，耳鸣；月经不调，阳痿，遗精，小便频数；腰脊痛及下肢厥冷，内踝肿痛，胸痛，气喘，咯血；消渴；健忘，失眠。

【刺灸法】 直刺 0.5～1 寸。

【附注】 足少阴肾经所注为"输"，肾经原穴。

3. 照海

【定位】 在足内侧，内踝尖正下方凹陷处（图 9-15）。

【解剖】 在姆趾外展肌止点；后方有胫后动、静脉；布有小腿内侧皮神经，深部为胫神经本干。

【主治】 咽干咽痛，目赤肿痛；痫证，失眠；小便不利，小便频数；痛经，月经不调，赤白带下；下肢痿痹。

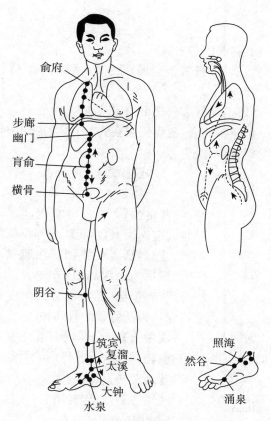

图 9 – 15　足少阴肾经腧穴图

【刺灸法】　直刺 0.5～1 寸。

【附注】　八脉交会穴,通阴跷脉。

4. 复溜

【定位】　在小腿内侧,太溪穴直上 2 寸,跟腱的前方。

【解剖】　在比目鱼肌下端移行于跟腱处之内侧;前方有胫后动、静脉;布有腓肠内侧皮神经、小腿内侧皮神经,深层为胫神经。

【主治】　盗汗,身热无汗;水肿、腹胀;肠鸣,泄泻;足痿,腰脊强痛。

【刺灸法】　直刺 0.5～1 寸。

【附注】　足少阴肾经所行为"经"。

足少阴肾经其他常用穴位见表 9 – 17。

表 9 – 17　足少阴肾经其他常用穴位

穴名	定位	主治	刺灸法	附注
大钟	足内侧,内踝后下方,跟腱附着部的内侧前方凹陷处	遗尿,癃闭;月经不调;腰脊强痛,足跟痛;气喘,咯血	直刺 0.3～0.5 寸	肾经络穴
水泉	足内侧,内踝后下方,太溪穴直下 1 寸,跟骨结节的内侧凹陷处	月经不调,痛经;小便不利,淋证	直刺 0.3～0.5 寸	肾经郄穴
筑宾	在小腿内侧,当太溪与阴谷连线上,太溪穴上 5 寸,比目鱼肌与跟腱之间	疝;癫狂痫证;呕吐;小腿内侧痛	直刺 1～1.5 寸	阴维脉之郄穴

（九）手厥阴心包经腧穴

【经脉循行】

起于胸中—出属心包络—下膈—历络三焦。

胸部支脉：循胸出胁—下腋三寸—抵腋下—循臑内—入肘中—下臂行两筋之间—入掌中—循中指出其端。

掌中支脉：从劳宫分出—沿环指到指端—交手少阳三焦经。

【主治概要】　患手厥阴心包经疾病者，主要反应在胸、心、胃、心包、神志。常见病候：胸闷、心痛、心惊、心烦、癫狂、腋肿、肘臂挛痛、掌心发热等。

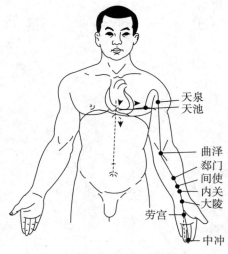

图 9-16　手厥阴心包经腧穴图

【本经腧穴】

1. 内关

【定位】　在前臂掌侧，腕掌侧远端横纹上 2 寸，当曲泽与大陵连线上，掌长肌腱与桡侧腕屈肌腱之间（图9-16）。

【解剖】　在桡侧腕屈肌腱与掌长肌腱之间，有指浅屈肌，深层为指深屈肌；有前臂正中动、静脉，深层为前臂掌侧骨间动、静脉；布有前臂内侧皮神经，下为正中神经掌皮支，最深层为前臂掌侧骨间神经。

【主治】　心悸，胸闷，心痛，胸痛；呕吐，胃痛，呃逆；失眠，癫狂；偏瘫，上肢疼痛，手指麻木；眩晕。

【刺灸法】　直刺 0.5～1 寸。

【附注】　心包经络穴，八脉交会穴，通阴维脉。

2. 中冲

【定位】　在中指末端最高点（图 9-16）。

【解剖】　有指掌侧固有动、静脉所形成的动、静脉网；为正中神经之指掌侧固有神经分布处。

【主治】　中暑，昏迷，晕厥；心痛；小儿夜啼，舌强肿痛。

【刺灸法】　浅刺 0.1 寸，或用三棱针点刺出血。

【附注】　手厥阴心包经所出为"井"。

手厥阴心包经其他常用穴位见表 9-18。

表 9-18　手厥阴心包经其他常用穴位

穴名	定位	主治	操作	附注
曲泽	在肘横纹上，当肱二头肌腱的尺侧缘凹陷中	心悸，心痛；呕吐，胃痛，泄泻等急性胃肠病；肘臂挛痛；热病	直刺 0.8～1 寸；或用三棱针点刺放血	心包经合穴
间使	在前臂掌侧，腕掌侧远端横纹上 3 寸，当曲泽与大陵连线上，掌长肌腱与桡侧腕屈肌腱之间	心悸，心痛，癫狂痫；胃痛，呕吐；热病；疟疾	直刺 0.5～1 寸	心包经经穴
大陵	在腕掌侧远端横纹中点处，掌长肌腱与桡侧腕屈肌腱之间	心悸，心痛，胸胁痛；癫狂；呕吐，胃痛；腕臂痛	直刺 0.3～0.5 寸	心包经腧穴、原穴
劳宫	在手掌心，当第 2、3 掌骨之间偏于第 3 掌骨，握拳屈指中指尖下是穴	心悸，心痛；癫狂痫；口臭，口疮；中风昏迷、中暑；鹅掌风	直刺 0.3～0.5 寸。针刺时较痛，年老体弱者及孕妇慎用	心包经荥穴

（十）手少阳三焦经腧穴

【经脉循行】

起于环指末端(关冲)—沿第4、5掌骨间上行—沿腕背—出于前臂外侧尺桡骨之间—经肘尖—沿上臂外侧—达肩部—交大椎—再向前入缺盆部—分布于胸中—络心包—下膈—从胸至腹—遍属于上、中、下三焦。

胸中支脉:从胸向上出于缺盆部—上走项部—沿耳后直上—至额角—再下行经面颊部—至目眶下。

耳部支脉:从耳后入耳中出走耳前—与前脉交叉于面颊部—到目外眦—与足少阳胆经相接。

【主治概要】　患手少阳三焦经疾病者,主要反应在头部、耳、喉、胸胁、发热病。常见病候:遗尿、小便不利、腹胀、水肿、耳聋、目赤肿痛、喉咽肿痛、颊肿、耳后、肩臂肘部外侧痛等。

【本经腧穴】

1. 关冲

【定位】　在环指末节尺侧,指甲根角侧上方0.1寸(图9-17)。

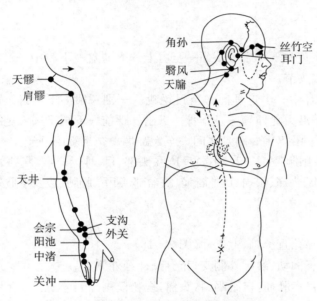

图9-17　手少阳三焦经腧穴图

【解剖】　有指掌固有动、静脉形成的动、静脉网;布有来自尺神经的指掌侧固有神经。

【主治】　热病,晕厥;目赤,头痛,耳聋,喉痹;舌强。

【刺灸法】　浅刺0.1寸,或用三棱针点刺出血。

【附注】　手少阳三焦经所出为"井"。

2. 外关

【定位】　在前臂背侧,腕背侧远端横纹上2寸,尺骨与桡骨之间(图9-17)。

【解剖】　指总伸肌与拇长伸肌之间,在桡骨与尺骨之间,屈肘俯掌时则在指总伸肌的桡侧;深层有前臂骨间背侧动脉和掌侧动、静脉;布有前臂背侧皮神经,深层有前臂骨间背侧及掌侧神经。

【主治】　颊痛,头痛,目赤肿痛,耳鸣,耳聋;热病,胁肋痛,上肢痹痛;瘰疬。

【刺灸法】　直刺0.5~1寸。

【附注】　手少阳三焦经络穴,八脉交会穴,通阳维脉。

手少阳三焦经其他常用腧穴见表9-19。

表 9-19 手少阳三焦经其他常用腧穴

穴名	定位	主治	刺灸法	附注
中渚	在手背部,第4、5掌骨间,第4掌指关节近端的凹陷处	头痛,目赤,耳鸣,耳聋,喉痹;肩、背、肘、臂疼痛麻木,手指不能屈伸;热病	直刺 0.3～0.5寸	手少阳三焦经腧穴
阳池	在腕背横纹中,当指伸肌腱尺侧缘凹陷处	头痛,目赤肿痛,耳聋,喉痹;腕痛;消渴	直刺 0.3～0.5寸	手少阳三焦经原穴
支沟	在前臂背侧,腕背侧远端横纹上3寸,尺骨与桡骨之间	便秘;胁肋痛;耳聋,耳鸣,暴喑;瘰疬;热病	直刺 0.5～1寸	手少阳三焦经经穴
翳风	在耳垂后方,当乳突与下颌角之间的凹陷处	口眼㖞斜,牙关紧闭,齿痛,颊肿,耳鸣,耳聋;瘰疬	直刺 0.8～1.2寸	
耳门	在面部,当耳屏上切迹的前方,下颌骨髁状突后缘,张口有凹陷处	耳鸣,耳聋,聤耳;齿痛	张口,直刺0.5～1寸	

（十一）足少阳胆经腧穴

【经脉循行】

起于目外眦—上抵头角—下耳后—循颈—至肩上—入缺盆—下胸中—贯膈络肝属胆—循胁里—出气街—绕毛际—横入髋关节。

耳部支脉:从耳后入耳中—出走耳前—至目锐眦后—别锐眦—下大迎—下颈—合缺盆—下腋—循胸胁—下合髋关节—下沿大腿外侧—经腓骨—下出外踝前—下至足—入足第4趾外侧端。

足背部支脉:别足背—沿第1、2跖骨之间—至大趾端—交足厥阴肝经。

【主治概要】 患足少阳胆经疾病者,主要反应在头部、目、耳、鼻、喉、胸胁、发热病、躯体侧面疾病。常见病候:目眩、口苦、疟疾、头痛、颌痛、目外眦痛、缺盆部、腋下、胸胁、股及下肢外侧、足外侧痛等。

【本经腧穴】

1. 阳白

【定位】 在前额部,瞳孔直上,眉上1寸(图9-18)。

【解剖】 在额肌中;有额动、静脉外侧支;布有额神经外侧支。

【主治】 眼睑下垂,目赤肿痛,口眼㖞斜,头痛,视物模糊。

【刺灸法】 平刺 0.3～0.5寸。

【附注】 足太阳膀胱经、阳维脉之会。

2. 风池

【定位】 在项部,与风府相平,当枕骨之下,胸锁乳突肌与斜方肌上端之间的凹陷处(图9-18)。

【解剖】 在胸锁乳突肌与斜方肌上端附着部之间的凹陷中,深层为头夹肌;有枕动、静脉分支;布有枕小神经分支。

【主治】 眩晕,头痛,目赤肿痛,鼻渊,耳鸣;不寐,中风,癫痫;颈项强痛。

【刺灸法】 针尖微下,向鼻尖方向斜刺0.8～1.2寸,或平刺透风府穴。深部中间为延髓,必须严格掌握针刺的深度与角度。

【附注】 足少阳胆经、阳维脉之会。

3. 环跳

【定位】 侧卧屈股,股骨大转子最凸点与骶管裂孔连线的外1/3与中1/3交点处(图9-18)。

【解剖】 在臀大肌、梨状肌下缘;内侧为臀下动、静脉;布有臀下皮神经,臀下神经,深部正当坐骨神经。

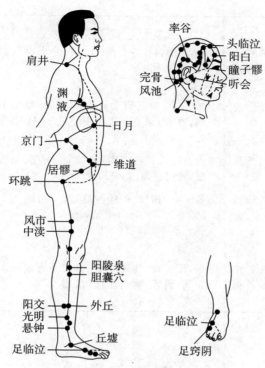

图 9 - 18　足少阳胆经腧穴图

【主治】　腰胯疼痛,下肢痿痹;风疹。

【刺灸法】　直刺 2～3 寸。

【附注】　足少阳胆经、足太阳膀胱经二脉之会。

4. 阳陵泉

【定位】　在小腿外侧,当腓骨小头前下方凹陷处(图 9 - 18)。

【主治】　口苦,黄疸,呕吐,呃逆,胁肋疼痛;下肢痿痹,膝膑肿痛;肩痛;小儿惊风。

【刺灸法】　直刺 1～1.5 寸。

【解剖】　在腓骨长、短肌中;有膝下外侧动、静脉;当腓总神经分为腓浅神经及腓深神经处。

【附注】　足少阳胆经所入为"合",胆之下合穴,八会穴之筋会。

5. 悬钟

【定位】　在小腿外侧,当外踝尖上 3 寸,腓骨前缘(图 9 - 18)。

【解剖】　在腓骨短肌与趾长伸肌分歧处;有胫前动、静脉分支;布有腓浅神经。

【主治】　胸胁胀痛,颈项强痛,下肢痿痹;痴呆,中风。

【刺灸法】　直刺 0.5～0.8 寸。

【附注】　八会穴之髓会。

足少阳胆经其他常用穴位见表 9 - 20。

表 9 - 20　足少阳胆经其他常用穴位

穴名	定位	主治	刺灸法	附注
听会	在面部,耳屏间切迹与下颌骨髁状突之间的凹陷中	耳聋,耳鸣,聤耳;齿痛,面痛,口眼㖞斜	张口取穴,直刺 0.5～0.8 寸	
率谷	在头部,耳尖直上,当耳尖直上入发际 1.5 寸	耳鸣,耳聋;偏头痛,眩晕;小儿惊风	平刺 0.5～1 寸	足太阳膀胱经、足少阳胆经之会

穴名	定位	主治	刺灸法	附注
头临泣	在头部,当瞳孔直上,神庭与头维连线的中点处,入前发际 0.5 寸	目翳,头痛,目痛,鼻渊;小儿惊风,癫痫	平刺 0.3～0.5 寸	足太阳膀胱经、足少阳胆经、阳维脉之会
肩井	在肩上,当大椎与肩峰连线的中点处	上肢不遂,肩背臂痛,颈项强痛;瘰疬;乳痈,乳汁不下;难产,胞衣不下	直刺 0.3～0.5 寸,深部正当肺尖,不可深刺	足少阳胆经、阳维脉之会
光明	在小腿外侧,腓骨前缘,外踝尖上 5 寸	夜盲,目痛,目视不明;下肢痿痹;乳房胀痛,乳少	直刺 1～1.5 寸	足少阳胆经络穴
丘墟	在足外踝前下方,趾长伸肌腱的外侧凹陷中	下肢痿痹,脚气,外踝肿痛;胸胁胀痛,疟疾,疝;中风偏瘫;目赤肿痛,颈项痛,足下垂,足内翻	直刺 0.5～0.8 寸	足少阳胆经原穴
足临泣	在足背外侧,第 4、5 跖骨结合部的前方,第 5 趾长伸肌腱外侧凹陷中	眩晕,偏头痛,目痛;乳少,乳房胀痛,乳痈,胸胁胀痛,足跗肿痛;瘰疬,疟疾	直刺 0.3～0.5 寸	足少阳胆经腧穴,八脉交会穴,通带脉

(十二)足厥阴肝经腧穴

【经脉循行】

起于足大趾爪甲后毫毛部—沿足背—至内踝—上踝八寸,交太阴之后—上腘内—循股阴—入毛中—环阴器—抵小腹—挟胃属肝络胆—上贯膈—布胁肋—循喉咙—上入鼻咽部—连目系—上出额—与督脉会于巅。

"目系"支脉:从目系—下颊里—环唇内。

肝部支脉:从肝分出—贯膈—上注肺—交手太阴肺经。

【主治概要】 患足厥阴肝经疾病者,主要反应在肝胆、脾胃、妇科病、前阴病、少腹病。常见病候:腰痛、胸满、呃逆、遗尿、小便不利、疝、少腹肿等症。

【本经腧穴】

1. 大敦

【定位】 在足大趾末节外侧,距趾甲角旁 0.1 寸(图 9－19)。

【解剖】 有足趾背动、静脉;布有腓神经的趾背神经。

【主治】 疝;崩漏,经闭,阴挺,遗尿,小便不利,癃闭,五淋,尿血;月经不调;少腹痛;癫痫。

【刺灸法】 浅刺 0.1～0.2 寸,或点刺出血。

【附注】 足厥阴肝经所出为"井"。

2. 太冲

【定位】 在足背侧,当第 1 跖骨间隙的后方凹陷处或触及动脉搏动(图9－19)。

【解剖】 在拇长伸肌腱外缘;有足背静脉网,第 1 跖背侧动脉;布有腓深神经的跖背侧神经,深层为胫神经足底内侧神经。

【主治】 眩晕,头痛,青盲,目赤肿痛,口㖞,癫痫,中风,小儿惊风;胁痛,黄疸,口苦,腹胀;痛经,月经不调,经闭,带下;遗尿,癃闭;下肢痿痹,足跗肿痛。

【刺灸法】 直刺 0.5～1 寸。

【附注】 足厥阴肝经所注为"输",原穴。

足厥阴肝经其他常用穴位见表 9－21。

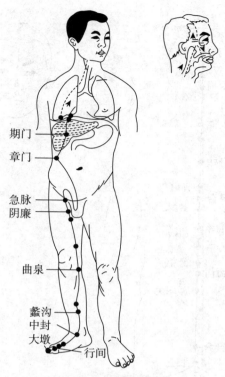

图 9 - 19　足厥阴肝经腧穴图

表 9 - 21　足厥阴肝经其他常用穴位

穴名	定位	主治	刺灸法	附注
行间	在足背侧,第1、2趾间,趾蹼缘的后方赤白肉际处	癫痫,中风,目眩,头痛,目赤肿痛,青盲,口㖞;痛经,月经不调,崩漏,带下,遗尿,癃闭;疝;胸胁满痛	直刺 0.5～0.8寸	足厥阴肝经荥穴
蠡沟	在小腿内侧,内踝尖上 5寸,胫骨内侧面的中央	月经不调,赤白带下,阴挺,睾丸肿痛,遗尿等妇科及前阴病证;小便不利;足胫疼痛;疝	平刺 0.5～0.8寸	足厥阴肝经络穴
期门	在胸部,乳头直下,第 6肋间隙,前正中线旁开 4寸	胸胁胀痛,呃逆,腹胀,呕吐;乳痈;奔豚气	斜刺或平刺 0.5～0.8寸,不可深刺	肝之募穴,足厥阴、足太阴、阴维脉交会穴

（十三）督脉腧穴

【经脉循行】　起于小腹—下出会阴—经长强—行于后背正中—上至风府—入络脑—上巅循额—至鼻柱—经素髎、水沟—至兑端—入龈交。

【主治概要】　患督脉疾病者,主要反应在生殖器、肾、脊、脑、心疾病、神志病、热病。常见病候:腰背强痛、脊强反折、头重、癫痫等。

【本经腧穴】

1. 长强

【定位】　在尾骨端下,当尾骨端与肛门连线的中点处(图 9 - 20)。

【解剖】　在肛尾韧带中;有肛门动、静脉分支,棘间静脉丛之延续部;布有尾神经后支及肛门神经。

【主治】　痔疾,泄泻,脱肛,便秘;肩背痛;癫狂痫;腰痛,尾骶骨痛。

【刺灸法】　斜刺,针尖向上与骶骨平行刺入 0.5～1.0寸。不得刺穿直肠,以防感染。

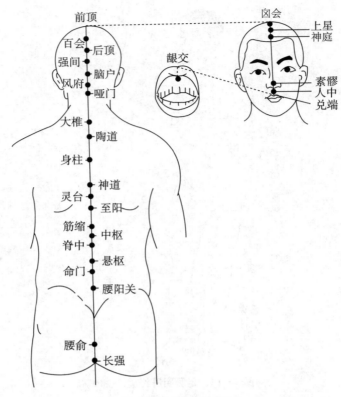

图 9-20　督脉腧穴图

【附注】　督脉络穴。

2. 命门

【定位】　在腰部,当后正中线上,第 2 腰椎棘突下凹陷中(图 9-20)。

【解剖】　在腰背筋膜、棘上韧带及棘间韧带中;有腰动脉后支及棘间皮下静脉丛;布有腰神经后支内侧支。

【主治】　腰痛,下肢痿痹;阳痿,遗精,早泄,遗尿,尿频;月经不调,赤白带下;泄泻,小腹冷痛。

【刺灸法】　向上斜刺 0.5～1.0 寸。多用灸法。

3. 大椎

【定位】　在后正中线上,第 7 颈椎棘突下凹陷中(图 9-20)。

【解剖】　在腰背筋膜、棘上韧带及棘间韧带中;有颈横动脉分支,棘间皮下静脉丛;布有第 8 颈神经后支内侧支。

【主治】　感冒,咳嗽,气喘;热病,疟疾;癫痫,头项强痛;小儿惊风;风疹,痤疮。

【刺灸法】　向上斜刺 0.5～1.0 寸。

4. 百会

【定位】　在头部,当前发际正中直上 5 寸,或头部正中线与两耳尖连线的交点处(图 9-20)。

【解剖】　在帽状腱膜中;有左右颞浅动、静脉及左右枕动、静脉吻合网;布有枕大神经及额神经分支。

【主治】　中风失语,癫狂痫;头痛,眩晕;失眠,健忘;脱肛,阴挺,久泻。

【刺灸法】　平刺 0.5～1.0 寸。升阳举陷可用灸法。

5. 水沟

【定位】　在面部,当人中沟的上 1/3 与中 1/3 交点处(图 9-20)。

【解剖】　在口轮匝肌中;有上唇动、静脉;布有眶下神经支及面神经颊支。

【主治】　晕厥,昏迷,中风,癫狂;口㖞,牙关紧闭;闪挫腰痛,脊膂强痛;消渴。

【刺灸法】　向上斜刺 0.3～0.5 寸(或用指甲按掐)。一般不灸。

督脉其他常用穴位见表 9-22。

表 9-22　督脉其他常用穴位

穴名	定位	主治	刺灸法
腰阳关	在腰部,后正中线上,第 4 腰椎棘突下凹陷中	腰骶疼痛,下肢痿痹	向上斜刺 0.5～1.0 寸,多用灸法
至阳	在背部,后正中线上,第 7 胸椎棘突下凹陷中	身热,黄疸,胃痛;咳喘	斜刺 0.5～1.0 寸
身柱	在背部,后正中线上,第 3 胸椎棘突下凹陷中	身热,咳喘;癫痫	斜刺 0.5～1.0 寸
上星	在头部,当发际正中直上 1.0 寸	鼻渊,鼻出血,眩晕,头痛,癫狂	平刺 0.5～0.8 寸

（十四）任脉腧穴

【经脉循行】　起于小腹内—出会阴—上毛际—循腹里—上关元—至咽喉—上颐循面入目。

【主治概要】　患任脉疾病者,主要反应在腹、脐腹、胃脘、胸、颈、咽喉、头面等局部病证和相应的内脏病证,部分腧穴有强壮作用,或可治疗神志病。常见病候:疝、带下、腹中结块等。

【本经腧穴】

1. 中极

【定位】　在下腹部,前正中线上,当脐中下 4 寸(图 9-21)。

【解剖】　在腹白线上,深部为乙状结肠;有腹壁浅动、静脉分支,腹壁下动、静脉分支;布有髂腹下神经的前皮支。

【主治】　遗尿,癃闭,尿频;带下,月经不调,痛经,阴挺;遗精,阳痿。

【刺灸法】　直刺 1.0～1.5 寸,需在排尿后进行针刺。孕妇禁针。

【附注】　膀胱之募穴,足三阴经、任脉之会。

2. 关元

【定位】　在下腹部,前正中线上,当脐中下 3 寸(图 9-21)。

【解剖】　在腹白线上,深部为小肠;有腹壁浅动、静脉分支,腹壁下动、静脉分支;布有第 12 肋间神经前皮支的内侧支。

【主治】　遗精,阳痿,癃闭,遗尿,尿频;月经不调,闭经,痛经,崩漏,带下,不孕;腹痛,泄泻,痢疾;虚劳羸瘦,中风脱证。

【刺灸法】　直刺 1.0～1.5 寸。多用灸法。

【附注】　小肠之募穴,足三阴经、任脉之会。

3. 气海

【定位】　在下腹部,前正中线上,当脐中下 1.5 寸(图 9-21)。

【解剖】　在腹白线上,深部为小肠;有腹壁浅动脉、静脉分支,腹壁下动、静脉分支;布有第 11 肋间神经前皮支的内侧支。

【主治】　泄泻,腹痛,便秘;遗精,阳痿,遗尿;闭经,痛经,崩漏,带下,阴挺;虚劳羸瘦,中风脱证,疝气。

【刺灸法】　直刺 1.0～1.5 寸。多用灸法。孕妇慎用。

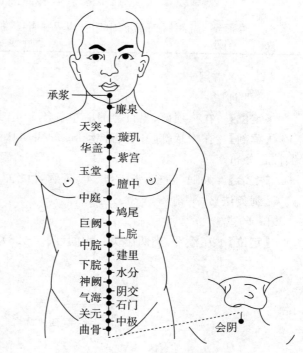

图 9-21　任脉腧穴图

【附注】 肓之原穴。

任脉其他常用腧穴见表9-23。

表9-23 任脉其他常用腧穴

穴名	定位	主治	刺灸法	附注
神阙	在腹中部,脐窝中央	腹痛,久泻,虚脱;水肿	一般不针,宜灸	
水分	在上腹部,前正中线上,脐中上1寸	泄泻,腹痛,反胃;水肿,腹胀	直刺1.0~1.5寸	
建里	在上腹部,前正中线上,脐中上3寸	胃痛,腹胀;水肿;呕吐,腹痛	直刺1.0~1.5寸	
中脘	在上腹部,前正中线上,脐中上4寸	呕吐,胃痛,吞酸,黄疸;癫痫;疳积,纳呆	直刺1.0~1.5寸	胃经募穴,八会穴之腑会,手太阳小肠经、手少阳三焦经、足阳明胃经、任脉之会
膻中	平第4肋间隙,或两乳头连线与前正中线的交点处	胸痛,胸闷,气喘;乳少,乳痈;呃逆,呕吐;咳嗽	平刺0.3~0.5寸,或平刺	心包之募穴,八会穴之气会
承浆	在面部,当颏唇沟的正中凹陷处	齿龈肿痛,流涎;面痛;暴喑;癫狂	斜刺0.3~0.5寸	足阳明胃经、任脉之会

（十五）常用奇穴

1. 四神聪

【定位】 在头顶部,当百会前后左右各1寸,共4穴(图9-22)。

【解剖】 在帽状腱膜中;有枕动脉、颞浅动脉、额动脉的吻合网分布;有枕大神经、滑车上神经、耳颞神经分布。

【主治】 失眠,健忘,头痛,眩晕,癫痫,目疾。

【刺灸法】 平刺0.5~0.8寸。

2. 印堂

【定位】 在额部,当两眉头之中间(图9-23)。

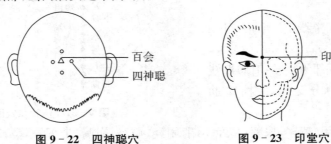

图9-22 四神聪穴　　　　　图9-23 印堂穴

【解剖】 在降眉间肌中;浅层有滑车上神经分布,深层有面神经颞支和内眦动脉分布。

【主治】 眩晕,头痛,鼻渊,鼻出血,目赤肿痛;小儿惊风,失眠。

【刺灸法】 提捏局部皮肤,平刺0.3~0.5寸;或用三棱针点刺出血。

3. 太阳

【定位】 在颞部,当眉梢与目外眦之间,向后约1横指的凹陷处(图9-24)。

【解剖】 在颞筋膜及颞肌中;浅层有上颌神经颧颞支和颞浅动脉分布,深层有下颌神经肌支和颞浅动脉肌支分布。

【主治】 头痛;目翳,目赤肿痛,暴发火眼;口眼㖞斜。

【刺灸法】 直刺或斜刺 0.3～0.5 寸,或用三棱针点刺出血。

4. 安眠

【定位】 在项部,翳风穴与风池穴连线的中点(图 9-25)。

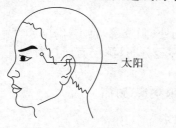 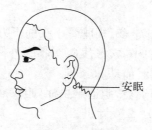

图 9-24 太阳穴　　　　　图 9-25 安眠穴

【解剖】 在胸锁乳突肌上,穴区浅层有耳大神经和枕小神经分布;深层有副神经、颈神经后支和耳后动脉分布;再深层有迷走神经干、副神经干和颈内动、静脉经过。

【主治】 失眠、头痛、眩晕;心悸;癫狂。

【刺灸法】 直刺 0.8～1.2 寸;可灸。

5. 腰痛点

【定位】 在手背侧,第 2、3 掌骨及第 4、5 掌骨之间,当腕横纹与掌指关节中点处一侧两穴(图 9-26)。

【解剖】 在桡侧腕短伸肌腱(桡侧腱)和小指伸肌腱(尺侧穴)中,穴区浅层有桡神经浅支的手背支(桡侧穴)和尺神经手背支(尺侧穴)分布;深层有桡神经肌支和掌背动脉分布。

【主治】 急性腰扭伤。

【刺灸法】 由两侧向掌中斜刺 0.5～0.8 寸。

6. 四缝

【定位】 在第 2～5 指掌侧,近端指间关节的中央,一侧 4 穴,左右共 8 穴(图 9-27)。

【解剖】 在指深屈肌腱中,穴区浅层有掌侧固有神经和指掌侧固有动脉分布;深层有正中神经肌支(桡侧两个半手指)和尺神经肌支(尺侧一个半手指)分布。

【主治】 小儿疳积,百日咳。

【刺灸法】 直刺 0.3～0.5 寸,挤出少量黄白色透明样黏液或出血。

7. 十宣

【定位】 在手十指尖端,距指甲游离缘 0.1 寸(指寸),左右共 10 个穴位(图 9-28)。

【解剖】 有指掌侧固有神经(桡侧三个半手指由正中神经发出,尺侧一个半手指有尺神经发出)和掌侧固有动脉分布。

【主治】 昏迷晕厥,中暑,热病,癫痫;小儿惊风,失眠;手指麻木。

【刺灸法】 浅刺 0.1～0.2 寸,或用三棱针点刺出血。

8. 外劳宫

【定位】 在手背侧,第 2、3 掌骨之间,掌指关节后 0.5 寸(图 9-29)。

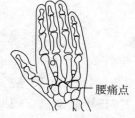 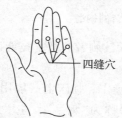 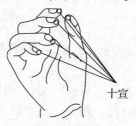 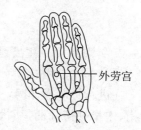

图 9-26 腰痛点穴　　　图 9-27 四缝穴　　　图 9-28 十宣穴　　　图 9-29 外劳宫穴

【解剖】 在第 2 骨间背侧肌中,穴区有桡神经浅支的指背神经、手背静脉网和掌背动脉。

【主治】 落枕;手背红肿,手指麻木;脐风。

【刺灸法】 直刺 0.5～0.8 寸。

9. 胆囊

【定位】 在小腿外侧上部,当腓骨小头前下方凹陷处(阳陵泉)直下 2 寸(图 9-30)。

【解剖】 在腓骨长肌中,穴区浅层有腓肠外侧皮神经分布;深层有腓深神经干和胫前动、静脉经过,并有腓浅神经肌支和胫前动脉分布。

【主治】 胆石症,胆囊炎,胆道蛔虫症,胆绞痛;下肢痿痹,胁痛。

【刺灸法】 直刺 1.0～2.0 寸。

10. 阑尾

【定位】 在小腿前侧上部,当犊鼻下 5 寸,胫骨前缘旁开一横指(图 9-31)。

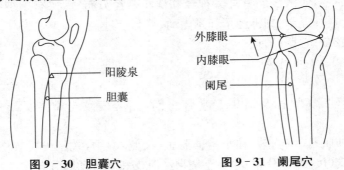

图 9-30 胆囊穴   图 9-31 阑尾穴

【解剖】 在胫骨前肌、小腿骨间膜、胫骨后肌中,穴区浅层有腓肠外侧皮神经分布;深层有腓深神经干和胫前动、静脉经过,并有腓深神经肌支、胫神经肌支和胫前动脉分布。

【主治】 阑尾炎,消化不良;下肢痿痹。

【刺灸法】 直刺 1.5～2.0 寸。

第四节 针 灸 法

一、针法

(一)基本知识

1. 针具　毫针多由不锈钢制成,也有用金、银或合金制成的。毫针的结构分为针尖、针身、针根、针柄、针尾五个部分(图 9-32)。毫针的规格主要以针身的长短和粗细来区别,临床一般以长度为 25～75 mm(1～3 寸)、直径为 0.28～0.38 mm(28～32 号)者最为常用。

针尖　　　　　　针身　　　　　　针根　　　针柄　　　针尾

图 9-32 毫针的构造

2. 针刺练习　主要是指力和手法的练习,是初学针刺者的基本技能训练。

(二)操作方法

在进行针刺操作时,一般应双手紧密配合,协同操作。临床上一般用右手持针操作,主要是拇指、示指、中指挟持针柄,其状如持笔(图 9-33),故右手称为"刺手"。左手爪切按压所刺部位或辅助针身,故称左手为"押手"。

1. 进针法

（1）舒张进针法 以左手拇、示二指将针刺部位的皮肤向两侧撑开，使皮肤绷紧，右手将针从押手拇、示二指的中间刺入（图9-34）。此法主要适用于皮肤松弛或有皱纹部位（如腹部）的进针。

（2）指切进针法 以左手拇指指甲切按在穴位旁，右手持针，紧靠左手拇指指甲面将针刺入穴位（图9-35）。此法适用于短针的进针。

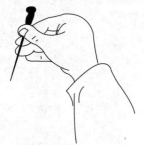
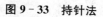

图9-33 持针法

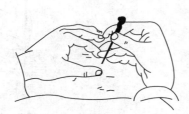

图9-34 舒张进针法

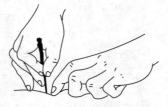

图9-35 指切进针法

（3）夹持进针法 以左手拇、示二指持捏消毒干棉球，夹住针身下端，将针尖固定在所刺穴位上，右手捻动针柄，将针刺入穴位（图9-36）。此法适用于长针的进针。

（4）提捏进针法 用左手拇、示二指将针刺入腧穴部位的皮肤提起，右手持针，从捏起的上端将针刺入，此法主要用于皮肉浅薄部位的腧穴，如印堂穴等（图9-37）。

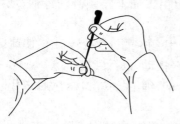

图9-36 夹持进针法

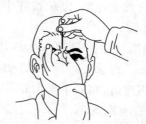

图9-37 提捏进针法

2. 针刺的方向、角度和深度

（1）针刺的方向 是指进针时针尖对准的某一方向或部位，一般依经脉循行的方向、腧穴的部位特点和治疗的需要而定。

（2）针刺的角度 是指进针时针身与皮肤表面所形成的夹角（图9-38）。一般分为直刺、斜刺、平刺三种。

（3）针刺的深度 临床常根据患者的体质、年龄、病情、部位等确定进针的深度。一般来说，小儿及年老体弱者，形瘦体弱者，阳证、新病，头面、胸腹及皮薄肉少处腧穴，宜浅刺；中青年身强体壮者，形盛体弱者，阴证、久病可适当深刺。

3. 行针法 又称运针法，是指进针后为了使患者产生针刺感应而施行的各种针刺手法。

针刺感应简称针感，又称得气，是指毫针刺入腧

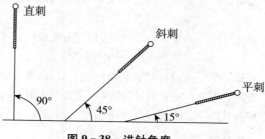

图9-38 进针角度

穴一定深度后，施以提插或捻转等行针手法，患者针刺部位产生的酸、麻、胀、重等经气感应，医者会感到针下沉紧感。临床上一般是得气迅速时疗效较好，得气较慢时疗效就差，若不得气时，就可能无治疗效果。

行针法分为基本手法和辅助手法。

（1）基本手法 包括捻转法和提插法两种。

1）捻转法：将针刺入腧穴一定深度后，施以向前向后捻转动作的操作手法。这种使针在腧穴内反复前后来回的旋转行针手法，即为捻转法（图9-39）。

2）提插法：将针刺入腧穴一定深度后，施以上提下插的操作手法。针由浅层向下刺入深层的操作谓之插，从深层向上引退至浅层的操作谓之提，如此反复地上下纵向运动的行针手法，称为提插法（图9-40）。

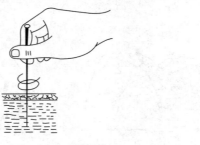
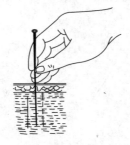

图9-39 捻转法　　　　　　　**图9-40 提插法**

（2）辅助手法 是行针基本手法的补充，是为了促使针后得气和加强针刺感应的操作手法。常用的辅助手法有以下几种。

1）循经法：是用手指顺着经脉的循行路径，在穴位的上下部轻柔地循按。

2）弹针法：在留针过程中，用手指轻弹针尾或针柄，使针体微微震动，以加强针感，助气运行。

3）刮柄法：用拇指抵住针尾，以示指或中指的指甲由下而上频频刮动针柄；或用示、中指抵住针尾，以拇指指甲刮动针柄。

4）震颤法：刺手以拇、示、中三指夹持针柄，用小幅度、快频率的提插捻转动作，使针身发生轻轻震颤。

5）摇法：毫针刺入一定深度后，手持针柄，将针轻轻摇动，以行经气。

6）飞法：针后不得气者，用右手拇指和示指执持针柄，细细捻搓数次，然后张开两指，一搓一放，反复数次，状如飞鸟展翅，故称飞法。

4. 针刺补泻 是通过针刺腧穴，采用适当的手法激发经气以补益正气、疏泄邪气，调节人体的脏腑经络功能，促使阴阳平衡而恢复健康的方法。补法，泛指能鼓舞正气，使低下的功能恢复正常的针刺方法；泻法，泛指能疏泄邪气，使亢进的功能恢复正常的针刺方法。临床常用的几种补泻手法见表9-24。

表9-24 常用补泻手法

补泻方法	补法	泻法
捻转补泻	针下得气后，捻转角度小，用力轻，频率慢，操作时间短	捻转角度大，用力重，频率快，操作时间长
提插补泻	针下得气后，先浅后深，重插轻提，提插幅度小，频率慢，操作时间短	先深后浅，轻插重提，提插幅度大，频率快，操作时间长
疾徐补泻	进针时徐徐刺入，少捻转，疾速出针	进针时疾速刺入，多捻转，徐徐出针
迎随补泻	进针时针尖随着经脉循行去的方向刺入	针尖迎着经脉循行来的方向刺入
呼吸补泻	患者呼气时进针，吸气时出针	吸气时进针，呼气时出针
开阖补泻	出针后迅速揉按针孔	出针时摇大针孔而不揉按
平补平泻	进针得气后均匀地提插捻转	

5. 留针与出针 留针是将针刺入穴位并施针法后，使针留置在穴内。其目的是加强针刺的作用和便于继续行针施术。留针的方法有静留针和动留针两种。静留针法是指在留针过程中不再行针，动留针法是指在留针过程中间歇行针。一般病证只要针下得气而施以适当的补泻手法后，即可出针

或留针 10～20 分钟。但对一些特殊病证,如急性腹痛、破伤风、角弓反张,寒性、顽固性疼痛或痉挛性病证,需适当延长留针时间,有时留针可达数小时,以便在留针过程中做间歇性行针,以增强、巩固疗效。在临床上留针与否或留针时间的长短,不可一概而论,应根据患者的具体病情而定。

出针是指将针拔出的一种方法。出针的方法,一般以左手拇、示指两指持消毒干棉球或棉签轻轻按压于针刺部位,右手持针做轻微的小幅度捻转,并将针缓慢提至皮下(不可单手用力过猛),静留片刻,然后出针。出针后,除特殊需要外,都要用消毒棉球轻压针孔片刻,以防出血或针孔疼痛。当针退出后,要仔细查看针孔是否出血,询问针刺部位有无不适感,检查针数与所刺穴位是否一致,防止漏针,同时还应注意有无晕针延迟反应现象。

6. 针刺注意事项

(1)患者在过于饥饿、疲劳,精神过度紧张时,不宜立即进行针刺。对年老体弱、气血亏虚以及初次针刺的患者,针刺时应尽量选择卧位,手法不宜过强。

(2)针刺过程中应密切观察患者的情况,如发生晕针等意外反应,应立即停止针刺,并紧急处理。

(3)妇女妊娠 3 个月以下者,不宜针刺小腹部的腧穴。若妊娠 3 个月以上者,腹部、腰骶部腧穴也不宜针刺。三阴交、合谷、昆仑、至阴等一些通经活血的腧穴,在妊娠期应慎刺。

(4)小儿囟门未合时,头顶部的腧穴不宜针刺。

(5)常有自发性出血或损伤后出血不止的患者,不宜针刺。血友病患者禁止针刺。

(6)胸胁、腰背部的穴位,不宜直刺、深刺,以免伤及内脏。

(7)针刺眼区和项部的风府、哑门等穴以及脊椎部的腧穴,要注意掌握一定的角度,更不宜大幅度地提插、捻转和长时间地留针,以免伤及重要组织器官,产生严重的不良后果。

(8)皮肤有感染、溃疡、瘢痕或肿瘤的部位,不宜针刺。

(9)对尿潴留等患者在针刺小腹部的腧穴时,也应掌握适当的针刺方向、角度、深度等,以免误伤膀胱等器官出现意外事故。

(三)异常情况的处理和预防

针刺治疗虽然比较安全,但如刺法不慎,疏忽大意,或犯刺禁,或针刺手法不当,或对人体解剖部位缺乏全面的了解,临床上有时也会出现一些异常情况,常见者有以下几种:

1. 晕针 患者在针刺过程中,突然出现精神疲倦、头晕眼花、面色苍白、恶心呕吐、汗出肢冷等,重者立即晕厥、口唇青紫、大小便失禁、血压下降、脉沉微。

(1)原因 患者体质虚弱,精神紧张,或疲劳、饥饿、大汗、大泻、大出血之后或体位不当,或医者在针刺时手法过重,而致针刺时或留针过程中发生此现象。

(2)处理

1)立即停针,将针全部起出。

2)让患者平卧,头部放低,注意保暖。

3)轻者,给饮温开水或糖水后,休息片刻,即可恢复正常;重者在上述处理基础上指掐或针刺急救穴,如人中、合谷、内关、足三里、涌泉等,也可灸百会、气海、关元、神阙等穴,即可恢复。若仍不省人事,呼吸细微,脉细弱者,可考虑配合其他治疗或采用急救措施。

(3)预防

1)对晕针要重视预防,如初次接受针刺者,应先做好解释工作,消除对针刺的顾虑;选取舒适持久的体位,最好采用卧位;选穴宜少,手法要轻。对劳累、饥饿、大渴者,应嘱其休息,进食、饮水后再予以针刺。

2)医者在针刺治疗过程中,要精神专一,随时注意观察患者的神色,询问患者的感觉。一旦有不适等晕针先兆,可及早采取处理措施,防患于未然。

2. 滞针 指在行针时或留针后,医者感觉针身在体内捻转困难,进退不得,患者感觉局部剧痛。

(1)原因 患者精神紧张,当针刺入腧穴后,患者局部肌肉强烈收缩;或行针手法不当,向单一方向捻针太过,以致肌肉组织缠绕针体而致;患者体位改变,留针时间过长,也可导致滞针。

（2）处理

1）对精神紧张患者,应与之交谈,耐心安慰,并嘱其进行深呼吸,以分散注意力。或于滞针腧穴附近进行循按,或叩弹针柄,或在附近再刺一针,以宣散气血,缓解肌肉紧张。

2）若行针不当,或单向捻针而致者,可向相反方向将针捻回,并用刮柄法使缠绕的肌纤维回解,则可消除滞针。

（3）预防

1）对精神紧张者,施针前对患者做好解释工作,消除顾虑,避免紧张。

2）体位选择要舒适持久。

3）行针中注意捻针幅度不要过大,避免单向捻转。

4）检查针具时,对不符合质量要求的针具应剔去不用。

3. 弯针　针刺入穴位后,针柄改变了原有的角度和方向,捻转不便,出针困难,患者感到局部疼痛。

（1）原因　医师进针手法不熟练,用力过猛、过速,以致针尖碰到坚硬组织器官,或患者在针刺或留针时移动体位,或因针柄受到某种外力压迫、碰击等,均可造成弯针。

（2）处理

1）发生弯针后,不宜再行提插、捻转等手法。

2）针身轻微弯曲,可将针身缓慢退出;若弯曲角度较大,退针时应顺着针身弯曲方向将针退出。

3）若由患者体位改变引起者,应协助患者慢慢恢复原来的体位,使局部肌肉放松,再将针身退出,切忌强行拔针,以免将针断入体内。

（3）预防

1）医师行针手法要熟练,刺激不宜突然加强。进针时手法指力要均匀,不宜进针过速、过猛。

2）患者体位要舒适,留针过程中,叮嘱患者不要随意改变体位。

3）防止外物碰撞、压迫针柄。

4. 断针　是指针身折断,残端留在肌肉内,或部分露出皮肤或完全陷入体内。

（1）原因　针具质量欠佳,针身或针根有损伤剥蚀,进针前失于检查,针刺时将针身全部刺入腧穴。行针时强力提插、捻转,肌肉猛烈收缩,留针时患者随意变更体位,或弯针、滞针未能进行及时地正确处理等,均可造成断针。

（2）处理

1）医师发现断针后,必须从容镇静,嘱患者不要变动原有体位,以防断针向肌肉深部陷入。

2）若针身尚有部分露出皮肤外,可用手指或镊子将残针取出。若断端与皮肤相平或微露于皮肤表面,可用左手拇、示二指垂直向下挤压针孔两旁,使残针显露后,另一手用镊子将针夹出。

3）若断针完全没入皮下或肌肉深层,以上方法取针无效,应立即通知医师,需在 X 线下定位,采用手术取出。

（3）预防

1）针刺前应认真检查针具,尤其是针根,凡不合格者应弃之不用。

2）避免过猛过强地行针。在行针或留针时,应嘱患者不要随意更换体位。

3）针刺及行针过程中,切勿将针身全部刺入,一般应留 1/4 以上在体外。

4）在针刺过程中,如发现弯针应立即出针,不可强行刺入或行针。对于滞针等亦应及时正确地处理,不可强行硬拔。

5. 出血与血肿　指针孔处出血或针刺部位皮下出血而引起的肿痛。起针后,针刺部位肿胀疼痛,继则皮肤呈现青紫色,形成血肿。

（1）原因　针尖弯曲带钩,使皮肉受损或行针时刺破血管。

（2）处理

1）点状出血可用无菌干棉球或棉签按压针孔。微量的皮下出血而致皮肤局部青紫时,一般不做处理,可自行消退。

2）局部肿胀、疼痛较剧,青紫面积较大者,可先冷敷,或压迫止血后,再做热敷,也可在局部轻轻揉按,以促进瘀血消散吸收。

3）对刺伤腹腔内血管引起的腹痛,休息数日后可痊愈,但应严密观察病情及生命体征的变化。若发生严重出血者,应积极配合医师进行抢救。

（3）预防

1）针刺前应仔细检查针具,防止使用带钩的针具。

2）熟悉人体穴位、经络位置,避开血管针刺。

3）出针时立即用消毒干棉球或棉签按压针孔处。

6. 气胸　指针刺胸背部时,进针过深或角度不当而误伤肺,引起创伤性气胸。轻者突然胸痛、胸闷、咳嗽,重者则出现呼吸困难、气促、口唇发绀,甚至休克。患侧叩诊呈鼓音,听诊呼吸音明显减弱或消失,心率增快,脉搏细弱,血压下降,处理不当可造成死亡。

（1）原因　由于针刺胸背、腋、胁、缺盆等部位的腧穴时,直刺过深,伤及肺,引起创伤性气胸。

（2）处理

1）一旦发现气胸,应立即报告医师,并让患者取半坐位休息,禁止一切活动,避免咳嗽。

2）遵医嘱给予抗感染等对症处理,严密观察病情变化。

3）病情轻者经卧床休息、抗感染处理后,可自行吸收痊愈。病情严重者应及时配合医师行胸腔穿刺减压术、吸氧、抗休克等抢救措施。

（3）预防

1）凡对胸背部及锁骨上窝处的穴位针刺时,应严格掌握进针角度和深度,可采用斜刺、横刺的方法进针。

2）支气管哮喘、老年性慢性支气管炎、肺气肿等患者,在针刺上述各部穴位时尤需小心谨慎。

7. 刺伤内脏　是指由于针刺的角度和深度不正确而造成的相应内脏损伤。若刺伤肝、脾,可引起内出血,肝区或脾区疼痛,有的可向背部放射。如出血不止,腹腔积血过多,会出现腹痛、腹肌紧张,并有压痛及反跳痛等急腹症症状。刺伤心脏时,轻者可出现刺痛,重者有剧烈撕裂痛,引起心外射血,即刻导致休克等危重情况。刺伤肾,可出现腰痛,肾区叩击痛,血尿,严重时血压下降、休克。刺伤胆囊、膀胱、胃、肠等空腔脏器时,可引起疼痛、腹膜刺激征或急腹症等症状。

（1）原因　主要是施术者缺乏解剖学知识,对腧穴和脏器的部位不熟悉,加之针刺过深,或提插幅度过大,造成相应的脏器损伤。

（2）处理

1）损伤轻者,卧床休息一段时间后,一般即可自愈。

2）如损伤较重,或继续有出血倾向者,应加用止血药,或局部做冷敷止血处理,并加强观察;注意病情及血压变化。

3）若损伤严重,出血较多,出现休克时,则必须迅速进行输血等急救措施或外科手术治疗。

（3）预防

1）要学好解剖学、腧穴学。

2）掌握腧穴结构,明确腧穴下的脏器组织。

3）针刺胸腹、腰背部的腧穴时,应控制针刺深度,行针幅度不宜过大。

8. 刺伤脑脊髓　是指由于针刺的角度和深度不正确而引起的脑脊髓损伤。如误伤延髓,可出现头痛、恶心、呕吐、呼吸困难、休克和神志昏迷等。如刺伤脊髓,可出现触电样感觉向肢端放射,甚至引起暂时性肢体瘫痪,有时可危及生命。

(1)原因 针刺后头部的一些腧穴,如风府、哑门、大椎、风池以及背部第1腰椎以上督脉穴和华佗夹脊穴时,若针刺过深,或针刺方向、角度不当,均可伤及脑或脊髓造成严重后果。

(2)处理

1)当出现上述症状时,应及时出针。

2)轻者,需安静休息,经过一段时间后,可自行恢复。重者则应及时邀请神经外科等有关科室会诊、抢救。

(3)预防 凡针刺督脉12胸椎以上腧穴及华佗夹脊穴时,都要认真掌握针刺深度、方向和角度。如针刺风府、哑门穴,针尖方向不可上斜,不可过深;悬枢穴以上的督脉腧穴及华佗夹脊穴,均不可深刺。上述腧穴在行针时只宜捻转手法,避免提插手法,禁用捣刺手法。

二、灸法

灸法是借助灸火的热力给人体以温热性刺激,通过经络腧穴的作用,以达到防治疾病目的的一种疗法。其具有适应证广,疗效显著,经济简便的特点。施灸材料主要是艾叶制成的艾绒。灸法具有温经散寒、扶阳固脱、消瘀散结和防病保健等作用,常用于治疗慢性虚寒性疾病。现代研究已证明,灸法可以促进新陈代谢、调整脏腑功能、增强免疫功能。

(一)灸法的材料

1. 艾 施灸的材料很多,但以艾叶制成的艾绒最为常用。因其气味芳香,辛温味苦,容易燃烧,火力温和。

(1)艾炷 将纯净的艾绒放在平板之上,用拇、示、中三指边捏边旋转,把艾绒捏紧成规格大小不同的圆锥状称为艾炷(图9-41),有大、中、小之分,小者如麦粒大,中等如半截枣核大,大者如半截橄榄大。

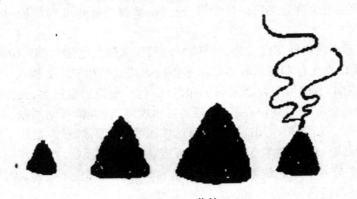

图9-41 艾炷

(2)艾条 又称艾卷,是用艾绒卷成的圆柱形长条。根据内含药物之有无,又分为纯艾条和药艾条两种。一般长20 cm,直径1.5 cm。具有使用简便,不起泡,不发疮,无痛苦,患者可以自灸等特点,临床应用十分广泛。

2. 其他灸材

(1)火热类灸材 主要有苎麻线、灯心草、黄蜡、桑枝、桃枝、硫黄、药锭、药捻等。

(2)非火热类 又称药物贴敷法或天灸,主要有白芥子、斑蝥、毛茛、旱莲草、甘遂、天南星、细辛等。

(二)灸法的种类及其运用

灸法种类很多,常用灸法有艾炷灸、艾条灸、温针灸及温灸器灸等。

1. 艾炷灸 将艾炷放在穴位上施灸称艾炷灸。艾炷灸可分为直接灸和间接灸两类。

（1）直接灸　即将艾炷直接置放在皮肤上施灸的一种方法（图9-42）。根据灸后对皮肤刺激的程度不同，又分为无瘢痕灸和瘢痕灸两种。

（2）间接灸　又称隔物灸、间隔灸，即在艾炷与皮肤之间隔垫上某种物品而施灸的一种方法（图9-43），包括隔姜灸、隔盐灸、隔蒜灸、隔药饼灸等，其操作方法和功效见表9-25。

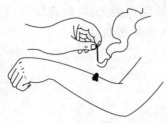

图9-42　直接灸

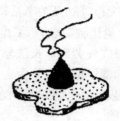

图9-43　间接灸

表9-25　常见间接灸操作方法

艾灸方法	操作方法	临床运用
隔姜灸	用鲜生姜切成约1分厚的薄片，中间以针刺数孔，置于施术处，上面再放艾炷灸之。当艾炷燃尽后，可易炷再灸。一般灸3~6壮，以皮肤红晕而不起疱为度	此法应用很广，多用于因寒而致的呕吐、腹痛、泄泻、风寒湿痹和外感表证等
隔盐灸	用食盐填敷于脐部，上置大艾炷连续施灸，至证候改善为止	此法有回阳、救逆、固脱之功，但需连续施灸，不拘壮数，以待脉起、肢温、证候改善。临床上常用于治疗急性寒性腹痛、吐泻、痢疾、小便不利、中风脱证等
隔蒜灸	用鲜大蒜头切成约1分厚的薄片，中间以针穿刺数孔，置于施术处，上置艾炷施灸，待艾炷燃尽，易炷再灸，一般灸3~6壮，以皮肤红晕而不起疱为度	此法多用于治疗瘰疬、肺结核、腹中积块及未溃疮疡等
隔附子饼灸	用附子粉末和酒，做成小硬币大的附子饼，中间以针刺数孔，置于施术处，上面放艾炷灸之	由于附子辛温大热，有温肾补阳的作用，故多于用治疗命门火衰而致的阳痿、早泄、遗精、宫寒不孕和疮疡久溃不敛的病证

2. 艾条灸　又称艾卷灸，即用桑皮纸包裹艾绒，卷成圆筒形的艾卷（又称艾条），将其一端点燃，对准穴位或患处施灸的一种方法（图9-44）。按施灸方法，艾卷灸可分为悬起灸和实按灸两种。

（1）悬起灸　按其施灸方法又可分为温和灸、雀啄灸、回旋灸等。

（2）实按灸　施灸时，先在施灸腧穴部位或患处垫上数层布或纸，然后将药物艾卷的一端点燃，趁热按在施术部位上，使热力透达深部，若艾火熄灭，再点再按，或以布6~7层包裹艾火熨于穴位。若火熄灭，再点再熨。最常用的为太乙神针和雷火神针，适用于风寒湿痹、痿证和虚寒证。

另外，还有温针灸（图9-45）、温灸器灸（图9-46）。

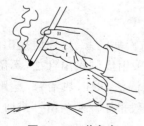

图9-44　艾条灸

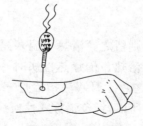

图9-45　温针灸

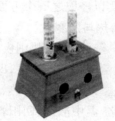

图9-46　温灸器灸

（三）灸感

灸感是指施灸时患者的自我感觉。由于灸法主要是靠灸火直接或间接地在体表施以适当的温热刺激来达到治病和保健的作用,除瘢痕灸外,一般以患者感觉灸处局部皮肤及皮下温热或有灼热为主,温热刺激可直达深部,经久不消,或可出现循经传感现象。

（四）灸法的禁忌与注意事项

1. 灸法的禁忌

（1）颜面、五官和大血管处及关节活动部位,不宜采用直接灸,以免烫伤形成瘢痕;关节活动部位亦不适宜用化脓灸,以免化脓溃破,不易愈合,甚至影响功能活动。

（2）空腹、过饱、极度疲劳和对灸法恐惧者,应慎用灸法。

（3）孕妇的腹部和腰骶部不宜施灸。

（4）实热证、阴虚发热证患者慎用灸法。

2. 灸法的注意事项

（1）施灸顺序　施灸时遵循先上后下、先阳后阴的原则。在临床中应灵活运用,不可拘泥。

（2）施灸强度　对于体弱者,施灸时艾炷不宜过大,刺激量不可过强,以防晕灸。一旦发生晕灸,应立即停止施灸,处理方法同"晕针"。

（3）施灸安全　施灸时要防止燃烧的艾绒脱落烧损皮肤或衣物。

（五）灸后处理

施灸后,局部皮肤出现微红灼热为正常现象,不需处理。施灸过量,时间过长,局部出现水疱,只要不擦破,小者可自行吸收,大者可用消毒毫针刺破放出水液,涂以甲紫。瘢痕灸后的灸疮化脓期间,1个月内慎做重体力劳动,疮面局部切勿用手搔抓,可在局部盖以消毒敷料以保护痂皮,并保持清洁,防止感染。若并发感染,灸疮有黄绿色脓液或有渗血现象,可用消炎药膏涂敷。

第五节　针 灸 治 疗

一、针灸的治疗原则

针灸治疗原则是确立治疗方法的基础,是根据疾病的具体情况,即病因、病位、病性等来确定的治疗方法,对于针灸选穴处方以及操作方法的运用等都有重要指导意义。可概括为补虚与泻实、清热与温寒、治病求本、局部与整体、三因制宜五方面。

（一）补虚与泻实

补虚即扶助正气,泻实即祛除病邪。补虚泻实,就是扶助正气,祛除邪气,是指导针灸治疗的根本原则,《灵枢·经脉》篇说:"盛则泻之,虚则补之……陷下则灸之,不盛不虚以经取之。"针灸的"补虚"与"泻实",是通过针和灸的方法激发机体本身的调节功能,从而产生补泻的作用,达到扶正祛邪的目的。在临床上针灸补泻原则有其特殊的含义,具体有虚则补之、陷下则灸之、实则泻之、宛陈则除之、不虚不实以经取之五个方面。

（二）清热与温寒

《灵枢·经脉》曰:"热则疾之,寒则留之。"清热与温寒是针对疾病的寒、热性质提出的治疗原则。清热法是指治疗热证用清法,即以寒治热。治疗热性病时,一般采用浅刺疾出针法,不留针或点刺出血,不用灸法,以达疏热、清热、泻热之效。温寒法指治疗寒证用温法,即以热治寒,运用针灸温养阳气,温通经络,温中散寒,回阳救逆。所以,针灸治疗寒性疾病,一般采用深刺久留针或加艾灸。

（三）治病求本

治病求本是针对产生疾病的根本原因进行治疗的原则。标本是一个相对的概念,是用来说明各种病证矛盾双方的主次关系。疾病的发展变化是复杂的,一般说来,本为主要矛盾,标为次要矛盾,所以治疗时需要运用标本的理论,分清主次,区别缓急标本,便于及时合理地进行治疗。治病求本的原则有急则治其标、缓则治其本和标本同治三方面。

1. 急则治标　指在标病处于紧急情况下,首先要治疗标病,后治本病。

2. 缓则治本　在大多数情况下,治病必须寻求疾病的根本原因以治之,正虚者固其本,邪盛者祛其邪。

3. 标本同治　标病与本病并重时,采用标本同治的方法。

（四）局部与整体

局部与整体的关系,是在中医的整体观念基础上建立起来的。人体是一个有机的整体,经络内属脏腑,外络肢节,联系上下,沟通内外,将人体各部有机地联系在一起。一旦人体阴阳失调,就会导致疾病发生,表现出一系列症状。所以针灸治疗疾病时,要善于处理好局部与整体的辩证关系。《标幽赋》曰:"观部分而知经络之虚实。"人体局部出现的一些症状往往是整体病变的一个部分,可以从局部的变化来推断整体变化的情况。例如,目赤肿痛,多与肝火上炎有关;口舌生疮、小便短赤,多因心和小肠有火造成。所以针灸治病,要善于掌握局部与整体的关系,从整体观念出发,辨证施治,选穴处方,才能提高疗效,避免"头痛医头、脚痛医脚"的片面性。

1. 局部治疗　主要指在病变的局部和邻近部位取穴,针对局部证状的治疗而言。如口喝取地仓、颊车穴;胃痛取中脘穴;头痛取印堂、太阳穴等。体现了"腧穴所在,主治所在"的治疗特点。解除局部症状,将有助于全身性疾病的治疗。

2. 整体治疗　指针对某一疾病的原因疗法。例如,风寒感冒头痛,取合谷、外关发汗解表,表邪得解则头痛恶寒等证可除。又如,胃痛取中脘穴外,还配合取内关、足三里穴治疗。体现了"经络所过,主治所及"的治疗特点。

3. 局部与整体同治　即将局部与整体两者有机地结合起来,既重视病因治疗,又重视症状治疗,有利于提高疗效。例如,脾虚泄泻,既取天枢止泻,又取三阴交、足三里、脾俞以健运脾胃;风火牙痛,局部取颊车、下关以疏调经络之气,远端取合谷、内庭以清泻胃肠之火。如此将局部与整体有机地结合起来,既着眼于症状治疗,又注重病因病机治疗,能够明显提高治疗效果。

（五）三因制宜

三因制宜是指因时、因地、因人制宜,即根据患者所处的季节（包括时辰）、不同的地域环境特点,以及患者的年龄、性别、体质、生活习惯等不同特点,制订适宜的治疗方法。它将天、地、人三者融合为一体,充分体现了中医的整体观念和辨证论治原则的灵活性。

1. 因时制宜　即根据不同季节气候的特点,制订适宜的治疗方法。如春夏季节,病邪伤人的部位较浅表,针刺治疗宜采用浅刺法;秋冬之季,病邪伤人的部位较深,针刺治疗宜采用深刺法。

2. 因地制宜　即根据不同的地域环境特点,来考虑治疗方法。如在寒冷的地区,治疗多用温灸,在温热地区,应用灸法较少。

3. 因人制宜　根据患者的年龄、性别、体质、生活习惯等不同特点,来考虑适宜的治疗方法。如针刺治疗时,年老体弱者,宜浅刺轻刺;年轻力壮者宜深刺,针刺手法可重些;身体瘦弱者宜浅刺;身强体肥者宜深刺。

二、选穴原则

针灸的选穴原则,是根据阴阳、气血、脏腑经络学说和结合临床实践经验来制订的,它是临床治疗疾病的重要环节,是针灸处方的基本内容。针灸处方是否得当,关系到治疗效果的优劣。因此,针灸处方必须掌握选穴原则。

1. 近部选穴　是以腧穴近治作用为依据,在病变局部或临近的范围内选取相关穴位。是"腧穴所在,主治所在"规律的体现。例如,头痛取印堂穴,胃痛取中脘穴,膝关节疼痛取膝眼穴,目疾取睛明穴。

2. 远部选穴　是以经穴所具有的远治作用为依据,在病变部位所属和相关的经络上,特别在该经脉肘、膝关节以下的部位选取穴位。是"经脉所过,主治所及"规律的体现。如胃痛选足阳明胃经的足三里,牙痛选手阳明大肠经的合谷穴等。

3. 辨证选穴　是根据疾病的证候特点,分析病因病机而辨证选取穴位。临床上有些病症,如发热、多汗或盗汗、虚脱、昏迷、抽搐、疲乏无力等均无明确病变部位,而呈现全身症状,应采用辨证选穴。例如,肾阴不足所致的虚热盗汗、五心烦热等,选肾俞、太溪;肝阳化风所致的抽搐,选太冲、风池、行间等。对于病变部位明确的疾病,根据其病因病机选取穴位亦是辨证选穴原则的体现。如牙痛根据病因病机可分为风火牙痛、胃火牙痛和肾虚牙痛,风火牙痛选风池、外关,胃火牙痛选内庭、二间,肾虚牙痛选太溪、行间。

4. 对症选穴　是根据疾病的特殊或主要症状选取穴位,这是腧穴特殊治疗作用及临床经验在针灸处方中的具体运用。例如,痰多者取丰隆祛痰,多汗者取合谷、复溜止汗等。

以上几种选穴法可以单独使用,也可以配合使用。

三、配穴方法

1. 本经配穴法　是指选取该病变经脉上的腧穴,相互配伍应用的方法。如肺病咳嗽,可取肺经的募穴中府配列缺、尺泽。

2. 远近配穴法　是指在病变局部和远端部位选穴,相互配伍应用的方法。如耳疾近取翳风、听宫、听会,远取中渚、外关。

3. 前后配穴法　前是指胸腹,后是指背腰。前后配穴法是指取身体前后部位腧穴前后呼应的配穴方法。如:胃痛前取中脘,后取胃俞穴。

4. 上下配穴法　上是指上肢或腰部以上,下是指下肢或腰部以下,上下配穴法是指将上肢或腰部以上的腧穴与下肢或腰部以下的腧穴相互配伍应用的方法。例如,风火牙痛取合谷、内庭;脱肛取百会配长强。

5. 左右配穴法　是指选取肢体左右两侧腧穴配合应用的方法。例如,心病取双侧心俞、内关;胃痛取双侧胃俞、足三里等。

6. 表里配穴法　是根据脏腑、经脉的阴阳表里配合关系,选取相关表里经腧穴相互配伍应用的方法。例如,咳嗽取肺经的太渊和手阳明大肠经的合谷。

总之,在临床上只要掌握中医基础理论及腧穴的主治作用,适当地选择腧穴并合理地进行配伍,就能取得良好的疗效。

四、常见病证的针灸治疗

（一）感冒

感冒,是风邪侵犯人体所致的常见外感疾病。现代医学的上呼吸道感染属于本病的范畴。

【辨证】　主症:恶寒发热,头痛,鼻塞流涕,脉浮。

1. 风寒感冒　恶寒重,发热轻或不发热,无汗,鼻塞流涕,咽痒咳嗽,咳痰清稀,四肢酸楚,苔薄白,脉浮紧。

2. 风热感冒　发热重,恶寒轻,有汗,咳痰稠或黄,咽喉肿痛,口渴,苔薄黄,脉浮数。

【治疗】

1. 基本治疗

治法:祛风解表。以手太阴肺经、手阳明大肠经、督脉、足太阳膀胱经穴为主。

主穴:列缺、合谷、大椎、风池、太阳。

配穴：风寒感冒加风门、肺俞、印堂、迎香、天突；风热感冒加曲池、尺泽、鱼际；鼻塞流涕加迎香；体虚感冒者，加足三里；咽喉疼痛者，加少商放血；咳嗽加尺泽穴、天突穴。

操作：毫针泻法。风寒感冒，大椎行灸法；风热感冒，大椎行刺络拔罐。体虚者用平补平泻法。

2. 其他治疗

（1）拔火罐法　选大椎、身柱、风门、大杼、肺俞，大椎用闪罐法，其他穴位采用留罐法，一般留罐10分钟。

（2）耳针疗法　感冒点、肺、气管、内鼻、下屏尖、额，用中、强刺激。咽痛加咽喉、扁桃体。局部消毒后，耳尖穴点刺出血，余穴采用泻法，留针15分钟。

【注意事项】

1. 患病期间多喝水、多休息，可使患者早日康复。

2. 某些传染病早期症状与感冒相似，应注意鉴别。

3. 在感冒流行期，针灸足三里、风门穴，每日1次，连续5日，有预防作用。

（二）面瘫

面瘫是以口眼向一侧歪斜为主症的病证，又称为口眼㖞斜。多因人体正气不足，风寒之邪侵犯面部阳明、少阳经所致。现代医学的周围性面神经麻痹属于本病的范畴。

【辨证】　突然发病，多在睡醒时，发现一侧面部呆滞、麻木、瘫痪，不能做皱眉、露齿、鼓颊等动作，额纹消失，闭眼露睛，流泪，口角向健侧歪斜，患侧鼻唇沟变浅或消失，严重者患侧舌前2/3味觉障碍，口腔藏食，听觉过敏等。少数患者初起时或出现耳后、耳下及面部疼痛，苔白脉弦。

本病的症状特点：口眼㖞斜。

【治疗】

1. 基本治疗

治法：祛风通络，调和气血。以局部穴和手、足阳明经穴为主。

主穴：阳白、颧髎、颊车、地仓、翳风、合谷。

配穴：风寒证配风池、列缺；风热证配外关、曲池；气血不足证配足三里、气海。人中沟歪斜加水沟，颏唇沟歪斜加承浆，鼻唇沟浅加迎香。

操作：①面部穴位多斜刺或平刺，针用补法。灸不宜起疱。②局部穴位取患则。四肢穴位可取双侧。③若久治不愈者刺健侧3次后，再刺患侧效果转佳。

2. 其他治疗

（1）闪罐法　取患侧面部连续闪罐治疗，每日治疗1次，7次为一个疗程。适用于恢复期。

（2）梅花针疗法　用梅花针叩刺局部穴位并循行于头面部三阳经，沿经络自上而下，由内向外叩打。以局部潮红为度，每日治疗1次，6次为一个疗程。适用于恢复期。

【注意事项】

1. 面瘫分为周围性与中枢性两种，应注意鉴别。

2. 本病初起时针刺不宜过强，宜轻刺、浅刺。急性期不宜使用电针。

3. 治疗期间可做面部按摩和热敷，避免风寒。

4. 嘱患者患病期间避免光源刺激，避免用眼过度，注意眼的休息。防止眼部感染，可用眼罩，每日用滴眼液滴眼2～3次，如珍珠明目滴眼液、氯霉素滴眼液等。

5. 面瘫后应多做面部肌肉功能性的锻炼，如双眼紧闭、抬眉、鼓气、张大嘴、努嘴、示齿、耸鼻等。

6. 本病的病程与疗效成正比关系。治疗的时机最好是急性期。

（三）头痛

头痛是患者自觉头部疼痛的一种病证，发生于多种急慢性疾病，其病因复杂，分为外感、内伤两个方面。常见于现代西医学高血压、神经功能性头痛、丛集性头痛、紧张性头痛、感染性发热性疾病等。

【辨证】 按部位辨证归经则后枕痛为太阳头痛,侧头痛为少阳头痛,前额痛为阳明头痛,巅顶痛为厥阴头痛。按病因分为外感头痛和内伤头痛两大类。

1. 外感头痛 主症:起病较急,痛无休止,头痛连及项背,外感表证明显。

2. 内伤头痛 主症:起病较缓,痛势绵绵,时作时止,多伴头晕,遇情志激动或劳累而发作或加重。

【治疗】

1. 基本治疗

(1)外感头痛

治法:祛风,通络,止痛。以手太阴肺经、督脉穴为主。

主穴:列缺、百会、太阳、风池、阳溪。

配穴:风热头痛者加曲池、大椎;风寒头痛者加风门;风湿头痛者加阴陵泉。太阳头痛者加大椎、后溪、后顶、申脉;少阳头痛者,加头维、外关、足临泣;阳明头痛者,加印堂、阳溪、内庭;厥阴头痛者,加太冲、四神聪。

操作:毫针泻法。风寒头痛者风门加灸法,风热头痛者大椎点刺出血。

(2)内伤头痛

1)实证

治法:疏通经络,清利头窍。以督脉及足阳明胃经、足少阳胆经穴为主。

主穴:百会、头维、风池、印堂。

配穴:按头痛部位配穴同上;肝阳上亢者,加太冲、太溪、侠溪;痰浊头痛者,加太阳、丰隆、阴陵泉;瘀血头痛者,加阿是穴、血海、膈俞、三阴交。

操作:毫针泻法。

2)虚证

治法:疏通经络,滋养脑髓。以督脉及足阳明胃经、足少阳胆经穴为主。

主穴:百会、风池、关元、足三里、悬钟。

配穴:肾虚头痛者,加太溪、肾俞;血虚头痛加三阴交、肝俞、脾俞。

操作:百会、足三里用补法;风池用平补平泻法。

2. 其他治疗 穴位注射法:选风池穴、太阳穴,取复方当归注射液,每穴 0.3～0.5 ml,每日或隔日 1 次,适用于内伤头痛。

【注意事项】

1. 针灸治疗原发性头痛效果好,但首先要排除头部器质性病变。颅内占位性病变头痛者针灸无效果。

2. 头痛患者在治疗期间,要保持心情愉快,生活有规律,避免过劳和精神刺激,避免不良药物刺激,保证睡眠。

(四)中风

中风是以突然昏仆,不省人事或口眼㖞斜,语言不利、半身不遂为主要症状的病证。因其具有起病急骤,变化多端的特点,与自然界的风性质相似,故名曰中风。其病因多由肝阳偏亢或风邪外袭,气血上逆头部所致,现代医学的脑出血、脑梗死、脑栓塞、蛛网膜下隙出血等脑血管意外疾病属于本病的范畴。

【辨证】

1. 中经络 半身麻木,语言不利,重则口角㖞斜或半身不遂,舌苔薄黄,脉弦滑或浮数。

2. 中脏腑

(1)闭证 主症:突然昏仆,神志昏沉,牙关紧闭,两手紧握,面赤气粗,喉中痰鸣,大小便不通,牙关紧闭,脉弦滑而数等。

（2）脱证　主症：突然昏仆，目合口张、四肢软瘫，小便失禁，鼻鼾息微、四肢逆冷、脉象细弱等。

3. 中风后遗症　中脏腑抢救苏醒后症见半身麻木，语言不利，半身不遂或口眼㖞斜等症。

【治疗】

1. 基本治疗

（1）中经络

治法：通调气血，疏通经络，息风化痰。以督脉、手厥阴及足太阴经穴为主。

主穴：水沟、内关、三阴交、极泉、尺泽、委中。

配穴：上肢不遂，加合谷、曲池、手三里、外关、肩髃；下肢不遂，加足三里、环跳、阳陵泉、太冲、太溪、解溪。口眼㖞斜，加太阳、地仓、颊车。

（2）中脏腑

1）闭证

治法：平肝息风，醒脑开窍，取督脉穴及十二井穴为主。

主穴：内关、水沟、十二井穴、太冲、劳宫、合谷。

配穴：牙关紧闭加颊车、地仓；语言不利加哑门、廉泉、通里；尿失禁、尿潴留加中极、曲骨、关元。

操作：毫针泻法，十二井穴用三棱针点刺出血。

2）脱证

治法：回阳救逆。取任脉穴为主。

取穴：神阙、气海、关元、足三里、百会。

操作：神阙用隔盐灸，其他穴位用大艾炷灸。

（3）中风后遗症　参照中经络治疗。

2. 其他治疗　头针法：选顶颞前斜线、顶旁1线及顶旁2线，毫针平刺入头皮下，快速捻转2～3分钟，每次留针30分钟，留针期间行针2～3次。行针后鼓励患者活动肢体。

【注意事项】

1. 中风急性期应采取综合治疗，积极治疗原发病。

2. 针灸治疗中风病在早期介入时，一定要密切观察血压的变化。对于恢复期及后遗症期，针刺之补泻要结合患者的体质因人而异。

3. 治疗期间要指导患者进行瘫痪肢体的功能锻炼，并配合推拿、理疗等。

4. 中风病应重在预防，在足三里与绝骨穴上行瘢痕灸可预防中风。

（五）胃痛

胃痛又称胃脘痛，是以上腹胃脘部反复性疼痛为主的症状，现代医学的急慢性胃炎、胃肠神经症、消化性溃疡等病属于本病的范畴。

【辨证】

1. 实证　主症：上腹胃脘部暴痛，痛势较剧，痛处拒按，饥时痛减，纳后痛增。

2. 虚证　主症：上腹胃脘部疼痛隐隐，饥饿时痛甚，得食则痛减，痛处喜按喜揉。

【治疗】

1. 基本治疗

治法：疏通经络，健脾和胃止痛。以足阳明胃经、手厥阴心包经穴及募穴为主。

主穴：中脘、足三里、内关。

加减：风寒犯胃加胃俞；肝气犯胃加太冲、阳陵泉、期门；饮食停滞加天枢、气海、下脘、内庭、公孙；脾胃虚寒加关元、脾俞、胃俞、章门；气滞血瘀者，加膈俞、血海；胃阴不足者，加三阴交、内庭。

操作：足三里用平补平泻法，内关、中脘用泻法。寒气凝滞、脾胃虚寒者，配合灸法。其他穴位则实证用泻法，虚证用补法。

2. 其他疗法

（1）耳针　选穴：脾、胃、肝、神门、交感、皮质下。每次选用 2～3 穴，疼痛剧烈时用强刺激，疼痛缓解时用轻刺激。每日 1 次，10 次为一个疗程。

（2）穴位注射　参照针灸穴位。选用维生素 B_1，每次选用 2～4 个穴位，每穴注射 0.5 ml，每日 1 次。

（3）穴位埋线疗法　按针灸部位取穴，每次选 4～6 个穴位，15 日施术 1 次，2 次为一个疗程。操作方法：选注线法，按常规操作。

【注意事项】

1. 胃痛患者要注意调整精神状态，饮食规律，定时定量，合理膳食，忌辛辣、生冷食物的刺激，忌烟酒。

2. 胃痛应注意与其他疾病，如胰腺炎及肝胆等疾病相鉴别。

（六）失眠

失眠（不寐）是以经常不易入睡或睡不深熟（时寐时醒或彻夜不寐）为特征的一种病证，可见于多种疾病。病因多与情志、食饮、体虚、劳倦等因素有关。现代医学的神经衰弱属于本病的范畴。

【治疗】

1. 基本治疗

治法：以安神为主。根据辨证选取该经原穴或背俞穴。

主穴：百会、神门、三阴交。

配穴：心脾亏虚加心俞、脾俞；心肾不交加心俞、肾俞、太溪；肝阳上亢加肝俞、太冲；心胆气虚加心俞、胆俞、丘墟；脾胃不和加胃俞、足三里；健忘灸志室、百会。

操作：用平补平泻法；实证用泻法，虚证用补法。

2. 其他治疗

（1）耳穴压丸法　选神门、交感、心、脑点为主穴。心脾亏虚加脾；心肾不交加肾；肝阳上亢加肾、肝；心胆气虚加胰、胆；脾胃不和加胃、脾。每 3 日换贴一次，两耳交替进行。5 次为一个疗程。

（2）穴位埋线疗法　取穴：心俞、神门、肝俞、三阴交、脾俞、肾俞，每次选 4～6 个穴位，15 日施术 1 次，2 次为一个疗程。操作方法：选注线法，按常规操作。

【注意事项】

1. 因其他疾病引起失眠，应同时治疗其原发病。

2. 治疗失眠配合适当心理治疗疗效更佳。

3. 治疗最佳的时间是下午或晚上。

（七）腰痛

腰痛是以患者自觉腰部疼痛，活动受限为主症的一种病证。感受外邪、跌仆损伤和劳欲过度等为主要病因素。常见于现代医学的腰椎病变、腰部软组织损伤、肌肉风湿等病。

【辨证】　主症：腰部疼痛。

1. 寒湿腰痛　腰痛重着，遇阴雨天加重，苔白腻，脉沉迟。

2. 湿热腰痛　痛处灼热感，热天或雨天加重，活动后可减轻，小便短赤，苔黄腻，脉濡数或弦数。

3. 瘀血腰痛　多腰部外伤史，痛处固定拒按，腰痛如刺，日轻夜重，舌紫暗或有瘀斑，脉沉涩。

4. 肾虚腰痛　腰隐隐作痛，反复发作，遇劳则甚，腰膝酸软，喜揉喜按。

【治疗】

1. 基本治疗

治法：活血通经。以局部阿是穴及足太阳膀胱经穴为主。

主穴：腰眼、委中、阿是穴、腰阳关、肾俞、大肠俞。

配穴：寒湿腰痛加阴陵泉；瘀血腰痛加膈俞、血海；肾虚腰痛加命门、绝骨、志室。

操作：主穴均采用泻法。寒湿证加艾灸；瘀血证点刺委中放血；肾虚证配穴用补法，肾阳虚配合灸法。

2. 其他治疗

（1）穴位注射　以痛为俞，用复方当归注射液，严格消毒后刺入痛点，无回血后推药液，每穴注射 0.5～1 ml，每日 1 次。

（2）拔罐疗法　在局部采用留罐法，留罐 10 分钟。瘀血腰痛采用刺络拔罐法，寒湿腰痛起罐后隔姜灸 10 分钟。

【注意事项】

1. 针灸治疗腰痛要排除其他病变，因脊柱结核、肿瘤等引起的腰痛，针灸治疗无效果。

2. 腰为肾之府，平时早晚用两手掌根部揉擦肾俞穴各一次，可预防腰痛。

3. 治疗期间，不宜做剧烈运动和繁重劳动，节制房事，注意腰腿部的防寒保暖。

4. 因椎间盘突出引起的腰痛可配合推拿、牵引等方法。

附：

坐骨神经痛

坐骨神经痛是指在坐骨神经通路及其分布区的疼痛，可由多种病因引起，临床分为原发性和继发性两种。

【辨证】

多为一则腰腿部阵发性或持续性疼痛，其主要症状是臀部、大腿后侧、小腿后外侧及足部发生放射性、烧灼样或针刺样疼痛，行动加重。跟腱反射减弱。直腿抬高试验阳性。

【治疗】

治法：祛风散寒，疏通经络止痛。取足太阳膀胱经、足少阳胆经穴为主。

取穴：肾俞、次髎、环跳、大肠俞、腰夹脊、委中、悬钟、昆仑、阳陵泉、承山、足三里。

操作：针用泻法，可适当配合灸法和拔罐法、刺络拔罐法。

【注意事项】

急性椎间盘突出症者应卧床休息（睡硬板床）。

（八）痹症

凡是由风、寒、湿、热等邪气侵袭人体，导致经络气血运行不畅，闭阻不通引起的肌肉酸痛、重着、麻木，肢体关节疼痛屈伸不利，甚至关节肿大灼热等为主症的一类病证称为痹证。现代医学的类风湿关节炎、风湿性关节炎、神经痛、纤维组织炎、骨性关节炎等可参照本病进行治疗。

【辨证】　主症：肢体关节疼痛、屈伸不利，肌肉酸痛、麻木、重着。

1. 行痹（风痹）　肢体关节疼痛游走不定，痛无定处，或见寒热，苔薄白，脉浮。

2. 痛痹（寒痹）　肢体关节痛较甚，痛有定处，遇寒痛增或发，得热则减，苔白脉弦紧。

3. 着痹（湿痹）　肢体关节酸痛重着，肌肤麻木，遇阴雨寒冷可使其发作，苔白腻，脉濡缓。

4. 热痹（风痹）　关节疼痛活动不利，局部红肿灼热，痛不可近，关节活动不利，可兼见发热、口渴、苔黄燥、脉滑数症。

【治疗】

1. 针灸治疗

治法：通痹止痛。以病痛局部穴为主，结合循经及辨证选穴。

主穴：选用局部经穴和阿是穴。

配穴：行痹加膈俞、血海；痛痹加肾俞、关元；着痹者加阴陵泉；热痹者加大椎、曲池；另可根据部位循经配穴。

操作:毫针用泻法或平补平泻法。寒痹、湿痹配合灸法。热痹可点刺放血。

2. 其他治疗 放血疗法:选局部穴位,常规消毒,用三棱针点刺出血。隔日 1 次,5 次为一个疗程。

【注意事项】

1. 在风湿热的急性期要应用西药迅速控制病情,以免心脏出现严重损伤。

2. 本病应注意排除骨结核、骨肿瘤,以免延误病情。

3. 患者平时应注意关节保暖,避免风寒湿邪的侵袭。

(九)疳积

疳积是指由于喂养不当,或由多种疾病的影响,导致脾胃功能失调而出现全身虚弱、消瘦面黄、发枯、精神萎靡等为特征的一种慢性病证,多见于 5 岁以下婴幼儿。现代医学的小儿营养不良、佝偻病以及慢性腹泻、肠道寄生虫病等引起全身衰弱症状时,可参照本病进行治疗。

【辨证】

主症:全身虚弱、面黄肌瘦、毛发稀疏干枯。食欲下降或呕吐酸馊乳食。脾胃虚弱者可见便溏,完谷不化,四肢不温,唇舌色淡,脉细无力;虫积者可见喜食异物,腹部胀实,时有腹痛,睡中磨牙,舌淡,脉细弦。

【治疗】

1. 基本治疗

治法:健脾消滞,驱虫化积。取胃募、足阳明胃经腧穴为主。

主穴:中脘、四缝、足三里、三阴交。

配穴:脾胃虚弱加脾俞、胃俞、公孙;有虫积加天枢、百虫窝;睡眠不宁加间使、神门。潮热加复溜、合谷。

操作:三阴交、足三里用补法;中脘用毫针平补平泻法,浅刺不留针。四缝严格消毒后,用三棱针点刺,出针后轻轻挤出液体,并用消毒干棉球擦干。

2. 其他疗法

(1)割治疗法 取鱼际部位,纵切约 0.4 cm,取出脂肪 0.3 g 左右,然后包扎。

(2)捏脊法 医师两手沿脊柱两旁,自尾骶部开始,由下而上连续地挟提肌肤,边捏边向前推进,一直捏到项枕部为止。重复 3～5 遍后,再按揉肾俞穴 2～3 次。每日一次,10 次为一个疗程。

(3)推拿疗法 患儿取仰卧位,医者用掌根按摩中脘 5 分钟,揉脐 5 分钟。

【注意事项】

1. 针灸治疗小儿疳积证有一定疗效,因其他慢性疾病所致者,如肠寄生虫、结核病等,应根治其原发病。

2. 提倡母乳喂养,注意饮食定时定量,婴儿断乳时给婴儿补充营养。

3. 患儿乳食须定时定量,不宜过饱,或过食肥甘油腻,以提高治疗效果。

第六节 推 拿 疗 法

一、推拿的基本概念

推拿是用手法作用于患者体表的特定部位和穴位来治疗疾病的一种疗法。推拿属于物理性质疗法、外治法的范围,具有简单、方便、安全、经济、无不良反应、无痛苦、无损伤,但疗效又好的特点。

推拿手法是用手或肢体的其他部分,按照特定的技术要求,在体表操作的方法。

推拿疗法是在中医理论指导下,依据中医辨证论治原则,运用手法作用于患者的穴位和患处,通过手法本身的作用和经络系统的调节作用,以达到防病治病目的的一种传统的中医外治疗法。

随着社会的发展，人们生活水平的不断提高和人们对药物（尤其是化学药物等的不良反应）的了解、认识的进一步深入，推拿越来越受到人们的欢迎。

二、推拿的作用原理

推拿的作用原理主要包括以下三方面。

（一）推拿治疗筋伤的原理

筋伤，指因各种暴力或慢性劳损或风寒湿邪侵袭，造成人体皮肤、皮下组织、肌肉、肌腱、腱鞘、韧带、筋膜、关节囊、滑液囊、椎间盘、周围神经、血管等组织的损伤，但无骨折、脱位及皮肉破损。主要症状是疼痛，其机制是气血不通，故治则是以"通"为顺。

1. 舒筋通络，解痉止痛　软组织损伤后，通过神经系统的反射作用使有关组织处于警觉状态，如肌肉的收缩、紧张乃至痉挛都是运动系统处于警觉状态的反映，从而加剧了疼痛。推拿按摩是解除肌肉紧张和治疗肌腱及韧带损伤等疾病的有效方法。推拿可充分拉长紧张的肌肉，从而直接放松肌肉；同时，通过手法作用可加强损伤局部血液循环，消散血肿水肿，促进组织修复，松解粘连等，进而消除引起肌肉紧张的原因，从而间接放松肌肉，最终解除病灶以达到治疗的目的。

2. 理筋正骨，整复复位　筋伤时有骨错缝、筋出槽等，通过运用归合复位、牵引的手法，可使错开的骨缝合拢，脱位的关节整复；用提、压、迫、圈晃等手法，使滑脱的韧带、肌腱理正，嵌顿的滑膜退出，从而达到能理顺筋脉、整复错位的目的。

3. 剥离粘连，疏通狭窄　软组织急性损伤后，如果治疗不及时、不彻底，均会形成慢性劳损。慢性劳损再感受风、寒、湿的侵袭，该处的肌腱、腱鞘就会充血、肿胀、鞘内渗液，久而久之便出现纤维化、鞘壁增厚等现象，并使肌腱被束缚于腱鞘内而影响关节的屈伸活动。运用点拨、弹拨及对关节的拔伸、牵引等被动运动手法，可起到松解粘连、消肿止痛、滑利关节、解除弹响等作用，以利于劳损组织的功能恢复。

（二）推拿治疗内脏病的原理

推拿疗法不仅在局部起到通经络、行气血、濡筋骨的作用，而且通过经络系统能影响内脏及全身活动，达到调节阴阳气血的偏盛偏衰，使紊乱的脏腑功能恢复正常，使脏腑阴阳得到平衡，达到治愈疾病的目的，并呈现全身的治疗作用。因此，运用推拿疗法能广泛地治疗多种内脏疾病。

（三）推拿对强身保健的作用原理

推拿不仅可以治疗筋伤和内脏疾病，还可以强身健体、保健养生，其途径是通过将一定的外力作用于体表特定的穴位，使刺激信息通过反射的方式对人体神经-体液调节施以影响，从而达到消除疲劳、调节体内信息、增强体质等强身保健目的。

三、推拿手法简介

根据推拿手法的动作形态，将手法分为摆动类、摩擦类、振颤类、挤压类、叩击类和运动关节类六类手法。具体而言，通过腕关节有节奏地摆动，使手法产生的力轻重交替，持续不断地作用于所施部位的手法归类为摆动类手法，主要包括一指禅推法、㨰法和揉法三种；含有摩擦运动的手法归类为摩擦类手法，主要包括摩法、擦法、推法、搓法、抹法等手法；把能使受术部位振颤或抖动的手法归结为振颤类手法，其主要包括振法、颤法和抖法；用指、掌或肢体其他部位在所施部位上做按压或相对挤压的手法归类为挤压类手法，主要包括按法、点法、捏法、拿法、捻法、拨法等；把具有拍击、叩击动作的手法归类为叩击类手法，代表手法有拍法和击法；把能使患者关节进行摇、扳、拔伸、伸展等运动的手法归结为运动关节类手法，主要包括摇法、拔伸法和扳法。

推拿手法的基本技术要求为：持久、有力、均匀、柔和、深透。持久，是指手法能按要求持续一定的时间；有力，是指手法要有一定的力量，但随患者体质、病证、部位等而异，原则是既有效又无不良反应；均匀，是指手法要有节奏，速度和力量保持均匀，不要时快时慢，时轻时重；柔和，是指手法动作灵活,用力平稳,变换自然,即"轻而不浮,重而不滞";深透,是指手法的功力要深达体内筋骨以至脏腑。持久、有力是手法的基础,均匀、柔和是手法的关键,深透是手法总的要求。

四、推拿手法分类

（一）摆动类手法

1. 一指禅推法

【定义】　以拇指端或螺纹面着力,通过腕部的往返摆动,使所产生的功力通过拇指持续不断地作用于施术部位或穴位上,称为一指禅推法。

【动作要领】　拇指自然伸直,余指的掌指关节和指间关节自然屈曲,以拇指端或螺纹面或偏锋着力于体表施术部位或穴位上。沉肩、垂肘、悬腕,前臂主动运动,带动腕关节有节律地摆动,紧推慢移,使所产生的力通过拇指持续不断地作用于施术部位或穴位上。手法频率为120～160次/分(图9-47)。

【应用】　一指禅推法具有健脾和胃、宽胸理气、镇静安神、舒筋通络等作用。多用于治疗头痛、失眠、面瘫、近视、颈椎病、冠心病、胃脘痛、月经不调、关节炎等病证。

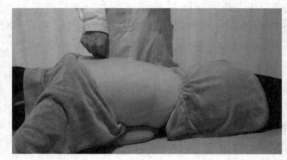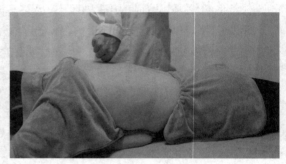

图 9-47　一指禅推法

2. 㨰法

【定义】　以手背部小指侧着力,通过前臂的旋转和腕关节的屈伸运动,使着力部在治疗部位持续不断地来回滚动,称为㨰法。

【动作要领】　沉肩、垂肘,屈肘成140°,以小指掌指关节背侧为吸定点,手背部第4～5掌骨基底部背侧着力于治疗部位,肘关节微屈并放松,腕关节放松,通过前臂主动推旋,带动腕关节屈伸的复合运动,使产生的力持续作用于治疗部位。㨰法对体表应产生轻重交替的滚动刺激,前滚和回滚时着力轻重之比为3:1,即"滚三回一"。手法频率为120～160次/分(图9-48)。

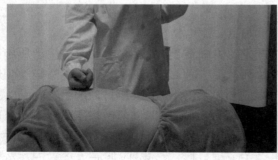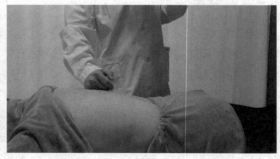

图 9-48　㨰法

【应用】　㨰法具有缓解肌肉痉挛、消除疲劳等作用。用于治疗颈椎病、肩关节周围炎、腰椎间盘突出症、各种运动损伤、运动后疲劳、高血压、糖尿病、月经不调等多种病证,也是常用的保健推拿手法之一。

3. 揉法

【定义】 以指、掌或肢体其他部分在体表施术部位上做轻柔灵活地上下、左右或环旋揉动，称为揉法。分为掌揉法、指揉法、鱼际揉法、前臂揉法等。

【动作要领】 用指、掌或肢体其他部位着力于治疗部位，以肢体的近端带动远端做轻柔和缓的环旋揉动，以带动皮下组织运动。操作时所施压力要适中，不可在体表形成摩擦运动。手法频率100～120次/分（图9-49、图9-50、图9-51）。

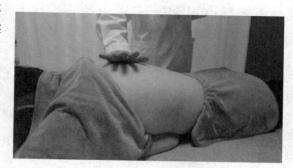

图9-49 掌揉法

【应用】 揉法具有宽胸理气、消积导滞、活血祛瘀、消肿止痛等作用；用于治疗胃脘痛、便秘、泻泄、癃闭、头痛、软组织扭挫伤、颈椎病、骨折术后康复、小儿斜颈、小儿遗尿、近视等多种病证。

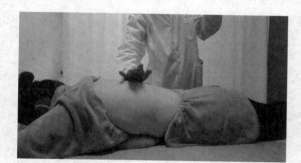

图9-50 鱼际揉法

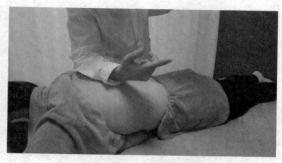

图9-51 前臂揉法

（二）摩擦类手法

1. 摩法

【定义】 用手在体表做环形摩动的手法，称为摩法。主要包括指摩法和掌摩法两种。

【动作要领】 以示指、中指、环指及小指指腹或以掌面为着力点，置于施术部位上，以腕关节为中心，连同掌、指做节律性环形移动。操作时，指掌自然伸直，沉肩、垂肘，腕关节略屈，动作缓和协调，用力平稳均匀（图9-52）。

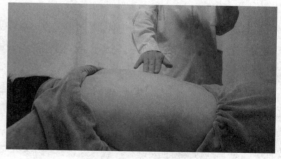

图9-52 摩法

【应用】 摩法具有和中理气、消积导滞、温肾壮阳、行气活血、散瘀消肿等作用。用于治疗咳喘、胸胁胀痛、腹胀腹痛、消化不良、泻泄、便秘、月经不调、痛经、遗精、阳痿早泄、外伤肿痛等病证。

2. 擦法

【定义】 用指或掌贴附于施术部位，做直线往返运动，使之摩擦生热，称为擦法。可分为小鱼际擦法、鱼际擦法、掌擦法、指擦法等。

【动作要领】 以大小鱼际、全掌面或四指指面着力于施术部位，腕关节伸直，稍用力下压，以肩关节和肘关节的联合屈伸动作，带动手掌或手指在体表做适度均匀的直线往返快速擦动，并产生一定的热量。频率80～120次/分（图9-53）。

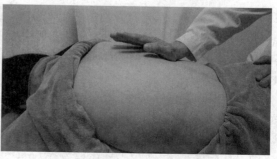

图9-53 擦法

【应用】 擦法具有温经散寒的作用,治疗寒性疾病。用于治疗发热恶寒、风湿痹痛、胃脘痛喜温喜按者及肾阳虚所致的腰腿痛、月经不调及外伤肿痛等病证。

3. 推法

【定义】 以指、掌、肘等着力于施术部位上,做单向直线推动,称为推法,又名平推法。一般分为指推法、掌推法和肘推法三种。

【动作要领】 用指、掌根或肘关节的尺骨鹰嘴着力于施术部位,做缓慢的单方向直线推动。操作全程着力面紧贴皮肤,压力均匀,做到轻而不浮,重而不滞。推法速度一般为 30~60 次/分(图 9-54,图 9-55,图 9-56)。

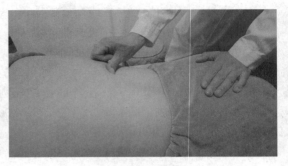

图 9-54 指推法

【应用】 推法具有通经活血、化瘀消肿、祛风散寒、通便消积的作用。用于治疗外感发热、腹胀便秘、癃闭、高血压病、头痛、失眠、风湿痹痛、感觉迟钝等病证。

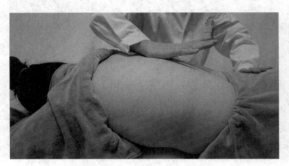

图 9-55 掌推法

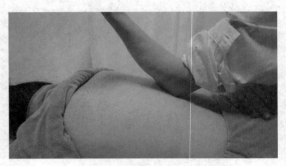

图 9-56 肘推法

4. 搓法

【定义】 用双手掌面夹住肢体或以单手、双手掌面着力于施术部位,做交替搓动或往返搓动,称为搓法。分为夹搓法和推搓法两种。

【动作要领】 以双手掌面夹住施术部位,做相反方向的较快速搓动,或以单手或双手掌面着力于施术部位,做快速的推去拉回的搓动。操作时动作要协调、连贯,搓动宜快,移动宜慢,紧搓慢移。搓法速度一般在 120 次/分以上(图 9-57)。

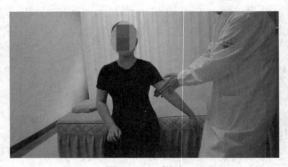

图 9-57 搓法

【应用】 搓法具有舒筋活络、调和气血、疏肝理气的作用。常用于治疗肢体酸痛、关节活动不利及胸胁屏伤等病证。

5. 抹法

【定义】 用拇指螺纹面或掌面在施术部位做上下或左右及弧形曲线的抹动,称为抹法。分为指抹法与掌抹法。

【动作要领】 以单手或双手拇指螺纹面或掌面置于治疗部位,做上下或左右、直线往返或弧形曲线的抹动。操作时贴紧施术部位皮肤,动作和缓灵活,用力均匀适中,不要用力按压局部(图 9-58)。

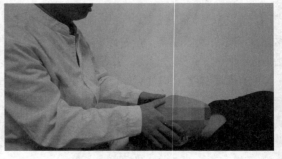

图 9-58 抹法

【应用】 抹法具有镇静安神、提神醒脑的作用。主要用于治疗感冒、头痛、面瘫及肢体酸痛等病证。

（三）振颤类手法

1. 振法

【定义】 以掌或指在体表施以振动的方法，称为振法。分为掌振法与指振法两种。

【动作要领】 以掌面或指在着力于体表施术部位或穴位，通过前臂和手的肌肉强力的静止性用力，产生快速而强烈的振动波，使受术部位或穴位有被振动感，或有时有温热感（图9-59，图9-60）。

【应用】 振法有镇静安神、健脾和胃、宽胸里气、调经活血等作用。用于治疗胃下垂、胃脘痛、头痛、失眠、咳嗽、气喘、形寒肢冷、腰痛、痛经、月经不调等病证。

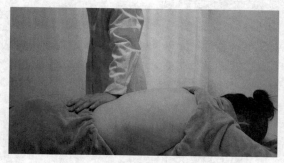

图9-59 掌振法

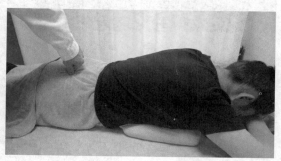

图9-60 指振法

2. 抖法

【定义】 以双手或单手握住受术者肢体远端，做小幅度的连续抖动，称为抖法。

【动作要领】 以双手握住受术者上肢或下肢的远端，将被抖动的肢体抬高一定的角度（上肢坐位情况下向前外抬高约60°，下肢在仰卧位情况下抬离床面约30°）。两前臂同时施力，做连续的上下抖动，使抖动所产生的抖动波似波浪般地由肢体的远端传递到近端，从而使被抖动的肢体、关节产生舒服感。在抖动过程中，始终要有牵引的力量。一般上肢抖动频率为250次/分左右，下肢抖动频率为100次/分左右（图9-61，图9-62）。

【应用】 抖法具有疏通经络、滑利关节、松解粘连等作用。用于治疗肩周炎、颈椎病、髋部伤筋及疲劳性四肢酸痛等病证。

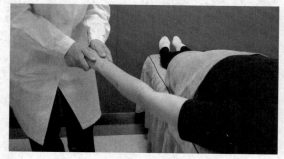

图9-61 上肢抖法

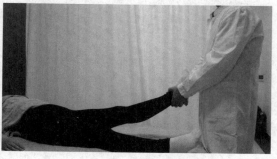

图9-62 下肢抖法

（四）挤压类手法

1. 按法

【定义】 以指或掌垂直向下按压体表施治部位，进行有节奏地向下按压，称为按法。按法又常与揉法相结合，组成"按揉"复合手法。分为指按法、掌按法两种。

【动作要领】 以拇指螺纹面或以单手或双手掌面着力于施治部位,缓慢而有节律性地垂直向下按压。操作时着力部位要紧贴皮肤,用力要由轻到重,稳而持续,使刺激充分到达肌体组织的深部(图9－63、图9－64)。

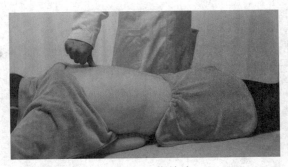

图9－63 指按法

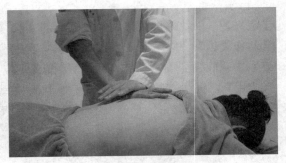

图9－64 掌按法

【应用】 按法具有放松肌肉、开通闭塞、活血止痛等作用。常用于治疗腰痛、颈椎病、肩周炎、肢体酸痛麻木、偏瘫、头痛、胃脘痛等病症。

2. 点法

【定义】 以指端或屈曲的指间关节部垂直着力于受术部位,持续地进行点压,称为点法。点法主要包括拇指端点法、屈拇指点法、屈示指点法等。

【动作要领】 手握空拳,以指端或屈指以指间关节突起部,垂直着力于受术部位或穴位上,进行持续点按。点法刺激性强,用力要由轻到重,稳而持续,使刺激充分到达机体的组织深部(图9－65、图9－66、图9－67)。

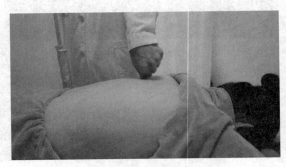

图9－65 拇指端点法

【应用】 点法有通经活络、调理气机的作用。多用于止痛、急救、调理脏腑功能。

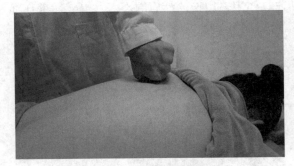

图9－66 屈拇指点法

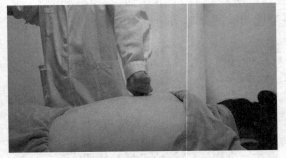

图9－67 屈示指点法

3. 捏法

【定义】 以拇指和其他手指在受术部位做对称性的挤压,称为捏法。根据拇指与其他手指配合的多寡分为二指捏法、三指捏法、五指捏法等。

【动作要领】 以拇指和示指指面,或以拇指和示指、中指指面,或拇指和其余四指指面夹住治疗部位,相对用力挤捏,随即放松,再用力挤捏、放松,重复以上挤捏、放松动作,并边捏边移动。操作时动作要连贯而有节奏,用力要均匀而柔和,不要含有揉的成分(图9－68,图9－69)。

【应用】 捏法具有疏通经络、行气活血、缓解肌肉痉挛等作用。用于治疗各种痛症、疲劳性肢体酸痛病证,如颈椎病、肩周炎、上肢酸痛、下肢酸痛、指(趾)关节麻木等。

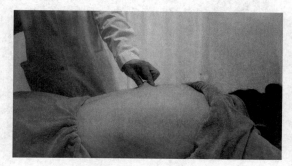

图 9-68 二指捏法

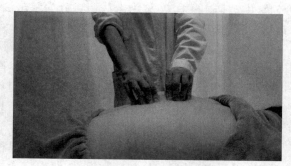

图 9-69 五指捏法

4. 拿法

【定义】 以拇指和其余手指相对用力,提捏或揉捏肌肤,称为拿法。根据拇指与其他手指配合的多寡,有二指拿法、三指拿法、四指拿法、五指拿法等。

【动作要领】 以拇指同其他手指的对合力进行轻重交替、连续捏而提起的动作,并施以揉动。操作时腕关节放松,动作柔和灵活,具有协调性,且富有节奏感。

【应用】 拿法具有舒筋活血、缓解肌肉痉挛、通调气血、发汗解表、开窍醒脑等作用。用于治疗颈椎病、肩周炎、四肢酸痛、头痛恶寒等病症。

5. 捻法

【定义】 以拇、示指夹住治疗部位,进行往返有节律地搓揉捻动,称为捻法。

【动作要领】 以拇指螺纹面与示指桡侧缘或螺纹面相对捏住治疗部位,拇指、示指主动运动,稍用力做对称性的快速搓揉动作,如捻线状,捻动时动作要灵活连贯,柔和有力。操作频率为 200 次/分左右。

【应用】 捻法有消肿散瘀、理筋通络、滑利关节等作用。适用于四肢小关节,用于治疗指间关节扭伤、类风湿关节炎、屈指肌腱腱鞘炎等。

6. 拨法

【定义】 以单拇指或双拇指相对深按于治疗部位,进行单向或往返拨动,称为拨法。

【动作要领】 拇指伸直,以指端着力于治疗部位,向下按压,以上肢带动拇指,垂直于肌腹、肌腱、韧带、条索往返用力推动。拨动力度要适中,以受术者适应为度。

【应用】 拨法具有松解粘连、解痉止痛的作用。主要用于治疗落枕、肩周炎、腰肌劳损、网球肘等病证。

(五)叩击类手法

1. 拍法

【定义】 以五指并拢,掌指关节微屈,手心凹陷呈虚掌拍打体表,上下挥臂,动作连贯,称为拍法。拍法可单手操作,亦可双手同时操作。

【动作要领】 五指并拢,掌指关节微屈,使掌心空虚。腕关节放松,前臂主动运动,上下挥臂,平稳而有节奏地用虚掌拍击受术部位(图 9-70)。用双掌拍打时,宜双掌交替操作。

【应用】 拍法具有舒筋通络、行气活血的作用。常用于治疗腰背筋膜劳损、腰椎间盘突出症及坐骨神经痛等病证。

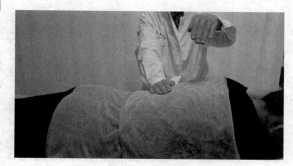

图 9-70 拍法

2. 击法

【定义】 以拳背、掌根、掌侧小鱼际、指尖或用桑枝棒叩击体表的手法，称为击法。可分为拳击法、掌击法、指击法、棒击法 4 种。

【动作要领】 以拳背、掌根、小鱼际、指尖或用棒对治疗部位，施以平稳着实而有节律的打击。操作时腕关节放松，以肘关节的屈伸带动手部击打。击打要快速而短暂，速度要均匀而有节奏（图 9 - 71、图 9 - 72、图 9 - 73）。

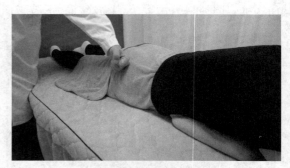

图 9 - 71 拳击法

【应用】 击法具有舒筋活络、行气和血、提神解疲的作用。主治风湿、局部感觉迟钝、肌肉痉挛或头痛等症。

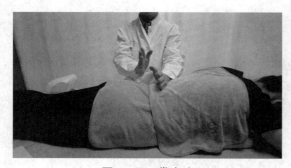

图 9 - 72 掌击法

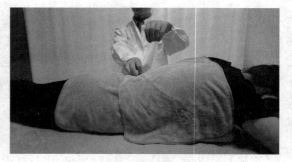

图 9 - 73 指击法

（六）运动关节类手法

1. 摇法

【定义】 在关节的正常生理病理活动范围内做被动的环转运动，称为摇法。包括颈项部、肩关节、髋关节和全身四肢关节摇法。

【动作要领】

（1）颈项部摇法　患者取坐位，颈项部放松。术者立于患者背后或侧后方，一手扶按患者头顶后部，另一手托住患者下颌部（下颌部内收位），两手臂协调运动，反方向施力，使患者头颈部按顺时针或逆时针方向进行环旋摇动（图 9 - 74）。

（2）肩关节摇法　患者取坐位，肩部放松。术者立于患者侧，一手按住患者肩部，另一手前臂托住患者前臂和肘部，手握其上臂，使患者肩关节做环转摇动。或术者立于患者侧后方，一手扶按住患者肩部，另一手握住患者手部，稍用力牵伸患者手臂，使患者肩关节做小幅度双向环转摇动（图 9 - 75）。

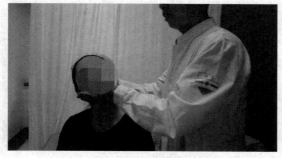

图 9 - 74 颈项部摇法

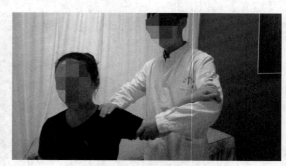

图 9 - 75 肩关节摇法

（3）髋关节摇法　患者取仰卧位，一侧屈髋屈膝。术者站在患侧，一手扶患侧膝部，另一手扶踝，将其膝关节屈髋屈膝至腹部，然后两手协调用力，使髋关节做双向摇转运动（图9-76）。

（4）踝关节摇法　患者仰卧位或坐位，下肢放松伸直。术者站于其足后，一手托住其足跟，另一手捏住其脚掌侧面，在稍用力拔伸的状态下做双向环旋摇动（图9-77）。

【应用】　摇法具有滑利关节、松解粘连、舒筋通络、纠正错位、理筋整复的作用。用于治疗颈椎、肩关节、肘关节、腕关节、指关节、胸椎、胸肋关节、腰椎、骶髂关节、髋关节、膝关节、踝关节等关节疾病。

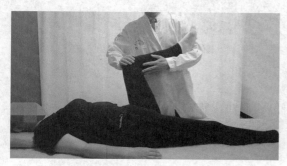

图9-76　髋关节摇法

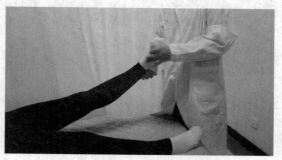

图9-77　踝关节摇法

2. 拔伸法

【定义】　拔伸法又称"牵引法""牵拉法""拉法"和"拔法"，是固定关节或肢体的一端，牵拉另一端，应用对抗的力量使关节或半关节得到伸展。

【动作要领】

（1）颈椎拔伸法　患者取坐位，术者站于其后，以双手拇指螺纹面分别顶按住其两侧枕骨下方风池穴处，两掌分置于其两侧下颌部以托顶助力。然后前臂腕部压肩作为支撑点，靠腕关节屈伸运动和拇指向上托顶，双掌上托。缓慢地向上拔伸5～6次，以使颈椎在较短时间内得到持续牵引（图9-78）。

（2）肩关节拔伸法　患者取坐位，术者立于其患侧，以两手分别握住其腕部和肘部，于肩关节外展位逐渐用力牵拉。同时助手双手抱住其身体上半部，与牵拉之力相对抗（图9-79）。

（3）腕关节拔伸法　患者取坐位，术者立于其体侧，一手握住其前臂下端，另一手握住其手掌部，双手同时向相反方向用力，缓慢地进行拔伸（图9-80）。

（4）指间关节拔伸法　术者以一手握住患者腕部，另一手捏住患指末节，两手同时施力，做相反方向拔伸（图9-81）。

【应用】　拔伸法具有松解粘连、整复脱白、滑利关节的作用。主要用于骨折和关节脱位，而推拿临床则常用于软伤性疾患和关节脱位，如颈椎、肩关节、肘关节、腕关节、指关节、腰椎、髋关节、膝关节、踝关节等关节脱位、粘连。

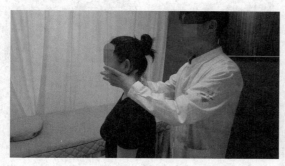

图9-78　颈椎拔伸法

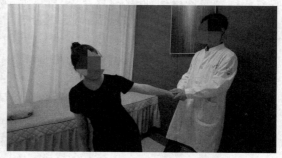

图9-79　肩关节拔伸法

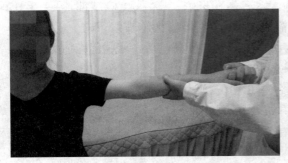

图 9 - 80　腕关节拔伸法

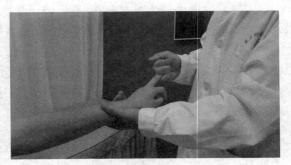

图 9 - 81　指间关节拔伸法

3. 扳法

【定义】 在关节生理病理活动范围内进行被动伸展、屈曲或旋转扳动的手法,称为扳法。

【动作要领】

(1) 颈部扳法

1) 颈部斜扳法:患者取坐位,颈项部放松,头部中立位,下颌内收。术者站于其侧后方,以一手扶按其头顶后部,另一手扶托其下颌部。两手协同施力,使其头部内收,向侧方旋转,当旋转至有阻力时,大约40°,略停顿片刻,随即用"巧力寸劲",做一突然的有控制的快速扳动,由 40°旋转到 45°,常可听到"咔"的弹响声,随后可按同法向另一侧方向扳动(图9 - 82)。

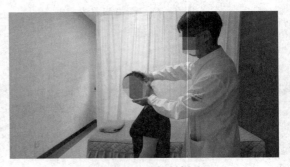

图 9 - 82　颈部斜扳法

2) 颈椎旋转定位扳法:患者取坐位,术者站于其侧后方,以一手拇指点按住其病变颈椎棘突旁,另一手托住其对侧下颌部,令其低头内收,屈颈至拇指下感到棘突活动、关节间隙张开时,保持这一前屈幅度。再使其向患侧屈至最大幅度,然后将其头部慢慢旋转,当旋转到有阻力时略为停顿一下,随即用"巧力寸劲"做一个有控制的小幅度的快速扳动。此时常可听到"咔"的弹响声,同时拇指下亦有棘突弹跳感(图9 - 83)。

(2) 胸背部扳法

1) 扩胸牵引扳法:患者取坐位,两手十指交叉扣住并抱于枕后部。术者站于其后方,以一侧膝关节抵住其背部病变处,两手分别握扣其两肘部。先嘱患者做前俯后仰运动,并配合深呼吸,即前俯时呼气,后仰时吸气。如此活动数遍后,待患者身体后仰至最大限度时,术者随即用"巧力寸劲"将其两肘部向后方突然拉动,与此同时膝部向前顶抵胸椎,常可听到"咔"的弹响声(图9 - 84)。

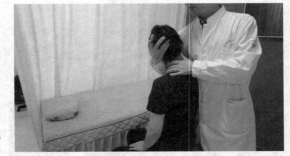

图 9 - 83　颈椎旋转定位扳法

2) 胸椎对抗复位法:患者取坐位,两手交叉扣住并抱于枕后部。术者站其后方,两手臂自其前两腋下向上伸出扣握住其两前臂中部,一侧膝部顶住病变胸椎处不动。然后握住前臂的两手用力下压,而两前臂则用力上抬,使颈椎前屈并将其脊柱向上向后牵引,而抵顶病变胸椎的膝部也同时向前向下用力,与前臂的上抬形成对抗牵引。持续牵引片刻后,两手、两臂与膝部协同发力,以"巧力寸劲"做一有控制的快速扳动,常可听到"咔"的弹响声(图9 - 85)。

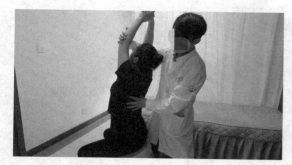

图9-84 扩胸牵引扳法

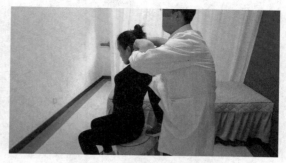

图9-85 胸椎对抗复位法

（3）腰部扳法

1）腰部斜扳法：患者取侧卧位，患侧下肢在上，屈髋屈膝；健侧下肢在下，自然伸直。术者以一肘或手抵住其肩前部，另一肘或手抵于其臀部。两肘或两手协调活动，使腰部形成连续的小幅度扭转而放松。待腰部完全放松后，再使腰部扭转至有明显阻力时，略停片刻，然后施以"巧力寸劲"，做一个突然的、小幅度的快速扳动，常可听到"咔咔"的弹响声（图9-86）。

2）腰部旋转扳法：有两种操作方法。

a. 弯腰旋转扳法。患者取坐位，腰部放松，两臂自然下垂。以右侧病变向右侧旋转扳动为例。助手位于患者左前方，用两下肢夹住其双小腿部固定。术者位于患者右后方，以左手拇指端或螺纹面顶按于患者腰椎偏歪的棘突侧方，右手臂从其右腋下穿过并以右掌搭按于颈后项部。右掌缓慢下压患者身体，至术者左拇指下感到棘突活动，棘突间隙张开时则其腰椎前屈活动停止，保持这一前屈幅度。然后右侧手臂缓慢施力，以左手拇指顶按住患者腰椎偏歪的棘突为支点，使其腰部向右屈至一定幅度后，再使其腰部向右旋转至最大限度。略停片刻后，右掌下压其项部，摇动上身，左手拇指则同时用力向对侧顶推偏歪的棘突，两手协调发力，以"巧力寸劲"做一小幅度的快速扳动，常可听到"咔"的弹响声（图9-87）。

b. 直腰旋转扳法。患者取坐位，两下肢分开，与肩同宽，腰部放松。以向右侧旋转扳动为例。术者以两下肢夹住患者的左大腿部以固定，左手抵住其左肩关节后部，右臂从其右腋下伸入并以右手抵住肩前部。然后两手协调发力，以左手前推其左肩后部，右手向后拉其右肩，且右臂部同时施以上提之力，则使其腰部向右旋转，至有阻力时，以"巧力寸劲"做一小幅度的快速扳动，常可听到"咔"的弹响声（图9-88）。

3）腰部后伸扳法：患者取俯卧位，两下肢并拢。术者一手按压于患者腰部，另一手臂托抱住其两下肢膝关节上方并缓缓上抬，使其腰部后伸。当后伸至最大限度时，两手协调发力，以"巧力寸劲"做一小幅度的下按腰部与上抬下肢的相反方向的用力扳动（图9-89）。

【应用】 扳法具有纠正错位、滑利关节、松解粘连、解痉止痛的作用。适用于颈椎、肩关节、肘关节、腕关节、指关节、胸椎、胸肋关节、腰椎、骶髂关节、髋关节、膝关节、踝关节等关节。

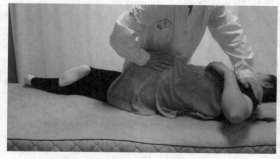

图9-86 腰部斜扳法

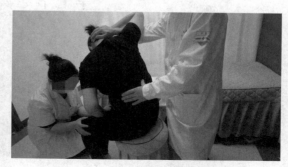

图9-87 弯腰旋转扳法

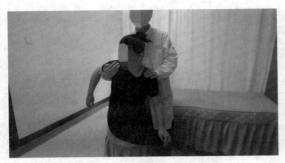

图 9-88 直腰旋转扳法

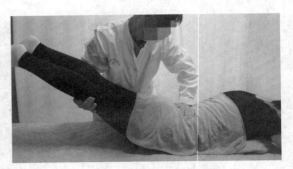

图 9-89 腰部后伸扳法

五、推拿手法应用举例

推拿手法在临床运用十分广泛,下面介绍几种常见疾病的推拿手法。

1. 落枕 因睡眠时枕头高低不适,而致颈项疼痛、转动不利的一种疾病。治法为舒筋活血,温经通络。

推拿方法:患者取坐位,医师站于其侧后方。先用拇指按揉天宗穴 2～3 分钟,并嘱患者配合缓缓转动头部;接着用掌根轻揉患侧颈项、肩背部 2～3 分钟,配合轻缓的颈部被动活动;然后用右手拇指与其余四指相对用力轻拿颈项、肩部 2～5 分钟;点按风池、风府、肩井、合谷、外关等穴位,每穴 10～30 秒;最后摇颈左右各 3 次,斜扳颈椎左右各 1 次。

注意手法要轻柔,扳颈时不可强求响声,同时患者注意颈部保暖,枕头高低适中。

2. 肩背肌肉劳损 指由于长时间伏案工作等引起的以肩背部酸痛为特征的病证。治法为舒筋活络,松解粘连,活血止痛。

推拿方法:先按揉、拿揉肩背部 2～5 分钟;接着点按风池、肩井、天宗、外关等穴位,每穴 10～30 秒;弹拨有"条索状"或"筋结"处,约 2 分钟;摇颈、肩左右各 3 次,并左右搓、抖肩关节各 3 次。

肩背劳损者注意勿伏案过久,同时配合头部活动、扩胸运动等锻炼。

3. 腰肌劳损 指腰部肌肉、筋膜等软组织的慢性损伤。主要由于习惯性或长期姿势不良所致,主要表现为长期反复腰部酸痛,时轻时重,劳累后加重,休息后减轻,局部压痛广泛但不明显,腰部活动多无障碍。治法为舒筋活血,温经通络。

推拿方法:先按揉腰部两侧,上下往返数遍,约 2 分钟;点按阿是穴、肾俞、大肠俞、委中等穴,每穴 10～30 秒;斜扳腰椎,左右各 1 次;拍打腰部两侧,以皮肤微红为度;直擦腰部两侧,横擦腰骶部,透热为度。

腰肌劳损者注意纠正不良姿势,睡硬板床,并加强腰部肌肉锻炼(飞燕式或拱桥式)。以上病证,推拿手法后均可配合热敷,以加强疗效。

第七节 其 他 疗 法

一、耳针疗法

耳针是指在相应的耳穴上采用针刺或其他方法进行刺激以防治疾病的方法,具有操作简便、奏效迅速等特点。

(一)耳郭表面解剖

耳郭分为凹面的耳前和凸面的耳背,其体表解剖如图 9-90。

(二)耳穴的分布特点

耳穴是指分布在耳郭上的一些特定区域。耳穴在耳郭的分布犹如一个倒置在子宫内的胎儿,头部朝下臀部朝上。分布规律为：与头面相应的耳穴在耳垂和对耳屏；与上肢相应的耳穴在耳舟；与躯干和下肢相应的耳穴在对耳轮体部和对耳轮上、下脚；与内脏相应的耳穴集中在耳甲，其中与腹腔脏器相应的耳穴多在耳甲艇，与胸腔脏器相应的耳穴多在耳甲腔，与消化道相应的耳穴多在耳轮脚周围（图9-91）。

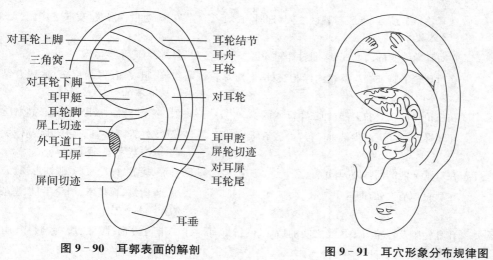

图9-90 耳郭表面的解剖

图9-91 耳穴形象分布规律图

（三）耳穴的定位和主治

为了方便准确取穴，《耳穴名称与部位的国家标准方案》按耳的解剖将每个部位划分成若干个区，并依区定穴，共计91个穴位（图9-92）。常用耳穴见表9-26。

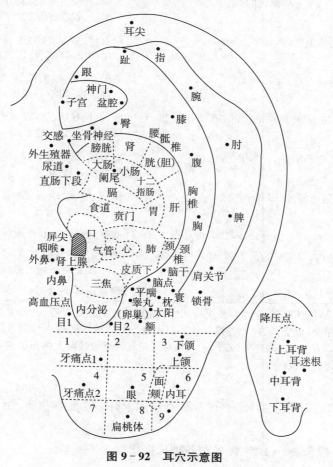

图9-92 耳穴示意图

表9-26 常用穴位定位及主治

穴名	部位	主治
耳尖	在耳郭向前对折的上部尖端处,即耳轮6区、7区交界处	发热、睑腺炎、高血压、急性结膜炎、牙痛、失眠
风溪	在耳轮结节前方,指区与腕区之间,即耳舟1区、2区交界处	荨麻疹、过敏性鼻炎、皮肤瘙痒症、支气管哮喘
坐骨神经	在对耳轮下脚的前2/3处,即对耳轮6区	坐骨神经痛、下肢瘫痪
交感	在对耳轮下脚末端与耳轮内缘相交处,即对耳轮6区前端	心绞痛、胆绞痛、胃肠痉挛、输尿管结石、自主神经功能紊乱
神门	在三角窝后1/3的上部,即三角窝4区	失眠、多梦、癫痫、戒断综合征、高血压、神经衰弱
肾上腺	在耳屏游离缘下部尖端,即耳屏2区后缘处	眩晕、支气管哮喘、低血压、风湿性关节炎、腮腺炎、链霉素中毒、休克
皮质下	在对其屏内侧面,即对耳屏4区	间日疟、痛症、神经衰弱、假性近视、失眠
胃	在耳轮脚消失处,即耳甲4区	胃炎、胃溃疡、胃痉挛、消化不良、恶心呕吐、前额痛、牙痛、失眠
十二指肠	在耳轮脚及耳轮与AB线之间的后1/3处,即耳甲5区	十二指肠溃疡、腹胀、腹泻、腹痛、胆囊炎、胆石症、幽门痉挛
大肠	在耳轮脚及部分耳轮与AB线之间的前1/3处,即耳甲7区	腹泻、便秘、咳嗽、牙痛、痤疮
阑尾	在小肠区与大肠区之间,即耳甲6、7区交界处	单纯性阑尾炎、腹泻
肾	在对耳轮下脚下方后部,即耳甲10区	腰痛、耳鸣、神经衰弱、肾盂肾炎、遗尿、阳痿、早泄、遗精、支气管哮喘、月经不调
胰胆	在耳甲艇的后上部,即耳甲11区	胆石症、胆囊炎、胆道蛔虫症、偏头痛、带状疱疹、中耳炎、耳鸣、急性胰腺炎
肝	在耳甲艇的后下部,即耳甲12区	眩晕、胁痛、经前期紧张综合征、月经不调、围绝经期综合征、高血压、近视、单纯性青光眼
脾	在BD线下方,耳甲腔的后上部,即耳甲13区	腹泻、便秘、腹胀、食欲下降、功能性子宫出血、白带过多、内耳性眩晕
心	在耳甲腔正中凹陷处,即耳甲15区	心绞痛、无脉症、心动过速、心律不齐、神经衰弱、癔症、口舌生疮
肺	在心、气管区周围处,即耳甲14区	胸闷、咳嗽、声音嘶哑、皮肤瘙痒症、荨麻疹、便秘、戒断综合征
三焦	在外耳门后下,肺与内分泌区之间,即耳甲17区	腹胀、便秘、上肢外侧疼痛、水肿、耳鸣
内分泌	在屏间切迹内,耳甲腔的前下部,即耳甲18区	痛经、月经不调、围绝经期综合征、痤疮、间日疟、甲状腺功能减退症或甲状腺功能亢进症
扁桃体	在耳垂正面下部,即耳垂7、8、9区	腭扁桃体炎、咽炎

注:在耳轮的内缘上,设耳轮脚切迹至对耳轮下脚间中、上1/3交界处为A点;在耳甲内,由耳轮脚消失处向后作一水平线与对耳轮耳甲缘相交,设交点为D点;设耳轮脚消失处至D点连线的中、后1/3交界处为B点;设外耳道后缘上1/4与下3/4交界处为C点。从A点向B点作一条与对耳轮耳甲艇缘弧度大体相仿的曲线,从B点向C点作一条与耳轮脚下缘弧度大体相仿的曲线。

（四）临床应用

1. 适应范围 耳针在临床上应用十分广泛,不仅用于许多功能性疾病,而且对部分器质性疾病也有一定的疗效。

（1）疼痛性疾病 如头痛、神经性疼痛和各种扭挫伤等。

（2）炎性疾病及传染病 如咽喉炎、腭扁桃体炎、急慢性牙周炎、胆囊炎、肠炎、流行性感冒、百日咳、细菌性痢疾、腮腺炎等。

（3）功能紊乱及内分泌代谢紊乱性疾病 如胃肠神经症、心脏神经症、心律不齐、高血压、眩晕症、多汗症、月经不调、遗尿、神经衰弱、癔症、甲状腺功能亢进症或甲状腺功能减退症、糖尿病、肥胖症、围绝经期综合征等。

（4）过敏性疾病 如过敏性鼻炎、荨麻疹、支气管哮喘、过敏性结肠炎、过敏性紫癜等。

此外，耳穴还有催乳、催产、防治输血、输液反应，美容，戒烟，戒毒，延缓衰老，防病保健等作用。

2. 选穴原则 耳针处方选穴具有一定的原则，通常有按相应部位选穴、中医辨证选穴、西医学理论选穴和临床经验选穴等四种原则，可以单独使用，亦可配合使用。

3. 耳穴的刺激方法 耳穴的刺激方法较多，目前临床常用压丸法。此外，还可用毫针法、艾灸、放血、穴位注射、皮肤针叩刺等方法。

压丸法：在耳穴表面贴敷王不留行籽、油菜籽、小米、绿豆、白芥子以及特制的磁珠等，并间歇揉按的一种简易疗法。由于本法既能持续刺激穴位，又安全方便，是目前临床上最常用的耳穴刺激方法。目前应用最多的是王不留行籽压丸法，可先将王不留行籽贴附在 0.6 cm×0.6 cm 大小胶布中央，用镊子夹住，贴敷在选用的耳穴上。每日自行按压 3～5 次，每次每穴按压 30～60 秒，以局部微痛发热为度，3～7 日更换 1 次，双耳交替。

4. 注意事项

（1）严格消毒，防止感染。因耳郭表面凹凸不平，血管丰富，结构特殊，针刺前必须严格消毒，有伤面或炎症部位禁针。针刺后如针孔发红、肿胀，应及时涂 2.5% 碘酒，防止化脓性软骨膜炎的发生。

（2）耳针刺激比较疼痛，治疗时应注意防止发生晕针，一旦发生应及时处理。

（3）对扭伤和运动障碍的患者，进针后应嘱其适当活动患部，有助于提高疗效。

（4）有习惯性流产的孕妇应禁针。

（5）患有严重器质性病变和伴有严重贫血者不宜针刺，对严重心脏病、高血压者不宜行强刺激法。

二、拔罐法

拔罐法是一种以罐为工具，借助燃火、抽气等方法，排出罐内空气，形成负压，使之吸附于腧穴或病变部位，使局部皮肤充血、瘀血，以防治疾病的方法。拔罐法有温经通络、行气活血、消肿止痛、祛风散寒、吸毒拔脓等作用。常用于风湿痹痛，肩背腰腿痛，感冒，发热，咳嗽，支气管哮喘，胃痛、腹痛、腹泻，痛经、闭经，痤疮、荨麻疹，中风偏瘫，面瘫，肥胖症等。

（一）拔罐法的常用器具

拔罐器具包括玻璃罐、陶瓷罐、竹罐、抽气罐等。

1. 玻璃罐 采用耐热质硬的透明玻璃制成，其质地透明，便于观察；但容易摔碎。玻璃罐是目前应用最广泛的拔罐用具，特别适用于刺络拔罐法。

2. 陶瓷罐 用陶土或瓷土烧制而成，密封性好，吸拔力强；但罐具笨重，落地易碎。陶瓷罐主要用于火罐法。

另外，还有竹罐、抽气罐，但只有负压作用，没有火罐的温热刺激作用。

（二）吸罐的方法

火罐法是利用燃烧时的热力排除罐内部分空气造成负压，使罐吸附于施术部位皮肤的方法。常用的有闪火法和投火法两种方法。

1. 闪火法 用镊子或止血钳等夹住 95% 乙醇棉球，点燃后在罐内中部绕 1～2 圈或停留片刻后，将火退出，迅速将罐扣于施术部位。闪火法罐内无火，简便安全，不受体位限制，可连续进行，是临床中最常用的拔罐方法。

2. 投火法 将易燃纸片或棉花点燃后投入罐内,迅速将罐扣在施术部位。投火法适宜侧面横拔。另外,竹罐用水罐法、抽气罐用抽气法。

（三）拔罐法的应用

根据病变部位和病情,可分别采用以下几种拔罐方法。

1. 留罐法 是拔罐法中最常用的一种方法,拔罐后将罐留置一定时间,一般 10～15 分。可根据病变范围分别采用单罐法或多罐法。如胃痛,可在中脘采用单罐法;腰肌劳损,可在肾俞、大肠俞、腰眼和疼痛明显的部位采用多罐法。

2. 闪罐法 是指将罐拔上后立即取下,如此反复吸拔多次,至皮肤潮红充血或瘀血的一种拔罐方法。适用于肌肉比较松弛,吸拔不紧或留罐有困难的患者,局部皮肤麻木或功能减退的虚证患者也适用此法。闪罐法一般采用闪火法,所用的罐不宜过大。

另外,还有推罐法、刺血（刺络）拔罐法、针罐法、药罐法等。

（四）起罐法

起罐又称脱罐。用一手拿住火罐,另一手将火罐口边缘的皮肤轻轻按下,或将排气罐进气阀拉起,待空气缓缓进入罐内后,罐即落下。切不可硬拔,以免损伤皮肤。

（五）拔罐疗法的注意事项

1. 拔罐时要选择适当体位和肌肉丰满部位。若骨骼凸凹不平不易吸拔时,可做一薄面饼,置于施术部位以增加局部面积,即可拔住。

2. 用火罐和水罐时勿灼伤或烫伤皮肤。

3. 拔罐期间注意询问患者的感觉,观察患者反应,防止晕罐。

4. 皮肤有过敏、溃疡、水肿和大血管分布部位,不宜拔罐。高热抽搐者和孕妇的腹部、腰骶部位,亦不宜拔罐。

（六）拔罐后处理

拔罐后出现水疱时,小水疱可不处理,但要防止擦破;大水疱可以用消毒针具刺破使其内液体流出,再涂以甲紫药水,覆盖消毒敷料,防止感染。

三、穴位注射法

穴位注射法又称水针疗法,是将适量中西药物的注射液注入相关穴位,通过针刺与药物对穴位的双重刺激作用,以防治疾病的方法。穴位注射法具有操作简便、用药量小、适应证广、作用迅速等特点。

针具使用一次性的注射器与针头。可根据使用的药物、剂量大小及针刺的深浅,选用不同规格的注射器和针头。

（一）操作方法

1. 注射方法 选择适宜的消毒注射器和针头,抽取适量的药液,在穴位局部消毒后,右手持注射器对准穴位或阳性反应点,快速刺入皮下,然后将针缓慢推进,达一定深度后,进行和缓的提插,使之得气,回抽无血后,再将药液注入。凡急性病、体强者可用快推的较强刺激;慢性病、体弱者可用缓推的较弱刺激;一般疾病,用中等速度推药液。如推注药液较多,可采用由深至浅,边推药液边退针,或分几个方向注射药液。

2. 注射剂量 穴位注射用药的剂量取决于注射部位和药物性质及浓度。一般耳穴每穴注射 0.1 ml,面部每穴注射 0.3～0.5 ml,四肢部每穴注射 1～2 ml,胸背部每穴注射 0.5～1 ml,腰臀部每穴注射 2～5 ml。5%～10%葡萄糖每次可注射 10～20 ml,而刺激性较大的药物（如乙醇）和特异性药物（如抗生素、激素、阿托品等）一般用量较小,每次用量为常规量的 1/10～1/3。中药注射液的穴位注射常规剂量为 1～4 ml。

3. 选穴与疗程 选穴原则同毫针刺法。选穴宜少而精,以 1～3 个腧穴为宜。为获得更佳疗效,尽量选取阳性反应点进行注射。每日或隔日注射 1 次,治疗后反应强烈者可间隔 2～3 日注射 1 次,所选腧穴可交替使用。6～10 次为一个疗程,疗程间休息 3～5 日。

（二）常用药物

凡可用于肌内注射的药液均可供穴位注射用。常用的穴位注射药液有以下三类。

1. 中草药制剂　如丹参注射液、鱼腥草注射液、柴胡注射液、清开灵注射液等。

2. 维生素类制剂　如维生素 B_1、维生素 C 注射液等。

3. 其他常用药物制剂　如 5％～10％葡萄糖溶液、生理盐水、胎盘组织液、氯丙嗪等。

（三）适应范围

穴位注射法的适用范围广泛,凡是针灸的适应证大部分可用本法治疗。

（四）注意事项

1. 严格无菌刺灸法,防止感染。

2. 穴位注射后局部通常有较明显的酸胀感,随后局部或更大范围有轻度不适感,一般 1 日后消失。

3. 注意注射用药的有效期、有无沉淀变质等情况,凡能引起过敏反应的药物,如青霉素、链霉素等,必须先做皮试。

4. 一般注射药液不宜注入关节腔、脊髓腔和血管内。还应注意避开神经干,以免损伤神经。

5. 孕妇的下腹部、腰骶部和三阴交、合谷穴等不宜用穴位注射法,以免引起流产。

6. 小儿、老年人、体弱者、敏感者,药液剂量应酌减。

四、穴位埋线法

穴位埋线法,是指将羊肠线埋入穴位内,利用羊肠线对穴位的持续刺激以治疗疾病的方法。具有操作简便、作用持久、适应证广等特点。

（一）操作方法

1. 埋线用品　穴位埋线法的主要用品为消毒用品、镊子、一次性注射针、一次性针灸针、2～4 号铬制羊肠线等。

2. 埋线方法　临床最常用的是用一次性注射针埋线法,即注线法。

一次性注射针埋线法:常规消毒局部皮肤,以利多卡因做浸润麻醉,镊取一段 1～2 cm 长已消毒的羊肠线,放置在注射针针管的前端,后接一次性针灸针做成的针芯,左手拇、示指绷紧或捏起进针部位皮肤,右手持针,刺入到所需深度后,进行和缓的提插,当获得得气感应时,边推针芯,边退针管,将羊肠线埋植在穴位皮下组织或表浅的肌层内,针孔处覆盖消毒纱布。

3. 选穴与疗程　每次以 4～10 穴为宜,多选肌肉比较丰厚部位的穴位,以背腰部和腹部穴最常用。在一个穴位上行多次治疗时应偏离前次治疗的部位。1～4 周埋线 1 次,3～5 次为一个疗程。

4. 术后反应及处理

（1）正常反应　由于埋线过程的损伤刺激和羊肠线（异性蛋白）刺激,1～5 日内埋线局部可出现红、肿、痛、热等无菌性炎症反应,一般不需处理。少数反应较重的病例,切口处有渗出液,若渗液较多,可用 75％乙醇棉球擦去,覆盖消毒纱布。少数患者可于埋线后 4～24 小时内体温轻度上升（38℃左右）,但无感染征象,一般不需处理,通常体温持续 2～4 日后恢复。

（2）异常反应　少数患者因治疗中无菌操作不严或伤口保护不好,造成感染。一般在治疗后 3～4 日出现埋线局部红肿、疼痛加剧,并可伴有发热,应予以局部热敷或抗感染处理。个别患者对羊肠线过敏,出现局部红肿、瘙痒、发热,甚至切口处脂肪液化、羊肠线溢出等反应,应予以抗过敏处理。埋线过程中若损伤神经,可出现神经所支配的肌肉群瘫痪或感觉异常,应及时抽出羊肠线,并予以适当处理。

（二）适应范围

穴位埋线法主要用于慢性病证，如过敏性鼻炎、支气管哮喘、胃痛、腹泻、遗尿、面神经麻痹、腰腿痛、痿证、癫痫、脊髓灰质炎后遗症、神经症等。

（三）注意事项

1. 严格无菌操作，防止感染。

2. 埋线最好埋在皮下组织与肌肉之间，肌肉丰满的部位可埋入肌层，羊肠线头不可暴露在皮肤外面。羊肠线不能埋在脂肪层或过浅，以防止不易吸收、溢出或感染。

3. 根据不同部位，掌握埋线的深度，不要伤及内脏、大血管和神经干。

4. 皮肤局部有感染或有溃疡时不宜埋线，肺结核活动期、骨结核、严重心脏病或妊娠期等均不宜使用本法。

5. 羊肠线用剩后，可浸泡在 75％乙醇中，或用苯扎溴铵处理，临用时再用生理盐水浸泡。

6. 注意术后反应，有异常现象时应及时处理。

本章重点知识导图

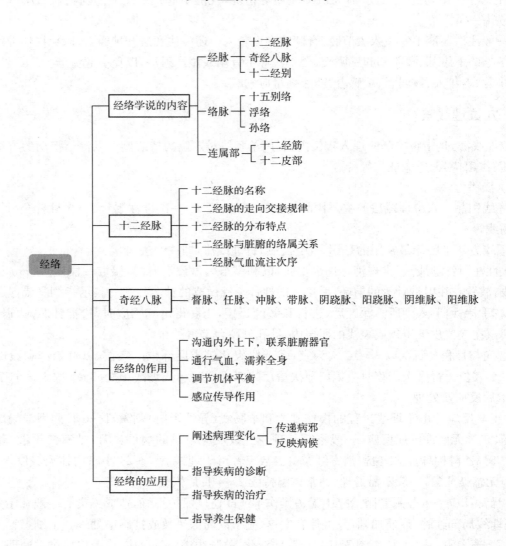

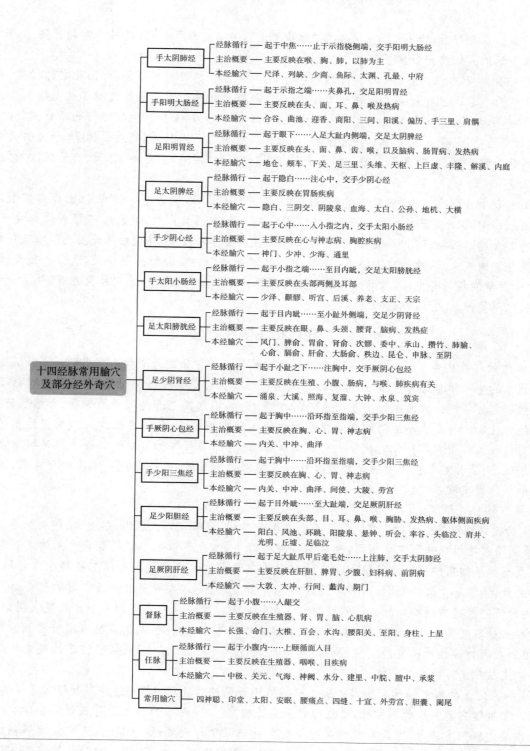

知识链接

1. 扁鹊治虢太子尸厥　有一次,扁鹊路过虢国,见那里的百姓在进行祈福消灾的仪式,就上前询问,官中喜好方术的侍从说,太子死了已有半日了。扁鹊问明详细情况,认为太子患的只是一种突然昏倒不省人事的"尸厥"症,鼻息微弱,像死去一样,便亲去察看诊治。诊察完之后,扁鹊叫弟子子阳在石上磨针,在太子头顶中央凹陷处的百会穴扎了一针。过一会儿,太子就苏醒过来。接着叫弟子子豹在太子两胁下做药熨疗法。不久,太子就能坐起来。再服20天的汤药,继续调补阴阳,虢太子就完全恢复了健康。从此以后,天下人传言扁鹊能"起死回生",但扁鹊却否认说,他并不能救活死人,只不过能把应当救活的人的病治愈罢了。

2. 李守先针灸治疟　李守先年少时就已经开始学习针灸,终日精勤不倦,但因无名师指点、传授,故对自己成为一名杰出的针灸医生缺乏信心,直到清乾隆年间的那次疟疾大流行才使他找回了自信。乾隆五十一年,疟疾盛行,十人之中有九人患疟疾,当时李守先已 51 岁。他选择那些年青体壮的疟疾患者,用针灸治疗,起先三人之中有一人获效,后来五人之中有三人获效,之后再阅读、研究针灸医书,并用于指导治疗疟疾,疗效大增。这一时期李守先用针灸治疗疟疾,前后共 22 天,有临床疗效的患者多达 437 人。

3. 针坛优秀女性朱琏与《新针灸学》　朱琏(1909—1978 年),字景雩,女性,汉族,原籍安徽,生于江苏溧阳。1930 年毕业于苏州志华产科学院;1935 年加入中国共产党,石家庄市第一位女共产党员和杰出的妇女运动领袖;1939 年赴延安,任延安中国医科大学副校长,并创办华北卫生学校兼任校长。中华人民共和国成立后,她创建了中央人民政府卫生部针灸疗法实验所并任所长,致力于针灸医学研究,为针灸医学的创新与发展、推动针灸医学走向世界作出了重大贡献。她的针灸专著《新针灸学》被译成朝、俄、越等多种文字出版。

现代相关研究

1. 经络的相关研究　近年来有关学者对经络的循经感传现象的外周和中枢机制,经脉-脏腑相对特异性联系的生理学与形态学基础,经脉循行线上理化特性的观察和机制分析,古代经络文献研究与现代经络研究史等四个方面进行了深入地研究,结果揭示:经络循经感传与外周神经、骨骼肌链、脊髓运动神经元柱和大脑皮质等结构和有规律性的功能活动密切相关;针刺经脉穴位对相应脏腑功能活动的相对特异性作用有其相关的神经生物学物质基础;经脉循行线上出现的各种生物物理现象包括红外辐射轨迹、液晶等与机体生物信息的特殊传递活动密不可分;经络是指人体体表与体表、体表与内脏远隔部位特定联系的规律。

2. 腧穴的相关研究

(1)腧穴的组织形态　腧穴在组织形态上主要与神经、血管、淋巴、肌肉、肌腱、结缔组织等关系密切,但不同腧穴的组织并不完全相同,有以某种组织为主的,也有以几种组织混合为主的。近年有学者通过剥离神经细束的单纤维记录和伊文兰渗出的方法记录大鼠小腿及足部皮肤和胫骨前肌、股直肌的感受野,绘制感受野分布图谱,并与经典的穴位图谱进行比较,研究肌肉感受器的分布与穴位的关系,同时研究覆盖穴位和经脉的皮肤区的传入神经分布与肌肉性穴位点的关系。研究表明,穴区的传入神经末梢密度显著高于非穴区,重点穴位神经末梢最为密集,神经末梢密集带沿着经脉的走向分布;穴位刺激可特异性地诱发同经穴位的肌电反射性传出活动。"穴位"是具有密集神经末梢支配的易兴奋的皮肤/肌肉-神经复合体。

(2)腧穴的层次解剖结构　腧穴的层次解剖结构研究包括腧穴的解剖结构以及腧穴进针的深度、角度等。掌握腧穴的层次解剖结构,可预防针刺意外的发生,同时也为临床治疗提供解剖学参照。有学者采用层次解剖方法,研究天突穴的解剖结构和针刺深度与角度,结果显示,天突穴的解剖结构由浅入深依次是皮肤,浅筋膜,颈深筋膜浅层,左、右胸锁乳突肌起端之间,胸骨颈静脉切迹上方,左、右胸骨舌骨肌之间,胸骨甲状肌,气管前间隙,胸膜,胸膜前界与肺的前缘。向下直刺的平均危险深度为 22.5 mm。为了保证安全,天突穴针刺的深度控制在 13 mm。另有学者发现,睛明穴直刺进针,针尖穿过的结构为皮肤、皮下组织、睑内侧韧带、内直肌、眶脂体。针体上方有眼动脉、筛前动脉及伴行的鼻睫神经通过。皮肤刺入点至筛前动脉平均距离为(18.25±4.45)mm,角度为与针体向垂直上成 12.5°±5.5°,皮肤刺入点至视神经管前极平均距离为(43.37±7.84)mm。表明睛明穴进针应避免向后上斜刺或偏上方深刺,以免刺破筛前动脉引起眶内出血;同时直刺进针深度一般不超过 30.36 mm,

以免损伤视神经管前极。

（3）腧穴临床相关研究 将60例健康受试者随机分为观察组和对照组，每组30例。在超声引导下针刺两组受试者双侧委中，观察组针刺至胫神经处，行提插捻转手法使之得气；对照组针刺至浅筋膜处，不行针不得气，均留针10分钟，针刺1次。采用超声观察两组受试者针刺前后膀胱双侧输尿管喷尿频率、膀胱容积，并评定受试者得气感临床评价量表评分。得出针刺委中得气可改善膀胱排尿功能；超声可视化可提高针刺标准化和安全性，直观评价针刺效应，为经穴特异性-脏腑相关性提供客观依据。{李佳莹,刘鑫,陈颖棋,等.基于超声观察针刺委中对膀胱排尿功能的影响[J].中国针灸,2023}

3. 针刺的相关研究

（1）纳入35例轻型/普通型新型冠状病毒肺炎患者（脱落3例），在西医及中药治疗基础上联合针刺治疗，主穴取大椎、风池、孔最、合谷等，根据辨证选取配穴及补泻手法，比较不同针刺介入时间对患者住院时间的影响，记录出院患者对针刺治疗的认识，并评定针刺治疗临床疗效及安全性。痊愈出院患者中，早针刺患者平均住院时间短于晚针刺患者（$P<0.05$）。针刺第7天总有效率为84.4%（27/32），高于针刺第3天的34.4%（11/32,$P<0.05$）。认为在常规治疗基础上，针刺可有效缓解新型冠状病毒肺炎患者临床症状，早期介入针刺可加快患者康复进程，安全性好，患者依从性及认可度较高。{王一战,李彬,王麟鹏,等.针刺辅助治疗32例新型冠状病毒肺炎疗效观察[J].中国针灸,2022,42(06):634-638}

（2）回顾针灸对呼吸系统和全身免疫炎性反应调控的影响，探讨神经免疫调控对控制炎性反应的可能作用途径以及通过胆碱能抗炎通路治疗新型冠状病毒肺炎（简称"新冠肺炎"）的作用途径。针灸可能通过激活胆碱能抗炎通路等途径对新冠肺炎发挥局部和全身抗炎效应。与体液抗炎通路相比，神经抗炎通路启动早、作用迅速、更局限化，在炎性反应的初始关键阶段起着更重要的作用，这可能是新冠肺炎早期进行针灸干预的重要依据。除了胆碱能抗炎通路，针灸还可能通过激活交感神经、下丘脑-垂体-肾上腺轴等神经抗炎通路发挥抗炎效应。{何伟,石啸双,张知云,等.从针灸对免疫炎性反应的调节探讨针灸防治新型冠状病毒肺炎的作用途径[J].中国针灸,2020,40(08):799-802,809}

4. 灸法的相关研究

（1）观察50例体质辨识为阳虚质的受试者，随机分为督灸组、药物组。督灸组采用督灸法进行干预，每10天干预1次，3次为一个疗程，共治疗2个疗程。药物组受试者口服金匮肾气丸，水蜜丸一次4～5 g（20～25粒），一日3次，共服用6周。观察受试者健康状况（MOS SF-36）变化情况，并测定IgA水平变化情况。结果表明督灸法可有效改善阳虚体质人群机体健康状况，显著提升免疫球蛋白IgA水平，IgA可能是督灸调节人体免疫水平的靶点。{刘骁,王庆军.督灸对阳虚体质亚健康人群健康状况及IgA水平影响的临床研究[J].光明中医2018,33(17):2549-2552}

（2）选取慢性萎缩性胃炎（CAG）患者70例作为研究对象，随机分为隔药饼灸组和隔姜灸组，每组35例，2组患者均选取中脘、气海、双侧足三里、双侧内关穴进行治疗。比较2组治疗前后中医症状评分、光镜下胃黏膜组织病理学变化，评价2组的临床疗效，并选取每组治疗前后患者全血样本各2例，采用全基因组甲基化测序，结合生物信息学分析，观察外周血DNA甲基化位点和甲基化状态的变化。结果表明，隔药饼灸和隔姜灸可改善慢性萎缩性胃炎患者的临床症状，减轻胃黏膜萎缩、肠化生等病理状态；隔药饼灸在改善患者胃脘疼痛、食欲减退症状更具优势，而隔姜灸在改善患者胃灼热、反胃症状更优。艾灸能影响CAG患者外周血全基因组DMR的DNA甲基化水平，这可能是艾灸对CAG的表观遗传调控机制之一。{顾沐恩,黄艳,刘雅楠,等.艾灸治疗慢性萎缩性胃炎的临床观察及对其外周血DNA甲基化的影响[J].世界中医药,2022,17(03):295-303}

5. 推拿的相关研究

（1）推拿镇痛机制研究 推拿可通过下调白细胞介素-1、白细胞介素-1β、白细胞介素-6、肿瘤坏死因子-α等炎性介质的表达，抑制外周及中枢敏化过程；通过下调P物质、N-甲基-D-天冬氨酸、嘌呤受体-亚型 P2X3 等兴奋性神经递质的表达,抑制初级神经元的去极化;通过上调 γ-氨基丁酸、5-羟色胺受体亚型 5-HT2A 等抑制性神经递质的表达,减轻中枢去抑制作用;通过调节丝裂原活化蛋白激酶、Toll 样受体 4 等信号通路,进一步抑制 IL-1β 等细胞因子的表达;通过抑制 β-内啡肽等镇痛物质的表达,抑制胶质细胞活化;上调细胞自噬,发挥镇痛作用。推拿镇痛机制主要涉及外周、脊髓、脑水平,通过 MAPK、TLR4 等途径,来影响炎性因子、神经递质、神经肽等物质,具有"多水平-多通路-多物质"的作用特点。〔刘志凤,焦谊,于天源,等.中医推拿的镇痛机制近十年研究进展[J].环球中医药,2022,15(03):526-530〕。

(2)推拿治疗腰椎间盘突出症的作用机制研究　首先,推拿对患者腰部骨性结构及其应力关系有直接改善效果,不仅能调节肌肉软组织张力,而且能帮助脊柱恢复三维平衡状态,还能减轻神经刺激症状。其次,从筋膜理论来说,推拿可以通过缓解异常神经电生理改善自主神经过敏症状,增加微循环灌注相。最后,推拿可以促进腰椎间盘突出物自发吸收,调节局部炎症及免疫因子水平。〔张玉璞,吉登军,张炎,等.推拿手法治疗腰椎间盘突出症的作用机制进展[J].中国医药导报,2022,19(25):51-54〕

思考题

1. 何为经络？经络学说的主要内容有哪些？
2. 叙述腧穴的含义、分类及主治规律。
3. 毫针的进针法有几种？行针的基本手法分为哪两种？
4. 何谓得气？得气有哪些表现？
5. 晕针有哪些临床表现？如何处理和预防？
6. 常用的灸法有哪些？如何操作？
7. 试叙述针灸的选穴和配穴原则。

（郝　青　宰凤雷　李克明　连紫宇）

第十章

内科常见病证

第一节　感　冒

学习内容：感冒的定义、病因病机和辨证论治。

学习重点：风寒感冒和风热感冒的症状、证候分析、治法及方药。

学习要求：

1. 掌握外感风寒与外感风热的辨证论治。

2. 熟悉感冒的病因病机。

3. 了解感冒与伤风、时行感冒的区别。

4. 了解感冒其他证型的辨证施治。

感冒是感受触冒风邪或时行疫气，引起肺卫功能失调，出现鼻塞、流涕、打喷嚏、头痛、恶寒、发热、全身不适等主要临床表现的一种外感疾病。感冒为常见多发病症，一年四季均可发病，以冬春季为多。感冒有普通感冒与时行感冒之分。

中医学感冒与西医学感冒基本相同，普通感冒相当于西医学的普通感冒、上呼吸道感染；时行感冒相当于西医学的流行性感冒。

一、病因病机

1. 六淫病邪　风、寒、暑、湿、燥、火均可引起感冒，因风为六气之首，为"百病之长"，故风为感冒的主因。六淫侵袭有当令时气和非时之气。感受当令之气，如春季受风、夏季受热、秋季受燥、冬季受寒等病邪而患感冒；此外气候反常，春应温而反寒，夏应热而反凉，秋应凉而反热，冬应寒而反温，人感"非时之气"而病感冒。六淫之邪可单独致病，但常是互相兼夹为患，以风邪为首，冬季夹寒，春季夹热，夏季夹暑湿，秋季夹燥，梅雨季节夹湿邪。

2. 卫外不固　六淫病邪或时行邪毒能够侵袭人体引起感冒，除因邪气亢盛之外，还与人体的正气失调有关。或是由于正气素虚，或是素有肺系疾病，不能调节肺卫而感受外邪。即使体质素健，若因生活起居不慎，如疲劳、饥饿致机体功能状态下降，或因汗出衣冷，或餐凉露宿，冒风沐雨，或气候变化时未及时加减衣服等，均可导致正气失调，腠理不密，邪气得以乘虚而入。

二、辨证论治

（一）风寒感冒

1. 症状　恶寒重，发热轻，无汗，头痛，肢节酸疼，鼻塞声重，时流清涕，喉痒，咳嗽，痰吐稀薄色白，舌苔薄白，脉浮或浮紧。

2. 证候分析　风寒外袭，致肺气失宣，上窍不利，故见鼻塞流涕、咳嗽痰白清稀等症；风寒束表，寒为阴邪，其气凝闭，卫阳被遏，正邪分争，故见恶寒、发热、无汗，经络受阻，阳气不能宣通，故头痛身痛；

舌苔薄白,脉浮紧为风寒之邪在表之征。

3. 治法　辛温解表,宣肺散寒。

4. 方药　荆防败毒散。本方以荆芥、防风解表散寒;柴胡、薄荷解表疏风;羌活、独活散寒除湿,为治肢体疼痛之要药;川芎活血散风止头痛;枳壳、前胡、桔梗宣肺利气;茯苓、甘草化痰和中。风寒重,恶寒甚者,加麻黄、桂枝;头痛加白芷;项背强痛加葛根。

（二）风热感冒

1. 症状　发热,微恶风寒,或有汗,鼻塞、打喷嚏,流稠涕,头痛,咽喉疼痛,咳嗽痰稠,舌苔薄黄,脉浮数。

2. 证候分析　风热为阳邪,侵袭肌表,卫阳受遏,正邪相争,故发热、微恶风寒;风热犯表,热蒸肌肤,皮毛腠理开泄,故汗出;风热上扰,故头痛且胀,咽喉嫩红作痛;风热犯表,肺失宣肃,故咳嗽、痰黄稠;热邪伤津,故口干微渴;舌苔白微黄,脉象浮数为风热袭于肺卫之征象。

3. 治法　辛凉解表,宣肺清热。

4. 方药　银翘散。本方以金银花、连翘辛凉透表,兼以清热解毒;薄荷、荆芥、淡豆豉疏风解表,透热外出;桔梗、牛蒡子、甘草宣肺祛痰,利咽散结;竹叶、芦根甘凉轻清,清热生津止渴。发热甚者,加黄芩、石膏、大青叶清热;头痛重者,加桑叶、菊花、蔓荆子清利头目。

（三）暑湿感冒

1. 症状　发生于夏季,面垢身热汗出,但汗出不畅,身热不扬,身重倦怠,头昏重痛,或有鼻塞流涕,咳嗽痰黄,胸闷欲呕,小便短赤,舌苔黄腻,脉濡数。

2. 证候分析　暑邪侵犯肌表,卫阳被遏,腠理开,故出现身热、微恶风、汗出心烦等症;暑邪灼伤津液,故见口渴、小便短赤;湿为阴邪,其性黏滞,暑湿相兼为病,病邪缠绵难解,故虽汗出而热不退,口虽渴而不多饮;暑湿袭表,肺卫不宣,鼻窍不利,故咳嗽痰黏,鼻流浊涕;湿性重浊,留滞肌肉筋骨,故肢体酸重或疼痛;清阳不升,故头重而晕;脾阳受遏,气机不行,故胸闷泛恶;舌苔黄腻、脉濡数为暑湿之征。

3. 治法　清暑祛湿解表。

4. 方药　新加香薷饮。本方以香薷发汗解表;金银花、连翘辛凉解表;厚朴、扁豆和中化湿。暑热偏盛,加黄连、青蒿、鲜荷叶、鲜芦根清暑泄热;湿困卫表,身重少汗恶风,加清豆卷、藿香、佩兰芳香化湿宣表;小便短赤,加六一散、赤茯苓清热利湿。

（四）气虚感冒

1. 症状　素体气虚者易反复感冒,感冒则恶寒较重,或发热,热势不高,鼻塞流涕,头痛,汗出,倦怠乏力,气短,咳嗽咳痰无力,舌质淡苔薄白,脉浮无力。

2. 证候分析　素体气虚,卫外不固,腠理疏松,易感风寒之邪,乃气虚感邪之特征。风寒袭表,营卫失调,邪正相争,肺气不宣,则见恶寒发热、头痛鼻塞、咳嗽痰白、脉浮等症;卫阳不足,邪正相争不甚,故热势不高;肺气亏虚,故见倦怠无力、气短懒言;舌淡苔白、脉浮无力均为气虚之象。

3. 治法　益气解表。

4. 方药　参苏饮加减。本方以人参、茯苓、甘草益气以祛邪;苏叶、葛根疏风解表;半夏、陈皮、桔梗、前胡宣肺理气、化痰止咳;木香、枳壳理气调中;姜、枣调和营卫。表虚自汗甚者,加黄芪、白术、防风益气固表;气虚甚而表证轻者,可用补中益气汤益气解表。

（五）阴虚感冒

1. 症状　身热,微恶风寒,少汗,手足心热,头昏心烦,口干,干咳少痰,鼻塞流涕,舌红少苔,脉细数。

2. 证候分析　阴虚之体,肺素有燥热。复感外邪,营卫失和,邪正分争,故见身热、微恶风寒;阴虚津亏,故少汗;肺阴不足,清肃不力,故干咳少痰;病在阴分,手足心发热;虚火上扰,故见心烦头痛;口干、舌红、脉细为阴虚有热之象。

3. 治法 滋阴解表。

4. 方药 加减葳蕤汤。方中以白薇清热和阴,玉竹滋阴助汗;葱白、薄荷、桔梗、豆豉疏表散风;甘草、大枣甘润和中。阴伤明显,口渴心烦者,加沙参、麦冬、黄连、天花粉清润生津除烦。

本 节 小 结

1. 感冒是感受触冒风邪或时行邪毒,引起肺卫功能失调,出现鼻塞、流涕、打喷嚏、头痛、恶寒、发热等全身不适为主要临床表现的一种外感疾病。

2. 外感六淫邪气和卫外不固是感冒发病的病因,其中"风邪"是外感邪气的主要病因。卫表失司、肺失宣肃是感冒的主要病机。

3. 风寒感冒与风热感冒的症状、证候分析、治法、方药是本章的学习重点。两者的鉴别要点:恶寒发热孰轻孰重、渴与不渴、咽痛与否、汗出与否、脉象浮数与浮紧等。外感风寒治以辛温解表,外感风热治以辛凉解表。

知识链接

1.《伤寒论·太阳篇》:"太阳中风,阳浮而阴弱。阳浮者,热自发;阴弱者,汗自出。"

2.《丹溪心法·中寒》:"伤风属肺者多,宜辛温或辛凉之剂散之。"

现代相关研究

临床治疗方面,国医大师晁恩祥教授治疗流行性感冒,从卫气营血辨证角度入手,以祛邪扶正为临床治疗大法,透邪宣肺的同时注重顾护脾胃、益气养阴;提出北方地区流行性感冒多见风热袭肺证及表寒里热证,形成疏风宣肺抗流感方和解表清里抗流感方2个名家验方。{明雨,马一川,李唯圣等.国医大师晁恩祥治疗流行性感冒临床经验[J].北京中医药,2022,41(09):990-992}

思考题

1. 感冒的主要病因病机是什么?

2. 风寒感冒与风热感冒鉴别要点有哪些?

第二节 内 伤 发 热

学习内容:内伤发热的定义、病因、病机和辨证论治。

学习重点:肝郁发热、血瘀发热、湿郁发热、气虚发热、阴虚发热的症状、证候分析、治法及方药。

学习要求:

1. 掌握肝郁发热、血瘀发热、湿郁发热、气虚发热、阴虚发热的辨证论治。

2. 熟悉内伤发热的病因病机。

3. 了解内伤发热与外感发热的区别。

内伤发热是以体内损伤为病因,以脏腑功能失调、气血水湿郁遏或气血阴阳亏虚为基本病机,以发热为主要临床表现的病证。一般起病较缓慢,病程较长。临床上多表现为低热,但有时可出现高热。

西医学所称的功能性低热,肿瘤、血液病、结缔组织疾病、内分泌疾病,以及部分慢性感染性疾病所引起的发热,和某些原因不明的发热,可参考本病证进行辨证论治。

一、病因病机

1. 肝经郁热　情志抑郁,肝气不能条达,气郁化火而发热;或因恼怒过度,肝火内盛,以致发热。

2. 瘀血阻滞　由于情志、劳倦、外伤等原因导致瘀血阻滞经络,气血运行不畅,壅遏不通,进而引起发热。

3. 内湿停聚　由于饮食失调,忧思气结等,使脾胃受损,运化失职,以致湿邪内生,郁而化热,进而引起发热。

4. 中气不足　由于劳倦过度,饮食失调,或久病失于调理,以致中气不足,阴火内生而引起发热,即气虚发热。

5. 阴精亏虚　由于素体阴虚,或热病日久,耗伤阴液,或误用、过用温燥药物等,导致阴精亏虚,阴衰则阳盛,水不制火,阳气偏盛而引起发热。

二、辨证论治

(一)肝郁发热

1. 症状　发热多为低热或潮热,热势常随情绪波动而起伏,精神抑郁,胁肋胀满,烦躁易怒,口干而苦,纳食减少,舌红,苔黄,脉弦数。

2. 证候分析　情志不畅,肝失疏泄,肝气郁滞,郁久化热,故有发热或低热、潮热;因情志不畅,热势常随情绪波动而起伏;肝失疏泄,肝气郁结,则精神抑郁,胁肋胀满,烦躁易怒;肝火灼津,口干而苦;肝木犯胃,胃失和降,则纳食减少;舌红苔黄脉数,为肝郁化火之象。

3. 治法　疏肝理气,解郁泻热。

4. 方药　丹栀逍遥散。方中以丹皮、栀子清肝泻热,柴胡、薄荷疏肝退热,当归、白芍养血柔肝;白术、茯苓、甘草培补脾土。气郁较甚,可加郁金、香附、青皮理气解郁;热象较甚,舌红口干便秘者,可去白术,加龙胆草、黄芩清肝泻火。

(二)血瘀发热

1. 症状　午后或夜间发热,或自觉身体某些部位发热,口燥咽干,但不多饮,肢体或躯体有固定痛处刺痛,面色萎黄或晦暗,舌质青紫或有瘀点、瘀斑,脉弦或涩。

2. 证候分析　凡离经之血停滞在内,或气郁日久而血瘀,或经络损伤,或因气血凝结,瘀久而化热;瘀热互结则见午后或夜间发热;瘀热停于脉络,气血阻滞,故肢体或躯体刺痛;气血不能上荣于面,外达肌肤,故见面色萎黄或晦暗;舌质紫暗、瘀斑,脉沉弦或涩,皆为瘀血内阻之象。

3. 治法　活血化瘀。

4. 方药　血府逐瘀汤。本方有较好的活血理气功效,为临床常用的活血化瘀方剂。方中以当归、川芎、赤芍药、地黄养血活血;桃仁、红花、牛膝活血祛瘀;柴胡、枳壳、桔梗理气行气,甘草调和诸药。发热较甚者,可加秦艽、白薇、丹皮清热凉血;肢体肿痛者,可加丹参、郁金、延胡索活血散肿定痛。

(三)湿郁发热

1. 症状　低热,午后热甚,胸闷脘痞,全身重着,不思饮食,渴不欲饮,呕恶,大便稀薄或黏滞不爽,舌苔白腻或黄腻,脉濡数。

2. 证候分析　湿邪内生,郁而化热,故见发热;湿为阴邪,阴邪自旺于阴时,故出现午后热甚;湿性黏滞,故热难速已,或身热不扬;湿邪蒙蔽清窍,故头重如裹;湿邪阻滞气机,则胸闷脘痞,身重而累;湿阻中焦,脾失健运,故不思饮食;湿停于内,故渴而不欲饮;湿热停滞肠道,则大便不爽;舌红苔黄腻,脉濡数,为湿郁化热之象。

3. 治法　利湿清热。

4. 方药　三仁汤。方中以杏仁宣降肺气,善开上焦;蔻仁芳化湿浊,和畅中焦;薏苡仁益脾渗湿,疏导下焦;配以半夏、厚朴理气燥湿;通草、滑石、竹叶清热利湿,全方共奏宣化畅中、利湿清热之效。

（四）气虚发热

1. 症状　发热,热势或低或高,常在上午或劳累后发作或加剧,倦怠乏力,气短懒言,恶风,自汗,易于感冒,食少便溏,舌质淡,苔白薄,脉细弱。

2. 证候分析　气虚发热多由脾胃气虚引起。《脾胃论》指出:它是由于"脾胃气虚,则下流于肾,阴火得以乘其土位"而发热。上午阳气初生而未盛,故发热以上午常见,且劳则气耗,故劳倦则复发或加重;脾胃虚弱,运化失职,则食少便溏,气短懒言。脾主四肢,气虚则肢体乏力;气虚卫外不固则恶风,自汗。舌质淡舌苔薄,脉细弱,皆属气虚之象。

3. 治法　益气健脾,甘温除热。

4. 方药　补中益气汤。方中以黄芪、党参、白术、甘草益气健脾;当归养血活血;陈皮理气和胃;升麻、柴胡既能升举清阳,又能透泄热邪。自汗较多者,加牡蛎、浮小麦、糯稻根固表敛汗;时冷时热,汗出恶风者,加桂枝、芍药调和营卫。

（五）阴虚发热

1. 症状　午后潮热,或夜间发热,不欲近衣,手足心热,烦躁,少寐多梦,盗汗,口干咽燥,舌质红,或有裂纹,苔少甚至无苔,脉细数。

2. 证候分析　由于阴液亏虚,内热自盛,且午后或夜间阴气当令,阳来入阴,阴虚不能制阳,则阳气偏旺,故发热,或午后潮热或夜间发热,手足心热;虚热内蒸,迫津外泄而盗汗;阴虚失于濡润,故口燥咽干;阴虚阳亢,虚火上扰,故失眠多梦;舌质红少苔,脉细数,乃属阴虚内热之象。

3. 治法　滋阴清热。

4. 方药　清骨散。方中以银柴胡、知母、胡黄连、地骨皮、青蒿、秦艽清退虚热;鳖甲滋阴潜阳;甘草调和诸药。盗汗较甚者,可去青蒿,加牡蛎、浮小麦、糯稻根固表敛汗;阴虚较甚者,加玄参、生地、制首乌滋养阴精。

本 节 小 结

1. 由情志不舒、饮食失调、劳倦过度、久病伤正等引起的发热称为内伤发热。

2. 临床多表现为低热。由气滞、血瘀、湿停,郁结壅遏化热,以及气、血、阴、阳亏虚,阴阳失衡发热,是内伤发热的两类病机。前者属实,后者属虚。

3. 在治疗上,实热宜泻,虚热宜补,并应根据证候的不同而采用解郁泻热、活血化瘀、利湿清热、甘温除热、益气养血、滋阴清热、引火归元等治法,对兼夹出现者,当分清主次,适当兼顾。

知识链接

1.《金匮要略·血痹虚劳病脉证并治》:"虚劳里急,悸,衄,腹中痛,梦失精,四肢酸疼,手足烦热,咽干口燥,小建中汤主之。"

2.《诸病源候论·虚劳热候》："虚劳而热者,是阴气不足,阳气有余,故内生于热,非邪气从外来乘也。"

3.《医学入门·发热》："内伤劳役发热,脉虚而弱,倦怠无力,不恶寒,乃胃中真阳下陷,内生虚热,宜补中益气汤。"

现代相关研究

临床治疗方面,观察补中益气汤治疗全膝关节置换术后气虚发热的疗效,对照组给予物理降温、退热药物等常规对症治疗,观察组在对照组基础上辅用中药复方补中益气汤。监测两组体温与临床症状积分,评定临床疗效。发现补中益气汤治疗全膝关节置换术后气虚发热,可有效改善自汗、气短、神疲、发热等症状,提升治疗效果。{陈敬恒,何德利.补中益气汤治疗全膝关节置换术后气虚发热的临床疗效[J].内蒙古中医药,2021,40(02):25-26}

思考题

1. 临床上如何区分内伤发热和外感发热?
2. 内伤发热的病因病机如何?

第三节 咳 嗽

学习内容:咳嗽的定义、病因病机和辨证论治。

学习重点:外感咳嗽、内伤咳嗽各证型的症状、证候分析、治法及方药。

学习要求:

1. 掌握风寒袭肺、风热犯肺、痰湿蕴肺、痰热郁肺咳嗽的辨证论治。
2. 熟悉内伤咳嗽、外感咳嗽的病因病机。
3. 了解内伤咳嗽与外感咳嗽的区别,咳嗽其他证型的辨证施治。

咳嗽是指外感或内伤等因素,导致肺失宣肃,肺气上逆,冲击气道,发出咳声或伴咳痰为临床特征的一种病证。历代医家将有声无痰称为咳,有痰无声称为嗽,有痰有声谓之咳嗽。临床上多为痰声并见,很难截然分开,故以咳嗽并称。咳嗽既是独立的病证,又是肺系多种病证的一个症状。

西医学的上呼吸道感染、支气管炎、支气管扩张、肺炎等以咳嗽为主症者可参考本病证进行辨证论治,其他疾病兼见咳嗽者,可与本病证联合互参。

一、病因病机

1. **外感病因** 由于气候突变或调摄失宜,寒、暑、湿、燥、风、火六淫之邪从口鼻或皮毛侵入,使肺气被束,肺失肃降,引起咳嗽。风为六淫之首,所以外感咳嗽常以风为先导,或挟寒,或挟热,或挟燥,其中尤以风邪挟寒者居多。

2. **内伤病因** 包括饮食、情志及肺自病。饮食不当,嗜烟好酒,内生火热,熏灼肺胃,灼津生痰;或生冷不节,肥甘厚味,损伤脾胃,致痰浊内生,上干于肺,阻塞气道,致肺气上逆而作咳。情志刺激,肝失调达,气郁化火,气火循经上逆犯肺,致肺失肃降而作咳。肺自病者,常由肺系疾病日久,迁延不愈,耗气伤阴,肺不能主气,肃降无权而肺气上逆作咳;或肺气虚不能布津而成痰,肺阴虚而虚火灼津为痰,痰浊阻滞,肺气不降而上逆作咳。

二、辨证论治

外感咳嗽

（一）风寒袭肺

1. 症状　咳声重浊，气急，喉痒，咳痰稀薄色白，常伴鼻塞，流清涕，头痛，肢体酸楚，恶寒发热，无汗等表证，舌苔薄白，脉浮或浮紧。

2. 证候分析　风寒束肺，肺失宣降，则咳嗽，喉痒声重；鼻窍不利，故鼻塞流清涕；风寒束表，腠理闭阻，卫外之阳被遏，故见恶寒发热，无汗头痛，全身酸痛；风寒犯肺，肺气不宣，故痰白而稀；舌苔薄白，脉浮或浮紧，为风寒在表之象。

3. 治法　疏风散寒，宣肺止咳。

4. 方药　三拗汤合止嗽散。方中用麻黄、荆芥疏风散寒，合杏仁宣肺降气；紫菀、白前、百部、陈皮理肺祛痰；桔梗、甘草利咽止咳。咳嗽较甚者，加矮地茶、金沸草祛痰止咳；咽痒甚者，加牛蒡子、蝉蜕祛风止痒；鼻塞声重，加辛夷、苍耳子宣通鼻窍；若挟痰湿，咳而痰黏，胸闷，苔腻者，加半夏、茯苓、厚朴燥湿化痰。

（二）风热犯肺

1. 症状　咳嗽咳痰不爽，痰黄或稠黏，喉燥咽痛，常伴恶风，身热，汗出，头痛肢楚，鼻流黄涕，口渴等表热证，舌苔薄黄，脉浮数或浮滑。

2. 证候分析　风热犯肺，肺失清肃，热炼津液成痰，故见咳嗽，咳痰黄稠，口干；风热之邪侵袭肌表，卫阳受遏，邪正相争，故身热恶风；风性开泄，风热犯表，皮毛腠理开泄，故汗出；风热上扰，熏蒸咽喉，故头痛咽痛；舌苔薄黄，脉浮数，为风热侵于肺卫之象。

3. 治法　疏风清热，宣肺止咳。

4. 方药　桑菊饮。方中桑叶、菊花、薄荷疏风清热；桔梗、杏仁、甘草宣降肺气，止咳化痰；连翘、芦根清热生津。咳嗽甚者，加前胡、瓜蒌皮、枇杷叶、浙贝母清宣肺气，化痰止咳；表热甚者，加银花、荆芥、防风疏风清热；咽喉疼痛，声音嘶哑，加射干、牛蒡子、山豆根、板蓝根清热利咽；痰黄稠，肺热甚者，加黄芩、知母、石膏清肺泄热。

（三）风燥伤肺

1. 症状　喉痒干咳，无痰或痰少而粘连成丝，咳痰不爽，或痰中带有血丝，咽喉干痛，唇鼻干燥，口干，常伴鼻塞，头痛，微寒，身热等表证，舌质红干而少津，苔薄白或薄黄，脉浮。

2. 证候分析　燥热之邪伤肺，津液耗损，肺气不利，故见干咳痰少或无痰，或痰黏难咳，鼻燥咽干，喉痛；如燥热之邪伤及肺络，则痰带血丝，咳引胸痛；舌尖红，舌苔薄黄，脉细数，乃燥热伤津之象。

3. 治法　疏风清肺，润燥止咳。

4. 方药　桑杏汤。方中桑叶、豆豉疏风解表，清宣肺热；杏仁、浙贝母化痰止咳；南沙参、梨皮、山栀清热润燥生津。表证较重者，加薄荷、荆芥疏风解表；津伤较甚者，加麦冬、玉竹滋养肺阴；肺热重者，酌加生石膏、知母清肺泄热；痰中带血丝者，加生地、白茅根清热凉血止血。

内伤咳嗽

（一）痰湿蕴肺

1. 症状　咳嗽反复发作，尤以晨起咳甚，咳声重浊，痰多，痰黏腻或稠厚成块，色白或带灰色，胸闷憋气，痰出则咳缓、憋闷减轻。常伴体倦，脘痞，腹胀，大便时溏，舌苔白腻，脉濡滑。

2. 证候分析　痰湿上积于肺，阻遏肺气，肺气不利，故咳嗽痰多，色白而黏，胸脘作闷；湿困脾阳，脾失健运，则纳呆，身重易倦；舌胖苔白腻，脉象濡滑，乃痰湿停积之象。

3. 治法　燥湿化痰，理气止咳。

4. 方药　二陈汤合三子养亲汤。二陈汤以半夏、茯苓燥湿化痰；陈皮、甘草理气和中。三子养亲汤以白芥子温肺利气，快膈消痰；苏子降气行痰，使气降则痰不逆；莱菔子消食导滞，使气行则痰行。两方合用，则燥湿化痰，理气止咳。临床应用时，尚可加桔梗、杏仁、枳壳以宣降肺气；胸闷脘痞者，可加苍术、厚朴健脾燥湿化痰。

（二）痰热郁肺

1. 症状　咳嗽气息急促，或喉中有痰声，痰多稠黏或为黄痰，咳吐不爽，或痰有腥味，或咳吐血痰，胸胁胀满，或咳引胸痛，面赤，或有身热，口干欲饮，舌苔薄黄腻，舌质红，脉滑数。

2. 证候分析　痰热壅肺，肺失清肃，故咳嗽气促，痰多色黄，质黏稠，咳痰不爽；痰热郁蒸，则咳痰有腥味；热伤肺络，则胸胁胀满，咳时引痛，痰中带血；肺热内郁，灼伤津液，则身热面赤，口渴欲引；舌质红，舌苔黄腻，脉滑数，为痰热之征。

3. 治法　清热肃肺，化痰止咳。

4. 方药　清金化痰汤。方中用黄芩、知母、山栀、桑白皮清泄肺热；茯苓、贝母、瓜蒌、桔梗、陈皮、甘草化痰止咳；麦冬养阴润肺。若痰热郁蒸，痰黄如脓或有腥味，加鱼腥草、金荞麦根、象贝母、冬瓜仁等清化痰热；胸满咳逆，痰涌，便秘者，加葶苈子、风化硝泻肺通腑化痰；痰热伤津，咳痰不爽，加北沙参、天花粉养阴生津。

（三）肝火犯肺

1. 症状　上气咳逆阵作，咳时面赤，常感痰滞咽喉，咯之难出，量少质黏，或痰如絮状，咳引胸胁胀痛，咽干口苦。症状可随情绪波动而增减。舌红或舌边尖红，舌苔薄黄少津，脉弦数。

2. 证候分析　肝失条达，郁而化火，肝火犯肺，肺失清肃，故自觉气逆于喉而咳嗽阵作；肝火上炎，灼伤津液，故咳则面红咽干，口干口苦，痰黏难咳；胁肋为肝经循行部位，故咳引胸胁作痛；舌苔薄黄少津，脉弦数，为肝火犯肺津亏之象。

3. 治法　清肝泻火，化痰止咳。

4. 方药　黛蛤散合黄芩泻白散。方中青黛、海蛤壳清肝化痰；黄芩、桑白皮、地骨皮清泻肺热；粳米、甘草和中养胃，使泻肺而不伤津。二方相合，使气火下降，肺气得以清肃，咳逆自平。火旺者，加山栀、丹皮清肝泻火；胸闷气逆者，加葶苈子、瓜蒌、枳壳利气降逆；咳引胁痛者，加郁金、丝瓜络理气和络。

（四）肺阴亏耗

1. 症状　干咳，咳声短促，痰少黏白，或痰中带血丝，或声音逐渐嘶哑，口干咽燥，常伴有午后潮热，手足心热，夜寐盗汗，口干，舌质红少苔，或舌面少津，脉细数。

2. 证候分析　肺阴亏虚，肺失滋养，宣降失常，故干咳，咳声短促，痰少黏白，或声音逐渐嘶哑，口干咽燥；阴虚生内热，故常伴有午后潮热，手足心热，夜寐盗汗，或痰中带血丝；舌质红少苔，或舌面少津，脉细数，为阴虚火旺之象。

3. 治法　滋阴润肺，化痰止咳。

4. 方药　沙参麦冬汤。方中用沙参、麦冬、玉竹、天花粉滋阴润肺以止咳；桑叶轻清宣透，以散燥热；甘草、扁豆补土生金。若久热久咳，可用桑白皮易桑叶，加地骨皮以泻肺清热；咳剧者，加川贝母、杏仁、百部润肺止咳；若肺气不敛，咳而气促，加五味子、诃子以敛肺气；若痰中带血，加山栀、丹皮、白茅根清热凉血止血。

本 节 小 结

1. 咳嗽分为外感咳嗽与内伤咳嗽。外感咳嗽系外感六淫致肺气壅遏不宣；内伤咳嗽或由肺自病，肺气虚、肺阴虚致肺不能主气，肃降无权，或因肝、脾等脏腑功能失调，形成痰火犯肺。

2. 无论外感咳嗽或内伤咳嗽,共同病机是肺失宣肃,肺气上逆。但外感咳嗽属实,内伤咳嗽则虚实兼夹。

3. 外感咳嗽以祛邪利肺为治疗原则,即祛风寒、散风热、除风燥以宣降肺气。内伤咳嗽以祛邪扶正为治疗原则。

知识链接

1.《活法机要·咳嗽》:"咳谓无痰而有声,肺气伤而不清也。嗽谓无声而有痰,脾湿动而为痰也。咳嗽是有痰而有声,盖因伤于肺气而咳,动于脾湿因咳而为嗽也。"

2.《医学三字经·咳嗽》:"《内经》云:'五脏六腑皆令人咳,非独肺也。'然肺为气之主,诸气上逆于肺则呛而咳,是咳嗽不止于肺,而亦不离乎肺也。"

现代相关研究

实验研究方面,银翘解毒海绵剂体外对金黄色葡萄球菌、铜绿假单胞菌、大肠埃希菌、福氏志贺菌等有不同程度的抑制作用;体内能显著延长感染致死量金黄色葡萄球菌小鼠的存活时间,能显著延长咳嗽的潜伏期和降低咳嗽次数{李斌,梁瑞峰.银翘解毒海绵剂抗菌、解热、止咳及镇痛作用的实验研究[J].中医研究,2010,23(10):26-29}。

临床治疗方面,根据慢性咳嗽的特征及伴随症状,辨病论治;常采用清热解毒的方法治疗痰热咳嗽;重视行气化痰和祛痰豁痰排痰法的应用;对反复发作的咳嗽,常祛邪与益肺、健脾、补肾纳气相结合,临床效果明显。{徐浩娟,刘军芳,吕良贞,等.潘善余治疗慢性咳嗽经验举隅[J].浙江中医药大学学报,2022,46(07):745-747}

思考题

1. 外感咳嗽和内伤咳嗽有何临床特点?
2. 如何辨治外感咳嗽?

第四节　喘　证

学习内容:喘证的定义、病因病机和辨证论治。

学习重点:风寒闭肺、痰热遏肺、痰浊阻肺、肝气犯肺及肺气虚、肾气虚喘证的症状、证候分析、治法及方药。

学习要求:

1. 掌握风寒闭肺、痰热遏肺、痰浊阻肺、肺气虚、肾气虚喘证的辨证论治。
2. 熟悉风寒闭肺、痰热遏肺、痰浊阻肺、肝气犯肺及肺气虚、肾气虚喘证的病因病机。
3. 了解实喘与虚喘的区别,喘证其他证型的辨证施治。

喘证是指由于外感或内伤,导致肺失宣降,肺气上逆或气无所主,肾失摄纳,以致呼吸困难,甚则张口抬肩,鼻翼扇动,不能平卧等为主要临床特征的一种病证。严重者可现喘脱之危重证候。

喘证主要见于西医的喘息性支气管炎、肺部感染、肺炎、肺气肿、心源性支气管哮喘、肺结核、硅沉着病以及癔症性喘息等疾病,当这些疾病出现喘证的临床表现时,可参照本节进行辨证论治。

一、病因病机

喘证的病因很复杂,外邪侵袭、饮食不当、情志失调、劳欲久病等均可成为喘病的病因,引起肺失宣降,肺气上逆或气无所主,肾失摄纳而成为喘证。

1. 外邪侵袭 外感风寒或风热之邪,未能及时表散,邪蕴于肺,壅阻肺气,肺气不得宣降,因而上逆作喘。

2. 饮食不当 恣食生冷、肥甘,或嗜酒伤中,脾失健运,痰浊内生;或急慢性疾病影响于肺,致肺气受阻,气津失布,津凝痰生,痰浊内蕴,上阻肺气,肃降失常,发为喘促。

3. 情志失调 情志不遂,忧思气结,肝失调达,气失疏泄,肺气痹阻;或郁怒伤肝,肝气上逆于肺,肺气不得肃降,升多降少,气逆而喘。

4. 劳欲久病 肺系久病,咳伤肺气,或久病脾气虚弱,肺失充养,肺之气阴不足,以致气失所主而喘促。若久病迁延,由肺及肾,或劳欲伤肾,精气内夺,肺之气阴亏耗,不能下达于肾,肾之真元伤损,根本不固,则气失摄纳,逆气上奔而为喘。

总之,喘病的病理性质有虚实两类。实喘在肺,为外邪、痰浊、肝郁气逆,肺壅邪气而宣降不利;虚喘当责之肺、肾两脏,因精气不足,气阴亏耗而致肺不主气,肾不纳气。故喘证的基本病机是气机的升降出纳失常,"在肺为实,在肾为虚"。

二、辨证论治

实喘

(一)风寒闭肺

1. 症状 喘息,呼吸气促,胸部胀闷,咳嗽,痰多稀薄色白,兼有头痛,鼻塞流涕,无汗,恶寒,或伴发热,口不渴,舌苔薄白而滑,脉浮紧。

2. 证候分析 外感风寒,内舍于肺,寒邪闭肺,肺郁不宣,肺气上逆,故喘咳胸闷;寒邪伤肺,凝液成痰,则痰多稀薄色白;风寒束表,皮毛闭塞,卫阳被郁,故见发热恶寒、无汗;寒邪凝滞,经气不利,则头痛;肺气不宣,窍道不利,则鼻塞流涕;舌苔薄白,脉浮紧为风寒在表之征。

3. 治法 散寒宣肺。

4. 方药 麻黄汤。方中麻黄、桂枝宣肺散寒解表;杏仁、甘草利气化痰。喘重者,加苏子、前胡降逆平喘。若寒痰阻肺,见痰白清稀量多泡沫,加细辛、生姜、半夏、陈皮温肺化痰,利气平喘。

(二)痰热遏肺

1. 症状 喘咳气涌,胸部胀痛,痰多黏稠色黄,或夹血色,伴胸中烦热,面红身热,汗出,口渴喜冷饮,咽干,尿赤,或大便秘结,苔黄或腻,脉滑数。

2. 证候分析 痰与热结,阻遏肺气,肺失宣降,则喘咳气涌,胸部胀痛,痰多黏稠色黄;热郁肺中,故胸中烦热;热伤肺津,则汗出口渴喜冷饮;津液被灼,出现咽干,尿赤,或大便秘结;苔黄或腻,脉滑数为热郁之象。

3. 治法 清泄痰热。

4. 方药 桑白皮汤。方中桑白皮、黄芩、黄连、栀子清泻肺热;杏仁、贝母、半夏、苏子降气化痰。若痰多黏稠,加瓜蒌、海蛤粉清化痰热;喘不得卧,痰涌便秘,加葶苈子、大黄涤痰通腑;痰有腥味,配鱼腥草、蒲公英、冬瓜子等清热解毒,化痰泄浊。

(三)痰浊阻肺

1. 症状 喘而胸满闷窒,甚则胸盈仰息,咳嗽痰多黏腻色白,咯吐不利,兼有呕恶纳呆,口黏不渴,苔厚腻色白,脉滑。

2. 证候分析 痰浊壅肺,气机不畅,宣降失职,肺气上逆,故喘咳痰多胸闷;痰湿蕴中,脾胃不和,健运失司,故呕恶纳呆,脘腹胀满,口黏不渴;舌苔白腻、脉滑,为痰浊内蕴之征。

3. 治法 化痰降逆。

4. 方药 二陈汤合三子养亲汤。方中用半夏、陈皮、茯苓、甘草燥湿化痰;苏子、白芥子、莱菔子化痰下气平喘。可加苍术、厚朴等燥湿理脾行气,以助化痰降逆。痰浊壅盛,气喘难平者,加皂荚、葶苈子涤痰除壅以平喘。

(四)肝气犯肺

1. 症状 每遇情志刺激而诱发,发病突然,呼吸短促,息粗气憋,胸闷胸痛,咽中如窒,咳嗽痰鸣不著,喘后如常人,或失眠、心悸,平素常多忧思抑郁,苔薄,脉弦。

2. 证候分析 郁怒伤肝,肝气冲逆犯肺,肺气不降,故呼吸短促,咽中如窒;肝气郁结,肝肺络气不和,则胸闷胸痛;心肝气郁,则失眠、心悸;肝郁脾胃不和,则不思饮食;苔薄、脉弦,为肝气郁结之征。

3. 治法 开郁降气。

4. 方药 五磨饮子。方中以沉香为主药,温而不燥,行而不泄,既可降逆气,又可纳肾气,使气不复上逆;槟榔破气降逆,乌药理气降气,共助沉香以降逆平喘;木香、枳实疏肝理气,加强开郁之力。

虚喘

(一)肺气虚

1. 症状 喘促短气,气怯声低,喉有鼾声,咳声低弱,痰吐稀薄,自汗畏风,极易感冒,舌质淡红,脉软弱。

2. 证候分析 肺为气之主,肺虚则气失所主,故短气而喘,气怯声低;肺气不足,则咳声低弱;气不化津,则咳痰稀薄;肺气虚弱,表卫不固,故自汗畏风、极易感冒;舌质淡,脉弱,为肺气虚弱之征。

3. 治法 补肺益气。

4. 方药 补肺汤合玉屏风散。方中人参、黄芪、白术补益肺气;防风助黄芪益气护卫;五味子敛肺平喘;熟地益精以化气;紫菀、桑白皮化痰以利肺气。若寒痰内盛,加钟乳石、苏子、款冬花温肺化痰定喘。

(二)肾气虚

1. 症状 喘促日久,气息短促,呼多吸少,动则喘甚,气不得续,自汗出,小便常因咳甚而失禁,或尿后余沥,形瘦神疲,面青肢冷,或有跗肿,舌淡苔薄,脉微细或沉弱。

2. 证候分析 喘促日久,肺病及肾,肾为气之根,下元不固,气失摄纳,故喘促,呼多吸少;动则耗气,故动则喘息更甚,气不得续;气虚则卫外不固,故汗出;肾虚精气耗损,形神失养,故形瘦神疲;肾气不固,膀胱失约,故咳甚则小便失禁;阳气虚衰,不能温养于外,故肢冷面青;阳气虚衰,水不气化,水性下趋,则跗肿;舌质淡,脉沉细,为肾气虚衰之征。

3. 治法 补肾纳气。

4. 方药 金匮肾气丸合参蛤散。前方温补肾阳,后方纳气归肾。金匮肾气丸(熟地黄、山茱萸、山药、茯苓、泽泻、牡丹皮、制附子、桂枝)、参蛤散(人参、蛤蚧),两方合用,具有温肾纳气之功,还可酌加仙茅、仙灵脾、紫石英、沉香等温肾纳气平喘。若见喘咳,口咽干燥,颧红唇赤,舌红少津,脉细或细数,此为肾阴虚,可用七味都气丸合生脉散以滋阴纳气。

本 节 小 结

1. 喘证是以呼吸困难,甚至张口抬肩,鼻翼扇动,不能平卧为主症的一种病证。

2. 其病因为外感六淫,内伤饮食、情志以及久病体虚所致。其病位主要在肺、肾,亦与肝、脾等脏有关。

3. 病理性质有虚实之分。实喘为邪气壅肺,气失宣降,治当祛邪利气;虚喘为精气不足,肺不主气,肾不纳气所致,治则为培补摄纳。

知识链接

1.《素问·至真要大论》:"诸气膹郁,皆属于肺。"
2.《灵枢·本神》:"肺气虚则鼻塞不利,少气。实则喘喝,胸盈仰息。"
3.《灵枢·经脉》:"肾足少阴之脉,是动则病……喝喝而喘。"

现代相关研究

实验研究方面,基于网络药理学预测哮喘宁颗粒(柴胡、白芍、清半夏、枳壳、黄芩、丹参、地龙、葶苈子、炙麻黄、前胡、炙甘草)治疗支气管哮喘的潜在分子机制,发现哮喘宁治疗哮喘具有多成分、多靶点、多通路协同作用的特点,其中哮喘宁可能通过调控 PI3K/Akt 信号通路相关基因的表达,进一步发挥抗炎症的药理效应。{黄帅阳,侯丹,黄贵锐,等.基于网络药理学探讨哮喘宁治疗支气管哮喘的作用机制及关于 PI3K/Akt 信号通路的实验验证[J].中国实验方剂学杂志,2022(2):1-11}

思考题

1. 实喘和虚喘有何临床特点?
2. 如何辨治实喘?

第五节 血 证

学习内容:血证的定义、病因、病机和辨证论治。
学习重点:鼻出血、齿衄、咯血、吐血、便血、尿血各证型的症状、证候分析、治法及方药。
学习要求:
1. 掌握鼻出血、齿衄、咯血、吐血、便血、尿血各证型的辨证论治。
2. 熟悉鼻出血、齿衄、咯血、吐血、便血、尿血各证型的病因病机。
3. 了解虚证出血与实证出血的区别。

凡由多种原因引起火热熏灼或气虚不摄,致使血液不循常道,或上溢于口鼻诸窍,或下泄于前后二阴,或渗出于肌肤所形成的疾病,统称为血证。也就是说,非生理性的出血性疾病,均称为血证。在古代医籍中,亦称为血病或失血。

血证是涉及多个脏腑组织,而临床又极为常见的一类病证。它既可以单独出现,又常伴见于其他病证的过程中。血证的范围相当广泛,凡以出血为主要临床表现的内科病症,均属本病的范围。本节讨论内科常见的鼻出血、齿衄、咯血、吐血、便血、尿血等血证。

西医学中多种急慢性疾病所引起的出血,包括呼吸、消化、泌尿系统疾病有出血症状者,以及血液系统病变所引起的出血性疾病,均可参考本节辨证论治。

一、病因病机

1. 感受外邪　外邪侵袭,损伤脉络而引起出血,其中以感受热邪所致者为多。如风、热、燥邪损伤上部脉络,则引起衄血、咯血、吐血;热邪或湿热损伤下部脉络,则引起尿血、便血。

2. 情志过极 忧思恼怒过度,肝气郁结化火,肝火上逆犯肺则引起衄血、咯血;肝火横逆犯胃则引起吐血。

3. 饮食不节 饮酒过多以及过食辛辣厚味,或滋生湿热,热伤脉络,引起衄血、吐血、便血;或损伤脾胃,脾胃虚衰,血失统摄,而引起吐血、便血。

4. 劳倦过度 心主神明,神劳伤心;脾主肌肉,体劳伤脾;肾主藏精,房劳伤肾。劳倦过度会导致心、脾、肾三脏气阴的损伤。若损伤于气,则气虚不能摄血,以致血液外溢而形成衄血、吐血、便血;若损伤于阴,则阴虚火旺,迫血妄行而致衄血、尿血。

5. 久病或热病之后 久病或热病导致血证的机制主要有三个方面:久病或热病使阴精伤耗,以致阴虚火旺,迫血妄行而致出血;久病或热病使正气亏损,气虚不摄,血溢脉外而致出血;久病入络,使血脉瘀阻,血行不畅,血不循经而致出血。

二、辨证论治

以下分别叙述鼻出血、齿衄、咯血、吐血、便血、尿血的辨证论治。

鼻出血

鼻腔出血,称为鼻出血。它是血证中最常见的一种。鼻出血多由火热迫血妄行所致,其中肺热、胃热、肝火为常见。另有少数患者,可由正气亏虚、血失统摄引起。

(一)热邪犯肺

1. 症状 鼻燥衄血,口干咽燥,或兼有身热、咳嗽痰少等症,舌质红,苔黄,脉滑数。

2. 证候分析 鼻为肺窍,肺有蕴热,肺津受灼,肺络受损,血热妄行,故鼻窍出血;邪热熏蒸,因而鼻燥;热伤津液则口干;热蕴于肺,气失宣肃,故咳嗽痰少;舌红,苔黄,脉滑数均为邪热阻于上焦之象。

3. 治法 清泄肺热,凉血止血。

4. 方药 桑菊饮。方中以桑叶、菊花、薄荷、连翘辛凉轻透,宜散风热;桔梗、杏仁、甘草宣降肺气,利咽止咳;芦根清热生津。可加丹皮、茅根、旱莲草、侧柏叶凉血止血。肺热盛而无表证者,去薄荷、桔梗,加黄芩、栀子清泄肺热;阴伤较甚,口、鼻、咽干燥显著者,加玄参、麦冬、生地养阴润肺。

(二)胃热炽盛

1. 症状 鼻出血,或兼齿衄,血色鲜红,口渴欲饮,鼻干,口干臭秽,烦躁,便秘,舌红,苔黄,脉数。

2. 证候分析 胃中积热,热循阳明经脉上炎鼻额,脉络受伤,迫血妄行,故鼻出血;胃热熏蒸而致鼻干口臭;阳明热炽,消烁胃阴,故口渴欲饮;津液不足,大肠传导失司而便秘;热扰心神,故烦躁;舌红苔黄,脉数,为胃热壅盛之象。

3. 治法 清胃泻火,凉血止血。

4. 方药 玉女煎。方中以石膏、知母清胃泻火,地黄、麦冬养阴清热,牛膝引血下行,共奏泻火养阴、凉血止血功效。可加大蓟、小蓟、白茅根、藕节等凉血止血。热势甚者,加山栀、丹皮、黄芩清热泻火。

(三)肝火上炎

1. 症状 鼻出血,胁痛,头痛,目眩,耳鸣,烦躁易怒,面目红赤,口苦,舌红,脉弦数。

2. 证候分析 肝火上犯,损伤鼻络,则衄血;火郁肝经,疏泄不利,故胁痛;肝火挟胆气上逆,故口苦;肝火上冲头目,故头痛、目眩、耳鸣;火扰心神,故烦躁易怒;舌红,脉弦数,属肝火内盛之象。

3. 治法 清肝泻火,凉血止血。

4. 方药 龙胆泻肝汤。方中以龙胆草、柴胡、栀子、黄芩清肝泻火;木通、泽泻、车前子清利湿热;生地、当归、甘草滋阴养血,使泻中有补,清中有养。可酌加白茅根、蒲黄、大蓟、小蓟、藕节等凉血止血。

（四）气血亏虚

1. 症状　鼻出血，或兼齿衄、肌衄，神疲乏力，面色苍白，头晕，耳鸣，心悸，夜寐不宁，舌质淡，脉细弱。

2. 证候分析　气血不足，气虚统摄失职，则引起各种出血症状，出现鼻出血、齿衄、肌衄；脾为气血生化之源，脾气虚弱，所以神疲乏力；脾虚饮食精微不能化气生血，面部及清窍失养，则面色苍白、头晕、耳鸣；心失血养则心悸，夜寐不宁；舌质淡，脉细弱，均为气血不足之象。

3. 治法　补气摄血。

4. 方药　归脾汤。本方由四君子汤和当归补血汤加味而成。方中以四君子汤补气健脾；当归、黄芪益气生血；酸枣仁、远志、龙眼肉补心益脾，安神定志；木香理气醒脾，使之补而不滞。全方具有补养气血，健脾养心及益气摄血的作用。可加仙鹤草、阿胶、茜草等加强其止血作用。

齿衄

齿龈出血称为齿衄，又称为牙衄、牙宣。以阳明经脉入于齿龈，齿为骨之余，故齿衄主要与胃肠及肾的病变有关。

（一）胃火炽盛

1. 症状　齿衄血色鲜红，齿龈红肿疼痛，头痛，口臭，舌红，苔黄，脉洪数。

2. 证候分析　齿龈为阳明胃经所过之处。若阳明炽热，循经上炎，经损血溢，则齿龈红肿疼痛而出血，其色鲜红；胃热上蒸，故头痛口臭；热结阳阴，大肠传导失司故便秘；舌苔黄，脉洪数，为胃肠实热之象。

3. 治法　清胃泻火，凉血止血。

4. 方药　加味清胃散合泻心汤。加味清胃散中以生地、丹皮、水牛角清热凉血，黄连、连翘清热泻火，当归、甘草养血和中。合用泻心汤以增强其清热泻火的作用。可酌加白茅根、大蓟、小蓟、藕节等凉血止血。烦热口渴者，加石膏、知母清热除烦。

（二）阴虚火旺

1. 症状　齿衄，血色淡红，起病较缓，常因受热及烦劳而诱发，齿摇不坚，舌质红，苔少，脉细数。

2. 证候分析　肾阴虚，虚火上浮，灼伤脉络，故齿龈出血，血色淡红；肾主骨，齿为骨之余，阴虚火动则龈浮齿摇，微有疼痛；舌红少苔，脉细数，为阴虚火旺之象。

3. 治法　滋阴降火，凉血止血。

4. 方药　六味地黄丸合茜根散。六味地黄丸以熟地黄、山茱萸、山药、茯苓、泽泻、牡丹皮组成，用以养阴补肾，滋阴降火；茜根散滋阴养血，凉血止血。二方合用，互为补充，适用于肾阴亏虚，虚火上炎之齿衄。可酌加白茅根、仙鹤草、藕节以凉血止血。虚火较甚而见低热、手足心热者，加地骨皮、白薇、知母清退虚热。

咯血

咯血由肺及气管外溢，经口而咯出，表现为痰中带血，或痰血相兼，或纯血鲜红，间夹泡沫，均称为咯血，亦称为嗽血。

多种杂病及温热病均可引起咯血。内科范围内咯血主要见于呼吸系统疾病，如支气管扩张症、急性气管-支气管炎、慢性支气管炎、肺炎、肺结核、肺癌等。

（一）燥热伤肺

1. 症状　喉痒咳嗽，痰中带血，口干鼻燥，或有身热，舌质红，少津，苔薄黄，脉浮数。

2. 证候分析　燥热伤肺，肺失清肃，所以咳嗽喉痒；燥热灼伤肺络，故咳嗽带血，血色鲜红；肺热津伤,故咽干鼻燥;舌质红、舌苔薄黄、脉浮数为燥热伤肺之象。

3. 治法　清热润肺,宁络止血。

4. 方药　桑杏汤。方中以桑叶、栀子、淡豆豉清宣肺热,沙参、梨皮养阴清热,贝母、杏仁肃肺止咳,可加白茅根、茜草、藕节、侧柏叶凉血止血。出血较多者,可再加用云南白药或三七粉冲服。

（二）肝火犯肺

1. 症状　咳嗽阵作,痰中带血或纯血鲜红,胸胁胀痛,烦躁易怒,口苦,舌质红,苔薄黄,脉弦数。

2. 证候分析　肝火犯肺,肺络受伤,故咯血;肝气上逆,肺气失于肃降,因而气逆咳嗽;胁为肝之分野,胸为肺之廓,肝火犯肺,胸胁络脉壅滞,气血不和,因而胸胁引痛;肝火亢盛,扰及心神,故烦躁易怒;舌边红、苔黄,脉弦数,为肝火内盛之象。

3. 治法　清肝泻火,凉血止血。

4. 方药　泻白散合黛蛤散。两方合用,以桑白皮、地骨皮清泻肺热,海蛤壳、甘草清肺化痰,青黛清肝凉血。可酌加生地、旱莲草、白茅根、大小蓟等凉血止血。肝火较甚,头晕目赤,心烦易怒者,加丹皮、栀子、黄芩清肝泻火。

（三）阴虚肺热

1. 症状　咳嗽痰少,痰中带血或反复咯血,血色鲜红,口干咽燥,声音嘶哑、失声,颧红,潮热盗汗,舌质红苔少,脉细数。

2. 证候分析　肺肾阴虚,阴虚火旺,灼伤肺络,肺失宣降,故咯血,或痰中带血,咳嗽少痰;阴虚津液不足,失于濡润,故口干咽燥;肺阴亏虚,声道失润,故声音不扬,甚或失声;肾阴亏虚,虚火内扰,故潮热盗汗;舌红苔少,脉细数,为阴虚火旺之象。

3. 治法　滋阴润肺,宁络止血。

4. 方药　百合固金汤。本方以百合、麦冬、玄参、生地、熟地滋阴清热,养阴生津;当归、白芍柔润养血;贝母、甘草肃肺化痰止咳。方中之桔梗其性升提,于咯血不利,在此宜去。可加白及、藕节、白茅根、茜草等止血,或合十灰散凉血止血。

吐血

血由胃来,经呕吐而出,血色红或紫暗,常夹有食物残渣,称为吐血,亦称为呕血。

吐血主要见于上消化道出血,其中以消化性溃疡出血及肝硬化所致的食管-胃底静脉曲张破裂最为多见。其次是食管炎、急慢性胃炎、胃黏膜脱垂症等,以及某些全身性疾病(如血液病、尿毒症)引起的出血。

（一）胃热壅盛

1. 症状　脘腹胀闷,甚则作痛,吐血色红或紫暗,常夹有食物残渣,口臭,便秘,大便色黑,舌质红,苔黄腻,脉滑数。

2. 证候分析　胃热壅盛,积热内灼,损伤胃络,胃气上逆,血随气升,故吐血鲜红或紫暗;胃主受纳,胃中食物随血上溢,因而血中夹有食物残渣;胃失和降,气机不利,故兼有脘腹闷痛;胃中积热,熏蒸于上,则口臭;离经之血下趋大肠,随大便而下,故见黑便或柏油样便;舌红苔黄腻,脉滑数,均为里热炽盛之象。

3. 治法　清胃泻火,化瘀止血。

4. 方药　泻心汤合十灰散。泻心汤由黄芩、黄连、大黄组成,具有苦寒泻火的作用。十灰散凉血止血,兼能化瘀,其中大蓟、小蓟、侧柏叶、茜草根、白茅根清热凉血止血,棕榈炭收敛止血,丹皮、栀子清热凉血,大黄通腑泻热,且大蓟、小蓟、茜草根、大黄、丹皮等药均兼有活血化瘀的作用,故全方具有止血而不留瘀的优点。

（二）肝火犯胃

1. 症状　吐血色红或紫暗，口苦胁痛，心烦易怒，头痛目赤，舌质红绛，脉弦数。

2. 证候分析　肝火犯胃，损伤胃络，则吐血；火郁肝经，疏泄不利，故胁痛；肝火挟胆气上逆，故口苦；肝火上冲头目，故头痛目赤；火扰心神，故烦躁易怒；舌质红绛，脉弦数，属肝火内盛之象。

3. 治法　泻肝清胃，凉血止血。

4. 方药　龙胆泻肝汤。本方具有清肝泻火，凉血止血的功效，由龙胆草、木通、地黄、泽泻、车前子、当归、柴胡、栀子、黄芩组成，可加白茅根、藕节、旱莲草、茜草，或合用十灰散，以加强凉血止血的作用。

（三）气虚血溢

1. 症状　吐血缠绵不止，时轻时重，血色暗淡，短气纳少，神疲乏力，心悸气短，面色苍白，大便色黑，舌质淡，脉细弱。

2. 证候分析　脾主统血，脾虚统摄失职，则吐血缠绵不止，时轻时重；脾为气血生化之源，脾气虚弱，所以短气纳少；脾虚饮食精微不能化气生血，则面色苍白，血色暗淡；心失血养则心悸；内溢之血自大便而出，故大便色黑；舌质淡，脉细弱，均为气血不足之象。

3. 治法　健脾养心，益气摄血。

4. 方药　归脾汤。方中以四君子汤补气健脾；当归、黄芪益气生血；酸枣仁、远志、龙眼肉补心益脾，安神定志；木香理气醒脾，使之补而不滞。全方具有补养气血、健脾养心及益气摄血的作用，可酌加仙鹤草、白及、乌贼骨、炮姜炭等以温经固涩止血。

便血

便血系胃肠脉络受损，出现血液随大便而下，或大便显柏油样为主要临床表现的病证。

便血均由胃肠之脉络受损所致。内科杂病的便血主要见于胃肠道的炎症、溃疡、肿瘤、息肉、憩室炎等。

（一）肠道湿热

1. 症状　便血色红，大便不畅或稀溏，或有腹痛，口苦，舌质红，苔黄腻，脉濡数。

2. 证候分析　湿热壅滞，灼伤肠道血络，故血色鲜红；湿热蕴积大肠，气机阻滞，传导功能失常，故大便不畅，或有腹痛；湿热熏蒸，浊气上逆而口苦；舌质红苔黄腻，脉濡数，乃湿热内蕴之象。

3. 治法　清化湿热，凉血止血。

4. 方药　地榆散合槐角丸。地榆散以地榆、茜草凉血止血；栀子、黄芩、黄连清热燥湿，泻火解毒；茯苓淡渗利湿。槐角丸以槐角、地榆凉血止血，黄芩清热燥湿，防风、枳壳、当归疏风理气活血。

（二）气虚不摄

1. 症状　便血色红或紫暗，食少，体倦，面色萎黄，心悸，少寐，舌质淡，脉细。

2. 证候分析　气主固摄，气虚统摄失职，则便血不止，时轻时重；若胃肠脉络大伤，出血连续不断，则血便混杂，或下纯血，或血色紫暗；脾为气血生化之源，脾气虚弱，所以体倦食少；脾虚饮食精微不能化气生血，则面色萎黄；心失血养则心悸少寐；舌质淡，脉细，均为气血不足之象。

3. 治法　益气摄血。

4. 方药　归脾汤。方中以四君子汤补气健脾；当归、黄芪益气生血；酸枣仁、远志、龙眼肉补心益脾，安神定志；木香理气醒脾，使之补而不滞。全方具有补养气血、健脾养心及益气摄血的作用。可酌加槐花、地榆、白及、仙鹤草，以增强止血作用。

（三）脾胃虚寒

1. 症状　便血紫暗，甚则黑色，腹部隐痛，喜热饮，面色不华，神倦懒言，便溏，舌质淡，脉细。

2. 证候分析　脾胃虚寒，中气不足，脾不统血，血溢肠中，故大便下血；脾胃虚寒，中气不足，气机不和,故腹部隐隐作痛;阳气不能温养故喜热饮;脾虚气血不足,不能充盈血脉,荣润肌肤,故面色少华,神倦懒言,舌质淡,脉细。

3. 治法 健脾温中,养血止血。

4. 方药 黄土汤。方中以灶心土温中止血;白术、附子、甘草温中健脾;地黄、阿胶养血止血;黄芩苦寒坚阴,起反佐作用。可加白及、乌贼骨收敛止血,三七、花蕊石活血止血。

尿血

小便中混有血液,甚或伴有血块的病症,称为尿血。随出血量多少的不同,而使小便呈淡红色、鲜红色,或茶褐色。

尿血是一种比较常见的病症。西医学所称的肾小球肾炎、泌尿系肿瘤等泌尿系统疾病,以及全身性疾病,如血液病、结缔组织疾病等出现的血尿,均可参考本节辨证施治。

(一)下焦湿热

1. 症状 小便黄赤灼热,尿血鲜红,心烦口渴,面赤口疮,夜寐不安,舌质红,脉数。

2. 证候分析 心肝火旺,移热下焦,灼伤血络,则小便黄赤灼热,尿血鲜红;火邪下迫膀胱和尿道,因而小便热赤;上扰心神则心烦,夜卧不安;火热伤津故口渴;舌乃心之苗窍,心火亢盛则舌质红;脉数为热盛之象。

3. 治法 清热泻火,凉血止血。

4. 方药 小蓟饮子。方中以小蓟、生地、藕节、蒲黄凉血止血;栀子、木通、竹叶清热泻火;滑石、甘草利水清热,导热下行;当归养血活血,共奏清热泻火,凉血止血之功。热盛而心烦口渴者,加黄芩、天花粉清热生津;尿血较甚者,加槐花、白茅根凉血止血;尿中夹有血块者,加桃仁、红花、牛膝活血化瘀。

(二)肾虚火旺

1. 症状 小便短赤带血,头晕耳鸣,神疲,颧红潮热,腰膝酸软,舌质红,脉细数。

2. 证候分析 肾阴亏虚,水不济火,虚火妄动,灼伤血络,见尿短赤带血;肾水不足,水不涵木,肝阳上亢,故目眩耳鸣;腰为肾之府,肾精虚少,不能濡养腰膝,则腰膝酸软;舌质红,脉细数,为阴虚内热之象。

3. 治法 滋阴降火,凉血止血。

4. 方药 知柏地黄丸。方中以熟地黄、山茱萸、山药、茯苓、泽泻、牡丹皮滋补肾阴,"壮水之主,以制阳光";知母、黄柏滋阴降火。可酌加旱莲草、大蓟、小蓟、藕节、蒲黄等凉血止血。颧红潮热者,加地骨皮、白薇清退虚热。

(三)脾不统血

1. 症状 久病尿血,甚或兼见齿衄、肌衄,食少,体倦乏力,气短声低,面色不华,舌质淡,脉细弱。

2. 证候分析 劳倦内伤,脾气虚弱,不能摄血,则小便数而带血,或兼见齿衄、肌衄;脾胃亏虚,运化不健,中气不足,则食少,气短声低;气血虚少不能外荣于肌肤,内养脏腑,因而面色不华,体倦乏力,舌质淡,脉细弱。

3. 治法 补脾摄血。

4. 方药 归脾汤。方中人参、白术、茯苓、甘草补气健脾;当归、黄芪益气生血;酸枣仁、远志、龙眼肉补心益脾,安神定志;木香理气醒脾,使之补而不滞。全方具有补养气血,健脾养心及益气摄血的作用。可加熟地、阿胶、仙鹤草、槐花等养血止血。

本 节 小 结

1. 血证以血液不循常道,溢于脉外为共同特点。

2. 随出血部位的不同,常见的血证有鼻出血、齿衄、咯血、吐血、便血、尿血等多种。外感内伤中多种病因均可导致血证。

3. 血证的基本病机可以归纳为火热熏灼及气虚不摄两大类。在火热之中有实火、虚火之分;在气虚之中有气虚和气损及阳之别。

4. 治疗血证主要应掌握治火、治气、治血三个基本原则。实火当清热泻火,虚火当滋阴降火;实证当清气降气,虚证当补气益气。各种血证均应酌情选用凉血止血、收敛止血或活血止血的药物。

知识链接

1.《灵枢·百病始生》:"阳络伤则血外溢,血外溢则衄血;阴络伤则血内溢,血内溢则后血。"
2.《素问·大奇论》:"脉至而搏,血衄身热者死。"
3.《金匮要略·惊悸吐衄下血胸满瘀血病脉证治》:"心气不足,吐血,衄血,泻心汤主之。"

现代相关研究

实验研究方面,黄土汤灌肠对脾肾阳虚型溃疡性结肠炎大鼠 Th17 细胞及其相关炎性因子的影响研究显示,黄土汤高剂量组灌肠干预脾肾阳虚型溃疡性结肠炎大鼠疗效显著,其作用机制可能与抑制结肠组织 Th17 细胞分化,减少 IL-17F 表达,抑制下游炎性因子 IL-1β、IL-6 分泌相关。{胡丽霞,张磊昌,刘巧.黄土汤灌肠对脾肾阳虚型溃疡性结肠炎大鼠的影响[J].时珍国医国药,2021,32(08):1829-1832}

思考题

1. 如何辨治鼻出血?
2. 何谓咯血?
3. 如何辨治阴虚火旺引起的咯血和齿衄?
4. 临床上应如何辨别呕血和咯血?
5. 脾胃虚弱所致的呕血有何临床表现? 如何治疗?
6. 临床上如何辨别尿血和血淋?
7. 如何辨别下焦热盛所致的血尿?
8. 何为便血? 病因病机如何?
9. 便血的辨证施治如何?

第六节 胸 痛

学习内容:胸痛的定义、病因、病机和辨证论治。

学习重点:寒凝心脉、痰浊闭阻、瘀血痹阻、心肾阴亏、心阳不振胸痛的症状、证候分析、治法及方药。

学习要求:

1. 掌握胸痛的辨证论治。
2. 熟悉胸痛的病因病机。

胸痛是由于正气亏虚,饮食、情志、寒邪等所引起的以痰浊、瘀血、气滞、寒凝痹阻心脉,以膻中或左胸部发作性憋闷、疼痛为主要临床表现的一种病证。轻者偶发短暂轻微的胸部沉闷或隐痛，或为发作性膻中或左胸含糊不清的不适感；重者疼痛剧烈，或呈压榨样绞痛。常伴有心悸，气短，呼吸不畅，甚至喘促，惊恐不安，面色苍白，冷汗自出等不适。多由劳累、饱餐、寒冷及情绪激动而诱发，亦可无明显诱因或安静时发病。本病又称心痹、心痛，重症又称真心痛。

本病相当于西医学缺血性心脏病中的心绞痛，胸痛重症即真心痛相当于西医学缺血性心脏病中的急性心肌梗死。西医学中其他疾病表现为膻中及左胸部发作性憋闷疼痛为主症时也可参照本节辨证论治。

一、病因病机

1. 年老体虚 本病多发于中老年人，肾阳虚衰则不能鼓动五脏之阳，引起心气不足或心阳不振，血脉失于温煦、气之鼓动，则气血运行滞涩不畅，发为心痛；若肾阴亏虚，则不能滋养五脏之阴，阴亏则火旺，灼津为痰，痰热上犯于心，心脉痹阻，则为心痛。

2. 饮食不当 恣食肥甘厚味或经常饱餐过度，日久损伤脾胃，运化失司，酿湿生痰，上犯心胸，清阳不展，气机不畅，心脉痹阻，遂成本病；或痰郁化火，火热又可炼液为痰，灼血为瘀，痰瘀交阻，痹阻心脉而成心痛。

3. 情志失调 忧思伤脾，脾虚气结，运化失司，津液不能输布，聚湿为痰，痰阻气机，气血运行不畅，心脉痹阻，发为胸痹心痛；或郁怒伤肝，肝郁气滞，郁久化火，灼津成痰，气滞痰浊痹阻心脉，而成胸痹心痛。

4. 寒邪内侵 素体阳虚，胸阳不振，阴寒之邪乘虚而入，寒凝气滞，胸阳不展，血行不畅，而发本病。

二、辨证论治

（一）寒凝心脉

1. 症状 卒然心痛如绞，或心痛彻背，背痛彻心，或感寒痛甚，心悸气短，形寒肢冷，冷汗自出，苔薄白，脉沉紧或促。多因气候骤冷或感寒而发病或加重。

2. 证候分析 诸阳受气于胸中而转行于背，阳气不运，气机阻痹，故见胸痛彻背，感寒则气机凝滞加剧而痛甚；胸阳不振，气机受阻，故见胸闷，心悸气短；阳气不足，失于温煦则形寒肢冷；阳气不固则冷汗自出；舌苔薄白，脉沉紧或促，均为寒凝心脉之候。

3. 治法 温经散寒，活血通痹。

4. 方药 当归四逆汤。方以桂枝、细辛温散寒邪，通阳止痛；当归、芍药养血活血；芍药、甘草缓急止痛；通草通利血脉；大枣健脾益气。全方共呈温经散寒、活血通痹之效。可加瓜蒌、薤白，通阳开痹。疼痛较显著者，可加延胡索、郁金活血理气定痛。

（二）痰浊闭阻

1. 症状 胸闷重而心痛轻，形体肥胖，痰多气短，遇阴雨天而易发作或加重，伴有倦怠乏力，纳呆便溏，口黏，恶心，咯吐痰涎，苔白腻或白滑，脉滑。

2. 证候分析 痰浊盘踞，胸阳失展，故胸闷重；痰阻心脉，心失所养，故心痛；痰为阴邪，故遇阴雨天而易发作或加重；痰浊困脾，脾不健运，故倦怠乏力，纳呆便溏；痰浊停阻，则口黏，恶心，咯吐痰涎；苔白腻或白滑，脉滑为痰浊之征。

3. 治法 通阳泄浊，豁痰开结。

4. 方药 瓜蒌薤白半夏汤加味。方以瓜蒌、薤白化痰通阳，行气止痛；半夏理气化痰。常加枳实、陈皮行气滞，破痰结；加石菖蒲化浊开窍；加桂枝温阳化气通脉；加干姜、细辛温阳化饮，散寒止痛。全方加味后共奏通阳化饮、泄浊化痰、散结止痛功效。

（三）瘀血痹阻

1. 症状　心胸疼痛剧烈，如刺如绞，痛有定处，甚则心痛彻背，背痛彻心，入夜尤甚，伴有胸闷，心悸不宁；舌质暗红，或紫暗，苔薄，脉涩或结、代、促。

2. 证候分析　瘀血停着，血脉凝滞，不通则通，故心胸疼痛，痛处不移；血属阴，夜间属阴，故疼痛入夜更甚；瘀血阻塞，脉络不通，心失所养，故心悸不宁；舌质紫暗，脉象滞涩乃瘀血内停之候。

3. 治法　活血化瘀，通脉止痛。

4. 方药　血府逐瘀汤。本方由桃红四物汤合四逆散加牛膝、桔梗组成。以桃仁、红花、川芎、赤芍、牛膝活血祛瘀而通血脉；柴胡、桔梗、枳壳、甘草调气疏肝；当归、生地补血调肝，活血而不耗血，理气而不伤阴。

（四）心肾阴亏

1. 症状　心胸疼痛时作，或灼痛，或隐痛，心悸怔忡，五心烦热，口燥咽干，潮热盗汗，舌红少苔，脉细数或结代。

2. 证候分析　肾阴不足，不能上济于心，致心火灼络，出现心胸疼痛，心悸怔忡；阴亏于下，虚阳外越，则五心烦热，潮热盗汗；阴虚津少，故见口干咽燥；舌质红少苔，脉象细数，均为阴虚之象。

3. 治法　滋阴清热，养心安神。

4. 方药　天王补心丹。本方以生地、玄参、天冬、麦冬、丹参、当归滋阴养血而泻虚火；人参、茯苓、柏子仁、酸枣仁、五味子、远志补心气，养心神；朱砂重镇安神；桔梗载药上行，直达病所。

（五）心阳不振

1. 症状　胸闷或心痛较著，气短，心悸怔忡，自汗，动则更甚，神倦怯寒，面色不华，四肢欠温或肿胀，舌质淡胖，苔白腻，脉沉细迟。

2. 证候分析　心阳不振，心脉阻滞，故心胸憋闷或心痛；心悸、气短、自汗为心气不足之症；进一步发展成阳虚，可见畏寒肢冷，面色不华；舌质淡胖，苔白腻，脉沉细迟，属心阳不振之象。

3. 治法　补益阳气，温振心阳。

4. 方药　参附汤合桂枝甘草汤。方中人参、附子大补元气，温补真阳；桂枝、甘草温阳化气，振奋心阳。两方共奏补益阳气、温振心阳之功。若阳虚寒凝心脉，心痛较剧者，可酌加鹿角片、川椒、吴茱萸、细辛等。若阳虚寒凝而兼气滞血瘀者，可选用薤白、沉香、降香等偏于温性的理气活血药物。

本 节 小 结

1. 胸痛病位在心，与肝、脾、肾关系密切，病机表现为本虚标实，心脉痹阻是病机关键。

2. 其急性发作期以标实表现为主，缓解期多表现为本虚，或心气不足，但胸痛多表现为虚实夹杂，寒凝、气滞、痰浊、瘀血等可相互兼杂或互相转化，心之气、血、阴、阳的亏虚也可相互兼见，并可合并他脏亏虚之证，病程长，病情较重；又可变生瘀血闭阻心脉、水饮凌心射肺、阳虚欲脱等危重证候。

3. 临床治疗本病必须严密观察病情，灵活掌握，辨证论治，不可执一方一法而通治本病。

知识链接

1.《素问·痹论》："心痹者，脉不通，烦则心下鼓，暴上气而喘。"

2.《素问·调经论》："寒气积于胸中而不泻，不泻则温气去，寒独留则血凝泣，凝则脉不通。"

3.《难经·六十难》："其五脏气相干，名厥心痛；其痛甚，但在心，手足青者，即名真心痛。其真心痛者，旦发夕死，夕发旦死。"

现代相关研究

在实验研究方面,有学者研究发现川芎嗪具有保护心肌的作用,其机制可能是抑制线粒体超载,降低线粒 NOS 活动,降低 NO 含量,从而减轻 NO 所致的损伤,清除自由基,减少脂质过氧化物的生成。

临床研究中以活血化瘀、益气活血、理气化瘀、活血祛痰、益气温阳、益气养阴等治则治疗冠心病心绞痛均取得了满意的疗效。

思考题

1. 胸痛的病因病机如何?

2. 瘀血痹阻与心阳不振所致之胸痛有何不同的临床表现?如何治疗?

第七节　心　悸

学习内容:心悸的定义、病因、病机和辨证论治。

学习重点:心虚胆怯、阴虚火旺、心阳不振、心血瘀阻型心悸的症状、证候分析、治法及方药。

学习要求:

1. 掌握心虚胆怯、阴虚火旺、心阳不振、心血瘀阻各证型心悸的辨证论治。

2. 熟悉心悸的病因病机。

心悸是因外感或内伤,致气血阴阳亏虚,心失所养;或痰饮瘀血阻滞,心脉不畅,引起以心中急剧跳动,惊慌不安,甚则不能自主为主要临床表现的一种病证。

心悸因惊恐、劳累而发,时作时止,不发时如常人,病情较轻者为惊悸;若终日悸动,稍劳尤甚,全身情况差,病情较重者为怔忡。怔忡多伴惊悸,惊悸日久不愈者亦可转为怔忡。

根据本病的临床表现,西医学的各种原因引起的心律失常,以心悸为主要临床表现时,均可参考本节辨证论治。

一、病因病机

1. **体虚久病**　禀赋不足,素体虚弱,或久病失养,劳欲过度,气血阴阳亏虚,以致心失所养,而发为心悸。

2. **饮食劳倦**　嗜食膏粱厚味,煎炸炙煿,蕴热化火生痰,或伤脾滋生痰浊,痰火扰心而致心悸。劳倦太过伤脾,或久坐卧伤气,引起生化之源不足,而致心血虚少,心失所养,神不潜藏,而发为心悸。

3. **七情所伤**　平素心虚胆怯,突遇惊恐或情怀不适,悲哀过极,忧思不解等七情扰动,忤犯心神,心神动摇,不能自主而心悸。

4. **感受外邪**　风、寒、湿三气杂至,合而为痹,痹证日久,复感外邪,内舍于心,痹阻心脉,心之气血运行受阻,发为心悸;或风、寒、湿、热之邪,由血脉内侵于心,耗伤心之气血阴阳,亦可引起心悸。

5. **药物中毒**　药物过量或毒性较剧,损害心气,甚则损伤心营,引起心悸,如附子、乌头,或西药锑剂、洋地黄、奎尼丁、肾上腺素、阿托品等,当用药过量或不当时,均能引发心动悸、脉结代一类证候。

二、辨证论治

（一）心虚胆怯

1. **症状**　心悸不宁,善惊易恐,坐卧不安,少寐多梦而易惊醒,食少纳呆,恶闻声响,苔薄白,脉细略数或细弦。

2. 证候分析　由于突然惊恐,惊则气乱,恐则气下,以致心神不能自主,故心悸而坐卧不安;若渐至稍惊则心悸不已,形成善惊易恐,可影响睡眠与饮食,往往为多梦易惊,惊则气乱,故脉细而数。

3. 治法　镇惊定志,养心安神。

4. 方药　安神定志丸。方中龙齿、朱砂镇惊宁神;茯苓、茯神、石菖蒲、远志安神定志;人参益气养心。可加琥珀、磁石重镇安神。

（二）阴虚火旺

1. 症状　心悸易惊,心烦失眠,五心烦热,口干,盗汗,思虑劳心则症状加重,伴有耳鸣,腰酸,头晕目眩,舌红少津,脉细数。

2. 证候分析　肾阴不足,不能上济于心致心火偏旺,出现心悸易惊、少寐;阴亏于下,阳亢于上,则五心烦热,盗汗耳鸣;阴虚津少,故见口干咽燥;舌质红,脉象细数,均为阴虚之象。

3. 治法　滋阴清火,养心安神。

4. 方药　黄连阿胶汤。方中黄连、黄芩清心火;阿胶、芍药滋阴养血;鸡子黄滋阴清热两相兼顾。常加酸枣仁、珍珠母、生牡蛎等以加强安神定悸之功。

（三）心阳不振

1. 症状　心悸不安,胸闷气短,动则尤甚,面色苍白,形寒肢冷,舌淡苔白,脉虚弱,或沉细无力。

2. 证候分析　心阳不振,心脉阻滞,故心胸憋闷;心悸不安、气短为心气不足;进一步发展成心阳虚,故见面色苍白,形寒肢冷;舌淡苔白,脉虚弱,或沉细无力,属心阳不振之象。

3. 治法　温补心阳,安神定悸。

4. 方药　桂枝甘草龙骨牡蛎汤。方中桂枝、炙甘草温补心阳;生龙齿、生牡蛎安神定悸。大汗出者,重用人参、黄芪,加煅龙骨、煅牡蛎、山萸肉,或用独参汤煎服;心阳不足、寒象突出者,加黄芪、人参、附子益气温阳。

（四）心血瘀阻

1. 症状　心悸,胸闷不舒,心痛时作,痛如针刺,唇甲青紫,舌质紫暗或有瘀斑,脉涩或结或代。

2. 证候分析　心血瘀阻,心气不畅,心失所养,神不安宁,故心悸;气滞血瘀,脉络瘀阻,故胸闷不舒,心痛阵作,痛如针刺;舌质紫暗,脉象涩或结代,为气血瘀阻之象。

3. 治法　活血化瘀,理气通络。

4. 方药　桃仁红花煎。方中桃仁、红花、丹参、赤芍、川芎活血化瘀;延胡索、香附、青皮理气通脉止痛;生地、当归养血和血。胸部窒闷不适,去生地之滋腻,加沉香、檀香、降香利气宽胸。胸痛甚,加乳香、没药、五灵脂、蒲黄、三七粉等活血化瘀,通络定痛。

本 节 小 结

1. 心悸由体虚久病,饮食劳倦,情志所伤,感受外邪,药物中毒等原因,导致脏腑功能失调,以心的气血阴阳不足,心神失养,或气滞、痰浊、血瘀、水饮扰动心神而发病。

2. 心悸多为虚实夹杂之证,虚证主要是气、血、阴、阳亏损,心神失养;实证主要有气滞、血瘀、痰浊、水饮扰动心神,心神不宁。

3. 虚者治以补气血,调阴阳,并以养心安神之品,使心神得养则安。虚者治以行气、化瘀、涤痰、消水,使邪祛心神安定。

知识链接

1.《素问·平人气象论》:"脉绝不至曰死,乍疏乍数曰死。"
2.《素部·三部九候论》:"参伍不调者病。"
3.《金匮要略·惊悸吐衄下血胸满瘀血病脉证治》:"寸口脉动而弱,动则为惊,弱则为悸。"

现代相关研究

近年有学者研究发现,吴茱萸次碱可能通过激活辣椒素受体,促进 CGRP 释放达到减轻异丙肾上腺素所致心肌缺血损伤,并能够减轻缺血性心率失常的程度,从而能够减轻 J 点的下降程度,并减少缺血后室性心动过速的发生。

有学者对抗快速性心率失常中药进行筛选,发现治疗室性期前收缩以山楂、黄连、茵陈、甘草等为好;房性期前收缩以延胡索、山楂、汉防己、常山等为佳;结性期前收缩以延胡索、常山、山楂为佳;治疗室上速以常山、万年青、汉防己为好;治疗阵发性室上速以万年青、常山为佳。

思考题

1. 惊悸和怔忡有何异同?
2. 心悸的病因病机如何?

第八节 不 寐

学习内容:不寐的定义、病因、病机和辨证论治。

学习重点:肝郁化火、痰热内扰、阴虚火旺、心脾两虚、心胆气虚不寐的症状、证候分析、治法及方药。

学习要求:

1. 掌握肝郁化火、痰热内扰、阴虚火旺、心脾两虚、心胆气虚不寐的辨证论治。

2. 熟悉不寐的病因病机。

不寐是由于情志、饮食内伤,禀赋不足,病后及年迈,心虚胆怯等病因,引起心神失养或心神不安,从而导致经常不能获得正常睡眠为特征的一类病证。主要表现为睡眠时间、深度的不足,轻者入睡困难,或寐而不酣,时寐时醒,或醒后不能再寐,重则彻夜不寐。

西医学中各种病因导致的自主神经功能失调、围绝经期综合征等以失眠为主要临床表现时可参考本节内容辨证论治。

一、病因病机

1. 情志所伤或情志不遂,肝气郁结,肝郁化火,邪火扰动心神,心神不安而不寐。或由五志过极,心火内炽,心神扰动而不寐。

2. 饮食不节,脾胃受损,宿食停滞,壅遏于中,胃气失和,阳气浮越于外而卧寐不安。

3. 病后体虚,久病血虚,产后失血,年迈血少等,引起心血不足,心失所养,心神不安而不寐。

4. 禀赋不足,心虚胆怯,素体阴亏,兼因房劳过度,肾阴耗伤,不能上奉于心,水火不济,心火独亢;或肝肾阴虚,肝阳偏亢,火盛神动,心肾失交而神志不宁。

二、辨证论治

（一）肝郁化火

1. 症状　急躁易怒，不寐多梦，甚至彻夜不眠，胸闷胁痛，不思饮食，口渴喜饮，伴有头晕头胀，目赤耳鸣，口干而苦，便秘溲赤，舌红苔黄，脉弦而数。

2. 证候分析　五志过极，恼怒伤肝，肝郁化火，上扰心神，则不寐而易怒；肝气郁结，化火犯胃，则胸闷胁痛，不思饮食，口渴喜饮；肝火上扰，故口苦、目赤、耳鸣；甚或肝胆实火，上扰清窍，则彻夜不眠，头晕头胀；热灼津液，故小便短赤，大便秘结；舌质红，舌苔黄，脉弦数皆为肝火内盛之象。

3. 治法　清肝泻火，镇心安神。

4. 方药　龙胆泻肝汤。方用龙胆草、黄芩、栀子清肝泻火；木通、车前子利小便而清热；柴胡疏肝解郁；当归、生地养血滋阴柔肝；甘草和中。可加朱茯神、生龙骨、生牡蛎镇心安神。若胸闷胁胀，善太息者，加香附、郁金以疏肝解郁。

（二）痰热内扰

1. 症状　不寐，胸闷心烦，泛恶，嗳气吞酸，伴有头重目眩，口苦，舌红苔黄腻，脉滑数。

2. 证候分析　宿食停滞，土壅木郁，肝胆疏泄不利，聚湿生痰化热，痰热上扰则心烦失眠，口苦，目眩；痰食停滞，气机不畅，胃失和降，故见胸闷痰多，恶心畏食，嗳气吞酸；苔黄腻，脉滑数均为痰热扰心之象。

3. 治法　清化痰热，和中安神。

4. 方药　黄连温胆汤。方中半夏、陈皮、竹茹化痰降逆；茯苓健脾化痰；枳实理气和胃降逆；黄连清心泻火。若心悸动甚，惊惕不安，加珍珠母、朱砂以镇惊安神定志。

（三）阴虚火旺

1. 症状　心烦不寐，心悸不安，腰酸足软，伴头晕，耳鸣，健忘，遗精，口干津少，五心烦热，舌红少苔，脉细而数。

2. 证候分析　肾阴不足，水不济火，心火独亢，神不内敛，故心烦失眠，心悸不安；肾精不足，髓海空虚，故头晕、耳鸣、健忘；腰为肾之府，肾精血不足，则腰酸；口干津少，五心烦热，舌红，脉细数均为阴虚火旺之象。

3. 治法　滋阴降火，清心安神。

4. 方药　六味地黄丸合黄连阿胶汤。六味地黄丸滋补肾阴；黄连、黄芩直折心火；芍药、阿胶、鸡子黄滋养阴血。两方共奏滋阴降火之效。若心烦心悸，梦遗失精，可加肉桂引火归元，与黄连共用即为交泰丸以交通心肾，则心神可安。

（四）心脾两虚

1. 症状　多梦易醒，心悸健忘，神疲食少，头晕目眩，伴有四肢倦怠，面色少华，舌淡苔薄，脉细无力。

2. 证候分析　心主血，脾为生血之源，心脾亏虚，血不养心，心神不宁，故多梦易醒，心悸；脾失健运，气血生化乏源，失其所养，则神疲食少，头晕目眩，四肢倦怠，面色少华；舌淡苔薄，脉细无力为心脾两虚之象。

3. 治法　补益心脾，养心安神。

4. 方药　归脾汤。方用人参、白术、黄芪、甘草益气健脾；当归补血；远志、酸枣仁、茯神、龙眼肉补心益脾，安神定志；木香行气健脾，使全方补而不滞。若心血不足，加熟地、芍药、阿胶以养心血。

（五）心胆气虚

1. 症状　心烦不寐，多梦易醒，胆怯心悸，触事易惊，伴有气短自汗，倦怠乏力，舌淡，脉弦细。

2. 证候分析　心虚则神摇不安，胆虚则善惊易恐，故心烦不得眠，心悸多梦，善惊易恐；心胆气虚，则短气乏力；舌质淡，脉弦细，均为心胆气虚、血虚的表现。

3. 治法　益气镇惊，安神定志。

4. 方药　安神定志丸合酸枣仁汤。前方重于镇惊安神,后方偏于养血清热除烦,合用则益心胆之气,清心胆之虚热而定惊,安神宁心。方中人参益心胆之气;茯苓、茯神、远志化痰宁心;龙齿、石菖蒲镇惊开窍宁神;酸枣仁养肝、安神、宁心;知母泻热除烦;川芎调血安神。若心悸甚,惊惕不安者,加生龙骨、生牡蛎、朱砂。

本 节 小 结

1. 不寐多为情志所伤,久病体虚,饮食不节,劳逸失度等引起阴阳失调,阳不入阴而发病。
2. 病位主要在心,涉及肝、胆、脾、胃、肾。病性有虚实之分,且虚多实少。
3. 其实证者,多因心火偏亢,肝郁化火,痰热内扰,胃气失和,引起心神不安所致,治当清心泻火,清肝泻火,清化痰热,和中导滞,佐以安神宁心,常用朱砂安神丸、龙胆泻肝汤、黄连温胆汤等。其虚证者,多由阴虚火旺,心脾两虚,心胆气虚引起心神失养所致,治当滋阴降火,补益心脾,益气镇惊,佐以养心安神,常用六味地黄丸合黄连阿胶汤、归脾汤、安神定志丸合酸枣仁汤等。

知识链接

1.《素问·逆调论》:"阳明者胃脉也,胃者,六腑之海,其气亦下行,阳明逆,不得从其道,故不得卧也。下经曰'胃不和则卧不安',此之谓也。"
2.《类证治裁·不寐》:"阳气自动而之静,则寐;阴气自静而之动,则寤;不寐者,病在阳不交阴也。"

现代相关研究

实验研究发现,酸枣仁皂苷可抑制正常小鼠及苯丙胺中枢兴奋小鼠的自发活动,降低大鼠的协调运动,加强戊巴比妥钠对中枢神经系统的抑制作用。从而认为酸枣仁皂苷有较明显的镇静催眠抑制作用,是酸枣仁中枢抑制作用的主要成分。

临床研究较多,如观察酸枣仁汤加减治疗失眠的临床效果,发现酸枣仁汤加减治疗失眠疗效确切,可改善患者的生活、睡眠质量,减轻患者焦虑度,缩短入睡时间,具备患者满意度高、不良反应小的应用优势。{白岳秀,高亚军,付喜顺.酸枣仁汤治疗失眠临床观察[J].光明中医,2022,37(1):86-88}

思考题

1. 不寐的病因病机如何?
2. 不寐的辨证要点是什么?

第九节　郁　　证

学习内容:郁证的定义、病因、病机和辨证论治。

学习重点:肝气郁结、气郁化火、痰气郁结、心虚胆怯郁证的症状、证候分析、治法及方药。

学习要求:

1. 掌握郁证的辨证论治。
2. 熟悉郁证的病因病机。

郁证是由于情志不舒,气机郁滞所致,以心情抑郁,情绪不宁,胸廓满闷,胁肋胀痛,或易怒易哭,或咽中如有异物梗塞等症为主要临床表现的一类病证。郁有积、滞、结等含义。

郁证主要见于西医学的神经衰弱、癔症及焦虑症等,也见于围绝经期综合征及反应性精神病。当这些疾病出现郁证的临床表现时,可参考本节辨证施治。

一、病因病机

1. 愤懑郁怒,肝气郁结　因厌恶憎恨、愤懑恼怒等精神因素,均可使肝失条达,气机不畅,以致肝气郁结而成气郁,这是郁证主要的病机。因气为血帅,气行则血行,气滞则血瘀,气郁日久,影响及血,使血液运行不畅而形成血郁。若气郁日久化火,则发生肝火上炎的病变,而形成火郁。

2. 忧愁思虑,脾失健运　由于忧愁思虑,精神紧张,或长期伏案思索,使脾气郁结,或肝气郁结之后横克脾土,均可导致脾失健运,使脾的消磨水谷及运化水湿的功能受到影响。若脾不能消磨水谷,以致食积不消,则形成食郁。若不能运化水湿,水湿内停,则形成湿郁。水湿内聚,凝为痰浊,则形成痰郁。

3. 情志过极,心失所养　由于所愿不遂,精神紧张,忧愁悲哀,损伤心脾,以致心气不足,则心悸、短气,自汗;耗伤心阴以致心阴亏虚,心火亢盛,则心烦,低热、面色潮红,脉细数;心失所养,心神失守,以致精神惑乱,则悲伤哭泣,哭笑无常。

二、辨证论治

（一）肝气郁结

1. 症状　精神抑郁,情绪不宁,胸部满闷,胁肋胀痛,痛无定处,脘闷嗳气,不思饮食,大便不调,苔薄腻,脉弦。

2. 证候分析　情志所伤,肝失条达,故精神抑郁,情绪不宁,善太息;肝气郁结,气机不畅,肝络失和,故见胸胁胀痛,痛无定处;肝气犯胃,胃失和降,故脘闷嗳气;肝气乘脾,脾失健运,则脘闷纳呆,大便不调;苔薄腻,脉弦为肝胃不和之象。

3. 治法　疏肝解郁,理气畅中。

4. 方药　柴胡疏肝散。本方由四逆散加川芎、香附、陈皮而成。方中柴胡、香附、枳壳、陈皮疏肝解郁,理气畅中;川芎、芍药、甘草活血定痛,柔肝缓急。胁肋胀满疼痛较甚者,可加郁金、青皮、佛手、香橼疏肝理气。

（二）气郁化火

1. 症状　性情急躁易怒,胸胁胀满,口苦而干,或头痛、目赤、耳鸣,或嘈杂吞酸,大便秘结,舌质红,苔黄,脉弦数。

2. 证候分析　气郁化火,循肝脉上炎,则急躁易怒,头痛,目赤,耳鸣;肝火犯胃,胃失和降,耗伤津液,故口干而苦,嘈杂吞酸,大便秘结;舌红苔黄,脉弦数,均为肝郁化火之象。

3. 治法　疏肝解郁,清肝泻火。

4. 方药　丹栀逍遥散。该方以逍遥散(柴胡、当归、白芍、白术、茯苓、炙甘草、薄荷)疏肝调脾,加丹皮、栀子清肝泻火。热势较甚,口苦、大便秘结者,可加龙胆草、大黄泻热通腑。

（三）痰气郁结

1. 症状　精神抑郁,胸中窒闷,胁肋胀满,自觉咽中不适,如有物梗阻,吐之不出,咽之不下,苔白腻,脉弦滑。

2. 证候分析　肝郁乘脾,脾失健运,聚湿成痰,痰气郁结于胸膈之上,故自觉咽中不适,如有物梗阻,咯之不出,咽之不下,亦称"梅核气";肝气郁结,气失舒展,则胸中窒闷,胁肋胀满;苔白腻,脉弦滑,为气滞痰郁之证。

3. 治法　行气开郁,化痰散结。

4. **方药**　半夏厚朴汤。本方用厚朴、紫苏理气宽胸，开郁畅中；半夏、茯苓、生姜化痰散结，和胃降逆。诸药合用有辛香散结、行气开郁、降逆化痰的作用。

（四）心虚胆怯

1. **症状**　精神恍惚，心神不宁，多疑易惊，悲忧善哭，喜怒无常，或时时欠伸，或手舞足蹈，骂詈喊叫，舌质淡，脉弦细。

2. **证候分析**　忧郁不解，耗伤心气营血，心神失养，故见精神恍惚，心神不宁，多疑易惊，悲忧善哭等症，此即《金匮要略》所谓"脏躁"，多发于女子；舌质淡，脉弦，为气郁血虚神伤之象。

3. **治法**　甘润缓急，养心安神。

4. **方药**　甘麦大枣汤合安神定志丸加减。前方中甘草甘润缓急；小麦味甘微寒，补益心气；大枣益脾养血。后方重于镇惊安神，方中人参益心胆之气；茯苓、远志化痰宁心；龙齿、石菖蒲镇惊开窍宁神。躁扰、失眠者，加酸枣仁、柏子仁、制首乌等养心安神；伴有喘促气逆者，可合五磨饮子开郁散结，理气降逆。

本 节 小 结

1. 郁证的病因是情志内伤，其病理变化与心、肝、脾有密切关系。

2. 主要临床表现为心情抑郁，情绪不宁，胸胁胀满疼痛，或咽中如有异物梗塞，或时作悲伤哭泣。

3. 郁病可分为实证和虚证两类。实证以气机郁滞为基本病变，治疗以疏肝理气解郁为主，气郁化火者，理气解郁配合清肝泻火；气郁夹痰，痰气交阻者，理气解郁配合化痰散结；忧郁不解，心神不宁者，宜甘润缓急，养神安神。

知识链接

1.《素问·六元正纪大论》："木郁达之，火郁发之，土郁夺之，金郁泄之，水郁折之。"

2.《灵枢·口问》："悲哀愁忧则心动，心动则五脏六腑皆摇。"

3.《金匮要略·妇人杂病脉证并治》："妇人脏躁，喜悲伤欲哭，像如神灵所作，数欠伸，甘麦大枣汤主之"；"妇人咽中如有炙脔，半夏厚朴汤主之。"

现代相关研究

实验方面，李芳等用慢性束缚应激法复制经前期综合征(PMS)肝气郁证大鼠模型，发现白芍提取物可以调控 PMS 肝气郁证大鼠额叶 5-羟色胺 3 受体(5-HT3R)蛋白表达，达到干预抑郁情绪的作用。{李芳，宋春红，魏盛，等.白芍提取物对经前期综合征肝气郁证模型大鼠额叶 5-HT(3A/3B)R 分布与蛋白表达的影响[J].世界科学技术-中医药现代化，2015，17(11)：2267-2271}

临床方面，仝小林院士认为郁证初起多以肝郁气滞为主，因七情内伤，致使肝失条达，气机不畅而成。若进一步加重，则致使多脏腑功能失调，但核心均不离肝气郁结，故常以制香附、佛手、香橼三味药物组方开郁。三药各有侧重，又相互兼顾，相互配伍，协同发挥开郁理气之功效。{沈梦菲，赵林华.仝小林运用制香附、佛手、香橼理气开郁治疗郁证经验[J].吉林中医药，2021，41(08)：1013-1015}

思考题

1. 何谓郁证？

2. 郁证的辨治要点是什么？

第十节 胃 痛

学习内容：胃痛的定义、病因、病机和辨证论治。

学习重点：饮食停滞、肝气犯胃、瘀血停滞、胃阴亏虚、脾胃虚寒型胃痛的症状、证候分析、治法及方药。

学习要求：

1. 掌握胃痛的辨证论治。

2. 熟悉胃痛的病因病机。

3. 了解治疗胃痛方药的加减。

胃痛是由于胃气阻滞，胃络瘀阻，胃失所养，不通则痛导致的以上腹胃脘部发生疼痛为主症的一种脾胃肠病证。胃痛，又称胃脘痛。

本病证以胃脘部疼痛为主症，西医学中的急性胃炎、慢性胃炎、消化性溃疡、胃痉挛、胃神经症等疾病，当其以上腹部胃脘部疼痛为主要临床表现时，均可参照本节辨证论治。

一、病因病机

1. 寒邪客胃　寒性凝滞，寒邪由口吸入，脘腹受凉，寒邪直中，内客于胃，或服药苦寒太过，或寒食伤中，致使寒凝气滞，胃气失和，胃气阻滞，不通则痛。

2. 饮食伤胃　胃主受纳腐熟水谷，其气以和降为顺，故胃痛的发生与饮食不节关系最为密切。若饮食不节，暴饮暴食，损伤脾胃，饮食停滞，致使胃气失和，胃中气机阻滞，不通则痛；或五味过极，辛辣无度，或恣食肥甘厚味，或饮酒如浆，则伤脾碍胃，蕴湿生热，阻滞气机，以致胃气阻滞，不通则痛，皆可导致胃痛。

3. 忧思恼怒　情志不遂，肝失疏泄，肝郁气滞，横逆犯胃，以致胃气失和，胃气阻滞，即可发为胃痛。若肝失疏泄，气机不畅，血行瘀滞，又可形成血瘀，兼见瘀血胃痛。

4. 脾胃虚弱　或劳倦过度，或饮食所伤，或过服寒凉药物，或久病脾胃受损，均可引起脾胃虚弱，中焦虚寒，致使胃失温养，发生胃痛。若是热病伤阴，或胃热火郁，灼伤胃阴，或久服香燥理气之品，耗伤胃阴，胃失濡养，也可引起胃痛。

二、辨证论治

（一）寒邪客胃

1. 症状　胃痛暴作，恶寒喜暖，得温痛减，口不渴或口渴喜热饮，苔薄白，脉弦紧。

2. 证候分析　寒邪客胃，气机阻滞，不通则痛，故胃痛暴作；寒邪得阳则散，遇阴则凝，故得温痛减，喜热饮。苔薄白，脉弦紧均为寒邪客胃之象。

3. 治法　温胃散寒，理气止痛。

4. 方药　良附丸。本方高良姜味辛大热，有温中暖胃，散寒止痛之功；香附疏肝开郁，理气宽中止痛，共奏温胃散寒，理气止痛之功。若痛甚者，可加延胡索。

（二）饮食停滞

1. 症状　暴饮暴食后，胃脘疼痛，胀满不消，疼痛拒按，得食更甚，嗳腐吞酸，或呕吐不消化食物，其味腐臭，吐后痛减，不思饮食或畏食，大便不爽，得矢气及便后稍舒，舌苔厚腻，脉滑有力。

2. 证候分析　食滞中焦，脾胃纳运失常，胃失和降，故胃脘胀痛拒按，呕恶不思食；食积胃脘，浊气上逆，故嗳腐吞酸，呕吐不消化食物；腑气不畅，故大便不爽；苔厚腻，脉滑均为食积内阻之象。

3. 治法　消食导滞，和胃止痛。

4. 方药　保和丸。本方用山楂、神曲、莱菔子消食导滞，健胃下气；半夏、陈皮、茯苓健脾和胃，化湿理气；连翘散结清热，共奏消食导滞和胃之功。本方为治疗饮食停滞的通用方，均可加入谷芽、麦芽、鸡内金等消食化积之品。

（三）肝气犯胃

1. 症状　胃脘胀满，攻撑作痛，脘痛连胁，胸闷嗳气，喜长叹息，大便不畅，得嗳气、矢气则舒，遇烦恼郁怒则痛作或痛甚，苔薄白，脉弦。

2. 证候分析　肝郁气滞，横逆犯胃，气血壅滞不行，故胃脘胀痛；气之聚散无常，胁为肝之分野，故痛连胁肋而游走不定；肝气犯胃，胃失和降，故嗳气频繁；肝气郁滞，气机阻滞，则大便不畅，得嗳气、矢气则舒；烦恼郁怒，气滞加重，则痛作或痛甚；脉弦亦为肝气郁滞之象。

3. 治法　疏肝理气，和胃止痛。

4. 方药　柴胡疏肝散。柴胡疏肝散为疏肝理气之要方。方中柴胡、白芍、川芎、香附疏肝解郁，陈皮、枳壳、甘草理气和中，诸药合用共奏疏肝理气，和胃止痛之效。若胀重可加青皮、郁金、木香助理气解郁之功；若痛甚者，可加川楝子、延胡索理气止痛。

（四）瘀血停滞

1. 症状　胃脘疼痛，痛如针刺刀割，痛有定处，按之痛甚，食后加剧，入夜尤甚，或见吐血、黑便，舌质紫暗或有瘀斑，脉涩。

2. 证候分析　胃痛反复发作，气滞血瘀，瘀血阻络，脉络不通，不通则痛，故胃痛如针刺；瘀血为有形，故痛处固定，痛甚于胀且拒按；食与瘀并，故食后痛甚；瘀痛日久，损伤经脉，血不循经，上溢则吐血，下溢则便血；舌紫暗，脉涩，是为瘀血阻络之象。

3. 治法　活血化瘀，理气止痛。

4. 方药　失笑散合丹参饮。方中五灵脂、蒲黄、丹参活血化瘀止痛，檀香、砂仁行气和胃。如痛甚可加延胡索、三七粉、三棱、莪术，并可加理气之品，如枳壳，木香、郁金；若血瘀胃痛，伴吐血、黑便时，当辨寒热虚实，参考血证有关内容辨证论治。

（五）胃阴亏虚

1. 症状　胃脘隐隐灼痛，似饥而不欲食，口燥咽干，口渴思饮，消瘦乏力，大便干结，舌红少津或光剥无苔，脉细数。

2. 证候分析　胃痛日久，或寒邪化热，或气郁化火，或胃热素盛，或长期使用温燥之药，或肝阴虚，或肝阳亢，灼伤胃阴，下汲肾水，而致胃液枯槁，郁火内盛，故症见胃脘灼痛，口燥咽干，烦渴思饮，饥不欲食；阴伤肠燥则大便干。舌红少津，脉弦细数，亦是阴虚内热的征象。

3. 治法　养阴益胃，和中止痛。

4. 方药　益胃汤合芍药甘草汤。方中沙参、麦冬、生地、玉竹养阴益胃，芍药、甘草和中缓急止痛。若胃阴亏损较甚者，可酌加石斛；若兼饮食停滞，可加神曲、山楂等消食和胃；若痛甚者可加香橼、佛手；若脘腹灼痛，嘈杂反酸，可加左金丸；若胃热偏盛，可加生石膏、知母、芦根清胃泄热。

（六）脾胃虚寒

1. 症状　胃痛隐隐，绵绵不休，冷痛不适，喜温喜按，空腹痛甚，得食则缓，劳累或食冷或受凉后疼痛发作或加重，泛吐清水，食少，神疲乏力，手足不温，大便溏薄，舌淡苔白，脉虚弱。

2. 证候分析　脾胃虚寒，纳运不健，中寒内生，胃失温煦，故胃脘隐痛，喜暖喜按；得食则寒气稍散，故痛为之减轻；寒聚中焦，升降失常，浊阴上逆则呕吐清水；脾胃虚寒运化失职，湿浊下注则大便溏；脾主四肢，脾胃虚寒，阳气不能达于四肢，故肢冷畏寒；脾胃为后天之本，气血生化之源，脾胃阳虚，生化不足，故面色无华，神疲乏力；舌质淡白，脉虚或细弱均为脾胃虚寒之象。

3. 治法　温中健脾，和胃止痛。

4. 方药　黄芪建中汤。方中黄芪补中益气,小建中汤(桂枝、白芍、炙甘草、生姜、大枣、饴糖)温脾散寒,和中缓急止痛。泛吐清水较重者,可加干姜、吴茱萸、半夏、茯苓等温胃化饮。

本 节 小 结

1. 胃痛以上腹胃脘部疼痛为主要临床特征。
2. 常由外感寒邪,饮食伤胃,情志不遂,脾胃虚弱,以及气滞、瘀血、痰饮等病因所致。
3. 病机为胃气阻滞,胃络瘀阻,胃失所养,不通则痛。
4. 辨证以辨寒、热、虚、实,以及在气、在血为要点,治法常以理气和胃止痛为基本原则。

知识链接

1.《灵枢·邪气脏腑病形》:"胃病者,腹胀,胃脘当心而痛,上支两胁,膈咽不通,食饮不下,取之三里也。"
2.《景岳全书·心腹痛》:"胃脘痛证,多有因食,因寒,因气不顺者,然因食因寒,亦无不皆关于气。盖食停则气滞,寒留则气凝。所以治痛之要,但察其果属实邪,皆当以理气为主。"

现代相关研究

有学者通过网络药理学得到气滞胃痛颗粒(柴胡、白芍、枳壳、香附、延胡索、甘草)治疗胃炎主要潜在的关键靶点有环氧合酶-2(COX-2)、诱导型一氧化氮合酶(iNOS)iNOS、过氧化物酶体增殖物激活受体γ(PPARγ),对靶点进行京都基因与基因组百科全书(KEGG)通路富集分析,预测其治疗胃炎的作用机制可能与调节TNF信号通路、NOD样受体信号通路、VEGF信号通路等与胃炎密切相关的信号通路有关,其药效作用主要表现为对炎症、血管内稳态、免疫、中枢神经及激素调节等生物过程的影响。体外细胞实验也证实,气滞胃痛颗粒抑制巨噬细胞RAW264.7中COX-2、iNOS的mRNA表达。实验结果显示气滞胃痛颗粒可能通过修复胃黏膜、减轻炎症损伤、消除感染等实现其治疗胃炎的作用。{杨晓娟,邬国松,牛明,等.基于网络药理学的气滞胃痛颗粒治疗胃炎作用机制探讨和实验验证[J].药物评价研究,2022,45(12):2430-2442}

思考题

1. 胃痛的病因病机如何?
2. 如何辨别胃痛的寒热虚实,在气在血?

第十一节　便　秘

学习内容:便秘的定义、病因病机和辨证论治。

学习重点:肠胃积热便秘、气机郁滞便秘、气虚便秘、阴虚便秘的症状、证候分析、治法及方药。

学习要求:

1. 掌握便秘的辨证论治。
2. 熟悉便秘的病因病机。
3. 了解虚秘与实秘的区别。

　　便秘是指由于大肠传导功能失常导致的以大便排出困难,排便时间或排便间隔时间延长为临床特征的一种病证。

　　西医学中的功能性便秘、肠易激综合征、肠炎恢复期、直肠及肛门疾病所致之便秘,药物性便秘,内分泌及代谢性疾病所致的便秘,以及肌力减退所致的便秘等,均可参照本节辨证论治。

一、病因病机

　　1. **肠胃积热**　素体阳盛,或热病之后,余热留恋,或肺热肺燥,下移大肠,或过食醇酒厚味,或过食辛辣,或过服热药,均可致肠胃积热,耗伤津液,肠道干涩失润,粪质干燥,难于排出,形成热结便秘。

　　2. **气机郁滞**　忧愁思虑,脾伤气结;或抑郁恼怒,肝郁气滞;或久坐少动,气机不利,均可导致腑气郁滞,通降失常,传导失职,糟粕内停,不得下行,或欲便不出,或出而不畅,或大便干结而成气秘。

　　3. **阴寒积滞**　恣食生冷,寒滞胃肠;或外感寒邪,直中肠胃;或过服寒凉,阴寒内结,均可导致阴寒内盛,凝滞胃肠,传导失常,糟粕不行,而成冷秘。

　　4. **气虚阳衰**　饮食劳倦,脾胃受损;或素体虚弱,阳气不足;或年老体弱,气虚阳衰;或久病产后,正气未复;或过食生冷,损伤阳气;或苦寒攻伐,伤阳耗气,均可导致气虚阳衰,气虚则大肠传导无力,阳虚则肠道失于温煦,阴寒内结,便下无力,使排便时间延长,形成便秘。

　　5. **阴亏血少**　素体阴虚,津亏血少;或病后产后,阴血虚少;或失血夺汗,伤津亡血;或年高体弱,阴血亏虚;或过食辛香燥热,损耗阴血,均可导致阴亏血少,血虚则大肠不荣,阴亏则大肠干涩,肠道失润,大便干结,便下困难,而成便秘。

二、辨证论治

实秘

（一）肠胃积热

　　1. **症状**　大便干结,腹胀腹痛,面红身热,口干口臭,心烦不安,小便短赤,舌红苔黄燥,脉滑数。

　　2. **证候分析**　肠胃积热,耗伤津液,则大便干结,小便短赤;邪热内盛,熏蒸于上,则面红身热,口干口臭;热积肠胃,腑气不通,故腹胀腹痛;舌红苔黄或黄燥,脉滑数为肠胃积热之象。

　　3. **治法**　泻热导滞,润肠通便。

　　4. **方药**　麻子仁丸。方中大黄、枳实、厚朴通腑泄热,火麻仁、杏仁、白蜜润肠通便,芍药养阴和营。此方泻而不峻,润而不腻,有通腑气而行津液之效。若津液已伤,可加生地、玄参、麦冬以养阴生津;若兼郁怒伤肝,易怒目赤者,加服更衣丸以清肝通便。

（二）气机郁滞

　　1. **症状**　大便干结,或不甚干结,欲便不得出,或便而不畅,肠鸣矢气,腹中胀痛,胸胁满闷,嗳气频作,饮食减少,舌苔薄腻,脉弦。

　　2. **证候分析**　情志失和,气机郁滞,传导失常,故大便秘结,欲便不得;腑气不通,升降失常,胃气上逆,故嗳气频作,胸胁痞满;气机郁滞,脾失健运,则腹胀腹痛,纳食减少;苔薄腻,脉弦,为气滞湿阻之象。

　　3. **治法**　顺气导滞。

　　4. **方药**　六磨汤。方中木香调气,乌药顺气,沉香降气,大黄、槟榔、枳实破气行滞。可加厚朴、香附、柴胡、莱菔子、炙枇杷叶以助理气之功。若气郁日久,郁而化火,可加黄芩、栀子、龙胆草清肝泻火;若气逆呕吐者,可加半夏、旋覆花、代赭石。若大便干结加火麻仁、郁李仁。

虚秘

（一）气虚便秘

1. 症状　粪质并不干硬，也有便意，但临厕排便困难，需努挣方出，伴便后乏力，汗出短气，面白神疲，肢倦懒言，舌淡苔白，脉弱。

2. 证候分析　肺脾气弱，宗气不足，运化失职，传导无力，故虽有便意而努挣无力，难以排出；努挣则肺气耗伤，肺卫不固，而汗出气短；脾气虚化源不足，故神疲乏力，肢倦懒言；舌淡苔白，脉弱，均为气虚之象。

3. 治法　补气润肠，健脾升阳。

4. 方药　黄芪汤。方中黄芪大补脾肺之气，为方中主药，火麻仁、白蜜润肠通便，陈皮理气。若气虚较甚，可加人参、白术，因"中气足则便尿如常"，气虚甚者，可选用红参；若气虚下陷脱肛者，则用补中益气汤；若肺气不足者，可加用生脉散；若日久肾气不足，可用大补元煎。

（二）血虚便秘

1. 症状　大便干结，排出困难，面色无华，头晕眼花，心悸气短，健忘，口唇色淡，脉细。

2. 证候分析　营血不足，不能滋润大肠，肠道干涩，故大便干结；血虚不能上濡唇面，故见面颊口唇苍白无华；血虚不能上荣，则头晕眼花；心失所养，则心悸健忘；舌淡白，脉细为血虚之象。

3. 治法　养血润肠。

4. 方药　润肠丸。方中当归、生地滋阴养血，火麻仁、桃仁润肠通便，枳壳引气下行。可加玄参、何首乌、枸杞子养血润肠。若兼气虚，可加白术、党参、黄芪益气生血；若血虚已复，大便仍干燥者，可用五仁丸润滑肠道。

（三）阴虚便秘

1. 症状　大便干结，如羊屎状，形体消瘦，头晕耳鸣，心烦失眠，潮热盗汗，腰酸膝软，舌红少苔，脉细数。

2. 证候分析　肾阴不足，不能滋润大肠，肠道干涩，故大便干结；阴精亏虚，不能上荣，故出现眩晕耳鸣；虚火内动，故见潮热盗汗；腰为肾之府，肾主骨，肾阴不足，骨骼失养，故腰膝酸软；阴精亏虚，化源不足，肌体失养，则形体消瘦；舌红少苔、脉数细，为肾阴不足之象。

3. 治法　滋阴润肠通便。

4. 方药　增液汤。方中玄参、麦冬、生地滋阴润肠，生津通便。可加芍药、玉竹、石斛以助养阴之力，加火麻仁、柏子仁、瓜蒌仁以增润肠之效。若胃阴不足，口干口渴者，可用益胃汤；若肾阴不足，腰酸膝软者，可用六味地黄丸。

（四）阳虚便秘

1. 症状　大便或干或不干，皆排出困难，小便清长，面色无华，四肢不温，腹中冷痛，得热痛减，腰膝冷痛，舌淡苔白，脉沉迟。

2. 证候分析　胃阳虚弱，温煦无权，阴寒内结，凝于肠道，致传导失司，糟粕不行，故大便艰涩，排出困难；阴寒内盛，气机阻滞，故腹中冷痛，喜热怕冷；阳虚不能温煦，故四肢不温，面色不华，腰膝酸冷；肾阳虚弱，气化不利，膀胱失其约束，故小便清长；舌淡苔白脉沉迟，为阳虚内寒之象。

3. 治法　温阳润肠。

4. 方药　济川煎。方中肉苁蓉、牛膝温补肾阳，润肠通便；当归养血润肠；升麻、泽泻升清降浊；枳壳宽肠下气。可加肉桂以增温阳之力。若老年人虚冷便秘，可用半硫丸；若脾阳不足，中焦虚寒，可用理中汤加当归、芍药；若肾阳不足，尚可选用金匮肾气丸或右归丸。

本 节 小 结

1. 便秘是以大便排出困难,排便时间或排便间隔时间延长,大多粪质干硬为临床特征。
2. 便秘的病因主要有外感寒热之邪,内伤饮食情志,病后体虚,阴阳气血不足等。
3. 形成便秘的基本病机是邪滞大肠,腑气闭塞不通或肠失温润,推动无力,导致大肠传导功能失常。
4. 辨证以寒热虚实为要点。其治疗当分虚实而治,原则是实证以祛邪为主,虚证以养正为先。

知识链接

1.《伤寒论·辨脉法》:"问曰:脉有阳结阴结者,何以别之?答曰:其脉浮而数,能食不大便者,此为实,名曰阳结也,期十七日当剧;其脉沉而迟,不能食,身体重,大便反硬,名曰阴结也,期十四日当剧。"

2.《金匮要略·五脏风冷积聚病脉证并治》:"趺阳脉浮而涩,浮则胃气强,涩则小便数,浮涩相搏,大便则坚,其脾为约,麻子仁丸主之。"

现代相关研究

有学者用火麻仁油对便秘型大鼠进行研究,与便秘模型组相比,火麻仁油可调整盲肠厚壁菌门/拟杆菌门比值,升高双歧杆菌及丁酸梭菌属、乳酸杆菌属水平;对盲肠中短链脂肪酸(SCFAs),火麻仁油使乙酸、丁酸水平增高。结果显示,火麻仁油通过改善便秘大鼠肠道微生态达到治疗便秘的作用。{李寒冰,吴宿慧,李根林,等.火麻仁油对便秘大鼠肠道微生态的改善作用[J].中华中医药学刊,2018,36(08):1878-1881}

思考题

1. 阴虚便秘和阳虚便秘的治法与代表方如何?
2. 辨治便秘时如何掌握"通"便的原理?

第十二节 泄 泻

学习内容:泄泻的定义、病因病机和辨证论治。

学习重点:寒湿泄泻、湿热泄泻、伤食泄泻、脾虚泄泻、肾虚泄泻的症状、证候分析、治法及方药。

学习要求:

1. 掌握泄泻的辨证论治。
2. 熟悉泄泻的病因病机。
3. 了解急性泄泻与慢性泄泻的区别。

泄泻是以大便次数增多,粪质稀薄,甚至泻出如水样为临床特征的一种脾胃肠病证。泄与泻在病情上有一定区别,粪出少而势缓,若漏泄之状者为泄;粪大出而势直无阻,若倾泻之状者为泻。然近代多泄、泻并称,统称为泄泻。泄泻是一种常见的脾胃肠病证,一年四季均可发生,但以夏秋两季较为多见。

本病可见于西医学中的多种疾病,如急慢性肠炎、肠结核、肠易激综合征、吸收不良综合征等,当这些疾病出现泄泻的表现时,均可参考本节辨证论治。

一、病因病机

1. 感受外邪　引起泄泻的外邪以暑、湿、寒、热较为常见,其中又以感受湿邪致泄者最多。脾喜燥而恶湿,外来湿邪,最易困阻脾土,以致升降失调,清浊不分,水谷杂下而发生泄泻,故有"湿多成五泄"之说。寒邪和暑热之邪,虽然除了侵袭皮毛肺卫之外,亦能直接损伤脾胃肠,使其功能障碍,但若引起泄泻,必夹湿邪才能为患。

2. 饮食所伤　或饮食过量,停滞肠胃;或恣食肥甘,湿热内生;或过食生冷,寒邪伤中;或误食腐馊不洁,食伤脾胃肠,化生食滞、寒湿、湿热之邪,致运化失职,升降失调,清浊不分,而发生泄泻。

3. 情志失调　烦恼郁怒,肝气不舒,横逆克脾,脾失健运,升降失调;或忧郁思虑,脾失健运,土虚木乘,升降失职;或素体脾虚,逢怒进食,更伤脾土,引起脾失健运,升降失调,清浊不分,而成泄泻。

4. 脾胃虚弱　长期饮食不节,饥饱失调,或劳倦内伤,或久病体虚,或素体脾胃肠虚弱,使胃肠功能减退,不能受纳水谷,也不能运化精微,反聚水成湿,积谷为滞,致脾胃升降失司,清浊不分,混杂而下,遂成泄泻。

5. 肾气不足,命门火衰　久病之后,肾阳受损;或房室无度,命门火衰;或年老体衰,肾阳不足,致脾失温煦,运化失职,水谷不化,升降失调,清浊不分,而成泄泻。

二、辨证论治

急性泄泻

(一)寒湿泄泻

1. 症状　泄泻清稀,甚则如水样,腹痛肠鸣,脘闷食少,苔白腻,脉濡缓。若兼外感风寒,则恶寒发热头痛,肢体酸痛,苔薄白,脉浮。

2. 证候分析　外感寒湿或风寒之邪,侵袭肠胃,脾失健运,清浊不分,并走大肠,故肠鸣泄泻而清稀;寒湿内盛,肠胃气机受阻,故腹痛;如兼寒邪束表,则见寒热头痛,肢体酸楚,苔薄白,脉浮;舌苔白腻,脉濡缓,为寒湿内盛之象。

3. 治法　芳香化湿,解表散寒。

4. 方药　藿香正气散。方中藿香解表散寒,芳香化湿,白术、茯苓、陈皮、半夏健脾除湿,厚朴、大腹皮理气除满,紫苏、白芷解表散寒,桔梗宣肺以化湿。若表邪偏重,寒热身痛,可加荆芥、防风,或用荆防败毒散;若湿邪偏重,或寒湿在里,腹胀肠鸣,小便不利,苔白厚腻,可用胃苓汤健脾燥湿,化气利湿;若寒重于湿,腹胀冷痛者,可用理中丸加味。

(二)湿热泄泻

1. 症状　泄泻腹痛,泻下急迫,或泻而不爽,粪色黄褐,气味臭秽,肛门灼热,或身热口渴,小便短黄,苔黄腻,脉滑数或濡数。

2. 证候分析　湿热之邪,或夏令暑湿伤及肠胃,传化失常,而发生泄泻腹痛;暴注下迫,皆属于热,肠中有热,故泻下急迫;湿性黏滞,湿热互结,则泻而不爽;湿热下注,故肛门灼热,粪便色黄褐而臭秽;小便短黄,心烦口渴,为暑湿伤津之候;舌红苔黄腻,脉滑数或濡数,均为湿热内盛之象。

3. 治法　清肠利湿。

4. 方药　葛根黄芩黄连汤。该方是治疗湿热泄泻的常用方剂。方中葛根解肌清热,升清止泻;黄芩、黄连苦寒清热燥湿;甘草甘缓和中。若热偏重,可加金银花、马齿苋以增清热解毒之力;若湿偏重,症见胸脘满闷,口不渴,苔微黄厚腻者,可加薏苡仁、厚朴、茯苓、佩兰以增清热利湿之力。

（三）伤食泄泻

1. 症状 泻下稀便,臭如败卵,伴有不消化食物,脘腹胀满,腹痛肠鸣,泻后痛减,嗳腐酸臭,不思饮食,苔垢浊或厚腻,脉滑。

2. 证候分析 食滞胃肠,气机不畅,传导失职,运化失司,食物停滞不化而腐败,故腹痛肠鸣,泻下臭如败卵;泻后浊气下泄,故泻后痛减;食滞胃肠,中焦失运,受纳无权,故腹痛痞满,不思饮食;舌苔垢浊或厚腻,脉滑数,是为宿食停滞之象。

3. 治法 消食导滞。

4. 方药 保和丸。方中神曲、山楂、莱菔子消食和胃,半夏、陈皮和胃降逆,茯苓健脾祛湿,连翘清热散结。若食滞较重,脘腹胀满,泻而不畅者,可因势利导,据通因通用的原则,可加大黄、枳实、槟榔,或用枳实导滞丸,推荡积滞,使邪有出路,达到祛邪安正的目的。

慢性泄泻

（一）脾虚泄泻

1. 症状 因稍进油腻食物或饮食稍多,大便次数即明显增多而发生泄泻,伴有不消化食物,大便时泻时溏,迁延反复,饮食减少,食后脘闷不舒,面色萎黄,神疲倦怠,舌淡苔白,脉细弱。

2. 证候分析 脾胃虚弱则脾气不能升发,水谷运化障碍,清浊不分,并走大肠,故大便溏泻;脾胃运化不健,故不思饮食,食后腹胀,脘闷不舒;久泄不止,既损精气,又伤脾胃,以致气血不足,是以神疲倦怠,面色萎黄;舌淡苔白,脉缓弱,均为脾胃虚弱之象。

3. 治法 健脾益气,和胃渗湿。

4. 方药 参苓白术散。方中人参、白术、茯苓、甘草健脾益气,砂仁、陈皮、桔梗、扁豆、山药、莲子肉、薏苡仁理气健脾化湿。若脾阳虚衰,阴寒内盛,症见腹中冷痛,喜温喜按,手足不温,大便腥秽者,可用附子理中汤以温中散寒;若久泻不愈,中气下陷,症见短气肛坠,时时欲便,解时快利,甚则脱肛者,可用补中益气汤,减当归,并重用黄芪、党参以益气升清,健脾止泻。

（二）肾虚泄泻

1. 症状 黎明之前脐腹作痛,肠鸣即泻,泻下完谷,泻后即安,小腹冷痛,形寒肢冷,腰膝酸软,舌淡苔白,脉细弱。

2. 证候分析 脾肾阳虚,寒湿内生,肾为胃关,统摄大小便,由于肾阳不足,当黎明之前,阳气将升之时,而阳气不振,阴寒又盛,不能固摄,因而致泻;泻下则寒湿暂减,腑气通利,故泻后则安;脾肾之阳亏虚,阴寒内盛,故腹部畏寒,背怕冷;舌质淡,苔薄白,脉沉细,乃脾肾阳虚之象。

3. 治法 温补脾肾,固涩止泻。

4. 方药 四神丸。方中补骨脂温阳补肾,吴茱萸温中散寒,肉豆蔻、五味子收涩止泻。可加附子、炮姜,或合金匮肾气丸温补脾肾。若年老体弱,久泻不止,中气下陷,加黄芪、党参、白术益气升阳健脾,亦可合桃花汤固涩止泻。

（三）肝木乘脾

1. 症状 每逢抑郁恼怒,或情绪紧张之时,即发生腹痛泄泻,腹中雷鸣,攻窜作痛,腹痛即泻,泻后痛不减,矢气频作,胸胁胀闷,嗳气食少,舌淡苔少,脉弦。

2. 证候分析 肝失条达,横逆乘脾,脾失健运,故腹痛泄泻;愈泻脾气愈虚,肝气横逆,故泻而痛不减;恼怒则伤肝,肝气横逆乘脾,故每因恼怒而加剧;肝郁气滞,横逆犯胃,胃失和降,肝胃不和,则见胸胁痞闷,嗳气食少;舌质淡红少苔,脉弦,都是肝旺脾虚之象。

3. 治法 抑肝扶脾,调中止泻。

4. **方药** 痛泻要方。方中白芍养血柔肝,白术健脾补虚,陈皮理气醒脾,防风升清止泻。若肝郁气滞,胸胁脘腹胀痛,可加柴胡、枳壳、香附;若脾虚明显,神疲食少者,加黄芪、党参、扁豆;若久泻不止,可加酸收之品,如乌梅、五倍子、石榴皮等。

本 节 小 结

1. 泄泻是以大便次数增多,粪质稀薄,甚至泻出如水样为临床特征的一种脾胃肠病证。

2. 病因有感受外邪,饮食所伤,情志失调,脾胃虚弱,命门火衰等。这些病因导致脾虚湿盛,脾失健运,大小肠传化失常,升降失调,清浊不分,而成泄泻。病位在脾胃肠。

3. 辨证要点以辨寒热虚实,泻下和缓急迫为主。治疗应以运脾祛湿为原则。

知识链接

1.《伤寒论·辨太阳病脉证并治下》:"伤寒服汤药,下利不止,心下痞硬。服泻心汤已,复以他药下之,利不止,医以理中与之,利益甚。理中者,理中焦,此利在下焦,赤石脂禹余粮汤主之,复不止者,当利其小便。"

2.《景岳全书·泄泻》:"泄泻之病,多见小水不利,水谷分则泻自止,故曰:治泻不利小水,非其治也。"

现代相关研究

研究发现,四神丸和四神丸拆方可通过增加脾肾阳虚泄泻大鼠血清 Leptin、CCK 含量,降低胃肠组织中 IP3 含量来治疗该型泄泻。{李丹丹,邓娜,谭周进,等.基于 Leptin/CCK - PKC 通路的四神丸及其拆方治疗脾肾阳虚泄泻的药效机制研究[J].湖北中医药大学学报,2022,24 (05):15 - 19}

韩延华教授认为脾肾阳虚为经行泄泻的基本病机,采用"温胞健脾法"治疗经行泄泻,分别从脏腑、经络论述胞官的作用,以益肾温脾汤加减配合隔药灸联合治疗,临床疗效较好。{沈凡琪,刘丽,韩延华.韩延华教授温胞健脾法治疗经行泄泻[J].时珍国医国药,2022,33(06):1428 - 1429}

思考题

1. 泄泻和痢疾有何区别?

2. 如何辨治外邪所致的泄泻?

第十三节 胁 痛

学习内容:胁痛的定义、病因病机和辨证论治。

学习重点:肝气郁结,瘀血阻络,湿热蕴结,肝阴不足型胁痛的症状、证候分析、治法及方药。

学习要求:

1. 掌握胁痛的辨证论治。

2. 熟悉胁痛的病因病机。

胁痛是以胁肋部疼痛为主要表现的一种肝胆病证。胁,指侧胸部,为腋以下至第 12 肋骨部位的统称。肝胆经脉布于两胁,故"胁"现代又指两侧下胸肋及肋缘部,肝胆胰所居之处。

胁痛病证,可与西医多种疾病相联系,如急性肝炎、慢性肝炎、肝硬化、肝癌、急性胆囊炎、慢性胆囊炎、胆石症、慢性胰腺炎、胁肋外伤以及肋间神经痛等。以上疾病若以胁痛为主要症状时皆可参考本节辨证论治。

一、病因病机

1. 肝气郁结 若情志不舒,或抑郁,或暴怒气逆,均可导致肝脉不畅,肝气郁结,气机阻滞,不通则痛,发为胁痛。

2. 瘀血阻络 气行则血行,气滞则血瘀。肝郁气滞可以及血,久则引起血行不畅而瘀血停留,或跌仆闪挫,恶血不化,均可致瘀血阻滞胁络,不通则痛,而成胁痛。

3. 肝胆湿热 外感湿热之邪,侵袭肝胆,或嗜食肥甘醇酒辛辣,损伤脾胃,脾失健运,生湿蕴热,内外之湿热,均可蕴结于肝胆,导致肝胆疏泄不利,气机阻滞,不通则痛,而成胁痛。

4. 肝阴不足 素体肾虚,或久病耗伤,或劳欲过度,均可使精血亏损,导致水不涵木,肝阴不足,络脉失养,不荣则痛,而成胁痛。

二、辨证论治

(一)肝气郁结

1. 症状 胁肋胀痛,走窜不定,甚则连及胸肩背,且情志不舒则痛增,胸闷,善太息,得嗳气则舒,饮食减少,脘腹胀满,舌苔薄白,脉弦。

2. 证候分析 肝气郁结,气机不畅,故胁肋胀痛,走窜不定,甚则连及胸肩背;气不得舒,故胸闷,善太息;肝木克脾土,脾不健运,故饮食减少,脘腹胀满;舌苔薄白,脉弦为肝郁表现。

3. 治法 疏肝理气。

4. 方药 柴胡疏肝散。方中柴胡疏肝解郁,香附、枳壳、陈皮理气除胀,川芎活血行气通络,白芍、甘草缓急止痛,全方共奏疏肝理气止痛之功。若气滞及血,胁痛重者,酌加郁金、川楝子、延胡索、青皮以增强理气活血止痛之功;若伴有恶心呕吐,是为肝胃不和,胃失和降,酌加半夏、陈皮、藿香、生姜等以和胃降逆止呕。

(二)瘀血阻络

1. 症状 胁肋刺痛,痛处固定而拒按,疼痛持续不已,入夜尤甚,或胁下有积块,或面色晦暗,舌质紫暗,脉沉涩。

2. 证候分析 肝郁日久,气滞血瘀,或跌仆损伤,致瘀血停着,痹阻胁络,故胁肋刺痛,痛处固定而拒按,疼痛持续不已,入夜尤甚;瘀血积久,渐成积块;面色晦暗,舌质紫暗,脉沉弦为血瘀内停之征。

3. 治法 活血化瘀,理气通络。

4. 方药 血府逐瘀汤。方用桃仁、红花、当归、生地黄、川芎、赤芍活血化瘀而养血,柴胡行气疏肝,桔梗开肺气,枳壳行气宽中,牛膝通利血脉,引血下行。若瘀血严重,有明显外伤史者,应以逐瘀为主,方选复元活血汤。方以大黄、桃仁、红花、穿山甲活血祛瘀,散结止痛,当归养血祛瘀,柴胡疏肝理气,天花粉消肿化痰,甘草缓急止痛,调和诸药。

(三)肝胆湿热

1. 症状 胁肋胀痛,触痛明显而拒按,或引及肩背,伴有脘闷纳呆,恶心呕吐,畏食油腻,口干口苦,腹胀尿少,或有黄疸,舌苔黄腻,脉弦滑数。

2. 证候分析 湿热蕴结肝胆,肝络失和,胆不疏泄,故胁痛口苦;湿热中阻,升降失常,故脘闷纳呆,恶心呕吐,畏食油腻;湿热交蒸,胆汁外溢,故有黄胆;舌苔黄腻,脉弦滑为肝胆湿热之征。

3. 治法 清热利湿,理气通络。

4. 方药 龙胆泻肝汤。方中龙胆草、栀子、黄芩清肝泄火,柴胡疏肝理气,木通、泽泻、车前子清热利湿,生地、当归养血清热益肝。可酌加郁金、半夏、青皮、川楝子以疏肝和胃,理气止痛。若白晴发黄,尿黄,发热口渴者,可加茵陈、黄柏、金钱草以清热除湿,利胆退黄。

（四）肝阴不足

1. 症状　胁肋隐痛,绵绵不已,遇劳加重,口干咽燥,两目干涩,心中烦热,头晕目眩,舌红少苔,脉弦细数。

2. 证候分析　肝郁日久化热,耗伤肝阴,阴不养络,胁肋隐痛,绵绵不已,遇劳加重;阴虚生内热,故口干咽燥,两目干涩,心中烦热;精血亏虚,血不上养,则头晕目眩;舌红少苔,脉弦细数为阴虚内热之象。

3. 治法　养阴柔肝,佐以理气通络。

4. 方药　一贯煎。方中生地、枸杞滋养肝肾,沙参、麦冬、当归滋阴养血柔肝,川楝子疏肝理气止痛。若两目干涩,视物昏花,可加草决明、女贞子;头晕目眩甚者,可加钩藤、天麻、菊花;若心中烦热,口苦甚者,可加栀子、丹参。

本 节 小 结

1. 胁痛主要证型有肝气郁结、瘀血阻络、肝胆湿热、肝阴不足等,病位在肝胆。基本病机为气滞、血瘀、湿热蕴结,肝胆疏泄不利,不通则痛,或肝阴不足,络脉失养,不荣则痛。

2. 以辨外感、内伤,在气、在血和辨虚、实为辨证要点。

3. 胁痛的治疗着眼于肝胆,分虚实而治。实证宜理气、活血通络、清热祛湿;虚证宜滋阴养血柔肝。临床上还应据“痛则不通”“通则不痛”的理论,以及肝胆疏泄不利的基本病机,在各证中适当配伍疏肝利胆,理气通络之品。

知识链接

1.《素问·脏气法时论》:“肝病者,两胁下痛引少腹,令人善怒。”

2.《灵枢·经脉》:“胆足少阳之脉,……是动则病口苦,善太息,心胁痛,不能转侧。”

3.《金匮要略·痰饮咳嗽病脉证并治》:“水在肝,胁下支满,嚏而痛。”

现代相关研究

张氏等实验发现,H_2O_2 诱导肝细胞 DNA 损伤可抑制 DNA 复制导致细胞增殖减少,细胞死亡增加,一贯煎可以调节 Parp-1 修复损伤的 DNA,维持肝细胞基因组的完整性,从而促进肝细胞增殖及抵抗 H_2O_2 诱导肝细胞凋亡。{张宇佳,叶聘杰,卢艳琳,等.一贯煎通过调节 Parp-1 的翻译后修饰保护肝细胞 DNA[J].中国药理学通报,2023(02):373-379}

翟氏等运用剂解毒利湿化瘀汤(茵陈、栀子、虎杖、蒲公英、地耳草、赤芍、紫草、茯苓、泽泻、甘草)治疗乙型肝炎患者 49 例,临床治愈 24 例,显效 12 例,好转 10 例,无效 3 例,总有效率为 93.88%,收到较好的临床效果。{翟永治,赵淑英.解毒利湿化瘀方联合中药灌肠治疗乙型肝炎病毒相关慢加急性肝衰竭临床观察[J].中西医结合研究,2021,13(02):105-107}

思考题

1. 胁痛的临床表现是什么?

2. 肝气郁结胁痛如何辨证论治?

第十四节　黄　疸

学习内容：黄疸的定义、病因病机和辨证论治。

学习重点：热重于湿、湿重于热、疫毒发黄、寒湿困脾型黄疸的症状、证候分析、治法及方药。

学习要求：

1. 掌握黄疸的辨证论治。

2. 熟悉黄疸的病因病机。

3. 了解阳黄与阴黄的区别。

黄疸是由于感受湿热疫毒等外邪，导致湿浊阻滞，脾胃肝胆功能失调，胆液不循常道，随血泛溢引起的以目黄、身黄、尿黄为主要临床表现的一种肝胆病证。

本病相当于西医学中的急慢性肝炎、肝硬化、胆石症、胆囊炎、某些消化系统肿瘤以及药物性肝损害等，以黄疸为主要表现者，均可参照本节辨证论治。

一、病因病机

1. 外感时邪　外感湿浊、湿热、疫毒等时邪自口而入，蕴结于中焦，脾胃运化失常，湿热熏蒸于脾胃，累及肝胆，以致肝失疏泄，胆液不循常道，随血泛溢，外溢肌肤，上注眼目，下流膀胱，使身目小便俱黄，而成黄疸。

2. 饮食所伤　饥饱失常或嗜酒过度，皆能损伤脾胃，以致运化功能失职，湿浊内生，随脾胃阴阳盛衰或从热化或从寒化，熏蒸或阻滞于脾胃肝胆，致肝失疏泄，胆液不循常道，随血泛溢，浸淫肌肤而发黄。

3. 脾胃虚弱　素体脾胃虚弱，或劳倦过度，脾伤失运，气血亏虚，久之肝失所养，疏泄失职，而致胆液不循常道，随血泛溢，浸淫肌肤，发为黄疸。若素体脾阳不足，病后脾阳受伤，湿由内生而从寒化，寒湿阻滞中焦，胆液受阻，致胆液不循常道，随血泛溢，浸淫肌肤，也可发为黄疸。

此外，肝胆结石、积块瘀阻胆道，胆液不循常道，随血泛溢，也可引起黄疸。

二、辨证论治

阳黄

（一）热重于湿

1. 症状　初起双目白睛发黄，迅速至全身发黄，色泽鲜明，右胁疼痛而拒按，壮热口渴，口干口苦，恶心呕吐，脘腹胀满，大便秘结，小便赤黄、短少，舌红，苔黄腻或黄燥，脉弦滑或滑数。

2. 证候分析　湿热熏蒸肝胆，胆汁外溢肌肤而发黄；热为阳邪易伤胃津，故黄色鲜明，发热口渴；湿热蕴蒸下焦，故见小便短少黄赤，大便秘结；湿热互阻中焦，脾失健运，胃失和降，故见胁腹部胀满或疼痛，恶心欲呕；苔黄腻，脉象弦数皆为湿热蕴结、肝胆热盛之象。

3. 治法　清热利湿，通腑化瘀。

4. 方药　茵陈蒿汤。方中茵陈味苦微寒，为清热利湿，疏肝利胆退黄的要药；栀子清泄三焦湿热，利胆退黄；大黄通腑化瘀，泄热解毒，利胆退黄；茵陈配栀子，使湿热从小便而去；茵陈配大黄，使瘀热从大便而解。三药合用，共奏清热利湿，通腑化瘀，利胆退黄和解毒之功。

（二）湿重于热

1. **症状**　身目发黄如橘，无发热或身热不扬，右胁疼痛，脘闷腹胀，头重身困，嗜卧乏力，纳呆便溏，畏食油腻，恶心呕吐，口黏不渴，小便不利，舌苔厚腻微黄，脉濡缓或弦滑。

2. **证候分析**　湿遏热伏，壅于中焦，胆汁不循常道溢于肌肤，故身目色黄；因湿为阴邪，湿重于热，故其色不如热重者鲜明；湿热内阻，清阳不得宣发，故头重身困；湿阻脾胃，运化失常，故胸脘痞闷，纳呆，腹胀便溏；湿邪不化，清浊不分，浊阴上逆，故见恶心、呕吐。舌苔厚腻微黄，脉象弦滑或濡缓为湿热不化兼热象之征。

3. **治法**　健脾利湿，清热利胆。

4. **方药**　茵陈四苓汤。方用茵陈清热利湿，利胆退黄，用猪苓、茯苓、泽泻淡渗利湿，炒白术健脾燥湿。若右胁疼痛较甚，可加郁金、川楝子、佛手以疏肝理气止痛。若脘闷腹胀，纳呆厌油，可加陈皮、藿香、佩兰、厚朴、枳壳等以芳香化湿理气。

（三）疫毒发黄

1. **症状**　起病急骤，黄疸迅速加深，身目呈深黄色，胁痛，脘腹胀满，疼痛拒按，壮热烦渴，呕吐频作，尿少便结，烦躁不安，或神昏谵语，或衄血尿血，皮下紫斑，或有腹水，继之嗜睡昏迷，舌质红绛，苔黄褐干燥，脉弦大或洪大。本证又称急黄。

2. **证候分析**　湿热之毒炽盛，热毒迫使胆汁外泄肌肤，故见发病急骤，高热烦渴，黄疸迅速加深。热毒壅盛，气机受阻，则胁痛腹满。热入营血，内陷心包故见神昏谵语。热毒迫血妄行，则见衄血尿血，皮下紫斑，或有腹水。舌质红绛，苔黄褐干燥，脉弦大或洪大，均为肝胆热盛、热入营血之象。

3. **治法**　清热解毒，凉血开窍。

4. **方药**　千金犀角散。本方主药犀角（以水牛角代之）是清热解毒凉血之要药，配以黄连、栀子、升麻则清热解毒之力更大；茵陈清热利湿，利胆退黄。可加生地黄、玄参、石斛、丹皮清热解毒，养阴凉血；热毒炽盛，湿热蒙蔽心神，神志时清时昧者，急用安宫牛黄丸开窍醒神。

阴黄

（一）寒湿阻遏

1. **症状**　身目俱黄，黄色晦暗不泽或如烟熏，右胁疼痛，痞满食少，神疲畏寒，腹胀便溏，口淡不渴，舌淡苔白腻，脉濡缓或沉迟。

2. **证候分析**　寒湿为阴邪，困阻脾胃阳气，胆汁不循常道而外泄，故黄色晦暗如烟熏；纳运失常，故见脘闷，腹胀，纳少，便溏等症；内伤阳气，故见口淡不渴，畏寒神疲。舌淡苔腻，脉濡缓或沉迟系阳虚湿浊不化，寒湿留于阴分之象。

3. **治法**　温中化湿，健脾利胆。

4. **方药**　茵陈术附汤。方中茵陈除湿利胆退黄，附子、干姜温中散寒，佐以白术、甘草健脾和胃。胁痛或胁下积块者，可加柴胡、丹参、当归、郁金、赤芍以疏肝利胆，活血化瘀；便溏者加茯苓、泽泻、车前子。黄疸日久，身倦乏力者加党参、黄芪。

（二）脾虚血亏

1. **症状**　面目及肌肤发黄，黄色较淡，面色不华，睑白唇淡，心悸气短，倦怠乏力，头晕目眩，舌淡苔白，脉细弱。

2. **证候分析**　脾为气血生化之源，脾虚日久，生化乏源泉，气血亏少，故面目及肌肤发黄，倦怠乏力；血不上养，则面色无华，睑白唇淡，头晕目眩；脾虚血亏，心失所养，则心悸短气；舌淡苔白为脾虚营血不足之证。

3. **治法**　补养气血，健脾退黄。

4. **方药**　黄芪建中汤。方中黄芪益气健脾，桂枝配生姜、大枣辛甘生阳，白芍配甘草酸甘化阴，饴糖缓中健脾。并酌加茯苓、泽泻以利湿退黄,党参、白术以补气健脾,当归、阿胶以养血。

本 节 小 结

1. 黄疸是以目黄,身黄,尿黄为主要特征的一种肝胆病证。

2. 其病因主要有外感时邪,湿热疫毒,饮食所伤,脾胃虚弱及肝胆结石、积块瘀阻等,其发病往往是相因为患。其中主要责之于湿邪,病位在脾胃肝胆,而且多是由脾胃累及肝胆。

3. 黄疸的基本病机是湿浊阻滞,脾胃肝胆功能失常。中阳偏盛,湿从热化,则致湿热为患,发为阳黄;中阳不足,湿从寒化,则致寒湿为患,发为阴黄。至于急黄则为湿热夹时邪疫毒所致。阳黄和阴黄之间在一定条件下可以相互转化。

4. 辨证要点主要是辨阳黄与阴黄、阳黄湿热的偏重及急黄。治疗大法为祛湿利小便,健脾疏肝利胆。

知识链接

1.《素问·平人气象论》:"溺黄赤,安卧者,黄疸;……目黄者曰黄疸。"

2.《灵枢·论疾诊尺》:"身痛面色微黄,齿垢黄,爪甲上黄,黄疸也,安卧,小便黄赤,脉小而涩者,不嗜食。"

3.《金匮要略·黄疸病脉证并治》:"黄家所得,从湿得之。"

现代相关研究

王氏通过网络药理学分析茵栀黄口服液(茵陈、栀子、黄芩、金银花)治疗黄疸的主要潜在的关键靶点有肿瘤坏死因子(TNF)、丝裂原激活蛋白激酶8(MAPK8)、丝裂原激活蛋白激酶1(MAPK1)等,对靶点进行京都基因与基因组百科全书(KEGG)通路富集分析,预测其治疗黄疸的作用机制可能与其对细胞凋亡、细胞因子受体结合的调控,对多种蛋白激酶活性的调节有关。〔王炳然,张立平,彭龙.基于网络药理学探讨茵栀黄口服液治疗黄疸的作用机制研究[J].世界中医药,2022,17(11):1565-1571〕

思考题

1. 阳黄和阴黄从哪几个方面加以鉴别?
2. 急黄的证候特征及治法是什么?

第十五节　臌　胀

学习内容:臌胀的定义、病因病机和辨证论治。

学习重点:气滞湿阻、寒湿困脾、湿热蕴结、肝脾血瘀型臌胀的症状、证候分析、治法及方药。

学习要求:

1. 掌握气滞湿阻、寒湿困脾、湿热蕴结、肝脾血瘀型臌胀的辨证论治。

2. 熟悉臌胀的病因病机。

3. 了解臌胀治疗方药的加减变化,臌胀其他证型的辨证施治。

　　臌胀是指肝病日久,肝脾肾功能失调,气滞、血瘀、水停于腹中所导致的以腹胀如鼓,皮色苍黄,脉络暴露为主要临床表现的一种病证。本病在古医籍中又称单腹胀、臌、蜘蛛蛊等。

　　臌胀为临床上的常见病。历代医家对本病的防治十分重视,把它列为"风、痨、臌、膈"四大顽证之一,说明本病为临床重证,治疗上较为困难。

　　根据临床表现,臌胀多属西医学所指的肝硬化腹水,其中包括肝炎后性、血吸虫性、胆汁性、营养性、中毒性等肝硬化之腹水期。其他如腹腔内肿瘤、结核性腹膜炎等疾病,若出现臌胀证候,亦可参考本节辨证论治。

一、病因病机

　　1. 情志所伤　　肝主疏泄,性喜条达。若因情志抑郁,肝气郁结,气机不利,则血液运行不畅,以致肝之脉络为瘀血所阻滞。同时,肝气郁结,横逆乘脾,脾失健运,水湿不化,以致气滞、血瘀交阻,水停腹中,形成臌胀。

　　2. 酒食不节　　嗜酒过度,饮食不节,脾胃受伤,运化失职,酒湿浊气蕴结中焦,土壅木郁,肝气郁结,气滞血阻,气滞、血瘀、水湿三者相互影响,导致水停腹中,而成臌胀。

　　3. 感染血吸虫　　在血吸虫病流行区,遭受血吸虫感染又未能及时进行治疗,血吸虫内伤肝脾,肝伤则气滞,脾伤则湿聚为水,虫阻脉络则血瘀,诸因素相互作用,终致水停腹中,形成臌胀。

　　4. 黄疸积证失治　　黄疸本由湿邪致病,属肝脾损伤之疾,脾伤则失健运,肝伤则肝气郁滞,久则肝脾肾俱损,而致气滞血瘀,水停腹中,渐成臌胀。

　　5. 脾肾亏虚　　肾主气化,脾主运化。脾肾素虚,或劳欲过度,或久病所伤,造成脾肾亏虚,脾虚则运化失职,清气不升,清浊相混,水湿停聚;肾虚则膀胱气化无权,水不得泄而内停,若再与其他诸因素相互影响,则即引发或加重臌胀。

二、辨证论治

　　(一)气滞湿阻

　　1. 症状　　腹部胀大,按之不坚,胁下胀满或疼痛,饮食减少,食后腹胀,嗳气后稍减,尿量减少,苔白腻,脉弦细。

　　2. 证候分析　　情志抑郁,肝失条达,气机郁滞,湿浊充塞中焦,故腹胀不坚,胁下胀满疼痛;脾为湿困,故纳呆嗳气,水道不利,小便短少。脉弦苔白腻,为肝郁湿阻之象。

　　3. 治法　　疏肝理气,健脾利水。

　　4. 方药　　柴胡疏肝散合胃苓汤。方中柴胡、枳壳、芍药、川芎、香附疏肝理气解郁;白术、茯苓、猪苓、泽泻健脾利水;桂枝辛温通阳,助膀胱之气化而增强利水之力;苍术、厚朴、陈皮健脾理气除湿。

　　(二)寒湿困脾

　　1. 症状　　腹大胀满,按之如囊裹水,胸脘胀闷,得热则舒,周身困重,畏寒肢肿,面浮或下肢微肿,大便溏薄,小便短少,舌苔白腻水滑,脉弦迟。

　　2. 证候分析　　寒湿停聚,困阻中焦,脾阳不运,故腹大胀满,按之如囊裹水,得热稍舒;水湿不行,小便少,大便溏,下肢水肿;脾为寒湿所困,阳气失于舒展,故神疲畏寒。苔白腻,脉弦迟均是寒湿困脾之候。

　　3. 治法　　温中健脾,行气利水。

　　4. 方药　　实脾饮。方中附子、干姜、白术温中健脾;木瓜、槟榔、茯苓行气利水;厚朴、木香、草果理气健脾燥湿;甘草、生姜、大枣调和胃气。水肿重者,可加桂枝、猪苓、泽泻;脘胁胀痛者,可加青皮、香附、佛手、延胡索、丹参;脘腹胀满者,可加郁金、枳壳、砂仁;气虚少气者,加黄芪、党参。

　　(三)湿热蕴结

　　1. 症状　　腹大坚满,脘腹绷急,外坚内胀,拒按,烦热口苦,渴不欲饮,小便赤涩,大便秘结或溏垢,或有面目肌肤发黄,舌边尖红,苔黄腻或灰黑而润,脉弦数。

2. 证候分析　湿热互结,浊水停聚,故腹大坚满,脘腹撑急;湿热上蒸,故烦热口苦,渴不欲饮;湿热阻于肠道,则大便秘结或溏垢;湿热下注膀胱,气化不利,故小便赤涩。舌红,苔黄腻,脉弦数,均为湿热蕴结肝脾之象。

3. 治法　清热利湿,攻下逐水。

4. 方药　中满分消丸合茵陈蒿汤。中满分消丸用黄芩、黄连、知母清热除湿;茯苓、猪苓、泽泻淡渗利尿;厚朴、枳壳、半夏、陈皮、砂仁理气燥湿;姜黄活血化瘀;干姜与黄芩、黄连、半夏同用,辛开苦降,除中满,祛湿热;少佐人参、白术、甘草健脾益气,补虚护脾,使水去热清而不伤正,深得治臌胀之旨。茵陈蒿汤中,茵陈清热利湿,栀子清利三焦湿热,大黄泄降肠中瘀热。

（四）肝脾血瘀

1. 症状　腹大坚满,按之不陷而硬,青筋怒张,胁腹刺痛拒按,面色晦暗,头颈胸臂等处可见红点赤缕,唇色紫褐,大便色黑,肌肤甲错,口干饮水不欲下咽,舌质紫暗或边有瘀斑,脉细涩。

2. 证候分析　瘀血阻于肝脾脉络之中,水道不通,致水气内聚,故腹大坚满,脉络怒张,胁腹刺痛;病邪日深,瘀阻下焦,入肾则面色暗黑,入血则面颈胸臂等处出现血痣,手掌赤痕,唇色紫褐;脉络之血外溢,则大便色黑;水浊聚而不行,故口渴饮水不能下。舌紫红或有紫斑,脉象细涩,皆血瘀停滞之征。

3. 治法　活血化瘀,行气利水。

4. 方药　调营饮。方中川芎、赤芍、大黄、莪术、延胡索、当归活血化瘀利气;瞿麦、槟榔、葶苈子、赤茯苓、桑白皮、大腹皮、陈皮行气利尿;官桂、细辛温经通阳;甘草调和诸药。大便色黑可加参三七、侧柏叶;积块甚者加穿山甲、水蛭;瘀痰互结者,加白芥子、半夏等;水停过多,胀满过甚者,可用十枣汤以攻逐水饮。

（五）脾肾阳虚

1. 症状　腹大胀满,朝宽暮急,面色苍黄,胸脘满闷,食少便溏,畏寒肢冷,尿少腿肿,舌淡胖边有齿痕,苔厚腻水滑,脉沉弱。

2. 证候分析　脾肾阳虚,水寒之气不化,早上阳气初生,入夜阴寒内盛,故腹胀大不舒,早宽暮急,入夜尤甚;脾阳虚不能温运,故脘闷纳呆,面色苍黄,神倦怯寒肢冷;肾阳不足,膀胱气化不行,则小便短少,下肢水肿。舌淡胖边有齿痕,苔厚腻水滑,脉沉弱,均为脾肾阳虚,内有瘀阻之象。

3. 治法　温补脾肾,化气行水。

4. 方药　附子理中丸合五苓散。附子理中丸方用附子、干姜温中散寒;党参、白术、甘草补气健脾除湿。五苓散中猪苓、茯苓、泽泻淡渗利尿,白术苦温健脾燥湿,桂枝辛温通阳化气。

（六）肝肾阴虚

1. 症状　腹大坚满,甚则腹部青筋暴露,面色晦暗,口燥咽干,心烦失眠,齿鼻时或衄血,小便短少,舌红绛少津,脉弦细数。

2. 证候分析　肝肾阴虚,津液不能输布,水湿停聚中焦,故见腹大胀满,小便短少;血瘀阻滞于脉络,故见青筋暴露,面色晦滞;阴虚内热,扰乱心神,伤及脉络,故见心烦失眠,衄血;阴津不能上承,故口燥。舌红绛少苔,脉弦细数,为肝肾阴血亏损之象。

3. 治法　滋养肝肾,凉血化瘀。

4. 方药　一贯煎合膈下逐瘀汤。一贯煎中生地、沙参、麦冬、枸杞滋养肝肾,当归、川楝子养血活血疏肝。膈下逐瘀汤中五灵脂、赤芍、桃仁、红花、丹皮活血化瘀,川芎、乌药、延胡索、香附、枳壳行气活血,甘草调和诸药。

本 节 小 结

1. 臌胀临床表现以腹胀大膨隆,皮色苍黄,脉络暴露为特征。
2. 病变部位在肝、脾、肾,基本病机是肝脾肾三脏功能失调,气滞、血瘀、水停于腹中。
3. 辨证要点在虚实及气滞、血瘀、水停的主次。
4. 病机特点为本虚标实,虚实并见,故其治疗宜谨守病机,以攻补兼施为原则。实证为主则着重祛邪,合理选用行气、化瘀、健脾利水之剂,若腹水严重,也可酌情暂行攻逐,同时辅以补虚;虚证为主则侧重在扶正补虚,分别施以健脾温肾,滋养肝肾等法,扶正重点在脾,同时兼以祛邪。

知识链接

1.《素问·腹中论》:"黄帝问曰:有病心腹满,旦食则不能暮食,此为何病? 岐伯对曰:名为臌胀。……治之以鸡矢醴,一剂知,二剂已。帝曰:其时有复发者,何也? 岐伯曰:此饮食不节,故时有病也。虽然其病且已,时故当病,气聚于腹也。"

2.《灵枢·水胀》:"臌胀何如? 岐伯曰:腹胀,身皆大,大与肤胀等也,色苍黄,腹筋起,此其候也。"

现代相关研究

姚氏通过网络药理学预测三棱-莪术药对治疗肝硬化腹水的主要化学成分有反式木苷酸、山奈酚、芒柄花素等,可通过白蛋白(Alb)等多个核心靶点治疗肝硬化腹水。通路富集分析显示有多个靶点参与肝纤维化、肝肿瘤细胞增长、肝细胞再生的过程。{姚元谦,吕建林,柳琳琳,等.基于数据挖掘和网络药理学收集的国家专利复方治疗肝硬化腹水作用机制分析[J].中西医结合肝病杂志,2022,32(09):831-836}

思考题

1. 臌胀的证候特征是什么? 有哪些主要发病原因?
2. 脾肾阳虚型臌胀的证候是什么? 如何进行治疗?

第十六节 头 痛

学习内容:头痛的定义、病因病机和辨证论治。

学习重点:风寒头痛、风热头痛、肝阳头痛、痰浊头痛、瘀血头痛的症状、证候分析、治法及方药。

学习要求:

1. 掌握风寒头痛、风热头痛、肝阳头痛、痰浊头痛、瘀血头痛的辨证论治。
2. 熟悉头痛的病因病机。
3. 了解外感头痛与内伤头痛的区别及其他证型的辨证施治。

头痛是指由于外感与内伤,致使脉络拘急或失养,清窍不利所引起的以头部疼痛为主要临床特征的疾病。头痛既是一种常见病证,也是一个常见症状,可以发生于多种急慢性疾病过程中,有时亦是某些相关疾病加重或恶化的先兆。

西医学中的偏头痛,还有国际上新分类的周期性偏头痛、紧张性头痛、丛集性头痛及慢性阵发性偏头痛等,凡符合头痛证候特征者均可参考本节辨证论治。

一、病因病机

1. 感受外邪 多因起居不慎,坐卧当风,感受风寒湿热等外邪上犯于头,清阳之气受阻,气血不畅,阻遏络道而发为头痛。外邪中以风邪为主,因风为阳邪,"伤于风者,上先受之"。但"风为百病之长",六淫之首,常挟寒、湿、热邪上袭。

2. 情志郁怒 长期精神紧张忧郁,肝气郁结,肝失疏泄,络脉失于条达拘急而头痛;或平素性情暴逆,恼怒太过,气郁化火,日久肝阴被耗,肝阳失敛而上亢,气壅脉满,清阳受扰而头痛。

3. 饮食不节 素嗜肥甘厚味,暴饮暴食,或劳伤脾胃,以致脾阳不振,脾不能运化,聚而痰湿内生,以致清阳不升,浊阴下降,清窍为痰湿所蒙;或痰阻脑脉,痰瘀痹阻,气血不畅,脉络失养而痛。

4. 内伤不足 先天禀赋不足,或劳欲伤肾,阴精耗损,或年老气血衰败,或久病不愈,产后、失血之后,营血亏损,气血不能上营于脑,髓海不充则可致头痛。此外,外伤跌仆,或久病入络则络行不畅,血瘀气滞,脉络失养而易致头痛。

二、辨证论治

外感头痛

(一)风寒头痛

1. 症状 头痛起病较急,其痛如破,痛连项背,恶风畏寒,得热则减,口不渴,苔薄白,脉多浮紧。

2. 证候分析 足太阳膀胱经循项背,上行颠顶,风寒外袭,邪客太阳经脉,循经上犯,阻遏清阳之气,故头痛时作,牵及项背;风寒束于肌表,营卫失调,故恶风畏寒;寒为阴邪,得热则减。苔薄白,脉浮紧乃风寒在表之象。

3. 治法 疏风散寒。

4. 方药 川芎茶调散。方中川芎、羌活、白芷、细辛发散风寒,通络止痛,其中川芎可行血中之气,祛血中之风,上行头目,为外感头痛要药;薄荷、荆芥、防风上行升散,助芎、羌、芷、辛疏风止痛;茶水调服,取其苦寒之性,协调诸风药温燥之性,共成疏风散寒,通络止痛之功。

(二)风热头痛

1. 症状 起病急,头呈胀痛,甚则头痛如裂,发热或恶风,口渴欲饮,面红目赤,便秘溲黄,舌红苔薄黄,脉浮数。

2. 证候分析 热为阳邪,挟风上扰清窍,故头痛而胀,甚则胀痛欲裂;邪热上炎,故面红目赤;风热之邪客表,故发热恶风;热邪伤津,故口渴欲饮。舌红苔薄黄,脉浮数为风热在表之象。

3. 治法 疏风清热。

4. 方药 芎芷石膏汤。方中以川芎、白芷、菊花、石膏为主药,以疏风清热。川芎、白芷、羌活、藁本善止头痛,但偏于辛温,故配以菊花、石膏校正其温性,变辛温为辛凉,疏风清热而止头痛。

(三)风湿头痛

1. 症状 头痛如裹,肢体困重,胸闷纳呆,小便不利,大便或溏,苔白腻,脉濡。

2. 证候分析 湿为阴邪,其性重浊黏滞,风湿外感,上侵颠顶,清窍被蒙,清阳不升,故头痛如裹,昏胀沉重;脾司运化而主四肢,脾为湿困,故肢体困倦;湿浊中阻,故胸闷纳呆;湿浊内蕴,气化不利,清浊不分,故小便不利,大便或溏。苔白腻,脉濡均为湿象。

3. 治法 祛风胜湿。

4. 方药　羌活胜湿汤。该方治湿气在表,头痛头重证。因湿邪在表,故以羌活、独活、防风、川芎、藁本、蔓荆子等祛风以胜湿,湿去表解,清阳之气得布,则头痛身困可解;甘草助诸药辛甘发散,并调和诸药。若湿浊中阻,症见胸闷纳呆、便溏,可加苍术、厚朴、陈皮等燥湿宽中。恶心、呕吐者,可加生姜、半夏、藿香、苏叶等芳香化浊,降逆止呕。

内伤头痛

（一）肝阳头痛

1. 症状　头胀痛而眩,心烦易怒,面赤口苦,或兼耳鸣胁痛,夜眠不宁,舌红苔薄黄,脉弦有力。

2. 证候分析　诸风掉眩皆属于肝。肝阴不足,肝阳亢盛,风阳上扰头目,故头痛而眩;肝火偏亢,上扰心神,致心烦易怒,睡眠不宁;肝开窍于目,肝阳偏亢,故见面红目赤;肝胆之气横逆,胃失和降,故出现泛恶口苦;胁为肝之分野,肝火内郁,故胁痛;舌红苔黄,脉弦有力为肝火偏旺之征。

3. 治法　平肝潜阳。

4. 方药　天麻钩藤饮。方用天麻、钩藤、石决明以平肝潜阳;黄芩、山栀清肝火;牛膝、杜仲、桑寄生补肝肾;夜交藤、茯神养心安神。临床应用时可再加龙骨、牡蛎以增强重镇潜阳之力。若肝肾阴虚明显者,可加枸杞子、女贞子、熟地等。

（二）肾虚头痛

1. 症状　头痛而空,每兼眩晕耳鸣,腰膝酸软,遗精,带下,少寐健忘,舌红少苔,脉沉细无力。

2. 证候分析　脑为髓海,其主在肾,肾精亏虚,精髓不足,脑海失养,故头脑空痛,头晕耳鸣;腰为肾之府,肾虚失养,则腰膝酸软;肾气不足,精关不固则遗精;带脉不束则带下。舌嫩红少苔,脉沉细无力乃肾精亏虚之象。

3. 治法　滋阴补肾。

4. 方药　大补元煎。本方重在滋补肾阴,以熟地、山茱萸、山药、枸杞子滋补肝肾之阴;人参、当归气血双补;杜仲益肾强腰。腰膝酸软,可加续断、怀牛膝以壮腰膝。遗精、带下,加莲须、芡实、金樱子收敛固涩。

（三）痰浊头痛

1. 症状　头痛昏蒙,胸脘满闷,呕恶痰涎,苔白腻,或舌胖大有齿痕,脉滑或弦滑。

2. 证候分析　脾失健运,痰浊内生,痰浊中阻,上蒙清窍,清阳不展,故头痛昏蒙;痰浊内阻,气机不利,故胸脘满闷;痰浊上逆,则呕恶痰涎。舌苔白腻,脉滑为痰浊内停之证。

3. 治法　健脾化痰,降逆止痛。

4. 方药　半夏白术天麻汤。本方具有健脾化痰,降逆止呕,平肝息风之功。以半夏、生白术、茯苓、陈皮、生姜健脾化痰、降逆止呕,令痰浊去则清阳升而头痛减;天麻平肝息风,为治头痛、眩晕之要药。若痰浊日久郁而化热出现口苦、苔黄腻者,可酌加竹茹、黄芩等。

（四）瘀血头痛

1. 症状　头痛经久不愈,其痛如刺,入夜尤甚,固定不移,或头部有外伤史,舌紫或有瘀斑、瘀点,苔薄白,脉沉细或细涩。

2. 证候分析　跌仆损伤,瘀血内阻,或久病入络,气滞血瘀,致脉络瘀阻,故头痛如针刺;瘀血留滞不移,故痛处固定;血属阴,夜间阴气盛,故夜间症状加重。舌质紫暗或有瘀点,脉细涩均为瘀血阻滞之象。

3. 治法　活血通窍止痛。

4. 方药　通窍活血汤。方中麝香、生姜、葱白温通窍络;桃仁、红花、川芎、赤芍活血化瘀;大枣一味甘缓扶正,防化瘀伤正。可酌加郁金、菖蒲、细辛、白芷以理气宣窍,温经通络。头痛甚者,可加全蝎、蜈蚣、地鳖虫等虫类药以收逐风邪,活络止痛。久病气血不足,可加黄芪、当归以助活络化瘀之力。

本 节 小 结

1. 头痛的病因虽多,总不外外感与内伤两类。外感以风邪为主,挟寒、挟热、挟湿,其证属实。内伤头痛有虚有实,肾虚、气虚、血虚头痛属虚,肝阳、痰浊、瘀血头痛属实,或虚实兼挟。

2. 头痛应辨内外虚实,治疗亦相应采用补虚泻实。外感头痛以祛邪活络为主,分辨兼夹之邪而分别祛风、散寒、化湿、清热治之。内伤头痛补虚为要,视其虚实性质,分别治以补肾、益气、养血、化痰、祛瘀为治。

3. 在辨证基础上,根据病变的脏腑经络,选加引经药效果较好,常可提高疗效。

知识链接

1.《素问·五脏生成》:"头痛巅疾,下虚上实,过在足少阴、巨阳,甚则入肾。"

2.《素问·风论》:"风气循风府而上,则为脑风";"新沐中风,则为首风"。

3.《素问·方盛衰论》:"气上不下,头痛巅疾。"

4.《伤寒论·厥阴病》:"干呕,吐涎沫,头痛者,吴茱萸汤主之。"

现代相关研究

田利军等用葛根汤联合针刺治疗 106 例青少年颈椎生理曲度异常导致的颈源性头痛患者,结果总有效率观察组高于对照组($P<0.05$)。治疗后颈背头痛、肌肉僵直痛及头晕头痛积分观察组均低于对照组,视觉模拟评分(VAS)、颈椎活动度(ROM)观察组均低于对照组($P<0.05$),观察组 NO 水平高于对照组而 ET-1 水平低于对照组($P<0.05$),IL-6、IL-1、TNF-α 等指标水平观察组均低于对照组(P<0.05),平均脑血流速度(Vmean)、平均脑血流量(Qmean)、脑血管阻力(R)、动态阻力(DR)、临界压力(Cp)、脉搏波波速(WV)指标观察组均优于对照组。{田利军,郭宇松,刘星,等.葛根汤联合针刺治疗青少年颈椎生理曲度异常所致颈源性头痛疗效及对患者脑血管功能状况的影响[J].陕西中医,2020,41(7):875-877,910}

思考题

1. 试述外感与内伤头痛各证型的头痛特点及治法方药。

2. 头痛如何循经用药?

第十七节 眩 晕

学习内容:眩晕的定义、病因病机和辨证论治。

学习重点:肝阳上亢、痰浊上蒙、气血亏虚、肝肾阴虚型眩晕的症状、证候分析、治法及方药。

学习要求:

1. 掌握眩晕的辨证论治。

2. 熟悉眩晕的病因病机。

3. 了解眩晕治疗方药的加减变化。

眩晕是由于情志内伤,饮食不节,体虚久病,失血劳倦及外伤,手术等病因,引起风、火、痰、瘀上扰清空,或精亏血少,清窍失养为基本病机,以头晕、眼花为主要临床表现的一类病证。眩即眼花,晕是头晕,两者常同时并见,故统称为"眩晕",其轻者闭目可止,重者如坐车船,旋转不定,不能站立,或伴有恶心、呕吐、汗出、面色苍白等症状。

现代医学中的耳源性眩晕、高血压、低血压、贫血、神经症等疾病以眩晕为主证时,可参考本节辨证治疗。

一、病因病机

1. 情志内伤 素体阳盛,加之恼怒过度,肝阳上亢,阳升风动,发为眩晕;或因长期忧郁恼怒,气郁化火,使肝阴暗耗,肝阳上亢,阳升风动,上扰清空,发为眩晕。

2. 饮食不节 损伤脾胃,脾胃虚弱,气血生化无源,清窍失养而作眩晕;或嗜酒肥甘,饥饱劳倦,伤于脾胃,运化失司,以致水谷不化精微,聚湿生痰,痰湿中阻,浊阴不降,引起眩晕。

3. 外伤、手术 头部外伤或手术后,气滞血瘀,痹阻清窍,发为眩晕。

4. 体虚、久病、失血、劳倦过度 肾为先天之本,藏精生髓,若先天不足,肾精不充。或年老肾亏,或久病伤肾,或房劳过度,导致肾精亏虚,不能生髓,而脑为髓之海,髓海不足,上下俱虚,而发生眩晕。或肾阴素亏,肝失所养,以致肝阴不足,阴不制阳,肝阳上亢,发为眩晕。大病久病或失血之后,虚而不复,或劳倦过度,气血衰少,气血两虚,气虚则清阳不展,血虚则脑失所养,皆能发生眩晕。

二、辨证论治

（一）肝阳上亢

1. 症状 眩晕耳鸣,头痛且胀,遇劳、恼怒加重,肢麻震颤,失眠多梦,急躁易怒,口苦,舌红苔黄,脉弦。

2. 证候分析 肝气郁结,郁而化火,肝阴受损,肝阳上亢,火随气升,上扰清窍,故眩晕耳鸣,头痛而胀;肝阳妄动,内扰心神,则失眠多梦、烦躁易怒;肝失疏泄,胆气上逆,则口苦。舌红苔黄,脉弦滑,为肝阳上亢之征。

3. 治法 平肝潜阳,滋养肝肾。

4. 方药 天麻钩藤饮。方中天麻、钩藤、石决明平肝息风;黄芩、栀子清肝泻火;益母草活血利水;牛膝引血下行,配合杜仲、桑寄生补益肝肾;茯神、夜交藤养血安神定志。全方共奏平肝潜阳、滋补肝肾之功。

（二）痰浊上蒙

1. 症状 眩晕,头重如蒙,视物旋转,胸闷作恶,呕吐痰涎,食少多寐,苔白腻,脉弦滑。

2. 证候分析 痰浊中阻,清阳不升,浊阴不降,上蒙清窍,内扰心神,故眩晕,头重如裹,心悸;湿邪停滞,气机不畅,脾失健运,则出现胸闷痰多,恶心欲呕,不思饮食;痰浊内阻,阳气不展,则多寐。舌苔白腻,脉濡滑为痰浊内阻之象。

3. 治法 燥湿祛痰,健脾和胃。

4. 方药 半夏白术天麻汤。方中二陈汤理气调中,燥湿祛痰;配白术补脾除湿,天麻养肝息风;甘草、生姜、大枣健脾和胃,调和诸药。头晕头胀,多寐,苔腻者,加藿香、佩兰、石菖蒲等醒脾化湿开窍;呕吐频繁,加代赭石、竹茹和胃降逆止呕;脘闷、纳呆、腹胀者,加厚朴、白蔻仁、砂仁等理气化湿健脾;耳鸣、重听者,加葱白、郁金、石菖蒲等通阳开窍。

（三）气血亏虚

1. 症状 头晕目眩,动则加剧,遇劳则发,面色不华,爪甲不荣,神疲乏力,心悸少寐,纳差食少,便溏,舌淡苔薄白,脉细弱。

2. 证候分析 心脾两虚,气血不足,不能上荣于脑,则发为眩晕;心主血脉,其华在面,心血不足,则面色不华,唇甲淡白;脾气虚弱,运化失职,气血生化乏源,故神疲纳减,气短懒言;血虚不能养心,则心悸少眠。舌质淡,脉细弱乃气血两虚之象。

3. 治法 补养气血,健运脾胃。

4. 方药 归脾汤。方中黄芪、人参、白术、当归健脾益气生血;龙眼肉、茯神、远志、酸枣仁养心安神;木香理气醒脾,使其补而不滞;甘草调和诸药。全方有补养气血,健运脾胃,养心安神之功效。

(四)肝肾阴虚

1. 症状 眩晕久发不已,视力减退,两目干涩,少寐健忘,心烦口干,耳鸣,神疲乏力,腰酸膝软,遗精,舌红苔薄,脉弦细。

2. 证候分析 肾精不足,不能充髓生脑,髓海空虚,故神疲乏力,眩晕耳鸣,视力减退,两目干涩,少寐健忘;肾精不足,筋络失养,则腰酸膝软;肾精不固则遗精;舌红苔薄,脉弦细均为肝肾阴虚之象。

3. 治法 滋养肝肾,养阴填精。

4. 方药 左归丸。方中熟地、山萸肉、山药滋阴补肾;枸杞子、菟丝子补益肝肾,鹿角霜助肾气,三者生精补髓,牛膝强肾益精,引药入肾;龟板胶滋阴降火,补肾壮骨。全方共呈滋补肝肾、养阴填精之功效。

本 节 小 结

1. 本病病因多由情志、饮食所伤,以及失血、外伤、劳倦过度所致。其病位在清窍,由脑髓空虚、清窍失养及痰火、瘀血上犯清窍所致,与肝、脾、肾三脏功能失调有关,其发病以虚证居多。

2. 临床上实证多见于眩晕发作期,以肝阳上亢、肝火上炎、痰浊上蒙、瘀血阻窍四型多见,分别以天麻钩藤饮平肝潜阳,滋养肝肾;以龙胆泻肝汤清肝泻火,清利湿热;以半夏白术天麻汤燥湿祛痰,健脾和胃;以通窍活血汤活血化瘀,通窍活络。虚证多见于缓解期,以气血亏虚、肝肾阴虚两型多见,分别以归脾汤补养气血,健运脾胃;以左归丸滋养肝肾,养阴填精。

知识链接

1.《灵枢·海论》:"脑为髓之海,其输上在于其盖,下在风府。······髓海有余,则轻劲多力,自过其度;髓海不足,则脑转耳鸣,胫酸眩冒,目无所见,懈怠安卧。"

2.《丹溪心法·头眩》:"头眩,痰挟气虚并火,治痰为主,挟补气药及降火药。无痰则不作眩,痰因火动。"

3.《证治汇补·眩晕》:"以肝上连目系而应于风,故眩为肝风,然亦有因火,因痰,因虚,因暑,因湿者。"

现代相关研究

徐志梅等认为,痰湿逆阻是颈性眩晕(CV)的主要原因,治疗当以健脾燥湿、化痰熄风、活血化瘀为原则。强调在化痰的同时配合降浊,治疗后椎基底动脉血供也明显改善。{徐志梅,马次欣.半夏白术天麻汤加减联合刮痧治疗颈性眩晕临床观察[J].云南中医中药杂志,2021,42(12):51-54}

思考题

1. 试述眩晕常见的四个证候的主证及治法方药。

2. 体虚、久病、失血、劳倦过度致眩晕的病机是什么?

第十八节 中 风

学习内容：中风的定义、病因病机和辨证论治。

学习重点：中经络、中脏腑的症状、证候分析、治法及方药。

学习要求：

1. 掌握中经络、中脏腑的辨证论治。

2. 熟悉中风的病因病机。

3. 了解中经络与中脏腑的区别及中风后遗症证型的辨证施治。

中风是由于正气亏虚，饮食、情志、劳倦内伤等引起气血逆乱，产生风、火、痰、瘀，导致脑脉痹阻或血溢脑脉之外为基本病机，以卒然昏仆、半身不遂、口眼㖞斜、言语謇涩或不语、半身麻木为主要临床表现的病证。根据脑髓神机受损程度的不同，有中经络、中脏腑之分，有相应的临床表现。本病多见于中老年人。四季皆可发病，但以冬春两季最为多见。

中风病是一个独立的疾病。其临床表现与西医所称的脑血管病相似。脑血管病主要包括缺血性和出血性两大类型。不论是出血性还是缺血性脑血管病均可参考本节辨证论治。

一、病因病机

1. 正气不足　年老体弱，或久病气血亏损，脑脉失养。气虚则运血无力，血流不畅，而致脑脉瘀滞不通；阴血亏虚则阴不制阳，内风引动痰浊、瘀血上扰清窍，突发本病。

2. 劳倦内伤　烦劳过度，伤耗阴精，阴虚而火旺，或阴不制阳易使阳气鸱张，引动风阳，内风旋动，则气火俱浮，或兼挟痰浊、瘀血上壅清窍脉络。

3. 脾失健运　过食肥甘醇酒，致使脾胃受伤，脾失运化，痰浊内生，郁久化热，痰热互结，壅滞经脉，上蒙清窍；或素体肝旺，气机郁结，克伐脾土，痰浊内生；或肝郁化火，烁津成痰，痰郁互结，携风阳之邪，窜扰经脉，发为本病。

4. 情志过极　七情所伤，肝失条达，气机郁滞，血行不畅，瘀结脑脉；暴怒伤肝，则肝阳暴张，或心火暴盛，风火相煽，血随气逆，上冲犯脑。凡此种种，均易引起气血逆乱，上扰脑窍而发为中风。尤以暴怒引发本病者最为多见。

二、辨证论治

中经络

（一）脉络空虚，风邪入中

1. 症状　突然口眼㖞斜，肌肤麻木，半身不遂，舌强言謇或不语，头晕目眩，或见恶寒发热，肢体拘急，关节疼痛等证，舌苔白，脉浮数。

2. 证候分析　正气不足，脉络空虚，风邪乘虚而入，阻滞经脉，气血痹阻，运行不畅，肢体经脉肌肤失养，故口眼㖞斜，口角流涎，肌肤麻木不仁，甚则半身不遂，言语不利；风邪外袭，营卫不和，故见恶寒发热，肢体拘急，关节酸痛；舌苔薄白，脉浮弦为外邪入中之征。若脉见弦细则为气血不足之象。

3. 治法　祛风通络，活血和营。

4. 方药　大秦艽汤（秦艽、当归、甘草、羌活、防风、白芷、熟地黄、茯苓、石膏、川芎、白芍、独活、黄芩、生地黄、白术、细辛）加全蝎、白附子；颈项拘急者加葛根、桂枝；风热表证明显者，去防风、羌活、当归，加桑叶、菊花、薄荷。

（二）肝肾阴虚，肝阳上亢

1. 症状 半身不遂，口眼㖞斜，舌强言謇或不语，偏身麻木，烦躁失眠，眩晕耳鸣，手足心热，舌质红绛或暗红，少苔或无苔，脉细弦或细弦数。

2. 证候分析 肝肾阴虚，阴不潜阳，肝阳上亢，则见眩晕耳鸣，烦躁失眠；肝风内动，引痰上扰，走窜经络，故见口眼㖞斜，舌强不语，偏身麻木；手足心热，舌质红绛或暗红，少苔或无苔，脉细弦或细弦数是阴虚阳亢之征。

3. 治法 滋养肝肾，潜阳息风。

4. 方药 镇肝息风汤。方中怀牛膝补肝肾，并引血下行；龙骨、牡蛎、代赭石镇肝潜阳；龟板、白芍、玄参、天冬滋养阴液，以制亢阳；茵陈、麦芽、川楝子清泄肝阳，条达肝气；甘草、麦芽和胃调中。并可配以钩藤、菊花息风清热。挟有痰热者，加天竺黄、竹沥、川贝母以清化痰热；心烦失眠者，加黄芩、栀子以清心除烦，加夜交藤、珍珠母以镇心安神。

中脏腑

（一）痰热内闭清窍（阳闭）

1. 症状 起病骤急，神昏或昏愦，半身不遂，牙关紧闭，口噤不开，两手握固，鼻鼾痰鸣，肢体强痉拘急，项背身热，躁扰不宁，甚则手足厥冷，频繁抽搐，偶见呕血，舌质红绛，舌苔黄腻或干腻，脉弦滑数。

2. 证候分析 肝阳暴张，阳亢风动，气血上逆，夹痰夹火，蒙蔽清窍，突然昏仆，不省人事；内风夹痰火为患，火性急迫，窜络伤津，筋脉拘急，故半身不遂，牙关紧闭，口噤不开，两手握固；火热内蒸，故项背身热，躁扰不宁。舌苔黄腻、脉弦滑而数均为痰火壅盛之征。

3. 治法 清热化痰，醒神开窍。

4. 方药 羚角钩藤汤配合灌服或鼻饲安宫牛黄丸。羚羊角为清肝息风主药；桑叶疏风清热；钩藤、菊花平肝息风；生地清热凉血；白芍柔肝养血；川贝母、竹茹清热化痰；茯神养心安神；甘草调和诸药。安宫牛黄丸可辛凉透窍。肝火旺盛，面红目赤，脉弦有力者，可加龙胆草、栀子以清肝泻火；腑实热结，腹胀便秘，苔黄厚者，加生大黄、枳实、芒硝以通腑导滞。

（二）痰湿蒙闭心神（阴闭）

1. 症状 素体阳虚，突发神昏，牙关紧闭，口噤不开，两手握固，肢体强痉，大小便闭，半身不遂，并见肢体不温，甚则四肢逆冷，面白唇暗，痰涎壅盛，舌质暗淡，舌苔白腻，脉沉滑或沉缓。

2. 证候分析 痰湿偏盛，肝风挟痰涎，横窜经络，上蒙清窍，闭塞气机，故突然昏仆，不省人事，痰涎壅盛，大小便闭；风痰窜络，筋脉拘急，故半身不遂，牙关紧闭，口噤不开，两手握固，肢体强痉；痰浊阻滞阳气，阳气不能温煦，故面色唇暗，四肢不温。舌苔白腻，脉沉滑而缓乃痰气闭阻之象。

3. 治法 温阳化痰，醒神开窍。

4. 方药 涤痰汤配合灌服或鼻饲苏合香丸。方中半夏、陈皮、茯苓健脾燥湿化痰；胆南星、竹茹清化痰热；石菖蒲化痰开窍；人参扶助正气。苏合香丸芳香化浊，开窍醒神。寒象明显，加桂枝温阳化饮；兼有风象者，加天麻、钩藤平肝息风。

（三）元气败脱，神明散乱（脱证）

1. 症状 突然神昏或昏愦，肢体瘫软，不省人事，目合口开，鼾息低微，手撒肢冷汗多，重则周身湿冷，大小便失禁，舌痿，舌质紫暗，苔白腻，脉沉缓、沉微。

2. 证候分析 正气虚脱，元气衰微至极，阴阳不相维系，清窍失养，神无所倚，故出现突然昏仆，不省人事，目合口开，鼾息低微，手撒，大小便自遗等危证；肢冷汗多，呼吸低微，舌痿，脉微或弱，为正气暴绝，元气虚脱之危候。

3. 治法 益气回阳固脱。

4. 方药 参附汤。方中人参大补元气，附子温肾壮阳，二药合用以奏益气回阳固脱之功。汗出不止加山萸肉、黄芪、龙骨、牡蛎以敛汗固脱;兼有瘀象者,加丹参。

后遗症

1. **半身不遂** 中风病恢复期和后遗症期多以气虚血瘀为基本病机,用补阳还五汤,方中重用黄芪补气,配当归养血,合赤芍、川芎、桃仁、红花、地龙以活血化瘀通络。气虚明显者,加党参、太子参以益气通络;言语不利,加远志、石菖蒲、郁金以祛痰利窍;心悸、喘息,加桂枝、炙甘草以温经通阳;肢体麻木加木瓜、伸筋草、防己以舒筋活络;上肢偏废者,加桂枝以通络;下肢瘫软无力者,加川断、桑寄生、杜仲、牛膝以强壮筋骨;小便失禁加桑螵蛸、益智仁以温肾固涩;血瘀重者,加莪术、水蛭、鸡血藤等破血通络之品。

2. **语言不利** 多为风痰、血瘀阻滞舌本脉络所致。治以祛风除痰开窍,方用解语丹(白附子、菖蒲、远志、天麻、全蝎、羌活、南星、木香、甘草)。

3. **口眼㖞斜** 多因风痰阻络所致。治当祛风除痰。方用牵正散(白附子、僵蚕、全蝎)加减,散剂吞服为佳。

本 节 小 结

1. 中风病属危急重病,临床极为常见。其病因以积损正衰为主,病位在脑,常涉及心、肝、肾、脾,其病机多由气血逆乱,导致脑脉痹阻或血溢脑脉之外。

2. 临床按脑髓神机受损的程度与有无神识昏蒙分为中经络与中脏腑两大类。论其病性,多为本虚标实,在本为肝肾阴虚,气血衰少;在标为风火相煽,痰湿壅盛,瘀血阻滞,气血逆乱。

3. 治疗方面,结合病类(中经络、中脏腑的不同)、病期(急性期、恢复期、后遗症期的不同)及证候特点,采用活血化瘀、化痰通络、平肝息风、清化痰热、通腑化痰、益气活血、育阴息风、醒神开窍、回阳固脱等法。

知识链接

1.《灵枢·刺节真邪》:"虚邪偏客于身半,其入深,内居营卫,营卫稍衰,则真气去,邪气独留,发为偏枯。"

2.《金匮要略·中风历节病脉证并治》:"邪在于络,肌肤不仁;邪在于经,即重不胜;邪入于腑,即不识人;邪入于脏,舌即难言,口吐涎。"

现代相关研究

张兰坤等在临床中应用凉血通瘀方治疗急性脑出血伴有胃肠功能障碍患者,与基础治疗组患者的胃肠、神经缺损症状积分、脑出血量及血清细胞因子水平的变化相比,中药组患者的神经功能恢复、胃肠功能障碍症状及炎症因子表达都得到明显改善。{张兰坤,朱羽佳,李建香,等.凉血通瘀方对急性脑出血伴有胃肠功能障碍患者神经功能及血清炎性指标的影响[J].中药药理与临床 2020,36(3):215-219}

思考题

1. 中风之中经络与中脏腑如何区别?

2. 中风的常见发病原因及病理机制是什么?

第十九节　水　　肿

学习内容：水肿的定义、病因病机和辨证论治。

学习重点：阳水、阴水各证型的症状、证候分析、治法及方药。

学习要求：

1. 掌握阳水、阴水的辨证论治。

2. 熟悉水肿的病因病机。

3. 了解阳水与阴水的区别及治疗水肿病症方药加减变化。

水肿是指因感受外邪，饮食失调，或劳倦过度等，使肺失宣降通调，脾失健运，肾失开合，膀胱气化失常，导致体内水湿停留，泛溢肌肤，以头面、眼睑、四肢、腹背，甚至全身水肿为临床特征的一类病证。

西医学中的急慢性肾小球肾炎、肾病综合征、充血性心力衰竭、内分泌失调，以及营养障碍等疾病出现的水肿，可参考本节进行辨证论治。

一、病因病机

1. **风邪外袭，肺失通调**　风邪外袭，内舍于肺，肺失宣降通调，上则津液不能宣发外达以营养肌肤，下则不能通调水道而将津液代谢的废物变化为尿，以致风遏水阻，风水相搏，水液潴留体内，泛溢肌肤，发为水肿。

2. **水湿内浸，脾气受困**　脾喜燥而恶湿，久居湿地，或冒雨涉水，水湿之气内侵；或平素饮食不节，过食生冷，均可使脾为湿困，而失其运化之职，致水湿停聚不行，潴留体内，泛溢肌肤，发为水肿。

3. **饮食劳倦，伤及脾胃**　饮食失调，或劳倦过度，或久病伤脾，脾气受损，运化失司，水液代谢失常，引起水液潴留体内，泛溢肌肤，而成水肿。

4. **肾气虚衰，气化失常**　"肾者水脏，主津液"，生育不节，房劳过度，或久病伤肾，以致肾气虚衰，不能化气行水，遂使膀胱气化失常，开合不利，引起水液潴留体内，泛溢肌肤，而成水肿。

人体水液的运行，有赖于气的推动，即有赖于脾气的升化转输，肺气的宣降通调，心气的推动，肾气的蒸腾气化开合。这些脏腑功能正常，则三焦发挥决渎作用，膀胱气化畅行，小便通利，可维持正常的水液代谢。反之，若因外感风寒湿热之邪，水湿浸渍，疮毒浸淫，饮食劳倦，久病体虚等导致上述脏腑功能失调，三焦决渎失司，膀胱气化不利，体内水液潴留，泛溢肌肤，即可发为水肿。

二、辨证论治

阳水

（一）风水泛滥

1. **症状**　水肿起于眼睑，继则四肢及全身皆肿，甚者眼睑水肿，眼合不能开，来势迅速，多有恶寒发热，肢节酸痛，小便短少等症。偏于风热者，伴咽喉红肿疼痛，口渴，舌质红，脉浮滑数。偏于风寒者，兼恶寒无汗，头痛鼻塞，咳喘，舌苔薄白，脉浮滑或浮紧。如水肿较甚，亦可见沉脉。

2. **证候分析**　风邪外侵，肺气不宣，不能通调水道，下输膀胱，风水相搏，流溢肌肤，发为水肿；膀胱气化失常，则见小便不利；风为阳邪，风性上扬，善行而数变，风水相搏，故水肿自上而起，且发展迅速；邪在肌表，故身有寒热；肺失宣降，则咳嗽而喘。舌苔薄白，脉浮紧为风水偏寒之象；舌质红，脉浮滑数为风水偏热之象；肿势严重，阳气被遏，故见脉沉。

3. **治法**　疏风清热，宣肺行水。

4. 方药　越婢加术汤。方用麻黄宣散肺气,发汗解表,以去其在表之水气;生石膏解肌清热;白术、甘草、生姜、大枣健脾化湿,有崇土制水之意。可酌加浮萍、茯苓、泽泻,以助宣肺利小便消肿之功。若属风热偏盛,可加连翘、桔梗、板蓝根、鲜白茅根以清热利咽,解毒散结,凉血止血;若风寒偏盛,去石膏加苏叶、桂枝、防风,以助麻黄辛温解表之力。

（二）水湿浸渍

1. 症状　全身水肿,按之没指,小便短少,身体困重,胸闷腹胀,纳呆,泛恶,苔白腻,脉沉缓,起病较缓,病程较长。

2. 证候分析　水湿之邪,浸渍肌肤,故肢体水肿;水湿内聚,膀胱气化失职,故小便不利,肿势日甚,按之没指;脾为湿困,运化失常,水谷精微无以营养肢体而壅滞中焦,故见身体重而困倦,胸闷,纳呆等症。苔白腻,脉沉缓为水湿内盛、阳气不运之象。

3. 治法　健脾化湿,通阳利水。

4. 方药　胃苓汤合五皮饮。前方以白术、茯苓健脾化湿,苍术、厚朴、陈皮健脾燥湿,猪苓、泽泻利尿消肿,肉桂温阳化气行水;后方以桑白皮、陈皮、大腹皮、茯苓皮、生姜皮健脾化湿,行气利水。若上半身肿甚而喘,可加麻黄、杏仁、葶苈子宣肺泻水而平喘。

（三）湿热壅盛

1. 症状　遍体水肿,皮薄而光亮,胸脘痞闷,烦热口渴,或口苦口黏,小便短赤,或大便干结,舌红,苔黄腻,脉滑数或沉数。

2. 证候分析　水湿之邪化热,泛溢全身,壅于肌肤经隧之间,故见遍身水肿,皮薄而亮;湿热郁蒸,气机升降失常,故胸闷腹胀而烦热;湿热蕴结,三焦气化不利,津液不能上承则口渴;大肠传导失常,故大便干结;湿热下注,膀胱气化无权,津液受伤,故小便短赤。舌苔黄腻,脉沉数,乃湿热内盛之象。

3. 治法　分利湿热。

4. 方药　疏凿饮子。方中羌活、秦艽疏风解表,使在表之水从汗而疏解;大腹皮、茯苓皮、生姜协同羌活、秦艽以去肌肤之水;泽泻、木通、椒目、赤小豆,协同商陆、槟榔通利大小便,使在里之水邪从下而夺。疏表有利于通里,通里有助于疏表,如此上下表里分消走泄,使湿热之邪得以清利,则肿热自消。

阴水

（一）脾阳虚衰

1. 症状　身肿,腰以下肿甚,按之凹陷不易恢复,脘腹胀闷,纳减便溏,食少,面色不华,神倦肢冷,小便短少,舌质淡,苔白腻或白滑,脉沉缓或沉弱。

2. 证候分析　中阳不足,脾失健运,不能制水,致下焦水湿停聚泛溢,身肿腰以下为甚,按之凹陷不易恢复;中阳不振,运化无力,气机壅滞,故脘腹胀闷,纳减便溏;脾阳虚弱,不能运化水谷精微,气血生化不足,肌肤失养,故面色萎黄,神疲肢倦;脾失运化,则水湿不行而小便短少。舌淡,苔白滑,脉沉缓是脾虚水聚,阳气不运之象。

3. 治法　温阳健脾,化气利水。

4. 方药　实脾饮。方中干姜、附子、草果仁温阳散寒化气,白术、茯苓、炙甘草、生姜、大枣健脾益气,大腹皮、茯苓、木瓜利水去湿,木香、厚朴、大腹皮理气行水。水湿过盛,腹胀大,小便短少,可加苍术、桂枝、猪苓、泽泻,以增化气利水之力。若症见身倦气短,气虚甚者,可加生黄芪、人参以健脾益气。

（二）肾阳衰微

1. 症状　面浮身肿,腰以下为甚,按之凹陷不起,心悸,气促,腰部冷痛酸重,尿量减少,四肢厥冷,畏寒神疲,面色㿠白或灰滞,舌质淡胖,苔白,脉沉细或沉迟无力。

2. 证候分析　肾主腰膝,肾阳衰微,阴盛于下,故见面浮身肿,腰以下为甚,按之凹陷不起;肾与膀胱相表里,肾阳不足,膀胱气化不利,故尿少;腰为肾之府,肾阳虚而水湿内盛,则腰部冷痛酸重;肾阳虚惫,命门火衰,不能温养肌体,故畏寒肢冷。舌淡胖,苔白,脉沉细或沉迟,乃肾阳衰微,水湿内盛之象。

3. 治法　温肾助阳,化气行水。

4. 方药　济生肾气丸合真武汤。肾为水火之脏,根据阴阳互根原理,善补阳者,必于阴中求阳,则阳得阴助而生化无穷,故用六味地黄丸以滋补肾阴;用附子、肉桂温补肾阳,两药配合,则补水中之火,温肾中之阳气;用白术、茯苓、泽泻、车前子通利小便;生姜温散水寒之气;白芍开阴结,利小便,牛膝引药下行,直趋下焦,强壮腰膝。

本 节 小 结

1. 水肿为常见病,外感内伤均可引起,病理变化主要在肺、脾、肾三脏,肺失宣降通调,脾失健运,肾失开合,以致体内水液潴留,泛溢肌肤,而成本病,其中以肾为本。

2. 临床辨证以阴阳为纲,表实热证多为阳水,里虚寒证多为阴水,但要注意两者之间的转化。

3. 水肿的治疗原则是分阴阳而治,阳水主要治以发汗,利小便,宣肺健脾,水势壅盛则可酌情暂行攻逐,总以祛邪为主;阴水则主要治以温阳益气、健脾、益肾、补心、兼利小便,酌情化瘀,以扶正为法。

知识链接

1.《素问·水热穴论》:"勇而劳甚则肾汗出,肾汗出逢于风,内不得入于藏府,外不得越于皮肤,客于玄府,行于皮里,为胕肿,本之于肾,名曰风水。"

2.《金匮要略·水气病脉证并治》:"风水,其脉自浮,外证骨节疼痛恶风。皮水,其脉亦浮,外证胕肿,按之没指,不恶风,其腹如鼓,不渴,当发其汗。正水,其脉沉迟,外证自喘。石水,其脉自沉,外证腹满不喘。"

现代相关研究

吴俊松等基于网络药理学方法探讨实脾散治疗肾源性水肿(Renaledema)的作用机制。通过 TCMSP 数据库检索实脾散的中药活性化合物,通过 SwissTargetPrediction 数据库查询其活性化合物对应的作用靶点,并以 TCMSP 数据库中相应化合物的靶点作为补充。通过 GeneCards 数据库获取肾源性水肿的相关疾病基因,并与实脾散活性化合物靶点取交集作为潜在作用靶点。将潜在作用靶点提交至 STRING 平台,获取蛋白互作(PPI)关系并分析筛选得到关键靶点。结论为实脾散可能主要通过发挥抗炎、改善血液循环、抗氧化、修复足细胞损伤、抗肾脏纤维化及利尿等药理作用,从而起到治疗肾源性水肿的作用。{吴俊松,巴元明,周珊珊,等.实脾散治疗肾源性水肿作用机制的网络药理学分析[J].中药新药与临床药理,2021,32(10):1500-1505}

思考题

1. 水肿中阴水与阳水如何鉴别?

2. 肾阳衰微的水肿临床特征及治法、主方是什么?

第二十节 淋 证

学习内容：淋证的定义、病因病机和辨证论治。

学习重点：石淋、气淋、热淋、血淋、膏淋、劳淋的症状、证候分析、治法及方药。

学习要求：

1. 掌握石淋、气淋、热淋、血淋、膏淋、劳淋的辨证论治。
2. 熟悉淋证的病因病机。
3. 了解石淋、气淋、热淋、血淋、膏淋、劳淋的区别。

　　淋证是指因饮食劳倦、湿热侵袭而致的以肾虚、膀胱湿热、气化失司为主要病机，以小便频急、淋沥不尽、尿道涩痛、小腹拘急、痛引腰腹为主要临床表现的一类病证。淋证为临床常见病，分为石淋、气淋、热淋、血淋、膏淋、劳淋六种，故称"六淋"。

　　西医学的泌尿系统感染、结石、肿瘤、乳糜尿等，当临床表现为淋证时，可参考本节内容辨证论治。

一、病因病机

　　1. 膀胱湿热　多食辛热肥甘之品，或嗜酒过度，酿成湿热，下注膀胱，或下阴不洁，湿热秽浊毒邪侵入膀胱，酿成湿热，或肝胆湿热下注，皆可使湿热蕴结下焦，膀胱气化不利，发为热淋；若灼伤脉络，迫血妄行，血随尿出，则发为血淋；若湿热久蕴，煎熬尿液，日积月累，结成砂石，则发为石淋；若湿热蕴结，膀胱气化不利，不能分清别浊，脂液随小便而出，则发为膏淋。

　　2. 肝郁气滞　恼怒伤肝，肝失疏泄，或气滞不舒，郁于下焦，致肝气郁结，膀胱气化不利，发为气淋。

　　3. 脾肾亏虚　久淋不愈，湿热耗伤正气，或劳累过度，房室不节，或年老，久病，体弱，皆可致脾肾亏虚。脾虚而中气不足，气虚下陷，则发为气淋；若肾虚而下元不固，肾失固摄，不能制约脂液，脂液下注，随尿而出，则发为膏淋；若肾虚而阴虚火旺，火热灼伤脉络，血随尿出，则发为血淋；病久伤正，遇劳即发者，则为劳淋。

二、辨证论治

（一）热淋

　　1. 症状　小便频急短涩，尿道灼热刺痛，尿色黄赤，少腹拘急胀痛，或有寒热，口苦，呕恶，或腰痛拒按，或有大便秘结，苔黄腻，脉滑数。

　　2. 证候分析　湿热蕴结下焦，膀胱气化失司，水道不利，火性急迫，故小便频数，灼热刺痛，急迫不爽，尿色黄赤，小腹拘急胀痛；腰为肾之府，湿热之邪，犯于肾，故痛引腰腹；湿热犯少阳，故寒热往来，口苦欲呕；湿热蕴结，大肠传导失职，故大便秘结。舌苔黄腻，脉滑数，为湿热之象。

　　3. 治法　清热解毒，利湿通淋。

　　4. 方药　八正散。方中木通、扁蓄、瞿麦、滑石利尿通淋，大黄、山栀、甘草梢清热解毒。若大便秘结，腹胀者，可重用生大黄，并加枳实以通腑泄热；若腹满便溏，则去大黄。

（二）石淋

　　1. 症状　尿中时夹砂石，小便艰涩，或排尿时突然中断，尿道窘迫疼痛，少腹拘急，或腰腹绞痛难忍，痛引少腹，连及外阴，尿中带血，舌红，苔薄黄，脉弦紧。

　　2. 证候分析　湿热蕴结，煎熬，凝为砂石，时与尿下排，故尿中有时夹有砂石；砂石阻于尿道，故排尿突然中断；砂石阻断尿路，淤阻不通，故尿道刺痛窘迫，或腰腹绞痛难忍；砂石损伤脉络，故见尿中带血。舌苔薄黄，脉弦紧，为下焦湿热、疼痛之象。

3. 治法 清热利尿,通淋排石。

4. 方药 石韦散。方中石韦、冬葵子、瞿麦、滑石、车前子清热利尿,通淋排石。可加金钱草、海金沙、鸡内金等以加强排石消坚的作用。若腰腹绞痛者,可加芍药、甘草以缓急止痛;若见尿中带血,可加小蓟、生地、藕节以凉血止血。

(三)气淋

1. 症状 实证表现为小便涩痛,淋沥不适,小腹胀满疼痛,苔薄白,脉多沉弦。虚证表现为尿时涩滞,小腹坠胀,尿有余沥,面色㿠白,舌质淡,脉虚细无力。

2. 证候分析 实证:足厥阴肝经循少腹,绕阴器;情志怫郁,肝失条达,肝郁气滞,膀胱气化不利,故小便涩滞,少腹胀痛;肝气郁不舒,故脉象沉弦;虚证:病久不愈,耗气伤中,脾气虚弱,中气下陷则少腹坠胀,迫切作痛;气虚不能摄纳,故尿有余沥。面色㿠白,舌质淡,脉虚细无力乃中气不足之征。

3. 治法 实证宜利气疏导,虚证宜补中益气。

4. 方药 实证用沉香散,虚证用补中益气汤。沉香散中沉香、橘皮利气,当归、白芍柔肝,甘草清热,石韦、冬葵子、滑石、王不留行利尿通淋。胸闷胁胀者,可加青皮、乌药、小茴香以疏肝理气;日久气滞血瘀者,可加红花、赤芍、川牛膝以活血化瘀。补中益气汤补益中气,以治中气不足、气虚下陷之气淋。若小便涩痛,服补益药后,反增小腹胀满;如兼湿热,可加车前草、白茅根、滑石以清热利湿;若兼血虚肾亏者,可用八珍汤倍茯苓加杜仲、枸杞、怀牛膝,以益气养血,脾肾双补。

(四)血淋

1. 症状 实证表现为小便热涩刺痛,尿色深红,或夹有血块,疼痛满急加剧,或见心烦,舌红苔黄,脉滑数。虚证表现为尿色淡红,尿痛涩滞不明显,腰酸膝软,神疲乏力,舌淡红苔少,脉滑数。

2. 证候分析 实证:湿热下注,蕴结膀胱,致气化失司,水道不利,气机失畅,故尿频,尿急,小便灼热涩痛;热伤血络,迫血妄行,故尿中带血;瘀热互结,阻于尿道,致小便夹有血块,疼痛满急加剧;舌红苔黄,脉滑数为实热之象。虚证:病延日久,湿热伤阴,肾阴亏损,虚火内生,灼伤血脉,溢入膀胱,故见尿色淡红;湿热余邪留滞,故尿痛涩滞不甚;腰为肾之府,肾阴不足,筋脉失养,故腰膝酸软。舌淡红苔少,脉滑数,为肾阴不足,虚火内生之象。

3. 治法 实证宜清热通淋,凉血止血;虚证宜滋阴清热,补虚止血。

4. 方药 实证用小蓟饮子,虚证用知柏地黄丸。小蓟饮子方中小蓟、生地、蒲黄、藕节清热凉血止血,小蓟可重用,生地以生者为宜;木通、淡竹叶通淋利小便,降心火;栀子清三焦之湿热;滑石利尿通淋;当归引血归经;生甘草梢泻火而能达茎中以止痛。若热重出血多者,可加黄芩、白茅根,重用生地;若血多痛甚者,可另服参三七、琥珀粉,以化瘀通淋止血。知柏地黄丸滋阴清热以治血淋虚证,亦可加旱莲草、阿胶、小蓟、地榆等以补虚止血。

(五)膏淋

1. 症状 实证表现为小便浑浊如米泔水,置之沉淀如絮状,上有浮油如脂,或夹有凝块,或混有血液,尿道热涩疼痛,舌红,苔黄腻,脉濡数;虚证表现为病久不已,反复发作,淋出如脂,小便涩痛反见减轻,但形体日渐消瘦,头昏无力,腰酸膝软,舌淡,苔薄,脉细弱无力。

2. 证候分析 实证:实热蕴结下焦,膀胱气化不利,不能分清泌浊,脂液失其常道,下流膀胱,致小便浑浊如米泔水,或黏腻之物,尿道热涩疼痛;舌质红,舌苔黄腻,脉数为湿热内蕴之证;虚证:病情日久,反复不愈,肾气受损,下元不固,不能制约脂液,故淋出如脂;脂液耗失,精微不足,生化乏源,肌肉失养,则形体消瘦,乏力;腰为肾之府,肾虚失养,则腰膝酸软;肾精不足,不能上养脑海,故头昏。舌淡,苔薄,脉细无力,乃肾元亏虚之象。

3. 治法 实证宜清热利湿,分清泄浊;虚证宜补虚固涩。

4. 方药 实证用程氏萆薢分清饮,虚证用膏淋汤。程氏萆薢分清饮中萆薢、菖蒲清利湿浊;黄柏、车前子清热利湿;白术、茯苓健脾除湿;莲子心、丹参清心活血通络,使清浊分,湿热去,络脉通,脂液重归其道。莲子心宜改用莲米,可加土茯苓以加强清热利湿,分清泄浊之力;若小腹胀,尿涩不畅者,加乌药、青皮;小便夹血者,加小蓟、蒲黄、藕节、白茅根。膏淋汤中党参、山药补脾,地黄、芡实滋肾,白芍养阴,龙骨、牡蛎固摄脂液。若脾肾两虚,中气下陷,肾失固涩者,可用补中益气汤合七味都气丸益气升陷,滋肾固涩。

（六）劳淋

1. 症状　小便不甚赤涩,但淋沥不已,时作时止,遇劳即发,腰酸膝软,神疲乏力,手足不温,舌质淡,脉弱。或五心烦热,舌质红,脉细数。

2. 证候分析　诸淋日久,耗伤正气,脾肾受损,则淋沥不止,缠绵难愈,遇劳则正气受损益甚,故遇劳即发;脾肾两虚,筋脉失养,故腰膝酸软,疲惫乏力;阳虚不能温煦,故手足不温,舌淡苔薄白,脉微弱;肾阴受损,阴不敛阳,虚火亢盛,故面色潮红,五心烦热。舌质红,脉细数为阴虚内热之象。

3. 治法　健脾益肾。

4. 方药　无比山药丸。方中山药、茯苓、泽泻健脾利湿,熟地、山茱萸、巴戟天、菟丝子、杜仲、牛膝、五味子、肉苁蓉、赤石脂益肾固涩。若脾虚气陷,症见小腹坠胀,小便点滴而出者,可与补中益气汤同用,以益气升陷;若肾阴亏虚,症见面色潮红,五心烦热,舌红少苔,脉细数者,可与知柏地黄丸同用,以滋阴降火;若肾阳虚衰,症见面色少华,畏寒怯冷,四肢欠温,舌淡,苔薄白,脉沉细者,可合右归丸以温补肾阳。

本 节 小 结

1. 淋证是以小便频急,滴沥不尽,尿道涩痛,小腹拘急,痛引腰腹为主要临床表现的一类病证。

2. 病因以饮食劳倦,湿热侵袭为主,病位在肾与膀胱,主要病机是肾虚、膀胱湿热,气化失司。本病证初起多实,久则由实转虚,亦可呈现虚实并见的证候,肾虚、膀胱湿热在其发病及病机转化中具有重要的意义。

3. 在辨证时,除要辨别淋证的不同类别外,还要详审证候的虚实。初起或在急性发作阶段,因膀胱湿热、砂石结聚、气滞不利所致,尿路疼痛较甚者,多为实证;淋久不愈,尿路疼痛轻微,见有肾气不足、脾气虚弱之证,遇劳即发者,多属虚证。

4. 实则清利,虚则补益,是治疗淋证的基本原则。实证有膀胱湿热者,治宜清热利湿;有热邪灼伤血络者,治宜凉血止血;有砂石结聚者,治宜通淋排石;有气滞不利者,治宜利气疏导。虚证以脾虚为主者,治宜健脾益气;以肾虚为主者,治宜补虚益肾。由于不同淋证之间和某些淋证本身的虚实之间可以相互转化,或同时兼见,因此在治疗淋证时,要谨守病机,辨证论治。

知识链接

1.《伤寒论·辨太阳病脉证并治》:"淋家不可发汗,汗出必便血。"

2.《医宗必读·淋证》:"气淋有虚实之分。"

3.《金匮翼·诸淋》:"初则热淋、血淋,久则煎熬水液,稠浊如膏如沙如石也。夫散剂利小便,只能治热淋、血淋而已。其膏、沙、石淋,必须开郁行气,破血滋阴方可也。"

现代相关研究

刘建璟等使用补肾利浊汤治疗复发性尿路感染30例,应用补肾利浊汤治疗8周后,总有效率、痊愈率明显高于对照组,且治疗8周后及随访6个月时,治疗组的证候积分较治疗前明显下降。{刘建璟,居永进,胡留霞,等.补肾利浊汤治疗老年女性复发性尿路感染30例临床研究[J].江苏中医药,2022,52(5):44-46}

思考题

1. 试述淋证的发病因素和主要病机。
2. 简述六淋各自的证候特点及治法选方。

第二十一节 遗 精

学习内容：遗精的定义、病因病机和辨证论治。

学习重点：阴虚火旺、湿热下注、肾虚不固遗精的症状、证候分析、治法及方药。

学习要求：

1. 掌握阴虚火旺、湿热下注、肾虚不固遗精的辨证论治。
2. 熟悉遗精的病因病机。
3. 了解治疗遗精各证型方药的加减变化。

遗精是指因脾肾亏虚、精关不固，或火旺湿热，扰动精室所致的以不因性生活而精液频繁遗泄为临床特征的病证。本病发病因素比较复杂，主要有房室不节、先天不足、用心过度、思欲不遂、饮食不节、湿热侵袭等。有梦而遗精者，称为梦遗；无梦而遗精，甚至清醒时精液自出者，称为滑精。

西医学的神经衰弱、前列腺炎等引起的遗精，可参考本节辨证论治。

一、病因病机

1. **阴虚火旺** 劳心过度，心阴暗耗，心火偏亢，心火不能下交于肾，肾水不能上济于心，心肾不交，水亏火旺，扰动精室，发为遗精。

2. **湿热痰火下注** 饮食不节，醇酒厚味，损伤脾胃，酿湿生热，或蕴痰化火，湿热痰火流注于下；或湿热之邪侵袭下焦，湿热痰火扰动精室，发为遗精。

3. **肾虚不固** 先天不足，禀赋素亏；或青年早婚，房室过度；或少年无知，频犯手淫，导致肾精亏虚。若致肾气虚或肾阳虚，则下元虚惫，精关不固，而致滑精。

二、辨证论治

（一）阴虚火旺

1. **症状** 少寐多梦，梦中遗精，伴有心中烦热，头晕目眩，精神不振，倦怠乏力，心悸不宁，易恐健忘，口干，小便短赤，舌质红，脉细数。

2. **证候分析** 心火亢盛，心阴暗耗，心火不能下交于肾，肾水不能上济于心，心神不交，水亏火旺，上扰心神，下扰精室，致夜寐不安，梦而遗精；心火偏亢，耗伤营血，内不能滋养心神，则心悸神疲；外无以充养肌体，则体疲乏力；肾水不足，上不能滋养头目，则头晕目眩；小便短赤为心火下移小肠，热入膀胱之征。舌红、脉细数乃心营被耗，阴精不足之象。

3. **治法** 清心安神，滋阴清热。

4. **方药** 黄连清心饮或三才封髓丹。心火独亢而梦遗者，用黄连清心饮。方中黄连清心泻火；生地滋阴清热；当归、枣仁和血安神；茯神、远志宁神养心；人参、甘草益气和中；莲子补益心脾，收摄肾气。本证可加栀子、竹叶以助原方清心之力；可加少量肉桂以引火归元，有交泰丸之意，使心肾能得交泰，则遗精自止。相火妄动，水不济火者，用三才封髓丹。方中用天冬、熟地滋肾养阴，人参、甘草宁心益气，黄柏清热泻火以坚阴，砂仁行滞悦脾以顾护中焦。若久遗伤肾，阴虚火旺明显者，可用知柏地黄丸或大补阴丸以滋阴泻火。

（二）湿热下注

1. 症状　遗精频作，或有梦或无梦，或尿时有少量精液外流，小便热赤浑浊，或尿涩不爽，口苦或渴，心烦少寐，口舌生疮，大便溏臭，或见脘腹痞闷，恶心，苔黄腻，脉濡数。

2. 证候分析　湿热下注，扰动精室，则遗精频作，甚则尿时有精液外流。湿热上蒸，故口苦口干；上扰心神，则心烦少寐；下注膀胱，则小便热赤，大便溏臭；湿热阻滞中阳，则见脘腹痞闷，恶心。舌苔黄腻、脉濡数为内有湿热之征。

3. 治法　清热利湿。

4. 方药　程氏萆薢分清饮。方中萆薢、黄柏、茯苓、车前子清热利湿，莲子心、丹参、菖蒲清心安神，白术健脾利湿。

（三）肾虚不固

1. 症状　梦遗频作，甚至滑精，腰酸膝软，咽干，心烦，眩晕耳鸣，健忘失眠，低热颧赤，形瘦盗汗，发落齿摇，舌淡脉沉细，或舌红少苔，脉细数。

2. 证候分析　肾精亏虚，阴伤及阳，下元虚惫，致封藏失职，精关不固，故遗精滑精频作；元阳虚衰，真阴亏耗，不能上荣头目，则头晕目眩；肾虚于下，阳扰于上，故腰膝酸软、耳鸣。偏阳虚者，见舌淡脉沉细；偏阴虚者，见舌红少苔脉细数。

3. 治法　补肾益精，固涩止遗。

4. 方药　左归饮合金锁固精丸、水陆二仙丹。左归饮中熟地、山茱萸、枸杞子补肾益精；山药、茯苓、甘草健脾益气，补后天以补先天。若腰酸膝软者，可用左归丸。若阴损及阳，肾中阴阳俱虚者，治当阴中求阳，则用右归丸。方中熟地、山药、山茱萸、枸杞子、当归补养精血，菟丝子、杜仲壮腰摄精，鹿角胶、肉桂、附子温补肾阳。金锁固精丸、水陆二仙丹功在补肾固涩止遗。方用沙苑蒺藜补肾益精，芡实、莲须、金樱子、龙骨、牡蛎固涩止遗，莲子肉补脾。与左归饮或右归丸同用，有标本兼治之效。

本 节 小 结

1. 本病是指以不因性生活而精液频繁遗泄为临床特征的病证。有梦而遗精者，称为梦遗；无梦而遗精，甚至清醒时精液自出者，称为滑精。

2. 本病的发病因素比较复杂，主要有房室不节、先天不足、用心过度、思欲不遂、饮食不节、湿热侵袭等。遗精的病位主要在肾和心，并与肝、脾密切相关。

3. 病机主要是君相火旺，扰动精室；湿热痰火下注，扰动精室；劳伤心脾，气不摄精；肾精亏虚，精关不固。

4. 辨证要点以辨脏腑及辨虚实为主。本病应结合脏腑，分虚实而治，实证以清泄为主，心病者兼用安神；虚证以补涩为主，属肾虚不固者，补肾固精；劳伤心脾者，益气摄精。平时应注意调摄心神，排除杂念，以持心为先，同时应节制房事，戒除手淫。

知识链接

1.《灵枢·淫邪发梦》："厥气……客于阴器，则梦接内。"

2.《金匮要略·血痹虚劳病脉证并治》："夫失精家，少腹弦急，阴头寒，目眩，发落，脉极虚芤迟，为清谷，亡血，失精，脉得诸芤动微紧，男子失精，女子梦交，桂枝龙骨牡蛎汤主之。"

现代相关研究

王任远等通过男科新理论"脑-心-肾-精室"轴理论对病理性遗精病因病机以及治疗思路进行了理论总结,常用贯叶金丝桃、柏子仁、远志、石菖蒲补心养脑;淫羊藿、巴戟天、韭菜子、鹿角胶温养肾中阳气;气滞血瘀多用行气活血之品,如柴胡、枳实、小茴香、乌药等。临床应用效果明显,为病理性遗精的诊治提供新思路。{王任远,韩强,曾银,等.通过"脑-心-肾-精室"轴理论探讨病理性遗精的辨治[J].天津中医药,2022,39(9):1141-1145}

思考题

1. 试述遗精的概念及辨证要点。
2. 试述遗精的病因病机及各证型的辨证治疗。

第二十二节　腰　痛

学习内容:腰痛的定义、病因病机和辨证论治。

学习重点:寒湿腰痛、湿热腰痛、瘀血腰痛、肾虚腰痛的症状、证候分析、治法及方药。

学习要求:

1. 掌握腰痛的辨证论治。
2. 熟悉腰痛的病因病机。
3. 了解腰痛各证型治疗方药的加减变化。

腰痛是指腰部感受外邪,或因劳伤,或由肾虚而引起气血运行失调,脉络拘急,腰府失养所致的以腰部一侧或两侧疼痛为主要症状的一类病证。

西医学中的风湿性腰痛、腰肌劳损、脊柱病变之腰痛等,可参照本节辨证论治。

一、病因病机

1. 外邪侵袭　多由居处潮湿,或劳作汗出当风,衣裹冷湿,或冒雨着凉,或长夏之季,劳作于湿热交蒸之处,寒湿、湿热、暑热等六淫邪毒乘劳作之虚,侵袭腰府,造成腰部经脉受阻,气血不畅而发生腰痛。

2. 气滞血瘀　腰部持续用力,劳作太过,或长期体位不正,或腰部用力不当,屏气闪挫,跌仆外伤,劳损腰府筋脉气血,或久病入络,气血运行不畅,均可使腰部气机壅滞,血络瘀阻而生腰痛。

3. 肾亏体虚　先天禀赋不足,加之劳累太过,或久病体虚,或年老体衰,或房室不节,以致肾精亏损,无以濡养腰府筋脉而发生腰痛。

二、辨证论治

（一）寒湿腰痛

1. 症状　腰部冷痛重着,转侧不利,逐渐加重,每遇阴雨天或腰部感寒后加剧,痛处喜温,得热则减,苔白腻而润,脉沉紧或沉迟。

2. 证候分析　寒湿之邪,侵袭腰部,寒性收引,湿性黏滞,痹阻经络,气血运行不畅,故腰部冷痛重着,转侧不利;寒湿为阴邪,得阳以运化,得热则减;潮湿寒冷天气则寒湿更盛,疼痛加剧。苔白腻,脉沉均为寒湿停聚之象。

3. 治法　散寒除湿,温经通络。

4. 方药　渗湿汤。方中干姜、甘草、丁香散寒温中,以壮脾阳;苍术、白术、橘红健脾燥湿;茯苓健脾渗湿。诸药合用,温运脾阳以散寒,健运脾气以化湿利湿,故寒去湿除,诸症可解。

（二）湿热腰痛

1. 症状　腰髋弛痛,牵掣拘急,痛处伴有热感,每于夏季或腰部着热后痛剧,遇冷痛减,口渴不欲饮,尿色黄赤,或午后身热,微汗出,舌红苔黄腻,脉濡数或弦数。

2. 证候分析　湿热壅于腰部,筋脉弛缓,经气不通,故腰部坠胀疼痛而有热感;湿热下注膀胱,故小便短赤。苔黄腻,脉濡数,均为湿热之象。

3. 治法　清热利湿,舒筋活络。

4. 方药　加味二妙散。方中以黄柏、苍术辛开苦燥以清化湿热,绝其病源;防己、萆薢利湿活络,畅达气机;当归、牛膝养血活血,引药下行直达病所;龟板补肾滋肾,既防苦燥伤阴,又寓已病防变。诸药合用,寓攻于补,攻补兼施,使湿热去而不伤正。临证多加土茯苓、木瓜以渗湿舒筋,加强药效。

（三）瘀血腰痛

1. 症状　常有外伤、劳损史。痛处固定,或胀痛不适,或痛如锥刺,日轻夜重,或持续不解,活动不利,甚则不能转侧,痛处拒按,面晦唇暗,舌质隐青或有瘀斑,脉多弦涩或细数。

2. 证候分析　瘀血阻于腰部经脉,气血运行不畅,故腰痛如刺,痛有定处,痛处拒按。舌质紫暗,或有瘀斑,脉涩,均为瘀血内停征象。

3. 治法　活血化瘀,理气止痛。

4. 方药　身痛逐瘀汤。方中以当归、川芎、桃仁、红花活血化瘀,以疏达经络;配以没药、五灵脂、地龙化瘀消肿止痛;香附理气行血;牛膝强腰补肾,活血化瘀,又能引药下行直达病所。诸药合用,可使瘀去壅解,经络气血畅达而腰痛止。

（四）肾虚腰痛

1. 症状　腰痛以酸软为主,喜按喜揉,腿膝无力,遇劳则甚,卧则减轻,常反复发作。偏阳虚者,则少腹拘急,面色㿠白,手足不温,少气乏力,舌淡脉沉细;偏阴虚者,则心烦失眠,口燥咽干,面色潮红,手足心热,舌红少苔,脉弦细数。

2. 证候分析　腰为肾府,肾主骨髓,肾之精气亏虚,腰脊失养,故酸软无力,其痛绵绵,喜温喜按;劳则耗气,故遇劳更甚,卧则减轻;肾阳虚衰不能温煦下元,则少腹拘急;不能温养四末,故手足不温;舌淡,脉沉细皆为阴虚有热之征。

3. 治法　偏阳虚者,宜温补肾阳;偏阴虚者,宜滋补肾阴。

4. 方药　偏阳虚者以右归丸为主方以温养命门之火。方中用熟地、山药、山茱萸、枸杞子培补肾精,是为阴中求阳之用;杜仲强腰益精;菟丝子补益肝肾;当归补血行血。诸药合用,共奏温肾壮腰之功。偏阴虚者以左归丸为主方以滋补肾阴。方中熟地、枸杞、山茱萸、龟板胶填补肾阴;配菟丝子、鹿角胶、牛膝以温肾壮腰,肾得滋养则虚痛可除。若虚火甚者,可酌加大补阴丸送服。如腰痛日久不愈,无明显的阴阳偏虚者,可服用青娥丸补肾以治腰痛。

本 节 小 结

1. 腰痛一病,外感内伤均可发生,病机为风寒湿热、气滞血瘀壅滞于经络,或肾精亏损、筋脉失养所致。

2. 因腰为肾府,但以肾虚为本,风寒湿热、气滞血瘀为标,虚者补肾壮腰为治,实者祛邪活络为法。

3. 临证分清标本缓急,分别选用散寒、除湿、清热、理气、化瘀、益精、补肾等法,若虚实夹杂,又当攻中兼补,或补中兼攻,权衡施治。配合膏贴、针灸、按摩、理疗等法可收到较好的效果。

知识链接

1.《素问·脉要精微论》:"腰者,肾之府,转摇不能,肾将惫矣。"

2.《金匮要略·五脏风寒积聚病脉证并治》:"肾着之病,其人身体重,腰中冷,如坐水中,形如水状,反不渴,小便自利,饮食如故,病属下焦,身劳汗出,衣里冷湿,久久得之,腰以下冷痛,腹重如带五千钱,甘姜苓术汤主之。"

3.《诸病源候论·腰背痛诸候》:"劳损于肾,动伤经络,又为风冷所侵,血气击搏,故腰痛也。"

现代相关研究

赵硕等对60例气滞血瘀证盘源性腰痛患者进行临床研究,研究发现,采用身痛逐瘀汤(药物组成:秦艽、川芎、桃仁、红花、羌活、香附、没药、当归、五灵脂、怀牛膝、地龙、甘草)合消瘀散治疗气滞血瘀盘源性腰痛患者的有效率(90.0%)明显高于单独使用消瘀散外敷治疗(76.7%)(P<0.05),且患者的焦虑症状得到缓解。〔赵硕,林松青,范世珍,等.身痛逐瘀汤合消瘀散治疗盘源性腰痛气滞血瘀证观察[J].中医药临床杂志,2020,32(6):1155-1158〕

思考题

1. 试述腰痛各个常见证型的病机变换及相互关系。

2. 腰痛的辨治原则是什么?

第二十三节　痹　　证

学习内容:痹证的定义、病因病机和辨证论治。

学习重点:行痹、痛痹、着痹、热痹的症状、证候分析、治法及方药。

学习要求:

1. 掌握行痹、痛痹、着痹、热痹的辨证论治。

2. 熟悉痹证的病因病机。

3. 了解行痹、痛痹、着痹、热痹的区别。

痹证指正气不足,风、寒、湿、热等外邪侵袭人体,痹阻经络,气血运行不畅所导致的,以肌肉、筋骨、关节发生疼痛、麻木、重着、屈伸不利,甚至关节肿大灼热为主要临床表现的病证。

西医学的风湿性关节炎、类风湿关节炎、强直性脊柱炎、骨性关节炎、坐骨神经痛等疾病以肢体痹病为临床特征者,可参照本节辨证论治。

一、病因病机

1. **正气不足**　腠理空疏,营卫不固,风寒湿邪易乘虚而入,留连于肌表关节、筋骨血脉,致气血运行不畅,经络阻滞筋脉关节失于濡养而为痹证。

2. **外邪入侵**　外邪有风寒湿邪和风湿热邪两大类。外感风寒湿邪,多因居处潮湿,涉水冒雨,或睡卧当风,或冒雾露,气候变化,冷热交错等原因,以致风寒湿邪乘虚侵袭人体所致。

风、寒、湿、热之邪往往相互为虐,方能成病。风为阳邪开泄腠理,具穿透之力,寒借此力内犯,风又借寒凝之积,使邪附病位,而成伤人致病之基。湿邪借风邪的疏泄之力,寒邪的收引之能,而入侵筋骨肌肉,风寒又借湿邪之性,黏着、胶固于肢体而不去。风、热均为阳邪,风胜则化热,热胜则生风,开泄腠理,湿邪侵入,又因湿而胶固不解。

二、辨证论治

（一）行痹

1. 症状　肢体关节、肌肉酸痛,上下左右关节游走不定,但以上肢为多见,以寒痛为多,亦可轻微热痛,或见恶风寒,舌苔薄白或薄腻,脉多浮或浮紧。

2. 证候分析　风寒湿邪客于经络筋脉关节,致气血运行不畅,不通则痛,故症见疼痛;经脉痹阻,气血失于濡养,故关节屈伸不利,此为痹证共同症状;行痹是风邪偏盛,而"风性善行而数变",故关节疼痛表现为游走不定;外邪入侵,邪正相争,则出现发热恶寒。舌苔薄白,脉浮为邪在表之象。

3. 治法　祛风通络,散寒除湿。

4. 方药　宣痹达经汤。方以蜂房、乌梢蛇、土鳖虫、螳螂通经活络以宣痹;威灵仙、羌活、防风、秦艽、豨莶草、青风藤疏风祛邪;当归养血活血;穿山甲搜剔络脉瘀滞。若以肩肘等上肢关节为主者,为风胜于上,可选加羌活、白芷、姜黄、川芎祛风通络止痛。若以下肢关节为主者,为湿胜于下,选加独活、牛膝、防己、松节等祛湿止痛。以腰背关节为主者,多与肾气不足有关,酌加杜仲、桑寄生、淫羊藿、续断等温补肾气。

（二）痛痹

1. 症状　肢体关节疼痛较剧,甚至关节不可屈伸,遇冷痛甚,得热则减,痛处多固定,亦可游走,皮色不红,触之不热,苔薄白,脉弦紧。

2. 证候分析　痛痹为寒邪偏盛所致。寒为阴邪,其性凝滞,气血痹阻,运行不畅,故疼痛较剧,痛处皮色不红;遇寒则使气血阻滞更甚,得热则使气血运行较畅,因而遇寒则疼痛加剧,得热则疼痛减轻;寒性收引,则致关节屈伸不利,局部有冷感。舌苔薄白、脉弦紧为寒邪内凝及疼痛之征象。

3. 治法　温经散寒,祛风除湿。

4. 方药　乌头汤。方中以制川乌、麻黄温经散寒,宣痹止痛;芍药、甘草缓急止痛;黄芪益气固表,并能利血通痹;蜂蜜甘缓,益血养筋,制乌头燥热之毒。可选加羌活、独活、防风、秦艽、威灵仙等祛风除湿。加姜黄、当归活血通络。寒甚者可加制附片、桂枝、细辛温经散寒。

（三）着痹

1. 症状　肢体关节疼痛重着、酸楚,或有肿胀,痛有定处,肌肤麻木,手足困重,活动不便,苔白腻,脉濡缓。

2. 证候分析　湿为阴邪,重浊而黏滞,湿邪入侵,致气血运行受阻,则肢体关节出现疼痛重着,痛有定处,活动不便;湿邪留滞,阻闭气血,经络失和,故肢体麻木不仁;湿邪壅滞不行,故甚则关节肿胀。苔白腻,脉濡缓,均为湿象。

3. 治法　除湿通络,祛风散寒。

4. 方药　薏苡仁汤加减。方以薏苡仁、苍术健脾渗湿;羌活、独活、防风祛风胜湿;川乌、麻黄、桂枝温经散寒;当归、川芎养血活血;生姜、甘草健脾和中。关节肿胀者,加秦艽、萆薢、姜黄除湿通络。肌肤不仁加海桐皮、豨莶草祛风通络,或加黄芪、红花益气通痹。

（四）热痹

1. 症状　肢体关节疼痛,痛处掀红灼热,肿胀疼痛剧烈,得冷则舒,筋脉拘急,日轻夜重,多兼有发热,口渴,心烦不安,舌质红,苔黄腻或黄燥,脉滑数。

2. 证候分析　热为阳邪,其性属火,热邪郁于关节,与气血相搏,致气血壅滞,筋脉拘急,故局部红肿灼热,痛不可触,得冷则痛减;风湿热邪郁于经脉,气血运行不畅,故关节疼痛,屈伸不利;发热,口渴心烦,为热盛伤津的表现。舌苔黄腻,脉滑数为湿热之象。

3. 治法　清热通络,祛风除湿。

4. 方药　白虎加桂枝汤。方以白虎汤清热除烦,桂枝疏风通络。可加银花藤、连翘、黄柏清热解毒;海桐皮、姜黄、威灵仙等活血通络,祛风除湿。若皮肤有瘀斑者,酌加丹皮、生地、地肤子清热凉血散瘀。热痹化火伤津,症见关节红肿,疼痛剧烈,入夜尤甚,壮热烦渴,舌红少津,脉弦数者,治以清热解毒,凉血止痛,可用犀角散加减。

本 节 小 结

1. 痹病是正气不足,感受风寒湿热外邪,阻滞经络,痹阻气血,引起肌肉、筋骨、关节等部位酸痛、麻木、重着、肿胀、屈伸不利或关节肿大、变形为临床表现的病证,随着病程的发展,可形成痰瘀痹阻,气血耗伤,甚至内传脏腑。

2. 辨证应分清虚实及病邪的偏胜。其病机是邪气阻滞,故祛邪活络、缓急止痛为治疗大法,但祛风、散寒、除湿、清热应互相配合,又有主次,并视病情佐以养血祛风、温阳散寒、健脾化湿及凉血清热之法,以增强祛邪活络之力。

3. 病程日久应辅以补益气血、补养肝肾、祛痰、化瘀等治法,虚实兼顾,标本并治。痹病的预防与调摄,应从加强锻炼、避免受邪等着手,提高机体的防御能力和促进痹病的康复。

知识链接

1.《素问·痹论》:"风寒湿三气杂至,合而为痹";"所谓痹者,各以其时,重感于风寒湿之气也"。

2.《素问·痹论》:"五脏皆有合,病久而不去者,内舍于其合也。故骨痹不已,复感于邪,内舍于肾;筋痹不已,复感于邪,内舍于肝;脉痹不已,复感于邪,内舍于心;肌痹不已,复感于邪,内舍于脾;皮痹不已,复感于邪,内舍于肺。"

现代相关研究

边卓琼等将120例湿热蕴结型急性痛风性关节炎患者随机分为两组,治疗组给予醋氯芬酸片联合痹症1号(主要组成为威灵仙,忍冬藤,防风,防己,苍术,牛膝,连翘,桑枝,红花,豨莶草,鸡血藤,秦艽,黄芪,地龙),对照组给予醋氯芬酸片治疗,均治疗1周。治疗组中医临床疗效总有效率为91.67%,对照组为80.0%,比较两组总有效率,差异有统计学意义($P<0.05$)。认为痹症1号治疗能够有效缓解湿热蕴结型急性痛风性关节炎关节肿胀、关节压痛的临床症状,未发生不良反应。{边卓琼,张薇,姜敏,等.痹症1号联合醋氯芬酸片治疗湿热蕴结型急性痛风性关节炎疗效研究[J].陕西中医,2019,40(10):1415－1418}

思考题

1. 痛痹与着痹应从哪几个方面鉴别?

2. 试述行痹的证候、治法和方药。

第二十四节 痿 证

学习内容:痿证的定义、病因病机和辨证论治。

学习重点:肺热津伤、湿热浸淫、脾胃亏虚、肝肾亏损痿证的症状、证候分析、治法及方药。

学习要求:

1. 掌握肺热津伤、湿热浸淫、脾胃亏虚、肝肾亏损痿证的辨证论治。

2. 熟悉痿证的病因病机。

  痿证是指外感或内伤,使精血受损,肌肉筋脉失养,以致肢体弛缓,软弱无力,甚至日久不用,引起肌肉萎缩或瘫痪的一种病证。痿者萎也,枯萎之义,即指肢体痿弱,肌肉萎缩。凡手足或其他部位的肌肉痿弱无力,弛缓不收者均属痿病范畴。因多发生在下肢,故又有"痿躄"之称。

  西医学的感染性多发性神经炎、运动神经元病、重症肌无力、肌营养不良等病,符合本病证候特征者,可参考本节辨证论治。

一、病因病机

  1. 肺热津伤,津液不布　感受温热毒邪,高热不退,或病后余热燔灼,伤津耗气,皆令"肺热叶焦",不能输布津液以润泽五脏,遂成四肢肌肉筋脉失养,痿弱不用。

  2. 湿热浸淫,气血不运　外感湿热之邪,或久居湿地,冒受雨露,感受寒湿之邪郁遏化热,或饮食不节,生冷肥甘太过,损伤脾胃,脾不能运化水湿而内生湿热,若湿热未及清除,濡滞肌肉,浸淫经脉,气血不运,肌肉筋脉失养而发为痿病。

  3. 脾胃受损,精血不足　脾胃为后天之本,气血生化之源,五脏六腑、四肢百骸赖以温煦滋养。若素体虚弱,久病成虚,或饮食不节,脾胃受损,脾胃既不能运化水谷以化生气血而精血不足,也不能转输精微,五脏失其润养,筋脉失其滋煦,故发为痿病。

  4. 肝肾亏损,髓枯筋痿　素体肝肾亏虚,或因房色太过,乘醉入房,精损难复;或因劳役太过而致肝肾亏损;或五志失调,火起于内,耗灼精血,均可致肝肾亏损。肝血不足,肾精亏虚,肝不主筋,肾不主骨,髓枯筋痿,肌肉也随之不用,发为痿病。

二、辨证论治

（一）肺热津伤

  1. 症状　病起发热之时,或热退后突然肢体软弱无力,皮肤枯燥,心烦口渴,咽干咳呛少痰,小便短少,大便秘结,舌红苔黄,脉细数。

  2. 证候分析　湿热之邪犯肺,肺气阴受伤,津液不足以布散周身,遂致筋脉皮肤失养而肌体痿软,皮肤干燥。热邪伤津,故心烦口渴、溲短便燥。肺津损伤,咽干咳呛少痰。舌红苔黄、脉细数为肺热津伤之证。

  3. 治法　清热润肺,濡养筋脉。

  4. 方药　清燥救肺汤。方中以人参、麦冬、生甘草甘润生津,益气养阴;生石膏、霜桑叶、苦杏仁、火麻仁宣肺清热,润燥降逆;蜜炙枇杷叶、阿胶、炒胡麻仁润肺滋阴清燥。若壮热,口渴,汗多,则重用生石膏,还可加银花、连翘以清热解毒,养阴生津。若咳呛少痰,加炙瓜蒌、桑白皮、川贝、知母润肺止咳化痰。

（二）湿热浸淫

1. 症状　四肢痿软，肢体困重，或微肿麻木，尤多见于下肢，或足胫热蒸，或发热，胸脘痞闷，小便赤涩；舌红苔黄腻，脉细数而濡。

2. 证候分析　湿热侵渍肌肤，气血阻滞，故见四肢痿软，肢体困重，或微肿麻木；湿热下注，见于下肢，或足胫热蒸，小便赤涩；湿热郁蒸，气机不化，故见发热，胸脘痞闷；舌红苔黄腻，脉细数而濡乃湿热内蕴之征。

3. 治法　清热燥湿，通利筋脉。

4. 方药　加味二妙散。方中黄柏苦寒清热燥湿；苍术健脾燥湿；萆薢导湿热从小便而出；当归、牛膝活血通络；龟板滋阴潜阳，养肾壮骨。全方合用，有清化下焦湿热，而又不伤阴之效。

（三）脾胃亏虚

1. 症状　肢体痿软无力日重，食少纳呆，腹胀便溏，面浮不华，神疲乏力，舌淡，舌体胖大，苔薄白，脉沉细或沉弱。

2. 证候分析　脾胃虚弱，气血化源不充，则筋脉失荣，故肌体痿软无力；脾不健运，清阳不升，故食少纳呆，腹胀便溏；气虚不能运化水湿，故面浮不华；舌淡，舌体胖大，苔薄白，脉沉细或沉弱为脾胃虚弱、气血化源不足之象。

3. 治法　健脾益气。

4. 方药　参苓白术散。方中人参、白术、山药、扁豆、莲子肉甘温健脾益气；茯苓、薏苡仁健脾渗湿；陈皮、砂仁和胃醒脾。若肥人多痰，可用六君子汤补脾化痰。中气不足，可用补中益气汤。心悸气短者，加黄芪、当归益气生血。

（四）肝肾亏损

1. 症状　起病缓慢，四肢痿弱无力，腰脊酸软，不能久立，或伴眩晕，耳鸣，遗精，早泄，或月经不调，甚至步履全废，腿胫大肉渐脱，舌红少苔，脉沉细数。

2. 证候分析　肝肾亏虚，精血不能濡养筋骨经脉，渐成痿证；肝肾不足，腰失所养，故腰脊酸软，不能久立；肝肾精血亏虚，则伴眩晕、耳鸣、遗精、早泄；肝肾精血亏虚，月经不调；舌红少苔，脉沉细数为阴亏内热之象。

3. 治法　补益肝肾，滋阴清热。

4. 方药　虎潜丸。方中虎骨、牛膝壮筋骨利关节；锁阳温肾益精；当归、白芍养血柔肝荣筋；黄柏、知母、熟地、龟板滋阴补肾清热；少佐陈皮以利气，干姜以通阳。本方治肝肾阴亏有热的痿病，为肝肾亏损证的基本方。

本 节 小 结

1. 痿病是以肢体痿弱，不能随意运动，甚至肌肉萎缩为临床特征的病证。

2. 病因由外感六淫、内伤七情、房劳过度、饮食不节等因素，导致热邪灼津，脏腑亏损或湿热阻滞，气血津液阴精亏虚或不运，肌肉筋脉失养所致，如涉及肺胃肝肾，其病变虚多实少，热多寒少。

3. 治疗上采用调理脾胃、滋肾清热即"治痿独取阳明"和"泻南方，补北方"两大治则，以实现益气养血，滋液填精，温煦濡养肌肉筋脉的目的。因湿热、痰浊、瘀血阻滞所致者，又当采用化湿、清热、活血等治法，以畅其气血津精的运行。虚实夹杂者，补虚祛邪兼顾治疗。

知识链接

1.《素问·痿论》："肺主身之皮毛，心主身之血脉，肝主身之筋膜，脾主身之肌肉，肾主身之骨髓。

故肺热叶焦,则皮毛虚弱急薄,著则生痿躄也;心气热,则下脉厥而上,上则下脉虚,虚则生脉痿,枢折挈,胫纵而不任地也;肝气热,则胆热口苦,筋膜干,筋膜干则筋急而挛,发为筋痿;脾气热,则胃干而渴,肌肉不仁,发为肉痿;肾气热,则腰脊不举,骨枯而髓减,发为骨痿。"

2.《儒门事亲·指风痹痿厥近世差玄说》:"大抵痿之为病,皆因客热而成。……总因肺受火热叶焦之故,相传于四脏,痿病成矣""痿病无寒""若痿作寒治,是不刃而杀之。"

现代相关研究

陈绍宏教授从五脏病机出发,认为本病核心病机为脾肾不足,对于本病的治疗,重视对于后天之本的脾及先天之本的肾调补,以健脾胃补肝肾作为治疗本病的治疗大法,方选参苓白术散合虎潜丸加减治疗本病。〔金伟,陈绍宏.陈绍宏教授辨治运动神经元病学术思想撷要[J].四川中医,2020,38(4):16-17〕

思考题

1. 痿证的病因病机是什么?
2. 如何辨治肝肾阴虚的痿证?

第二十五节 消 渴

学习内容:消渴的定义、病因病机和辨证论治。
学习重点:上消、中消、下消的症状、证候分析、治法及方药。
学习要求:
1. 掌握上消、中消、下消的辨证论治。
2. 熟悉消渴的病因病机。
3. 了解上消、中消、下消的区别。

消渴病是由于先天禀赋不足,或情志失调、饮食不节等原因所导致的以阴虚燥热为基本病机,以多尿、多饮、多食、乏力、消瘦,或尿有甜味为典型临床表现的一种疾病。

本节之消渴病与西医学的糖尿病基本一致。西医学的尿崩症及甲状腺功能亢进症等疾病出现多尿、烦渴多饮、多食易饥、消瘦等临床表现,均可参考本节辨证论治。

一、病因病机

1. 禀赋不足 早在春秋战国时代,即已认识到先天禀赋不足是引起消渴病的重要内在因素。
2. 饮食失节 长期过食肥甘,醇酒厚味,辛辣香燥,损伤脾胃,致脾胃运化失职,积热内蕴,化燥伤津,消谷耗液,发为消渴。
3. 情志失调 长期过度的精神刺激,如郁怒伤肝,肝气郁结,或劳心竭虑,营谋强思等,以致郁久化火,火热内燔,消灼肺胃阴津而发为消渴。
4. 劳欲过度 房室不节,劳欲过度,肾精亏损,虚火内生,则火因水竭益烈,水因火烈而益干,终致肾虚肺燥胃热俱现,发为消渴。

消渴病的病机主要在于阴津亏损,燥热偏盛,而以阴虚为本,燥热为标,两者互为因果,阴愈虚则燥热愈盛,燥热愈盛则阴愈虚。消渴病变的脏腑主要在肺、胃、肾,尤以肾为关键。三脏之中,虽可有所偏重,但往往又互相影响。

二、辨证论治

（一）肺热津伤（上消）

1. **症状** 烦渴多饮,口干舌燥,尿频量多,舌边尖红,苔薄黄,脉洪数。

2. **证候分析** 肺热炽盛,耗伤津液,故口干舌燥,烦渴多饮;燥热伤肺,肺失治节,水不化津,直趋下行,则尿频量多。舌红,苔黄,脉洪数为内热炽盛之征。

3. **治法** 清热润肺,生津止渴。

4. **方药** 消渴方。方中重用天花粉以生津清热,佐黄连清热降火,生地黄、藕汁等养阴增液,尚可酌加葛根、麦冬以加强生津止渴的作用。若烦渴不止,小便频数,而脉数乏力者,为肺热津亏,气阴两伤,可选用玉泉丸或二冬汤。玉泉丸中,以人参、黄芪、茯苓益气,天花粉、葛根、麦冬、乌梅、甘草等清热生津止渴。二冬汤中,重用人参益气生津,天冬、麦冬、天花粉、黄芩、知母清热生津止渴。二方同中有异,前者益气作用较强,而后者清热作用较强,可根据临床需要加以选用。

（二）胃热炽盛（中消）

1. **症状** 多食易饥,口渴,尿多,形体消瘦,大便干燥,苔黄,脉滑实有力。

2. **证候分析** 胃火炽盛,腐熟水谷力强,故见消谷善饥;火热灼耗胃津,致口干欲饮;津枯肠燥,传导失职,则大便秘结;水谷精微受损,生化乏源,肌肉失养,故形体消瘦。舌苔黄燥,脉滑实有力乃胃热炽盛之象。

3. **治法** 清胃泻火,养阴增液。

4. **方药** 玉女煎。方中以生石膏、知母清肺胃之热,生地黄、麦冬滋肺胃之阴,川牛膝活血化瘀,引热下行。可加黄连、栀子清热泻火。大便秘结不行,可用增液承气汤润燥通腑,待大便通后,再转上方治疗。

（三）肾阴亏虚（下消）

1. **症状** 尿频量多,浑浊如脂膏,或尿甜,腰膝酸软,乏力,头晕耳鸣,口干唇燥,皮肤干燥、瘙痒,舌红苔少,脉细数。

2. **证候分析** 肾阴亏损,固摄失常,气化失司,津液直趋下行,故尿频量多;水谷精微下泄,故小便浑浊如脂,或尿有甜味;腰为肾之府,肾阴亏虚,精血不足,筋脉失养,则腰膝酸软;不能上濡清窍,则头昏耳鸣;不能营养滋润肌肤,则皮肤干燥瘙痒。阴虚盛内热,故见舌红苔少,脉沉细数。

3. **治法** 滋阴补肾,润燥止渴。

4. **方药** 六味地黄丸。方中以熟地滋肾填精为主药;山萸肉固肾益精,山药滋补脾阴、固摄精微,该二药在治疗时用量可稍大;茯苓健脾渗湿;泽泻、丹皮清泄肝肾火热。全方共奏滋阴补肾,补而不腻之效。阴虚火旺症状明显者,可改用知柏地黄丸。

（四）阴阳两虚（下消）

1. **症状** 小便频数,浑浊如膏,甚至饮一溲一,面容憔悴,耳轮干枯,腰膝酸软,四肢欠温,畏寒肢冷,阳痿或月经不调,舌苔淡白而干,脉沉细无力。

2. **证候分析** 阴阳两虚,肾失固摄,气化失司,不能约束水液,精微下泄,故小便频数,浑浊如膏,甚至饮一溲一;水谷精微下注,不能熏肤充身,致面色黧黑,耳轮焦干。腰为肾之府,肾虚则致腰膝酸软;命门火衰,宗筋弛缓,则阳痿。舌淡苔白,脉沉细无力为阴阳两虚之象。

3. **治法** 温阳滋阴,补肾固摄。

4. **方药** 金匮肾气丸。方中以六味地黄丸（熟地黄、山茱萸、怀山药、茯苓、泽泻、牡丹皮）滋阴补肾,并用附子、桂枝以温补肾阳。

本 节 小 结

1. 消渴病是以多饮、多食、多尿及消瘦为临床特征的一种慢性内伤性疾病。前三个症状,也是作为上消、中消、下消临床分类的侧重症状。

2. 其病位主要与肺、胃(脾)、肾有关,尤与肾的关系最为密切。

3. 在治疗上,以清热润燥、养阴生津为基本治则,对上、中、下三消有侧重润肺、养胃(脾)、益肾之别。但上、中、下三消之间有着密切的内在联系,其病机性质是一致的,由于消渴易发生血脉瘀滞、阴损及阳的病变,从而发生多种并发症,故应注意及时发现,早诊断、早治疗。

知识链接

1.《素问·通评虚实论》:"凡治消瘅、仆击、偏枯、痿厥,气满发逆,肥贵人,则膏粱之疾也。"

2.《灵枢·五变》:"五脏皆柔弱者,善病消瘅。"

3.《景岳全书·三消干渴》:"凡治消之法,最当先辨虚实,若察其脉证,果为实火致耗津液者,但去其火则津液自生,而消渴自止。若由真水不足,则悉属阴虚,无论上、中、下,急宜治肾,必使阴气渐充,精血渐复,则病必自愈。若但知清火,则阴无以生,而日渐清败,益以困矣。"

现代相关研究

仝小林院士提出 2 型糖尿病的演变过程可大致分为郁、热、虚、损四个阶段,而郁、热阶段作为病情变化的早、初期,在未病先防、已病防变,亦即 2 型糖尿病一、二级预防上更具重要意义。"郁-热"是 2 型糖尿病患者发病之初常见的病机特征,饮食不节、肝郁气滞、脂毒蕴结等引发 2 型糖尿病的常见病因皆能导致肠道菌群的异常,而失调的肠道菌群又可对宿主的内分泌、神经、免疫等多个系统造成影响,在"郁-热"病机的产生及发展过程中起到推波助澜的作用。{张博荀,赵林华,金籽杉,等.2 型糖尿病"郁-热"病机与肠道菌群关系的思考[J].中国中医基础医学杂志,2022,28(8):2706-1289}

思考题

1. 试述消渴病的病证机制。

2. 消渴病阴阳两虚的症状是什么?应用什么治法与方药?

(李湘奇 徐信杰)

第十一章
其他常见病证

第一节　月　经　不　调

学习内容：月经不调、月经先期、月经后期、月经先后无定期的概念、病因病机和辨证论治。

学习重点：月经不调的辨证论治。

学习要求：

1. 掌握月经不调、月经先期、月经后期、月经先后无定期的辨证论治。

2. 熟悉月经先期、月经后期、月经先后无定期各证型的临床表现。

3. 了解月经先期、月经后期、月经先后无定期各证型的病机。

月经不调是妇科临床最常见的病证，表现为月经的周期、经期、经色、经量、经质的异常，或伴随月经周期出现的各种症状为特征的一类疾病。其范围包括月经先期、月经后期、月经先后无定期、月经过多、月经过少、经期延长等诸证。《妇科玉尺》云："经贵乎如期，若来时或前或后，或多或少，或月两三至，或数月一至，皆为不调。"所以月经不调主要以月经周期或出血量的异常为主。以月经周期异常为主的病证有月经先期、月经后期、月经先后不定期。以经量异常为主的病证包括月经量过多和月经量过少。本节重点介绍月经先期、月经后期、月经先后无定期。

病因病机：月经不调的发生主要是七情所伤，或外感六淫，或先天肾气不足，或劳倦过度，或房劳多产，饮食失宜加之体质因素，使脏器受损，肝脾肾功能失调，气血不和，冲任损伤，导致肾气、天癸、胞宫、冲任之间失于协调所致。此外，不同年龄阶段的患者发病机制各有侧重，正如《素问病机气宜保命集·妇人胎产论》中所云："妇人童幼天癸未行之间，皆属少阴；天癸既行，皆从厥阴论之；天癸已绝，乃属太阴经也。"

辨证论治：月经不调首先要根据月经的期、量、色、质、气味，伴随症状、全身症状以及参考舌脉，综合辨其脏腑、气血、虚实、寒热，主要从肾、脾、胃、肝入手；其次，要辨病之先后，先有月经不调而后生他病者，先调经；先有他病而后生月经不调者，先治他病，他病愈则月经调；再者，要辨标本缓急，急则治其标，缓则治其本；此外，根据月经周期的不同，经前宜补肾调经，经期宜活血化瘀，经后宜补养肝肾，排卵期温阳通络；根据年龄的不同，侧重于少年重肾，中年调肝，老年补脾。总之，治疗上始终以调经治本为原则。

妇人以血为用，月经病的发生多涉及肝脾肾功能失调，故多用补肾疏肝健脾以调经，辅以调理气血，病在血者以治血，病在气者以治气佐以养血活血。

月　经　先　期

月经周期提前 7 日以上，即月经周期不足 21 日，且连续 2 个周期以上者，称为月经先期，亦称经期超前或"经早"。如仅提前三五天，且无其他明显症状者，属于正常范围。或偶然超前一次者，亦不作月经先期论。"排卵型黄体不健的功能失调性子宫出血病和盆腔炎性疾病所致的经期提前"可参照本病辨证论治。

一、病因病机

（一）气虚

气虚分为脾气虚和肾气虚。

1. 脾气虚　素体脾虚，或饮食失节，或劳倦思虑过度，或久病大病，损伤脾气，中气虚弱，失于统摄，冲任不固，经血失统，故月经先期来潮。

2. 肾气虚　年少肾气未充或绝经前肾气渐衰，或多产房劳，或久病伤肾，致肾气虚弱，冲任不固，不能制约经血，故月经提前而至。

（二）血热

血热可分为实热和虚热。实热主要有阳盛血热和肝郁血热。虚热为阴虚血热。

1. 阳盛血热　素体阳盛，或过食辛燥助阳之品，蕴积化热；或感受热邪，热伤冲任、胞宫，迫血下行，故月经提前而至。

2. 肝郁血热　素体抑郁，情志内伤，肝气郁结，郁久化热，热伤冲任，迫血下行，故月经提前。

3. 阴虚血热　素体阴虚，或失血伤阴，久病阴亏；或多产房劳，耗伤精血，以致阴液亏损，虚热内生，热伏冲任，血海不宁，导致月经提前。

二、辨证论治

（一）气虚证

1. 脾气虚证

（1）症状　月经周期提前，经血量多，色淡质清稀，神疲肢倦，气短懒言，小腹空坠，纳少便溏，舌淡红，苔薄白，脉细弱。

（2）证候分析　脾虚不能统血，冲任不固，则月经周期提前，经血量多；脾虚化源不足，不能化赤生血，故经色淡质清稀；中气不足，脾阳不振，则神疲肢倦，气短懒言，小腹空坠；脾虚运化无力，则纳少便溏；舌淡红，苔薄白，脉细弱为脾气虚之征。

（3）治法　补脾益气，摄血调经。

（4）方药　补中益气汤。本方以黄芪益气升阳为君药；臣以人参、白术、炙甘草补气健脾、摄血固冲；陈皮理气和胃，当归补血，为佐药；柴胡、升麻举中阳之气，共为佐使。全方共奏补脾益气、升举阳气、摄血调经之效。若经血量多者，经期去当归加煅龙骨、煅牡蛎、棕榈炭以固涩止血。食少便溏者，加砂仁、山药、茯苓以健脾和胃利湿。若经血量少，色暗淡，质稀薄，腰骶酸痛者，为脾肾气虚，又宜脾肾双补，可予补中益气汤去升麻、柴胡，加鹿角胶、菟丝子、杜仲以温肾阳，益精气。

2. 肾气虚证

（1）症状　月经提前，经量增多，经色淡黯，质清稀，腰膝酸软，头晕耳鸣，面色晦暗，舌淡暗，苔白润，脉沉细。

（2）证候分析　肾气虚弱，冲任不固，则月经提前，经量增多；肾阳虚衰，血失温煦故经色淡暗，质清稀，肾阳虚衰，腰府失养则腰膝酸软；肾虚不能上荣头面则头晕耳鸣，面色晦暗；肾虚温化失司，故小便清长，手足不温；舌淡暗，苔白润，脉沉细为肾虚之征。

（3）治法　补益肾气，固冲调经。

（4）方药　固阴煎。方中菟丝子、熟地、山茱萸补肾益精气，人参、山药、炙甘草健脾益气，五味子、远志交通心肾，全方共奏补益肾气而调经之效。若经量多者，酌加山茱萸、炮姜、乌贼骨补肾温经、固冲止血。腰痛甚者，酌加续断、杜仲补肾而止腰痛。夜尿频数者，酌加益智仁、金樱子固肾缩小便。

（二）血热证

1. 阳盛血热证

（1）症状 经来先期，量多，色深红或紫红，质黏稠或有块，心烦，面红口干，小便黄赤，大便干结，舌质红，苔黄，脉滑数。

（2）证候分析 阳盛则热，热伏冲任，迫血下行，则经来先期，量多。血为热灼则经色深红或紫红，质黏稠。热盛津亏则小便黄，大便干结，热邪扰心则心烦，热蒸于面则面红口干。舌质红，苔黄，脉滑数为热盛之征。

（3）治法 清热凉血调经。

（4）方药 清经散。本方丹皮、黄柏、青蒿清热泄火，熟地、地骨皮清热凉血养阴，白芍柔肝养阴，茯苓行水泄热。全方虽属清热泻火之剂，但有养阴凉血之品，清热而不伤阴，则经血得调。若经量甚多者，去茯苓以免渗利伤阴，酌加地榆、茜草以凉血止血。若兼见倦怠乏力，气短懒言等证，为失血伤气，血热兼气虚，酌加党参、黄芪以健脾益气。

2. 肝郁血热证

（1）症状 月经提前，经量或多或少，经色深红或紫红，质稠，胸胁、乳房、少腹胀痛，烦躁易怒，口苦咽干，舌红，苔黄，脉弦数。

（2）证候分析 肝郁化热，热扰冲任，经血妄行，则月经提前，经量或多或少；热灼于血，则经色深红或紫红，质稠；气滞肝经，则胸胁、乳房、少腹胀痛；肝郁血热，热扰心胸，则烦躁易怒；肝胆相表里，胆热液泄，则口苦咽干；舌红，苔黄，脉弦数为肝郁化热之象。

（3）治法 疏肝清热，凉血调经。

（4）方药 丹栀逍遥散。本方丹皮、炒山栀清热凉血，柴胡疏肝解郁，当归、白芍柔肝养血，白术、茯苓健脾益气，薄荷助柴胡疏达肝气。全方共奏疏肝解郁养血凉血调经之效。若经量过多者，经期去当归，酌加茜草、地榆、牡蛎以清热固冲。经行不畅，夹有血块者，酌加泽兰、益母草以活血化瘀。胸胁乳房胀痛者，酌加香附、元胡、川楝子以解郁行滞止痛。

3. 阴虚血热证

（1）症状 经来先期，量少或量多，色红，质稠，两颧潮红，咽干口燥，手足心热，舌质红，苔少，脉细数。

（2）证候分析 阴虚血热，虚热扰动血海，迫血妄行，则量少或量多，经来先期；血为热灼，则色红，质稠；虚热上浮，则两颧潮红；热灼津液，则咽干口燥；手足心热，舌质红，苔少，脉细数均为阴虚内热之证。

（3）治法 养阴清热调经。

（4）方药 两地汤。方中生地滋阴清热凉血，地骨皮泻肾火，清骨中之热，玄参、麦冬滋阴壮水，阿胶滋阴养血，白芍养血敛阴。全方取阴生而阳秘之意，重在滋水，使得水足而火平，经血自调。

小 结

月经先期是妇科常见病，即月经周期不足 21 日，且连续 2 个周期以上者，称为月经先期。

本病的病因病机主要是气虚和血热。因为气有摄血功能，气虚则不能摄血，冲任二脉失去调节和固摄功能，则经血妄行而提前；血得热则行，故血热可使经血运行紊乱而妄行，亦可致月经提前。

气虚分为脾气虚和肾气虚，分别给予益气摄血及补肾固冲治疗。阳盛血热证、阴虚血热证、肝郁血热证为血热型月经先期，治疗上清热凉血调经是其共同点；此外，尚须根据肝郁、阴虚和阳热的不同特点分别加以疏肝、滋阴等治法，临证需要灵活变化。

知识链接

　　《景岳全书·妇人规》对本病的病因、辨证、治则作了较全面的阐述,提出气虚不摄也是导致先期的重要发病机制,指出:"若脉证无火而经早不及期者,乃其心脾气虚,不能固摄而然。"

　　元代朱丹溪有"经水不及期而来者,血热也"的见解。

　　宋代《普济本事方》云:"阳气乘阴,则血流散溢。"

思考题

1. 试述月经先期的定义。
2. 试述肝郁血热证月经先期的症状、治法及方药加减。
3. 月经先期的病因病机是什么?
4. 试比较月经先期阳盛血热证与阴虚血热证的异同。

月 经 后 期

　　月经周期延后 7 日以上,甚至 3~5 个月一行者,称为"月经后期"。既往亦有称"经行后期""月经延后""月经落后""经迟"等。一般认为,需连续出现两个周期以上,若每次仅延后三五天,或偶然延后一次,下次仍如期来潮者,均不作月经后期论。此外,青春期月经初潮后 1 年内,或围绝经期,周期时有延后,而无其他证候者,亦不作病论。月经后期如伴经量过少,常可发展为闭经。

　　西医学的月经稀少、功能失调性子宫出血,出现月经延后征象者,可参照本病辨证论治。

一、病因病机

　　1. 肾虚　先天肾气不足,或房劳多产,损伤肾气,肾虚精亏血少,冲任不足,血海不能满溢,故月经后期而至。

　　2. 血虚　体质素弱,营血不足或久病失血,或产育过多,耗伤阴血;或脾气虚弱,化源不足,营血亏虚,冲任不充,血海不能按时满溢,故月经周期延后。

　　3. 血寒

　　(1)虚寒　素体脾肾阳虚,或久病伤阳,阳虚内寒,脏腑失于温养,生化失司,气虚血少,冲任不足,血海不能如期满溢,导致经行后期。

　　(2)实寒　经期产后,调摄失宜,外感寒邪,或过食寒凉,或久服寒凉之品,寒搏于血,血为寒凝,气血运行涩滞,冲任不畅,血海不能如期满溢,导致月经后期而来。

　　4. 气滞　素多忧郁,气机郁滞,血为气滞,运行不畅,或寒热失调,或经行产后调理不当,冲任受阻,血海不能如期满溢,导致月经延后。

二、辨证论治

　　(一)肾虚证

　　1. 症状　经行后期,量少,色暗淡,质清稀,腰膝酸软,头晕耳鸣,面色晦暗,带下量多,质清,舌淡,苔白,脉沉细。

　　2. 证候分析　肾虚精血亏少,冲任不足,则经行后期、量少;肾气虚,血失温煦,则色暗淡、质清稀;肾虚外府失养则腰膝酸软,脑髓失养则头晕耳鸣,头面失养则面色晦暗;肾气虚,水失温化,湿浊下注,带脉失约,故带下量多、质清;舌淡,苔白,脉沉细为肾虚之征。

3. 治法　补肾养血调经。

4. 方药　当归地黄饮。方中当归、熟地、山茱萸补血益精为主药,山药、杜仲补肾气,牛膝强腰膝,引血下行而通经血,甘草调和诸药。全方共奏补肾养血调经之效。若肾气不足,日久伤阳,症见腰膝酸冷者,可酌加菟丝子、巴戟天、仙灵脾、杜仲等以温肾阳,强腰膝。带下量多者,酌加鹿角霜、金樱子以温肾固涩止带。

（二）血虚证

1. 症状　月经周期延后,经量少,色淡红,质清稀,经行小腹绵绵作痛,头晕眼花,面色苍白或萎黄,体倦乏力,食少,心悸少寐,舌质淡红,脉细弱。

2. 证候分析　脾胃虚弱,营血亏虚,冲任不充,血海空虚,则月经周期延后,量少;营血亏虚,则经血色淡,质清稀;血虚胞宫失养,不荣则痛,故小腹绵绵作痛;血虚不能上荣头面,则面色萎黄,头晕眼花;血虚不能养心,则心悸少寐;脾胃虚弱则失运,故体倦乏力,食少;舌质淡红,脉细弱,为血虚之象。

3. 治法　补血益气调经。

4. 方药　大补元煎。本方重用人参大补元气,补脾胃之气,气生则血荣;山药、甘草补中健脾益气而生血,助人参以益生化之源;熟地、杜仲、枸杞、山萸肉滋肝肾,益精血,取补血贵在滋水之意;当归养血和血调经。全方共奏补血益气调经之功。若脾虚不运,食少便溏者,去当归,酌加白术、扁豆、砂仁以增强健脾和胃之力。伴月经量少者,可加丹参、鸡血藤养血活血。心悸少寐者,加远志、五味子以交通心肾,宁心安神。

（三）血寒证

1. 虚寒证

（1）症状　月经延后,量少,经色淡红,质清稀,无血块,小腹隐痛,喜暖喜按,腰酸无力,小便清长,大便稀溏,舌淡,苔白,脉沉细。

（2）证候分析　阳气不足,阴寒内盛,使得气血生化不足,运行无力,则月经延后,量少,经色淡红,质稀;阳虚不能温煦胞宫,则小腹隐痛,喜暖喜按;肾阳虚不能温化膀胱,则小便清长;阳虚脾失健运,清气不升,则大便稀溏;肾气不足,腰府失养,则腰酸无力;舌淡,苔白,脉沉细,均为阳虚内寒之象。

（3）治法　扶阳祛寒调经。

（4）方药　温经汤《金匮要略》。方中吴茱萸、桂枝温经散寒暖宫为主药,当归、川芎、白芍、阿胶养血活血调经,丹皮活血祛瘀,麦冬、半夏、生姜润燥降逆和胃,配伍人参、甘草补气和中。

2. 实寒证

（1）症状　周期延后,量少,经色暗有块,小腹冷痛拒按,得热痛减,畏寒肢冷,面色青白,舌质淡暗,苔白,脉沉紧。

（2）证候分析　血为寒凝,冲任滞涩,则周期延后,量少;寒邪客于胞中,气血运行不畅,则经色暗有块,小腹冷痛;得热后,气血稍通,则小腹得热痛减;寒邪阻滞于内,阳不外达,则畏寒肢冷,面色青白;舌质淡暗,苔白,脉沉紧,为实寒之征。

（3）治法　温经散寒。

（4）方药　温经汤《妇人良方大全》。本方重用桂心温经散寒,当归养血调经,川芎为血中气药,为温经散寒调经之主药,人参益气扶正,助三药温阳气而逐寒邪,莪术、丹皮活血祛瘀,牛膝引血下行,配伍白芍、甘草缓急止痛。全方共奏温经散寒调经之效。若经量多,则去莪术、牛膝活血祛瘀之品,酌加炮姜、艾叶炭以温经止血。若腹痛拒按,时下血块者,加蒲黄、五灵脂以化瘀止痛。

（四）气滞证

1. 症状　经行后期,经量减少或有血块,内无寒热,小腹、胸胁、乳房胀痛,舌质正常或红,苔薄白或微黄,脉弦或弦数。

2. 证候分析 忧思郁怒,以致气机不畅,血为气滞,血海不能按时满溢,故经行后期,经量减少或有血块;肝气郁滞,经脉不通,故小腹、胸胁、乳房胀痛;舌质正常或红,苔薄白或微黄,脉弦或弦数,为肝郁气滞之征。

3. 治法 理气行滞调经。

4. 方药 乌药汤。方中乌药理气行滞为君药,香附疏肝理气,木香行脾胃之滞,当归活血调经,甘草调和诸药。若经量过少、有块者,加川芎、丹参以活血调经。若小腹胀痛甚者,加莪术、延胡索以理气行滞止痛。气郁化火出现心烦,舌红,经量多、色红等,可加丹皮、栀子清热凉血。

小 结

月经后期指月经周期延后 7 日以上,甚至 3~5 个月一行,连续出现 2 个周期以上。

本病病机有虚实不同。虚者多为水谷不化为精血,脉道空虚乏源,血海不能按时满溢;实者多因经脉气血受阻,经血迟滞不能按时蓄注冲任。

本病辨证重在辨别虚实。肾虚则后期量少,色暗淡,质清稀,腰酸腿软;血虚则后期量少,色淡质稀,头晕心悸;虚寒则后期量少,色淡质稀,小腹隐痛,喜暖喜按;实寒则后期量少,色暗或有块,小腹冷痛拒按;气滞则后期量少或正常,色暗红,或有块,小腹胀痛。

治法以虚者补之,实者泻之,寒者温之,疏通经脉以调经。

知识链接

《金匮要略·妇人杂病脉证并治》,谓"至期不来"。

《丹溪心法·妇人》中提出"血虚""血热""痰多"均可导致月经后期的发生,并指出相应的方药,进一步丰富了月经后期的治法。

思考题

1. 月经后期的定义是什么?

2. 试述肾虚型月经后期的症状、治法和方药。

3. 月经后期病因病机有哪些?

4. 试述虚寒证和实寒证月经后期的临床表现和方药。

月经先后无定期

月经周期时或提前,时或延后 7 日以上,连续 3 个周期以上者,称为"月经先后无定期",亦称"经水先后无定期""月经愆期""经乱"等。本病若伴有经量增多及经期延长,常可发展为崩漏。

西医学的排卵型功能失调性子宫出血病的月经不规则可参考本节辨证论治。

一、病因病机

1. 肝郁 肝藏血,主疏泄,司血海。肝气调达,疏泄有度,则血海正常满溢。情志抑郁,或愤怒伤肝,以至肝之疏泄失司,气血失调,血海蓄溢失常,疏泄太过则先期而至,疏泄不及则后期而来,终致月经错乱先后无期。

2. 肾虚 素体肾气不足,或多产房劳,或大病久病伤肾,或少年肾气未充,或绝经之年肾气渐衰,使得肾气亏损,藏泄失司,冲任失调,血海蓄溢失常,则出现月经先后无定期。

二、辨证论治

（一）肝郁证

1. 症状 月经周期先后不定,经量或多或少,经行不畅、有血块,经色暗红或紫红,胸胁、乳房、少腹胀痛,脘闷不舒,喜叹息,嗳气食少,苔薄白,脉弦。

2. 证候分析 肝气郁结,疏泄失常,疏泄太过则量多,疏泄不及则量少,故经量或多或少,月经周期先后不定;气郁血滞故经行不畅、有血块;气郁化火故经色暗红或紫红;肝郁气滞则脘闷不舒,喜叹息;经脉不利则胸胁、乳房、少腹胀痛;肝气犯胃,胃气上逆则食少嗳气;苔薄白,脉弦,为肝郁气滞之象。

3. 治法 疏肝理气调经。

4. 方药 逍遥散。本方柴胡疏肝解郁,薄荷助柴胡疏达之力,当归、白芍养血调经,白术、茯苓、甘草和中健脾,煨姜温胃行气。全方重在疏肝,肝气得舒,脾气健运则经血自调。若经行少腹胀痛,经血有块者,酌加丹参、益母草、香附、元胡以理气化瘀止痛。肝郁化热,经量增多,色红质稠者,去当归、煨姜之辛温行血之品,加丹皮、栀子、茜草以清热凉血止血。

（二）肾虚证

1. 症状 月经先后无定期,经量少、经色淡、质清稀,腰骶酸痛,头晕耳鸣,舌淡,苔白,脉细弱。

2. 证候分析 肾虚封藏失司,冲任失调,血海蓄溢失调则月经先后无定期;肾气亏损,阴阳两虚,阴不足故经血少,阳不足故经色淡、质清稀;腰为肾之府,肾虚外府失养则腰骶酸痛;髓海失养则头晕耳鸣;舌淡,苔白,脉细弱,为肾气不足之征。

3. 治法 补肾调经。

4. 方药 固阴煎。方中菟丝子、熟地、山茱萸补肾益精气,人参、山药、炙甘草健脾益气,五味子、远志交通心肾。全方补肾健脾益气而调经。若腰骶酸痛甚者,酌加杜仲、续断以补肾强腰。带下量多者,酌加鹿角霜、金樱子以补肾固涩止带。

小 结

月经先后无定期是指月经不按周期来潮,提前或错后 7 日以上,并连续出现 3 个周期以上,一般经期正常、经量不多。有七情内伤或慢性疾病等病史。

月经先后无定期临床上需与崩漏相鉴别。本病以月经周期紊乱为特征,一般经期正常,经量不多。崩漏是以月经周期、经期、经量均发生严重异常为特征的病症,除见周期紊乱外,并同时出现阴道出血或量多如注,或淋漓不断。

本病病因病机分为肝郁和肾虚。肝郁型见经量或多或少,色暗红,或有血块,少腹胀甚连及胸胁,舌苔正常,脉弦;肾虚型见经量少,色淡质清,腰部酸痛,舌淡脉细弱;治疗分别是疏肝、补肾,兼理气调经。

知识链接

《备急千金要方·月经不调》云:"妇人月经一月再来或隔月不来。"

《景岳全书·妇人规·经脉类》将本病称为"经乱",分为"血虚经乱"和"肾虚经乱",并较详细地论述了病因病机、治法、方药及预后和调养方法,为后世医家所推崇。

思考题

1. 试述月经先后无定期的概念。
2. 试述月经先后无定期与崩漏的鉴别。
3. 试述月经先后无定期肝郁型的治法、症状、方药。
4. 试述月经先后无定期肝郁证、肾虚证的经血特点。

本 节 小 结

月经不调是妇科临床最常见的病证,表现为月经的周期、经期、经色、经量、经质的异常或伴随月经周期出现的各种症状为特征的一类疾病。

月经不调主要以月经周期或出血量的异常为主。其范围包括月经先期、月经后期、月经先后无定期、月经过多、月经过少、经期延长等诸证。

月经先期、月经后期、月经先后无定期各证型的临床表现是重点。根据月经的期、量、色、质、气味,伴随症状、全身症状以及参考舌脉,综合辨其脏腑、气血、虚实、寒热。主要从肾、脾、胃、肝入手。另辨病之先后,先有月经不调而后生他病者,先调经;先有他病而后生月经不调者,先治他病,他病愈则月经调;再辨标本缓急,急则治其标,缓则治其本。治疗上以调经治本为原则。

知识链接

在临床方面,研究肾与月经不调的相关性上,李成华认为,肾精是月经产生的原动力,肾虚是月经病的主要病机,肾功能正常是女性月经正常的重要条件,肾功能异常是女性月经不调的重要因素。因而,建议临床上治疗月经不调多从肾着手。{李成华.肾与月经不调的相关性[J].光明中医,2011,26(10):2098-2099}

思考题

1. 试述月经不调的概念及其病因病机。
2. 试述月经不调的治疗原则。
3. 临床上少年女性与中年女性调经有何不同?

第二节 闭 经

学习内容:闭经的概念、病因病机、辨证论治。

学习重点:闭经的辨证论治。

学习要求:

1. 掌握闭经的辨证论治。
2. 熟悉闭经各证型的临床表现、病因病机。
3. 了解闭经各证型的治法与方药加减。

女子年逾 16 周岁月经尚未来潮,或已行经而又中断 6 个月以上者,称为闭经。前者称为原发性闭经,后者称为继发性闭经。妊娠期、哺乳期暂时性的停经、围绝经期的停经或绝经,或有些少女初潮后一段时间内有停经现象等,均属生理现象,不作闭经论。也有妇女由于生活环境的突然变化偶见一两次月经不潮,而无其他不适者,也可暂不作病论。因先天性生殖器畸形或后天器质性损伤而无月经者,非药物治疗所能奏效,不在本节范围内。本病概念与西医闭经相同。

一、病因病机

1. 气血亏虚　素体不足,思虑、饮食损伤脾胃,或产后大出血;或久病大病,虫积噬血,耗伤气血,肝肾失养,冲任不充,血海空虚,无血可下,故成闭经。

2. 肝肾亏虚　先天肾气不足、精气未充,天癸匮乏,冲任亏损,或房劳多产、体质虚弱而致肝肾亏损,冲任失养,血海不足而闭经。

3. 阴虚血燥　素体阴虚,或失血伤阴,或久病大病致阴虚血燥,血海干涸,无血可下而成闭经。

4. 气滞血瘀　七情内伤,肝失疏泄,气滞血瘀阻滞胞宫,或经行产后之际,摄生不慎,感受寒邪;或邪热煎熬津血,或内伤生冷,寒凝血瘀,冲任瘀阻,血不得下而成闭经。

5. 痰湿阻滞　素体肥胖,或过食肥甘厚味,酿湿成痰,痰湿壅阻冲任,或脾阳不运,湿盛成痰,痰湿阻滞冲任,胞脉不通,而成闭经。

二、辨证论治

（一）气血虚弱

1. 症状　月经逐渐后延,量少色淡渐至月经闭止不通,无腹痛,面色苍白或萎黄,神疲乏力,气短懒言,头晕目眩,心悸怔忡,四肢不温,毛发不荣,易烘热、自汗,脉虚大无力、沉细,舌质淡。

2. 证候分析　屡伤于血,脾胃虚弱,化源不足,血虚气弱,冲任不充,血海空虚,故月经延后渐至闭经;血虚肌肤失养故见面色苍白或萎黄,毛发不荣;血虚心失所养,则心悸怔忡;血虚清窍失养则头晕目眩;脾阳不振则四肢不温,神疲乏力;脉虚大无力、沉细,舌质淡,均为气血不足之征。

3. 治法　补气养血调经。

4. 方药　人参养荣汤。本方人参大补元气,黄芪、白术、茯苓、甘草益气健脾和中,当归、白芍、熟地养血调经,陈皮和胃理气,使补而不滞,五味子益气养心,远志宁心安神,桂心温阳和营。全方补气生血养营,以益生发之气,阳生阴长,精血充足,则经血亦调。若见畏寒肢冷,加仙茅、炮姜;若精血不足,营血亏损,冲任虚衰,加紫河车、鹿角霜、鹿茸等血肉有情之品。

（二）肝肾亏虚

1. 症状　年过 16 周岁尚未行经,或初潮较迟,经量少,月经后期、稀发,继而闭经,无白带,无腹痛,已婚者性欲冷淡,未育者不孕,伴有腰酸头晕,形体不温,面色无华、黯淡,肢软乏力。舌质淡,脉沉细。

2. 证候分析　先天肾气未盛,精气未充,肝肾亏虚,冲任损伤,则月经超期未至,或初潮较迟,经量少,月经后期、稀发,继而闭经;肾精不足则已婚者性冷淡,未育者不孕;肾虚髓海不足,腰府失养,则腰酸头晕;肾虚温化失司则肢体不温,面色无华、黯淡,肢软乏力;舌质淡,脉沉细,为肝肾不足之征。

3. 治法　补肾养肝调经。

4. 方药　六味地黄丸加淫羊藿、紫河车。六味地黄丸中以熟地滋阴补肾填精,山茱萸补养肝肾,山药补脾阴固肾精,泽泻、茯苓淡渗利湿,丹皮清泻虚热,使之补而不腻。淫羊藿、紫河车为血肉之品,填精益髓补益肾精。若见畏寒肢冷,腰痛如折,面色晦暗,大便溏薄,或性欲淡漠,宜加巴戟天、仙茅、补骨脂以温肾壮阳调冲。夜寐多梦,加夜交藤、五味子。

（三）阴虚血燥

1. 症状　月经量少，稀发，色红、质稠，渐至闭经，心胸烦热，急躁易怒，手足心热，盗汗，骨蒸劳热，干咳或唾血，舌质红，苔少，脉细数。

2. 证候分析　阴虚内热，热燥血亏，血海渐涸则月经量少，稀发，色红、质稠，渐至闭经；阴虚生内热，虚热内扰则心胸烦热，急躁易怒，手足心热；虚热迫津外泄则盗汗；精血亏虚，虚火内盛则出现骨蒸劳热；虚火灼伤肺络则干咳或唾血；舌质红，苔少，脉细数为阴虚血燥之征。

3. 治法　养阴清热调经。

4. 方药　一阴煎加丹参、黄精、女贞子、制香附。方中生地、熟地滋养肾阴、清解血热，麦冬养阴清热，地骨皮、知母养阴除骨蒸劳热，白芍、女贞子、黄精滋补精血，丹参活血凉血调经，制香附理气活血调经，炙甘草健脾和中、调和诸药，全方共奏养阴补肾清热之功效。虚烦潮热者加青蒿、鳖甲，唾血者加百合、五味子；汗多加沙参、浮小麦、煅龙骨、牡蛎；心烦、心悸加柏子仁、珍珠母。

（四）气滞血瘀

1. 症状　月经量少、后期，稀发，渐至闭经。经色暗有血块，面色暗淡，小腹疼痛拒按，或乳胀胁痛，皮肤甲错，性情烦躁，口渴不欲饮，舌紫暗有瘀点，脉沉弦涩。

2. 证候分析　气滞血瘀，冲任不通则月经量少、后期，稀发，经色暗有血块，渐至闭经；瘀血阻滞则面色黯淡，皮肤甲错；血瘀不通则痛，故小腹疼痛拒按；气机不畅则乳胀胁痛，性情烦躁；舌紫暗有瘀点，脉沉弦涩为气滞血瘀之征。

3. 治法　理气活血，祛瘀通经。

4. 方药　血府逐瘀汤或膈下逐瘀汤。方中以桃仁、红花、当归、川芎、赤芍活血祛瘀，生地滋养阴液，柴胡、枳壳疏肝理气，桔梗开胸宣气，牛膝引血下行通经，甘草调和诸药。偏于气滞者，可加木香、莪术、青皮；偏于血瘀者，可加三棱、姜黄。若寒凝血瘀证见四肢不温、小腹冷痛者，可用温经汤。

（五）痰湿内阻

1. 症状　月经渐次减少，直至闭经。形体肥胖，面色虚胖萎黄，胸脘痞闷，泛恶纳差，腹胀，嗜卧多寐，身体困重，带下量多色白，舌淡胖，苔白腻，脉滑濡。

2. 证候分析　痰湿体质，多湿多痰，加之脾失健运，聚湿成痰，痰湿阻滞，气血不畅，冲任壅塞则月经渐至停闭；痰湿内停，脾胃升降失常则胸脘痞闷，泛恶纳差，腹胀，身体困重；湿困心阳则嗜卧多寐；湿困脾阳则形体肥胖，面色虚胖萎黄；湿浊下注则带下量多色白；舌淡胖，苔白腻，脉滑濡为痰湿内阻之征。

3. 治法　健脾燥湿化痰，活血调经。

4. 方药　苍附导痰汤加当归、川芎。方中当归、川芎养血活血，通调经脉，陈皮理气和胃化痰，半夏、茯苓、甘草、天南星化痰燥湿，苍术燥湿健脾，生姜温中和胃化痰，香附、枳壳理气行滞，神曲消食导滞。若伴见腰膝酸软者，酌加川断、杜仲、菟丝子等以补肾气，强腰膝。痰湿化热，苔黄腻者，加黄连、黄芩、麦芽；胸闷呕恶者，加厚朴、生姜、竹茹。

本 节 小 结

女子年逾16周岁月经尚未来潮，或已行经而又中断6个月以上者，称为闭经。

妊娠期、哺乳期暂时性的停经、围绝经期的停经或绝经、初潮后一段时间内有停经现象及生活环境的突然变化偶见一两次月经不潮均属于生理性闭经。

闭经原因复杂，病多顽固，病虽有虚实，但以虚证为多。其病机有二：一是血海空虚，无血可下；二是冲任瘀阻，血不得下。

闭经的调治，首先是辨证准确。虚证以滋养温补为主。实证之闭经，多因血瘀壅阻，其中又有气滞血瘀、寒凝血瘀、热灼血瘀之不同,应注意临证加减用药。痰湿闭经多虚实夹杂,故应攻补兼施,益气健脾以化痰湿。

知识链接

《金匮要略》概括闭经原因有"因虚、积冷、结气"。

《傅青主女科》提出"经水出诸肾",故"经水早断,似乎肾水衰涸"。

现代相关研究

王萍认为,继发性闭经的病机以肾虚为本,肝郁为因,痰湿、血瘀为标,本虚标实,宜分年龄阶段论治,临床疗效显著。提出青春期多为肾气不足,兼有肝郁,治疗以建立正常月经周期为主,多选用补肾疏肝方。育龄期以肾虚痰湿多见,以调经诱发排卵促孕为目的,多选化痰调经方。{贺冰,王萍.分年龄治疗继发性闭经的经验[J].中医药导报.2022,28(01):176-178}

思考题

1. 闭经的概念是什么?

2. 如何区分生理性闭经和病理性闭经?

3. 简述气滞血瘀型闭经和痰湿阻滞型闭经的证候、治法和方药。

4. 闭经与围绝经前停经如何鉴别?

第三节　崩　漏

学习内容:崩漏的概念、病因病机、辨证论治。

学习重点:崩与漏的区分和崩漏的辨证论治。

学习要求:

1. 掌握崩漏的辨证论治。

2. 熟悉崩漏各证型的临床表现。

崩漏是指经血非时暴下不止或淋漓不尽,前者谓之崩中,后者谓之漏下。崩与漏出血情况虽不同,然二者常交替出现,且其病因病机基本一致,故概称崩漏。《诸病源候论》说:"非时而下淋漓不断,谓之漏下","突然暴下,谓之崩中"。

西医学的无排卵型功能失调性子宫出血可参考本节辨证论治。

一、病因病机

1. **血热**　分为实热和虚热。

(1)实热　素体阳盛或肝郁化热,或内蕴湿热之邪,或过服辛辣助阳之品,酿成实火,热伤冲任,扰动血海,迫血妄行,致成崩漏。

(2)虚热　素体阴虚之质或久病伤阴,或失血以致阴亏,阴血亏虚,虚火内炽,扰动血海,经血非时而下。

2. **肾虚**　先天肾气不足,少女肾气未盛,或七七之年肾气渐衰;或房劳多产损伤,或久病大病穷必及肾,肾阳虚,则封藏失司,冲任失固,不能制约经血,肾阴虚,则相火亢盛,扰动血海,迫血妄行,致成崩漏。

3. **脾虚**　素体脾虚,或忧思过度,或饮食劳倦,损伤脾气,脾虚气陷,统摄无权,冲任失固,不能制约经血,致成崩漏。

4. **血瘀**　七情内伤,气滞血瘀,或热灼、寒凝、虚滞致瘀,或经期、产后余血未净生瘀,瘀阻冲任,血不归经,致成崩漏。

二、辨证论治

（一）血热

1. 虚热证

（1）症状　经血非时而下,量多势急或量少淋漓,血色鲜红质稠,心烦潮热,小便黄少或大便干结,舌红少苔,脉细数。

（2）证候分析　阴虚虚火内炽,热扰冲任血海,冲任不固,故经血非时妄下;血为热灼则血色鲜红质稠;虚热内生则潮热,虚热扰心则心烦;尿黄少,便干,舌红少苔,脉细数,为阴虚内热之征。

（3）治法　养阴清热,固冲止血。

（4）方药　上下相资汤。方中地黄、山萸肉滋肾养阴,人参、沙参益气润肺,金水相资,玄参、麦冬、玉竹增液滋水降火,车前子为引经药,牛膝补肝肾。若出血淋沥不止,久漏多有瘀,可选加失笑散、田七、益母草之类化瘀止血。

2. 实热证

（1）症状　经血非时暴下,或淋漓日久不净,血色深红质稠,口渴烦热,或发热,小便黄或大便干结,舌红苔黄,脉滑数。

（2）证候分析　实热内蕴,损伤冲任,血海沸腾,迫血妄行,故经血非时暴下,或淋漓日久不净,血色深红质稠;热扰心神则心烦;热盛伤津则口渴,小便黄或大便干结;舌红苔黄,脉滑数,是实热内蕴之象。

（3）治法　清热凉血,止血调经。

（4）方药　清热固经汤。方中黄芩、焦山栀、地榆、藕节清热止血,生地、地骨皮滋阴凉血,沙参益气兼养阴,阿胶养血止血,龟板、牡蛎育阴敛阳止血,陈棕炭收涩止血,甘草调和诸药。若兼见心烦易怒,胸胁胀痛,口干苦,脉弦数,为肝郁化热或肝经火炽之证,治宜清肝泻热止血,上方加柴胡疏肝,夏枯草、龙胆草清泻肝热;若苔黄腻,少腹疼痛者为湿热阻滞冲任,宜加黄柏清热除湿止血。

（二）肾虚

1. 肾阳虚证

（1）症状　经乱无期,出血量多或淋漓不止,色淡质清稀,畏寒肢冷,面色晦暗,腰膝酸软,小便清长,舌质淡,苔薄白,脉沉细。

（2）证候分析　肾阳虚衰,封藏失司,冲任不固,故经乱无期,出血量多或淋漓不止;阳气虚衰,失于温煦则色淡质清,畏寒肢冷,面色晦暗;腰为肾之府,肾阳虚腰府失养故腰膝酸软;肾阳虚,膀胱气化失常,则小便清长;舌质淡,苔薄白,脉沉细,为肾阳不足之征。

（3）治法　温肾益气,固冲止血。

（4）方药　右归丸加党参、黄芪、田七。方中熟地、山萸肉、山药滋肾养血,附子、肉桂温肾壮阳,鹿角胶补命火,温督脉,固冲任,菟丝子、杜仲温补肝肾,当归、枸杞养血柔肝,益冲任,党参、黄芪益气摄血。

2. 肾阴虚证

（1）症状　经乱无期,淋沥不止或暴崩下血,经色鲜红,质稍稠,头晕耳鸣,腰膝酸软,五心烦热,舌红少苔,脉细数。

（2）证候分析　肾阴亏虚,虚火内扰,冲任失守,故经水非时而下,量多或淋漓不净;阴虚血热则经色鲜红,质稍稠;肾精不足,脑髓失养则头晕耳鸣,肾虚腰府失养则腰膝酸软;虚热内扰则五心烦热;舌红少苔,脉细数,为阴虚之征。

（3）治法　滋肾养阴,固冲止血。

（4）方药　左归丸去牛膝合二至丸。方中熟地、龟板胶滋肾益阴敛血,山药、枸杞、山茱萸、菟丝子补肝肾益冲任,鹿角胶为血肉有情之品,温肾填精而止血,牛膝引血下行故不用,旱莲草、女贞子滋阴清热而止血。如肾阴虚不能上济心火,或阴虚火旺,烦躁失眠,心悸怔忡,可加生脉散益气养阴,宁心止血;肝阴不足者,加玄参、夏枯草、牡蛎养阴清热平肝。

（三）脾虚

1. 症状　经血淋漓不断或暴下,色淡质稀,神疲乏力,面色㿠白,四肢不温,或面浮肢肿,纳呆,舌质淡胖,边有齿印,脉沉弱。

2. 证候分析　脾虚下陷,统摄无权,故经血淋漓不断或暴下;气虚化源不足则色淡质稀;中气不足则神疲乏力;脾阳虚则面色㿠白,四肢不温,或面浮肢肿,纳呆;舌质淡胖,边有齿印,脉沉弱,为脾虚水泛之征。

3. 治法　健脾益气,养血固冲。

4. 方药　固本止崩汤合举元煎。方中白术、黄芪、当归益气健脾,固经摄血,熟地养血滋阴,黑姜温经止血,人参益气补血。配合举元煎升提止崩。若气虚运血无力,常加三七或失笑散化瘀止血。

（四）血瘀

1. 症状　经血非时而下,时出时止,或淋沥不断或骤然下血量多,或停闭数月又突然暴下,继则淋漓不断,色暗有血块,小腹疼痛或胀痛,舌质紫暗或尖边有瘀点,弦细涩。

2. 证候分析　胞宫瘀阻,新血不生,故出现经血非时而下,时出时止,或淋沥不断;蓄积而满,瘀血不去,新血难安,故停闭数月又突然暴下;瘀血阻滞,气血不畅,故腹痛或胀痛;色暗有血块,舌质紫暗或尖边有瘀点,脉弦细涩,均为血瘀之征。

3. 治法　活血化瘀,止血固冲。

4. 方法　逐瘀止血汤加蒲黄、槐花。本方生地清热凉血,归尾、桃仁、赤芍活血化瘀,祛瘀止痛,丹皮行血泻火,大黄凉血逐瘀下滞,枳壳下气,龟甲养阴化瘀。肝郁气滞血瘀者,加柴胡、郁金;寒凝血瘀者,加艾叶、炮姜;瘀而化热加夏枯草、仙鹤草、茜草等。

本 节 小 结

崩漏是指经血非时暴下不止或淋漓不尽,前者谓之崩中,后者谓之漏下。崩与漏出血情况虽不同,然二者常交替出现,且其病因病机基本一致。

本病的发病机制主要是冲任损伤,不能制约经血,胞宫蓄溢失常,经血非时妄下。常见病因有血热、肾虚、脾虚、血瘀。血热分为虚实两端,肾虚又分阴阳之不同。

本病是妇科常见病,临床需与月经先期、月经过多、经期延长、月经先后无定期加以区分,都存在经期或经量的异常,且有久漏多瘀的特点,治疗上酌情使用活血化瘀之品。临床上崩漏多见证型为脾虚证和血瘀证,脾虚证多见于少女期发病,血瘀证多见于育龄期女性,注意通过了解经血的量、色、质,辨别证候性质。

崩漏中多用止血药,分别有凉血止血者,如丹皮、栀子、藕节;有温经止血者,如艾叶、炮姜、鹿角霜;有养血止血者,如阿胶、当归;有养阴止血者,如旱莲、女贞子、龟板胶;有祛瘀止血者,如益母草、蒲黄、三七;有固涩止血者,乌梅、赤石脂等,临床根据寒、热、虚、实选用,但不可久用多用。

知识链接

《丹溪心法·附余》中提出："初用止血以塞其流,用清凉以澄其源,末用补血以还其旧。"

清代《傅青主女科》又提出"止崩之药不可独用,必须于补阴之中行止崩之法",创制治疗气虚血崩昏暗的固本止崩汤和治血瘀致崩的"逐瘀止血汤",均为后世常用。

现代相关研究

在崩漏的临床进展上,徐梦婕等总结崩漏治则治法有六:① 塞流、澄源、复旧;② 辨证分型治疗;③ 按年龄分期治疗;④ 中药人工周期治疗;⑤ 针灸治疗;⑥ 中西医结合治疗。{徐梦婕,闫宏宇.中医治疗崩漏的研究现况[J].新疆中医药,2016,34(6):81-84}

高体三教授临证以六经辨证为挈领、以脏腑辨证为核心,提出"三阴学说"理论,并创立了"水暖土和木达"学术思想。认为崩漏虽病在胞宫,但究其根本则与足三阴肝、脾、肾关系极为密切,故提出本病的病机要点为"肝不藏血""脾不统血""肾虚不固",在治疗上应立足于对肝、脾、肾的调理,治当疏肝、健脾、暖肾,足三阴同调。{王樱豫,高达,朱晓晓.高体三从三阴论治崩漏经验[J],中医学报,2022,37(11):2368-2370}

思考题

1. 何谓崩漏?
2. 崩与漏如何区分?
3. 试述脾虚型和血瘀型崩漏的临床表现、治法和主方。
4. 崩漏与月经先期如何鉴别?

第四节　痛　　经

学习内容:痛经的概念、病因病机、辨证论治。

学习重点:痛经的辨证论治。

学习要求:

1. 掌握痛经的辨证论治。
2. 熟悉痛经各证型的临床表现及各证型的病因病机。
3. 了解痛经各证型的治法。

妇女行经期间或行经前后,出现周期性小腹疼痛,或痛引腰骶,甚至剧痛晕厥者称为痛经,亦称为"经行腹痛"。

西医将痛经分为原发性和继发性两类,前者又称功能性痛经,是指生殖器官无器质性病变的痛经,多见于青年妇女;而后者是指生殖器官有明显器质性病变,如子宫内膜异位症、盆腔炎、生殖器肿瘤等引起的痛经。原发性痛经以青少年女性多见,继发性痛经则常见于育龄期女性。

一、病因病机

1. **气滞血瘀**　素性抑郁,日久肝气郁结,经期或行经前后复为情志所伤,壅滞更甚,郁则气滞,血亦瘀滞,血海气机不利,经血运行不畅,不通则痛。

2. 寒凝血瘀 久居湿地,或经期淋雨涉水;或产后感受风寒之邪;或贪食寒凉生冷,风寒冷湿客于胞宫冲任,导致寒客胞宫;或素体阳虚,阴寒偏盛,冲任虚寒,经水运行迟滞,终导致血为寒凝,寒湿凝滞,经血运行不畅,不通则痛,发为痛经。

3. 湿热蕴结 经期、产后感受湿热之邪,或素体湿热内蕴或饮食劳倦伤脾,脾虚生湿,湿热蕴结,热扰冲任,导致经血运行不畅,不通则痛,发为痛经。

4. 肝肾不足 先天肾气不足,肝肾本虚,或房劳多产,伤及肝肾,精血不足,冲任失养,经后血海空虚,精血更虚,冲任、胞宫失于濡养,不荣则痛,发为痛经。

5. 气血虚弱 脾胃素虚,化源匮乏,或大病久病,气血不足,冲任气血虚少,经后血海愈虚,不能濡养冲任、胞宫,不荣则痛,发为痛经。

二、辨证论治

（一）气滞血瘀

1. 症状 经前一两日或经期小腹胀痛拒按,经血量少,血色紫暗有块,伴乳房或胸胁胀痛,或行经不畅,经色紫暗有块,血块排除后疼痛可缓解,经后疼痛消失,舌质紫暗有瘀点,脉弦或涩。

2. 证候分析 肝气郁结,气血运行不畅,经期气血下注胞宫,气血更加瘀滞,不通则痛,则小腹胀痛拒按;气血运行不畅故经血量少或有血块;肝郁气滞,脉络不通,故乳房胀痛,胸胁胀痛;血块排出,瘀滞缓解故疼痛可见减轻,瘀滞随经血外泻,故经后疼痛自消;血色紫暗有块,脉弦或涩为瘀血之征。

3. 治法 理气化瘀,行滞止痛。

4. 方药 膈下逐瘀汤。方中以枳壳、乌药、香附疏肝行气止痛,当归养血和血,川芎、赤芍、桃仁、红花、丹皮桃红四物起活血行瘀之用,元胡、五灵脂化瘀止痛,甘草缓急止痛,调和诸药。肝气夹冲气犯胃,痛而恶心呕吐者,加吴茱萸、法半夏、陈皮和胃降逆;小腹胀坠或二阴坠胀不适,加柴胡、升麻行气升阳。

（二）寒凝血瘀

1. 症状 经前经期小腹冷痛,或疼痛剧烈,得热痛减,经血量少,血色紫暗有块,肢寒畏冷,苔白腻,脉沉紧。

2. 证候分析 寒邪客于冲任胞宫,与经血互相搏结,使得气血运行不畅,不通则痛,故经前一两日或经期小腹冷痛,疼痛剧烈;寒得热则化,血得热行,故得热痛减;寒凝血瘀,冲任失畅,故经色暗而有块;寒邪留滞,阳气被遏,故肢冷畏寒;苔白腻,脉沉紧,为寒凝血瘀之候。

3. 治法 温经散寒,化瘀止痛。

4. 方药 少腹逐瘀汤或温经汤。方中官桂、干姜、小茴香温经散寒止痛,当归、川芎、赤芍养血活血化瘀止痛,蒲黄、五灵脂、没药、延胡索行气化瘀止痛。冷痛较甚,加艾叶、吴茱萸;若伴肢体酸重不适,苔白腻,或有冒雨、涉水、久居阴湿之地史,乃寒湿为患,宜加苍术、茯苓、苡仁、羌活以散寒除湿。

（三）湿热蕴结

1. 症状 经前经期小腹疼痛拒按,有灼热感,痛连腰骶,经血量多或经期长,经色暗红,质稠有块,带下黄稠臭秽,小便短赤,大便不爽,舌红,苔黄腻,脉滑数。

2. 证候分析 外感湿热或内蕴湿热,湿热蕴结冲任、胞宫,气血运行不畅,经行之际气血下注冲任,气血瘀滞,不通则痛,故经前经期小腹疼痛拒按;血为热灼,故经血暗红,质稠有块;热迫血行,故经血量多或经期长;湿热下注故带下黄稠臭秽,大便不爽;舌红,苔黄腻,脉滑数,为湿热蕴结之候。

3. 治法 清热除湿,化瘀止痛。

4. 方药 清热调血汤加车前子、薏苡仁、败酱草。方中牡丹皮清热凉血化瘀,生地清热凉血,黄连清热解毒、燥湿,当归、白芍养血和血,缓急止痛,川芎、桃仁、红花、莪术活血化瘀,香附、元胡理气止痛。若见月经量多或经期长,酌加地榆、槐花、马齿苋、黄芩凉血止血;痛连腰骶加续断、杜仲;带下异常者,加黄柏、土茯苓除湿止带。

（四）肝肾不足

1. 症状　经期或经后，小腹绵绵作痛，喜按，经量少色淡质稀，腰膝酸软，头晕耳鸣，舌淡红，苔薄，脉沉细。

2. 证候分析　肝肾不足，冲任俱虚，经行之后血海更虚，则经期或经后小腹绵绵痛，喜按；精亏血少，阳气不足则经量少色淡质稀；肾虚头窍失所养故头晕耳鸣；肾虚腰府失养，则腰膝酸软；舌淡红，苔薄，脉沉细，是肾气不足之候。

3. 治法　补肾益精，养血止痛。

4. 方药　调肝汤。方中巴戟天、杜仲、续断补肾壮腰，强筋止痛，乌药温肾散寒，艾叶暖宫止痛，当归、熟地、白芍养血和血，益母草活血化瘀。腰膝酸软甚者，加菟丝子、桑寄生；经血量少、色暗，加鹿角胶、山茱萸、淫羊藿。

（五）气血虚弱

1. 症状　经期或经后，小腹隐痛喜按，空坠不适，经量少，色淡，质清稀，面色无华，神疲乏力，舌质淡，脉细无力。

2. 证候分析　气血不足，冲任亦虚，胞脉失养则小腹隐痛喜按；气虚下陷则空坠不适；气血两虚血海未满，则经量少，色淡，质清稀；血虚不能上荣于面，则面色无华；中气不足则神疲乏力；舌质淡，脉细无力，为气血不足之象。

3. 治法　益气养血，调经止痛。

4. 方药　圣愈汤。方中当归、川芎、熟地、白芍四物汤养血活血，为妇科经典补血方，加人参、黄芪补气生血。伴腰酸不适，加菟丝子、杜仲补肾壮腰；血虚甚者，加鸡血藤、酸枣仁等。经行夹有血块者，加五灵脂、蒲黄。

本 节 小 结

痛经是指妇女行经期间或行经前后，出现周期性小腹疼痛，或痛引腰骶，甚至剧痛晕厥。

痛经病机分为两方面：不通则痛和不荣则痛。气血虚弱、肝肾不足则胞宫失养，不荣则痛；气滞血瘀、湿热蕴结及寒凝血瘀，不通则痛。

痛经的辨证关键在于辨别疼痛的性质，气滞血瘀型多下腹胀痛，寒凝血瘀型大多下腹冷痛，气血虚弱型大多下腹隐痛，治疗经前重用理气之品，为缓解疼痛，平时调理以补养之剂，经期顺势利导多用活血化瘀之品。

气滞血瘀型、寒凝血瘀型、气血虚弱型痛经临床较多见，应掌握其症状、治法和方药及加减。

知识链接

《诸病源候论》首立"月水来腹痛候"，认为："妇人月水来腹痛者，由劳伤血气，以致体虚，受风冷之气客于胞络，损伤冲任之脉。"

《妇人良方大全》认为："痛经有因于寒者、气郁者、血结者。"

现代相关研究

李凤金等通过制备原发性痛经大鼠模型，探讨五加生化胶囊（刺五加浸膏、川芎、当归、干姜、桃仁、甘草）对原发性痛经的治疗作用，并深入分析其作用机制。结果发现，五加生化胶囊对原发性痛经有预防作用，机制可能与调节血清激素水平、抑制子宫炎症因子反应有关。{李凤金，雷易朋，李贵森，等.五加生化胶囊治疗原发性痛经的作用及机制研究[J].中药药理与临床，2021,37(05):109-115}

思考题

1. 痛经的概念是什么?
2. 试述气血虚弱型和寒凝血瘀型痛经的临床症状、治法和方药。
3. 简述痛经各型的疼痛性质特点。
4. 痛经如何预防与调护?

第五节　妊　娠　恶　阻

学习内容:妊娠恶阻的概念、病因病机、辨证论治。
学习重点:妊娠恶阻的辨证论治。
学习要求:
1. 掌握妊娠恶阻的辨证论治。
2. 熟悉妊娠恶阻各证型的临床表现及各证型的病因病机。

妊娠早期,出现严重的恶心、呕吐、头晕、厌食,甚则食入即吐者,称为"妊娠恶阻"。恶阻是妊娠早期常见的病证之一。若仅见恶心嗜酸,择食,为妊娠早期常有的反应,一般孕3个月之后症状逐渐消失。
西医学的妊娠剧吐可参考本病辨证论治。

一、病因病机

1. 脾胃虚弱　素体脾胃不足,饮食失节,劳倦过度,忧思气结,损伤脾胃,孕后冲气旺盛,血聚养胎,冲脉之气上逆,胃失和降,则发生恶阻。
2. 肝胃不和　素体肝旺或愤怒伤肝,肝气偏旺,孕后阴血不足,血下注冲任以养胎,肝血愈虚,肝火愈旺,肝旺侮脾,胃失和降则发生妊娠恶阻。
3. 气阴两虚　孕后阴血下注养胎,血常不足,复因呕吐津液亏虚,阴血愈亏,日久迁延,阴虚气亦虚,形成气阴两虚之重症。

二、辨证论治

(一)脾胃虚弱
1. 症状　妊娠早期,恶心呕吐,吐出食物,甚则食入即吐,脘腹胀闷,不思饮食,头晕体倦,怠惰思睡,舌淡,苔白,脉缓滑无力。
2. 证候分析　脾胃素虚,孕后阴血下聚养胎,冲气偏盛,上逆犯胃,胃失和降,则恶心呕吐,吐出食物,甚则食入即吐;脾胃虚弱,运化无力则脘腹胀闷,不思饮食;脾失健运,清阳不升则头晕体倦,怠惰思睡;舌淡,苔白,脉缓滑无力,为脾胃虚弱之征。
3. 治法　健脾和胃,降逆止呕。
4. 方药　香砂六君子汤。方中党参、白术、茯苓、甘草健脾益气和中,砂仁、半夏醒脾和胃,降逆止呕,木香、陈皮理气和中,行滞止呕,生姜温胃止呕,大枣补益和中。若挟痰而出现胸闷呕吐痰涎者,可用小半夏加茯苓汤加白术、砂仁、陈皮;呕吐酸水口苦可加黄连、黄芩。时时流涎、唾液异常增多者,加豆蔻、益智仁。

(二)肝胃不和
1. 症状　妊娠早期,呕吐酸水或苦水,胸胁满闷,嗳气叹息,头晕目眩,口苦咽干,渴喜冷饮,便秘溲赤,舌红,苔黄燥,脉弦滑数。

2. 证候分析　肝气郁结，失于疏泄，肝气上逆犯胃，胃失和降则胸闷呕吐；肝气郁结则胸胁满闷，嗳气叹息；肝气上逆清窍则头晕目眩；肝失疏泄胆热外泄，则吐酸水，口苦咽干；渴喜冷饮，便秘溲赤，舌红，苔黄燥，脉弦滑数，为肝郁胆热之征。

3. 治法　清肝和胃，降逆止呕。

4. 方药　苏叶黄连汤加半夏、陈皮、竹茹、乌梅。方中苏叶、陈皮理气和胃，黄连清热苦寒降胃气，半夏燥湿和胃，陈皮理气和胃，竹茹清热安中，乌梅收敛生津，味酸抑肝，使得肝胃相和，则呕自止。五心烦热，舌红口干者加麦冬、石斛；便秘加胡麻仁。

（三）气阴两虚

1. 症状　呕吐不止，甚至饮食难进，或剧烈频繁呕吐，神疲乏力，眼窝下陷，唇舌干燥，小便少，大便干结，舌红，苔薄黄，脉细滑数无力。

2. 证候分析　大量呕吐不止导致阴液亏损，精气耗散，出现神疲乏力，眼窝下陷，阴液不足则唇舌干燥；小便少，大便干结，舌红，苔薄黄，脉细滑数无力，为气阴两虚之征。本证为妊娠恶阻之急症。

3. 治法　益气养阴，和胃止呕。

4. 方药　生脉散合增液汤加竹茹、乌梅、芦根。方中生脉散益气生津，增液汤滋阴增液，竹茹、芦根清热生津，乌梅养阴生津。若经治疗仍无好转，体温升高，脉搏加快，黄疸出现时，可考虑终止妊娠。

本 节 小 结

妊娠恶阻是妊娠早期常见病，表现为严重的恶心、呕吐，头晕厌食，甚则食入即吐者。根据孕妇体质症状有轻重区别，严重者可导致胎儿发育受阻。

本病的主要机制是"冲气上逆，胃失和降"。受孕之后，经血不泻，血聚养胎，冲气偏盛，上逆犯胃则发病。而发病的关键取决于孕妇的体质因素和脏腑功能的失调。常见分型有脾胃虚弱、肝胃不和、气阴两虚等。

本病辨证应着重了解呕吐物的性状（色、质、气味），结合全身证候、舌脉进行综合分析，以辨寒、热、虚、实。

治疗原则以调气和中、降逆止呕为主，并应注意饮食和情志调节，用药宜忌升降之品及辛窜滑利活血之剂。

知识链接

《女科经纶》曰："妊娠呕吐属肝挟冲脉之火冲上。"

《金匮要略·妇人妊娠病脉证并治》载："妊娠呕吐不止，干姜人参半夏丸主之。"

现代相关研究

范泽玲等观察橘皮竹茹汤加味（橘皮12 g，竹茹12 g，党参10 g，枇杷叶10 g，白芍12 g，生姜6 g，芦根10 g，苏梗10 g，乌梅10 g，大枣6 g，甘草3 g。加减：呕吐带血者，加煅牡蛎15 g，藕节10 g；胸胁满闷且呕吐痰涎者，加厚朴10 g，藿香10 g；心烦急躁者，加黄连6 g，苏叶10 g；五心烦热、舌红口干者，加五味子10 g，麦冬15 g，玉竹10 g）联合穴位贴敷（两侧内关穴）治疗肝胃不和型妊娠恶阻的临床效果。结果发现，橘皮竹茹汤加味联合穴位贴敷治疗肝胃不和型妊娠恶阻临床效果显著。{范泽玲，张燕南，赵俊慧.橘皮竹茹汤加味联合穴位贴敷治疗肝胃不和型妊娠恶阻疗效观察[J].国医论坛，2022，36(5)，32-34}

思考题

1. 妊娠恶阻的定义是什么?
2. 试述脾胃虚弱、肝胃不和妊娠恶阻的症状、治法和方药。
3. 妊娠恶阻的病机是什么?

第六节　产后恶露不绝

学习内容:产后恶露不绝的概念、病因病机、辨证论治。
学习重点:产后恶露不绝的辨证论治。
学习要求:

1. 掌握恶露不绝的辨证论治。
2. 熟悉恶露不绝各证型的临床表现及各证型的病因病机。

产后血性恶露持续 10 日以上仍淋漓不尽,称为产后恶露不绝,亦称产后恶露不尽。胎儿、胎盘娩出后,宫内残留的余血浊液经阴道排除,称为恶露,一般在产后 3 周完全排除干净。

西医学产后子宫复旧不全所导致的出血可参考本节辨证论治。

一、病因病机

1. **气虚**　素体虚弱或产时耗气失血,或产后劳倦伤脾,气虚下陷,导致冲任不固,不能摄血而成恶露不绝。

2. **血热**　素体阴虚,产后阴血更亏,阴虚则生内热,或产后过食辛辣,或感受热邪或情志不遂,肝郁化热,以致热扰冲任,迫血下行,导致恶露不绝。

3. **血瘀**　产后胞宫空虚,血室正开,寒邪乘虚而入,寒凝血瘀,或肝郁气滞,血亦瘀滞,或产时耗气失血,气血亏虚,因虚成瘀,瘀血不去,新血不生,导致恶露不绝。

二、辨证论治

(一)气虚证

1. **症状**　产后恶露过期不止,色淡红,量多,质清稀,无味,小腹空坠,神疲乏力,面色㿠白,舌淡,苔白,脉缓弱。

2. **证候分析**　气虚胞宫失去固摄,故产后恶露不止,淋漓不尽;气虚则血失气化,故色淡质清稀,无味;气虚下陷则小腹空坠;阳气不足则面色㿠白,神疲乏力;舌淡,脉缓弱,为气虚之征。

3. **治法**　补气摄血,固摄冲任。

4. **方药**　补中益气汤加艾叶炭、鹿角胶、阿胶、益母草。方中补中益气汤奏补益中气、升提止血之效,艾叶、阿胶温经养血止血,鹿角胶血肉之品补肾精,益母草祛瘀止血。

(二)血热证

1. **症状**　产后恶露过期不止,色深红,量多,质黏稠,味臭秽,口干舌燥,舌质红,脉细数无力。

2. **证候分析**　产后阴血亏虚,阴虚内热,迫血下行,则产后恶露不绝,淋漓不止,色深红,量多,质黏稠,味臭秽;热伤津亏,则口干舌燥;舌质红,脉细数无力,为阴虚血热之征。

3. **治法**　养阴清热,固冲止血。

4. **方药**　保阴煎加阿胶、墨旱莲、乌贼骨。方中熟地、白芍滋阴养血,生地清热凉血、养阴生津,黄芩、黄柏清热泻火,山药益阴和营,川断固肾止血,甘草调和诸药,墨旱莲、乌贼骨清热收敛止血。

（三）血瘀证

1. 症状　产后恶露淋漓不爽，量少，色暗有块，小腹疼痛拒按，舌紫暗或有瘀点，脉沉弦涩有力。

2. 证候分析　寒凝血瘀，胞宫瘀阻，则产后恶露淋漓不爽；瘀血内阻则色暗有块，小腹疼痛拒按；舌紫暗或有瘀点，脉沉弦涩有力，为瘀血之征。

3. 治法　活血化瘀止血。

4. 方药　生化汤加益母草、炒蒲黄。方中当归、川芎活血化瘀，桃仁化瘀止痛，炮姜温经散寒，甘草和中缓痛，益母草、炒蒲黄化瘀生新止血。瘀久化热，恶露臭秽，则加蒲公英、紫草。

本 节 小 结

恶露不绝是指产后血性恶露持续 10 日以上仍淋漓不尽。

本病的辨证主要是根据恶露的量、色、质、气味等辨别寒、热、虚、实。色淡量多质清稀者，多为气血不足；色红紫质黏稠味臭秽者，多为血热；色紫暗有块，伴有腹痛多为血瘀。

恶露不绝临床分型为气虚型、血瘀型及血热型。血瘀型多见，采用生化汤治疗，为产后恶露不绝之经典方。

知识链接

《胎产心法》曰："产后恶露不止，由于产时伤其经血，虚损不足，不能收摄，或恶血不尽，则好血难安，相并而下，日久不止。"对于治疗又提出："不可轻而用固涩之剂，造成败血聚内，后患无穷。"

《诸病源候论》首列"产后血露不尽候"，认为"新产而取风凉，皆令风冷搏于血，致使血不宣消，蓄积在内，则有时血露淋沥不下尽"的病机，并归纳本病可由"风冷搏于血""虚损""内有瘀血"所致。

现代相关研究

产后恶露持续 10 日以上仍血性恶露淋沥不尽，临床应视为异常，需积极治疗。因日久能失血耗气，使病情加重，甚至引起晕厥。在治疗用药方面针对恶露不尽虚中夹实、瘀热互见的病理，施以益气、化瘀、清热为主的治疗原则。有学者认为其中益气是基础，化瘀是关键，清热是防止本病转变的手段，颇有道理。若发现有胎盘胎膜残留，应尽快清宫。对于久治不愈者，要警惕变生他病。

思考题

1. 简述恶露的定义。

2. 恶露不绝的发病机制是什么？

3. 试述血瘀型恶露不绝的症状、治法及方药组成。

第七节　带　下　病

学习内容：带下病的概念、病因病机、辨证论治。

学习重点：带下病的辨证论治。

学习要求：

1. 掌握带下病的辨证论治。

2. 熟悉带下病的病因病机。

带下病是指带下量明显增多或减少,色、质、气味发生异常,或伴有全身或局部症状者。

在某些生理性情况下也可出现带下量增多或减少,如妇女在月经期前后、排卵期、妊娠期带下量增多而无其他不适者,为生理性带下;绝经前后白带减少而无明显不适者,也为生理现象。本节主要涉及带下过多的诊疗内容。

带下过多是指带下量明显增多,色、质、气味异常,或伴有局部及全身症状者。古代有"白沃""赤沃""赤白沃""白沥""下白物"等名称。

西医学中各类阴道炎、宫颈炎、盆腔炎、内分泌功能失调(尤其是雌激素水平偏高)等疾病引起的阴道分泌物异常与中医带下过多的临床表现相类似时,可参考本节辨证论治。

一、病因病机

1. **脾气虚** 饮食不节,劳倦过度,思虑过度,损伤脾气,运化失常,水谷精微不能上输以化血,反聚为湿,流注下焦,伤及任带二脉。

2. **肾阳虚** 禀赋不足,房劳多产,或久病伤肾,导致肾阳虚,命门火衰,肾气不固,封藏失职,任带失约,带下过多。

3. **阴虚夹湿** 素体阴虚,年老真阴渐亏,或久病失养,暗耗阴津,或相火偏旺,阴虚失守,复感湿邪,伤及任带,带下过多。

4. **湿热下注** 经行产后,胞脉空虚,摄生不洁,久居阴湿之地,湿邪乘虚而入,蕴而化热,或脾虚生湿,湿蕴化热,或肝郁化热,肝气乘脾,脾虚失运,肝火挟脾湿流注下焦,均可伤及任带,带下过多。

5. **热毒蕴结** 摄生不慎,阴部手术消毒不严格,或经期产后胞脉空虚,热毒乘虚直犯阴器,热甚化火成毒,损伤任带二脉,带脉失约,带下过多。

二、辨证论治

(一)脾虚湿盛

1. **症状** 带下色白或淡黄,质稀薄无臭味,绵绵不断,面色㿠白或萎黄,四肢倦怠,脘胁不舒,纳少便溏,舌淡,苔白腻,脉细缓。

2. **证候分析** 脾虚生湿,湿邪下注,伤及任带二脉,故带下色白或淡黄,质稀薄无臭味,绵绵不断;脾虚中阳不振,故面色㿠白或萎黄,四肢倦怠,脘胁不舒;脾失健运,故纳少便溏,舌淡,苔白腻,脉细缓,为脾虚中阳不振之象。

3. **治法** 健脾益气,升阳除湿。

4. **方药** 完带汤。方中白术、山药健脾止带,甘草、人参补中益气,苍术燥湿健脾,柴胡、白芍、陈皮疏肝解郁,黑荆芥、车前子除湿胜湿。若脾虚湿蕴化热,证见带下量多,色黄,黏稠,有臭味者,加黄柏,或用易黄汤(芡实、黄柏、车前子、白果)。

(二)肾阳虚证

1. **症状** 带下色白或淡黄,质稀薄无臭味,绵绵不断,腰酸如折,畏寒肢冷,面色晦暗,小腹冷痛,小便频数清长,大便溏薄,舌质淡,苔白润,脉沉迟。

2. **证候分析** 肾阳不足,命门火衰,封藏失职,精液滑脱而下,则带下色白或淡黄,质稀薄无臭味;肾阳虚外府失养则腰酸如折;肾阳不足不能温煦则出现畏寒肢冷,面色晦暗,小腹冷痛;肾阳虚不能下温膀胱故小便频数清长,上不能温脾阳故大便溏薄;舌质淡,苔白润,脉沉迟,为肾阳虚之征。

3. **治法** 温肾培元,固涩止带。

4. **方药** 内补丸。方中重用鹿茸、肉苁蓉温肾阳,生精髓,菟丝子补肝肾,肉桂、附子温补命门之火,潼蒺藜温肾止腰痛,黄芪益气,白蒺藜疏肝泻风,桑螵蛸收涩固精。若小便清长或夜尿频多者,加益智仁、覆盆子。

（三）阴虚夹湿

1. 症状 带下色黄或赤白相兼，质稠有异味，阴部灼热。伴有腰膝酸软，头昏耳鸣，烘热汗出，五心烦热，舌红，苔少或黄腻，脉细数。

2. 证候分析 肾阴不足，相火偏旺，损伤血络，任带失固，则带下色黄或赤白相兼，质稠有异味；阴不敛阳，虚阳上扰则头昏耳鸣，烘热汗出，五心烦热；肾虚腰府失养则伴有腰膝酸软；舌红，苔少或黄腻，脉细数，均为阴虚夹湿之征。

3. 治法 滋肾益阴，清热利湿。

4. 方药 知柏地黄丸。方中熟地、山萸肉滋补肾精，山药健脾利湿，知母、黄柏清肾中之虚火，丹皮、茯苓、泽泻配伍使得补而不腻且能淡渗利湿。失眠多梦者，加柏子仁、酸枣仁；口干燥甚者，加沙参、麦冬。

（四）湿热下注

1. 症状 带下量多，色黄或呈脓性，质黏稠，有臭气或带下色白质黏，呈豆腐渣样，外阴瘙痒，口苦口腻，胸闷纳呆，小便短赤，舌红，苔黄腻，脉滑数。

2. 证候分析 湿热蕴积下焦，损伤任带二脉则带下量多，色黄或呈脓性，质黏稠，有臭气；湿重者则带下色白质黏，呈豆腐渣样；湿热蕴蒸则口苦口腻、胸闷；湿热内阻，脾失健运则纳呆；热盛伤津则小便短赤；舌红，苔黄腻，脉滑数，为湿热之征。

3. 治法 清利湿热，佐以解毒杀虫。

4. 方药 止带方。方中猪苓、茯苓、车前子、泽泻利水胜湿，茵陈、黄柏、栀子、丹皮清热泻火解毒，牛膝引药下行。若肝经湿热下注，症见带下量多色黄或黄绿，质黏稠，呈泡沫状，有臭气，阴痒，烦躁易怒，口苦咽干，头晕头痛，舌边红，苔黄腻，脉弦滑，治宜清肝利湿止带，方用龙胆泻肝汤。

（五）热毒蕴结

1. 症状 带下量多，黄绿如脓，或赤白相兼，五色杂下，质黏稠，臭秽难闻，小腹疼痛，烦热头晕，口苦咽干，小便短赤，大便干结，舌红，苔黄腻，脉滑数。

2. 证候分析 热毒熏蒸，损伤任带二脉则带下量多，黄绿如脓，或赤白相兼，五色杂下，质黏稠，臭秽难闻；湿热蕴结，胞脉不通则小腹疼痛；热毒上扰则烦热头晕；热盛伤津则口苦咽干，小便短赤，大便干结；舌红，苔黄腻，脉滑数，为热毒之征。

3. 治法 清热解毒。

4. 方药 五味消毒饮加土茯苓、败酱草、鱼腥草、薏苡仁。方中蒲公英、金银花、野菊花、紫花地丁、青天葵均为清热解毒之品，败酱草、鱼腥草加强解毒之力，土茯苓、薏苡仁健脾利湿。若腰骶酸痛，带下恶臭难闻者，加半枝莲、穿心莲、白花蛇舌草以清热解毒除秽。

本 节 小 结

带下病是指带下量明显增多或减少，色、质、气味发生异常，或伴有全身或局部症状者。

完带汤和易黄汤在临床中有很好的疗效，是治带下病经典方，应熟悉其适应证和治则，也是本节的难点。

带下过多的治法以清热利湿为主，根据脾虚、肾虚、热毒、阴虚等不同酌情使用健脾、补肾、清热解毒等治法。

知识链接

刘完素在《素问玄机原病式·附带下》中云:"故下部任脉湿热甚者,津液涌溢而为带下。"

《傅青主女科·带下》将带下病列为该书首卷,分别以白、黄、赤、青、黑五色带下论述其病机、征象、治法,认为"带下俱是湿证",所创完带汤、易黄汤至今仍为临床所推崇。

现代相关研究

张文瑜等通过回顾性分析宋氏健脾止带方(陈皮9 g,当归9 g,茯苓9 g,川芎6 g,生地黄6 g,炒白芍6 g,半夏6 g,甘草3 g)治疗脾虚型带下病的疗效及对阴道微环境的影响,结果发现宋氏健脾止带方可有效改善脾虚型带下病患者阴道局部症状,并通过降低阴道pH、提高阴道清洁度、促进菌群密集度与菌群多样性恢复,从而改善患者阴道微环境,临床疗效显著。{张文瑜,詹明洁,施晓娟.宋氏健脾止带方治疗脾虚型带下病疗效及对阴道微环境的影响[J].中华中医药学刊,2022,40(08):233-235}

思考题

1. 试述生理性带下的概念。
2. 带下病的概念是什么?
3. 试述脾虚湿盛带下的症状、治法、方药。
4. 带下过多的核心病机是什么?

第八节 缺 乳

学习内容:缺乳的概念、病因病机、辨证论治。

学习重点:缺乳的辨证论治。

学习要求:

1. 掌握缺乳的辨证论治。
2. 熟悉缺乳各证型的病因病机。

产后哺乳期内,产妇乳汁甚少或无乳可下者,称为"缺乳",又称"产后乳汁不行"。

一、病因病机

1. 气血虚弱 素体气血亏虚,脾胃虚弱,分娩失血耗气,使得气血更虚,乳汁生化乏源,无乳可下。
2. 肝郁气滞 素性抑郁,产后情志不遂,肝失调达,气机不畅,乳脉不通。
3. 痰浊阻滞 素体肥胖痰湿内盛,产后肆食膏粱厚味,脾失健运聚湿成痰,痰气阻滞乳脉、乳络。

二、辨证论治

(一)气血虚弱

1. 症状 产后乳汁甚少或全无,乳汁稀薄,乳房柔软无胀感,面色无华,神疲食少,倦怠乏力,舌淡,苔薄白,脉细弱。

2. 证候分析 气血虚弱,乳汁化源不足则产后乳汁甚少或全无,乳汁稀薄,乳房柔软无胀感;面色无华,神疲食少,倦怠乏力为气血亏虚不能濡养;阳气不振则神疲;脾虚失运则纳呆;舌淡,苔薄白,脉细弱,为气血亏虚之征。

3. 治法　补气养血,佐以通乳。

4. 方药　通乳丹。方中人参、黄芪补气,当归、麦冬、猪蹄养血滋阴,桔梗、木通利气通脉。

(二)肝郁气滞

1. 症状　产后乳汁甚少,乳房胀满而痛,乳汁浓稠,胸胁胀满,情志抑郁,食欲下降,舌质淡,苔薄白,脉弦或弦滑。

2. 证候分析　情志不畅,肝郁气滞,乳络受阻,乳汁壅滞,则乳汁甚少,乳房胀满而痛,乳汁浓稠;情志郁结故胸胁胀满、情志抑郁;肝郁乘脾,脾失健运则食欲下降;舌质淡,苔薄白,脉弦或弦滑,为肝郁气滞之征。

3. 治法　疏肝解郁,通络下乳。

4. 方药　下乳涌泉散。方中当归、白芍、川芎补血养血行血,生地、天花粉补血滋阴,青皮、柴胡疏肝散结,白芷散风通窍,桔梗、通草理气通络,漏芦、穿山甲、王不留行通络下乳,甘草调和脾胃。若乳房胀痛甚者,酌加橘络、丝瓜络、香附以增强理气通络之效。

(三)痰浊阻滞

1. 症状　产后乳汁甚少,乳房硕大不胀满,乳汁不稠,胸闷痰多,纳少便溏,食多乳少,形体肥胖,舌淡胖,苔腻,脉沉细。

2. 证候分析　脾失健运,痰浊阻络或脾虚气弱行乳无力,故产后乳汁甚少,乳房硕大不胀满,乳汁不稠;痰浊阻滞,脾失健运则胸闷痰多,纳少便溏,食多乳少,形体肥胖;舌淡胖,苔腻,脉沉细,为痰湿阻滞之征。

3. 治法　健脾化痰,佐以通乳。

4. 方药　苍附导痰丸合漏芦散。前方以陈皮、半夏、茯苓、甘草、胆南星化痰燥湿,苍术燥湿健脾,生姜温中和胃,香附、枳壳理气行滞,神曲消食导滞;漏芦散(漏芦、蛇蜕、瓜蒌)行气通乳。

本 节 小 结

产后哺乳期内,产妇乳汁甚少或无乳可下者,称"缺乳"。

主要病机为乳汁生化不足或乳络不畅。常见病因有气血虚弱、肝郁气滞、痰浊阻滞。

缺乳各证型中,以肝郁气滞为多见,临床治疗缺乳多选用路路通、漏芦、通草疏通乳络之品,另外加用补益气血之品。

知识链接

宋·陈自明《妇人良方大全·产后乳少或止方论》谓:"妇母乳汁,乃气血所化,若元气虚弱,则乳汁短少,初产乳房欣胀,此乳未通,……若累产无乳,此内亡津液",明确提出了缺乳的病机。

金·张子和《儒门事亲·卷五》云:"妇人本生无乳者不治,或因啼哭悲怒郁结,气溢闭塞,以致乳脉不行。"

现代相关研究

刘佩珊等用穴位针刺(乳根、膻中、足三里、少泽、脾俞和胃俞穴,少泽穴采用点刺放血法,余穴针刺采用平补平泻法)联合木瓜鲫鱼汤(新鲜鲫鱼 500 g,熟木瓜 500 g,枸杞子 10 g,党参 20 g,红枣 10 g,熬煮成汤,喝汤吃肉)联合治疗气血虚弱型产后缺乳,1 周为 1 个疗程,共治疗 2 个疗程,临床疗效显著。{刘佩珊,谭国勋.针刺联合木瓜鲫鱼汤治疗气血虚弱型产后缺乳的临床研究[J].中国中医药

现代远程教育,2022,20(20):122-124}

在实验研究上,黄芪、当归、山楂、川芎、穿山甲、路路通等药,具有补益气血、通络下乳之功效。通过实验研究发现,有助于产后恢复且提供生化之源;可以使母鼠乳腺腺泡密集、增大,腺导管增粗,充满乳汁,有利于乳汁分泌;同时可以使母鼠血清中的PRL水平升高,促进泌乳。有促进哺乳大鼠泌乳作用,可能是调节泌乳的主要因素。

思考题

1. 试述缺乳的主要病因病机。
2. 试述肝郁气滞型缺乳的临床表现、治法和方药。
3. 总结临床上常用于通乳的中草药。

第九节　疳　　积

学习内容:疳积的概念、病因病机、辨证论治。

学习重点:疳积的辨证论治。

学习要求:

1. 掌握疳积的辨证论治。
2. 熟悉疳积各证型的临床表现及病因病机。
3. 了解疳与积的区别。

疳积是"疳"和"积"的合称。疳者,干也,是指由喂养不当或病后失调,以致脾胃虚损,运化失健,脏腑失养,气液耗伤而形成的慢性病证;积者,滞也,指乳食停积,滞而不通,脾胃受损而引起的一种脾胃病。它是小儿时期,尤其是1~5岁儿童的一种常见病证。临床上可见全身虚弱、消瘦、面黄、发枯等一系列症状。疳证和积证可互为因果,疳证多由食积日久而成,并有"积为疳之母,无积不成疳"之说。

疳积与麻疹、惊风、天花并称为儿科四大证。西医学中的营养不良、消化不良可参考本节论治。

一、病因病机

1. 乳食内积　哺食过频,过食甘肥、生冷食物,或先天不足,脾胃受损,气阴耗伤,受纳运化功能失调,或夹有虫积,导致积滞内停,壅滞气机,阻滞肠胃而发生疳积之证。

2. 脾胃虚弱　脾胃素虚,或久病失调,受纳运化无力,又易致积,疳积共存为病;或慢性腹泻,导致脾胃虚损,津液消亡,气血不足,终成疳积。故有"诸疳皆脾胃病"的论点。疳积为疳证之较重者,《小儿药证直诀·脉证治法》云"疳皆脾胃病,亡津液之所作也",因此脾胃虚损、津液消亡是其主要病机变化,治疗不当,"传之余脏"。

二、辨证论治

(一)乳食内积

1. 症状　腹胀纳呆,或呕吐酸腐,夜卧不安或夜惊,面色萎黄,神疲乏力,大便不爽,臭秽难闻,舌苔黄腻,脉滑数。

2. 症候分析　乳食内积,脾胃气滞,运化失司,故腹胀纳呆,面色萎黄,神疲乏力;胃失和降,胃气上逆则呕吐酸腐,臭秽难闻;胃不和则夜不安,故夜卧不安或夜惊;乳食内积,化热挟湿,则大便不爽;舌苔黄腻,脉滑数,乃湿热之征。

3. 治法　消食导滞,健脾和中。

4. 方药　枳实导滞丸加减。方中大黄攻积泻热,使积热从大便而下,枳实行气消胀,黄连、黄芩苦寒清热燥湿,神曲消食化滞,白术健脾燥湿,攻积而不伤正,茯苓、泽泻淡渗利湿止泻,使积去食消,湿去热清,健脾和中。呕吐甚者加半夏、竹茹;脘腹胀满加青皮、厚朴。

（二）脾胃虚弱

1. 症状　面色萎黄,消瘦,神疲乏力,腹胀食少,大便溏或夹食物残渣,舌淡,苔白腻,脉细。

2. 证候分析　先天不足,脾胃虚弱,气血化源不足,故面色萎黄,消瘦,神疲乏力,腹胀食少;脾阳不振,运化失司,则大便溏或夹有食物残渣;舌淡,苔白腻,脉细,为脾胃虚弱之征。

3. 治法　消食导滞,健脾益气。

4. 方药　肥儿丸加减。方中胡黄连清热消疳,神曲、麦芽消食导滞、健脾益胃,木香、肉豆蔻暖胃理脾,下气调中,槟榔、使君子杀虫消积。口渴多饮者加石斛、麦冬;腹胀疼痛加陈皮、木香。

本 节 小 结

疳积是"疳"和"积"的合称。疳者,干也,是指由喂养不当或疾后失调,以致脾胃虚损,运化失健,脏腑失养,气液耗伤而形成疳积;积者,滞也,指乳食停积,滞而不通,脾胃受损而引起的一种脾胃病。

疳积病证多为虚实夹杂,早期多以积滞为主;晚期多疳,以脾胃亏虚为主。临床上分为乳食内积、脾胃虚弱。治疗当以健脾消积为主。

知识链接

《小儿药证直诀·脉证治法》云:"疳皆脾胃病,亡津液之所作也。"

《医宗金鉴》云:"小儿资以养生者也;胃主纳受,脾主运化,乳贵有时,食贵有节,可免积滞之患,若父母爱,乳食无度,则积滞不消而成病矣。"

现代相关研究

崔静等通过点刺四缝穴联合捏脊法治疗小儿疳积 41 例,痊愈 18 例,有效 21 例,无效 2 例,治疗总有效率为 95.12%。｛崔静,王鑫鑫.点刺四缝穴联合捏脊法治疗小儿疳积的临床效果.河南医学研究,2019,28(02):231－233｝

思考题

1. 试述疳积的主要病因病机。

2. 试述脾胃虚弱型疳积的临床表现、治法和方药。

3. 疳积如何预防和调护?

第十节 肿　瘤

学习内容:肿瘤的概念、病因病机、辨证论治。

学习重点:肿瘤的辨证论治要点及常用药物。

学习要求:

1. 掌握肿瘤的辨证论治要点及常用药物。

2. 熟悉肿瘤的治法。

肿瘤,属于中医"癥积""癌""肿""瘤""岩"的范畴,是指体内发现肿块,或表面高低不平,质地坚硬,宛如岩石而言。肿瘤的发病主要由于脏腑气血阴阳失调,在正气不足的基础上,外邪入侵,或痰、瘀、湿、毒等搏结日久,积滞而成,是严重危害人类健康的一类疾病。古代医籍中记载"肿"是肿大有形之意;"瘤"是留滞不去之意;"癌"是坚硬如石之意;根据位置的不同,位于表浅部位的有乳岩、舌蕈、茧唇;位于体内的有癥积、噎膈、疝瘕等。

西医学认为肿瘤是细胞增殖和分化异常的一类疾病。根据其对人体危害的不同,肿瘤又有良性和恶性之分。肿瘤组织的增生,可破坏正常组织的结构,导致代谢异常与功能障碍,肿瘤的生长变化还与机体的免疫功能有关。肺癌、肝癌、胃癌、妇科肿瘤等肿瘤均可参照本节辨证论治。

一、病因病机

1. 正气虚弱　"正气存内,邪不可干","邪之所凑,其气必虚"。正气虚弱是肿瘤发生发展的内在因素,正气虚弱,不能抗御邪气外袭,导致邪气乘虚而入,滞留于体内,致使脏腑功能失调,气血运行不畅,形成肿瘤或发生癌变。

2. 气滞血瘀　气血是生命活动的基本物质,气是人体生理功能的一种表现,气的升降出入活动正常则人体功能正常。若情志所伤,则使气机运行不畅,气血失调,气血不能相互资生,则气滞血瘀,瘀久成块。

3. 痰凝湿聚　痰湿为水液代谢异常的病理产物。脾虚水湿不运,水聚于内,蓄而成毒,湿毒泛滥,浸淫生疮,经久不愈。脾虚生痰,水湿不化,津液不布,郁久化热,热灼津液,煎熬为痰。痰随气而行,无处不至,在肺则咳喘痰多,在胃则呕恶痰涎,流窜至皮下则结成瘰疬痰核等。

4. 热毒蕴结　忧思郁怒,五志过极则化火,阳盛则热,热甚则腐,火热为阳邪,最易耗气伤阴,灼阴动血,且常易与痰湿、瘀血兼夹蕴结于肌肤、脏腑、经络,导致气血不畅,脏腑功能失调,积久成块,坚硬不去。

5 脏腑失调　人体脏腑功能正常,则气血精津液化生有源,功能活动正常。若脏腑功能失调,则导致瘀血、痰湿、浊气、郁热积于体内,久之变生积聚、癥瘕、瘿瘤或变生其他肿物,复影响脏腑功能活动,加重病情。

二、辨证要点及常用治法

（一）辨证要点

对肿瘤的辨证,要注意以下几个问题。

1. 注意定位定性　肿瘤的辨证,至少应包括脏腑的定位与病情的定性。在辨别脏腑定位上,可以根据患者临床表现部位的经络循行及其所属脏腑的功能、体征等特点来定位。在辨别病情的性质上,要区别是阴证、阳证,在表、在里,在气、在血,虚证、实证。一般在体表者,无痛无痒,坚硬如核,长成难消,久则溃烂翻花者,属阴证;高热、烦躁不安、红肿疼痛属阳证;全身衰竭、畏寒肢冷、蜷卧不动为阴证。

由于肿瘤是在正虚的基础上发病的,故表现局部为实,整体为虚。其实者有气滞、血瘀、痰凝、湿聚、火毒之辨;其虚者则为全身气血阴阳的虚衰。气滞血瘀可与痰湿相搏结。在癌瘤发展迅速时,又常见瘀热、痰热、湿热等化火成毒,火毒与气血痰湿相结,进一步耗伤正气,故形成正虚邪实的证候。

2. 辨标本 肿瘤属于本虚标实之证。本虚为脏腑阴阳气血亏虚,标实为痰结、湿聚、气阻、血瘀、郁热等。

（二）常用治法

1. 清热解毒法 用于郁热化火,毒火内盛之证,多见病情发展或合并感染,或肿瘤进入末期。症可见烦躁高热、口干喜冷饮、便干溲黄,或头痛、鼻流脓血涕,或咳吐血痰,或出现黄疸等;如热毒入血,可见出血、瘀斑、渴不欲饮、舌绛无苔;如挟湿滞,可有胸腹痞满,呕恶纳呆,舌苔黄腻;如兼阴虚,可见唇干齿燥、舌光无苔等。

2. 化痰散结法 用于痰凝结聚形成之肿瘤,临床可见肿块质地较硬,按之不痛或有压痛,或推之可动,或坚固不移,舌淡苔白腻或白滑,脉沉滑。因痰之为病,多有脾虚,故常与健脾药合并使用。

3. 活血化瘀法 用于气滞血瘀所形成之肿瘤,临床可见肿块结聚而痛,痛处固定不移,肌肤甲错,舌质青紫或黯,或有瘀斑、瘀点,脉象沉细而涩或弦细等血瘀证之表现。气行则血行,气滞则血瘀,因此多采用活血化瘀与行气合并使用。瘀血多在正虚的基础上产生,故活血化瘀又常与补气或养血法同时应用。

4. 扶正培本法 主要用于脏腑阴阳气血不足之证,达到扶正以祛邪的目的。脾为后天之本,肾为先天之本,故扶正培本多从脾肾论治,其对提高抗肿瘤能力、控制肿瘤发展、促进机体恢复具有重要意义。根据肿瘤患者不同表现,扶正培本法又可分为健脾益气、滋阴养血、养阴生津等。

三、恶性肿瘤相关症状和并发症的中医药治疗

1. 癌性疼痛 是癌瘤患者最痛苦的主要症状。其病机主要是气滞血瘀,瘀结成块,癥瘕积聚引起的"不通则痛"。根据其疼痛剧烈,持续不休,痛有定处的特点,其性质属血瘀疼痛。而导致血瘀的机制,又各有不同,当辨证论治。如热毒蕴结者,治宜解毒散结,方选五味消毒饮加减;气滞胀痛者,治宜理气导滞,方选柴胡疏肝散加减;血瘀刺痛者,治宜活血通络,方选桃红四物汤加减。此外,还有治疗癌痛的外用止痛药,如蟾酥、乳香、没药、穿山甲、元胡、血竭、冰片等。

2. 恶性胸腔积液 恶性肿瘤有血行转移,引起胸膜腔内积液,治宜泻肺逐饮,方用葶苈大枣泻肺汤或十枣汤加减。也可在辨证的基础上选加龙葵、瓜蒌、白花蛇舌草、胆南星、白芥子;若正气已虚,则应兼顾正气,加扶正之品。

3. 恶性腹水 多见于卵巢癌、胰腺癌、恶性淋巴癌等晚期,大多为渗出性血性腹水。可辨证施治,实证者用健脾利水,活血散结,可选用大腹皮、茯苓、白术、桂枝、猪苓、车前子、薏苡仁、莪术、半枝莲、党参、黄芪等组方。

4. 骨髓抑制 恶性肿瘤进行化疗常可引起骨髓抑制,粒细胞及血小板减少,治宜益气养血,健脾和胃,滋补肝肾。选用生黄芪、沙参、陈皮、茯苓、枸杞子、焦山楂、女贞子、龟板、紫河车、仙灵脾、鹿角胶等组方。

5. 消化道反应 恶性肿瘤,尤其是化疗反应,常可引起食欲减退、恶心、呕吐、腹胀等消化道反应。恶心呕吐为主者,治以理气和胃,降逆止呕,胃热者清胃止呕,用陈皮、姜半夏、茯苓、竹茹、黄连、麦冬、炙杷叶、旋复花等;胃寒者温胃止呕,用陈皮、姜半夏、茯苓、炙甘草、丁香、柿蒂、生姜等药组方。

本 节 小 结

肿瘤,与中医"癌""肿""瘤""岩"通,是指体内发现肿块,表面高低不平,质地坚硬,宛如岩石而言,亦称为"积证"。是在脏腑阴阳气血失调的基础上,外邪入侵,并与痰、湿、气、瘀等相互搏结积滞而成。

我国古代对癌症早有所认识,但由于历史条件限制,没有专门著述,而散见于"痰饮""积聚""噎膈""反胃""癥瘕"等有关病证之中。

治法有清热解毒、化痰散结、活血化瘀、扶正培本等方法。

肿瘤的预后一般都较差,但近年来通过大量的临床实践,运用中医理论进行辨证论治,并在肿瘤的不同阶段,采用中西医结合方法,已初步取得了一些成果,值得进一步总结、研究。

知识链接

《圣济总录·瘿瘤门》云:"瘤之为义,留滞而不去也。气血流行不失其常,则形体和平,无或余赘,及郁结雍塞,则乘虚投隙,瘤所以生。初为小核,寖以长大。若杯盂然,不痒不痛,亦不结强,方剂所治,与治瘿法同,但瘿有可针割,而瘤慎不可破尔。"

《疮疡经验全书,卷二·乳岩》中对乳岩的描述说:"若未破可疗,已破即难治,捻之内如故名之,早治得生,若不治内溃肉烂见五脏而死。"

现代相关研究

胡凯文教授在传统中医肿瘤思想的基础上提出恶性肿瘤是阴阳俱盛的独立产物,于形成期窃取人体阴阳而生,形成后与人体阴阳相对独立的现代中医肿瘤观。故而提出"离决肿瘤阴阳法",即借助现代中医内治、外科手段,只针对恶性肿瘤进行单阴或单阳属性的干预,使肿瘤阴阳失和,阴阳离决而亡。在内治用药方面,提出"引经-入瘤-离决"的组方理念;在中医外科治疗方面,提出冷消融"决阳"和热消融"离阴"的治疗理念。经过前期研究与临床验证,"离决肿瘤阴阳法"疗效显著。{戚瑜瑕,于中阳,陈雨.基于"离决肿瘤阴阳法"探讨恶性肿瘤的现代中医治疗[J].中华中医药杂志,2022,37(07):3858-3861}

思考题

1. 试述肿瘤的概念。
2. 简述肿瘤发生的病因病机。
3. 简述治疗肿瘤的常用中草药。
4. 如何预防肿瘤?

(李湘奇　徐信杰　谷雨明　毕连宝　毕桂芝)